Enfermedad celíaca y sensibilidad al gluten no celíaca

Editado por:
Dr Luis Rodrigo
Dr Amado Salvador Peña

1ª edición © 2013 OmniaScience (Omnia Publisher SL)

www.omniascience.com

DOI: http://dx.doi.org/10.3926/oms.16

ISBN: 978-84-940234-3-9

DL: B-12675-2013

Diseño cubierta: OmniaScience

Fotografía cubierta: © askaja – Fotolia.com

Patrocinadores

Central Lechera Asturiana (Proceliac)
Corporación Alimentaria Peñasanta S.A.
Sierra de Granda s/n
33199 Granda – Siero (Asturias)

Tillotts Pharma Spain S.L.

Gran Via de les Corts Catalanes , 583, 5º
08011 Barcelona (Barcelona)

Impreso en España

Proceliac con *Bifidobacterium longum* ES1. Una mayor protección para el celíaco.

Aislada a partir de las heces de un niño sano, menor de 3 meses y sometido a lactancia materna[1]. La cepa ES1 está incluida en los listados GRAS y QPS de la *Food and Drug Administration* y la *European Food Safety Agency* y depositada en la Colección Española de Cultivos Tipo, código CECT 7347. El uso de este probiótico está cubierto por una patente mundial.

Estudios científicos

Estudios de seguridad

En colaboración con el Instituto Pasteur se han llevado a cabo diversos estudios de toxicidad siguiendo las guías de la Organización Mundial de la Salud, no detectándose problemas. El análisis anatomopatológico en ratones no ha revelado translocación bacteriana y los animales alimentados con ES1 no han presentado problemas fisiológicos. Se ha secuenciado el genoma de la cepa ES1, confirmándose la ausencia de genes relacionados con la resistencia a antiobióticos o la presencia de factores patógenos.

Propiedades antiinflamatorias

En un estudio con células mononucleares periféricas incubadas con heces de niños sanos, celíacos sintomáticos y asintomáticos sometidos a dieta libre de gluten, se ha observado[2]:

- Potente efecto anti-inflamatorio al añadir el probiótico
con incremento de la producción de IL-10.

- Supresión de respuesta pro-inflamatoria.

En dos estudios distintos, investigando la interacción de la cepa ES1 con células dendríticas derivadas de monocitos (CDDM)[3] y con células Caco-2 combinadas con gliadinas, se ha obtenido en ambos una clara respuesta anti-inflamatoria[4].

- El probiótico induce mínimos cambios morfológicos en las células CDDM
y activa menos la adhesión, propagación y producción de citoquinas inflamatorias.

- Promueve la reducción de interferon gamma (IFN-γ) e incrementa la secreción de IL-10.

Utilizando un modelo de celiaquía inducida por gliadinas, con ratas recién nacidas sensibilizadas con IFN-γ y alimentadas con la cepa ES1, frente a un grupo control con placebo[5]. Las alimentadas con la cepa ES1:

- Tienen importantes cambios en la morfología del epitelio intestinal,
con una restauración de la altura de los enterocitos.

- Reducen la producción de TNF-α e incrementan la de IL-10.

- Aumentan la expresión del gen que codifica el factor NFκβ,
dando lugar a una señalización de la respuesta regulatoria antiinflamatoria.

Estudios clínicos en humanos

Estudio doble ciego, aleatorio y con control placebo realizado en 12 voluntarios adultos sanos durante 7 semanas, 2 de ellas intermedias de lavado. Se ha observado:

• La ingesta de la cepa ES1 10^9 ufc/día no produce efectos adversos.

• En la microbiota de las heces, el 70-80% de las cepas de bifidobacterias
  en los individuos que han ingerido la cepa ES1 resultaron ser la cepa ES1.

Estudio aleatorio, doble ciego y controlado con placebo. Realizado en 40 niños celiacos durante 3 meses. El grupo que recibió el probiótico (10^9 ufc/día) presentó:

• Reducción de parámetros inflamatorios en sangre periférica
  superior a la detectada en el grupo placebo.

• Modificaciones favorables en la composición de la microbiota intestinal.

• Mayor recuperación en el crecimiento que los que recibieron el placebo.

Propiedades probióticas

La cepa mantiene un alto grado de viabilidad a pH 2.0-3.0 y es parcialmente resistente a concentraciones elevadas de sales biliares[1].

Proceliac

Contiene leche en polvo desnatada, el probiótico *Bifidobacterium longum* ES1 y una serie de vitaminas y minerales que refuerzan la dieta del celíaco.

Este producto no sustituye la dieta libre de gluten.

Pro
celiac

www.proceliac.es

Biopolis
Tailor-made Biotechnology

CENTRAL LECHERA
ASTURIANA

1. Izquierdo E, Medina M, Ennahar S, Marchioni E, Sanz Y. *Resistance to simulated gastrointestinal conditions and adhesion to mucus as probiotic criteria for Bifidobacterium longum strains.* Current Microbiology. 2008; 56:613-618. **2.** Medina M, de Palma G, Ribes-Koninckx C, Calabuig M, Sanz Y. *Bifidobacterium strains suppress in vitro the pro-inflammatory milieu triggered by the large intestinal microbiota of coeliac patients.* Journal of Inflammation. 2008; 3: 5-19. **3.** De Palma G, Kamanova J, Cinova J, Olivares M, Drasarova H, Tuckova L, Sanz Y. *Modulation of phenotypic and functional maturation of dendritic cells by intestinal bacteria and gliadin: relevance for celiac disease.* Journal of Leukocyte Biology, in press. **4. Laparra JM, Sanz Y.** *Bifidobacteria inhibit the inflammatory response induced by gliadins in intestinal epithelial cells via modifications of toxic peptide generation during digestion.* Journal of Cell Biochemistry. 2010; 109: 801-807. **5. Laparra JM, Olivares M, Gallina O, Sanz Y.** *Bifidobacterium longum CECT7347 modulates immune responses in a gliadin-induced enteropathy animal model.* PLoS ONE 2012; 7: e30744.

SimtomaX un aliado en el cribado de la Enfermedad Celíaca

SimtomaX® es comparable al ensayo con transglutaminasa tisular (tTG)

Resultados extraídos de un estudio con 250 niños

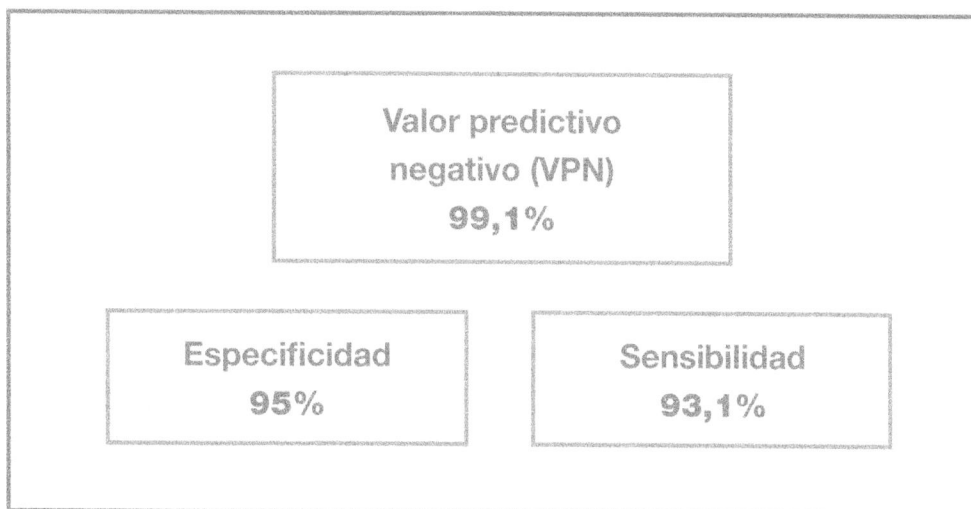

Valor predictivo negativo (VPN)
99,1%

Especificidad
95%

Sensibilidad
93,1%

SimtomaX® identificó a los 24 pacientes con enfermedad celíaca, incluyendo a 2 con deficiencia de IgA que presentaron atrofia vellositaria

«SimtomaX® fortalece la sospecha de EC si se obtienen resultados positivos y puede llegar a convertirse en una herramienta muy útil para utilizar como estrategia diagnóstica de exclusión. Asimismo, reduce la necesidad de derivar al especialista solo a pacientes con resultados positivos que requieran un ensayo analítico cuantitativo que confirme la presencia de IgA anti-TGt. En caso de presentar títulos elevados y síntomas clínicos que sugieran EC, el facultativo puede decidir seguir las nuevas guías ESPGHAN para evitar realizar una biopsia intestinal innecesaria.»

Conclusión:
Gracias a su elevado VPN, SimtomaX® es una excelente herramienta de cribado de enfermedad celíaca

Bienvenu et al. Evaluation of a point-of-care test based on deamidated gliadin peptides for celiac disease screening in a large pediatric population. Eu J Gastroenterol 2012;24:1418-1423.

TILLOTTS PHARMA
ZERIA GROUP
GI-health is our passion™

Evaluación de un test de punto de contacto basado en péptidos deaminados de gliadina para el cribado de Enfermedad Celíaca en una amplia población pediátrica

Eur J Gastroenterol Hepatol. 2012 Dec;24(12):1418-23.

Bienvenu F, Besson Duvanel C, Seignovert C, Rouzaire P, Lachaux A, Bienvenu J.

Objetivos

En la actualidad, se sabe que la enfermedad celíaca (EC) es una enteropatía crónica frecuente que se está convirtiendo en un problema importante para la salud pública. Sin embargo, se estima que aún no se ha diagnosticado a más del 90% de los pacientes. Una prueba diagnóstica en el punto de atención puede ser una solución rápida y rentable para la selección de primera línea de la EC. El objetivo de este estudio consiste en evaluar el rendimiento de una novedosa prueba de selección llevada a cabo en el punto de atención en una amplia población pediátrica.

Materiales y métodos

se obtuvieron muestras séricas de una cohorte de 250 niños con riesgo elevado o sospecha clínica de EC. Todas estas muestras se analizaron empleando una prueba en el punto de atención para detectar anticuerpos IgA e IgG frente a una combinación de tres péptidos deaminados de gliadina diferentes, así como frente a IgA total. Se procedió a la comparación de los resultados de la prueba de selección con un ensayo inmunoabsorbente de transglutaminasa tisular ligada a enzimas y con una histología obtenida gracias a biopsias intestinales llevadas a cabo en pacientes con títulos elevados de anticuerpos de transglutaminasa antitisular.

Resultados

La prueba en el punto de atención objetivó resultados de gran coincidencia con el inmunoensayo analítico, mostrando una sensibilidad del 93,1% (78% – 98,1%) y una especificidad del 95% (91,2% – 97,2%), con una precisión diagnóstica del 94,8% (91,3% – 96,9%) y un valor predictivo negativo del 99,1% (96,6% – 99,7%). La prueba de selección identificó a todos los pacientes con hallazgos histológicos de tipo celíaco en la biopsia, así como a todos los sujetos con deficiencias de IgA concomitantes.

Conclusión

Este novedoso abordaje en el punto de atención, que cuenta con una elevada precisión diagnóstica, es una herramienta eficaz para el hallazgo de casos con EC en poblaciones pediátricas, pues puede mejorar el control de pacientes celíacos en atención primaria proporcionando un tratamiento y asesoramiento más rápidos.

Presentación

Este libro que tenemos el honor y placer de presentarles, que lleva por título: "Enfermedad Celíaca y sensibilidad al gluten no celíaca", ha sido realizado gracias al esfuerzo y colaboración de múltiples autores, españoles e hispanoamericanos en su mayoría, expertos en todos y cada uno de los 25 capítulos que lo componen.

La elección del título se justifica porque aunque los conocimientos sobre la enfermedad celíaca se han ampliado notablemente en las últimas décadas, en los múltiples aspectos que abarca este frecuente proceso de naturaleza sistémica, de predisposición genética y desencadenado por el gluten, el redescubrimiento más reciente de la sensibilidad al gluten no celíaca ha generado un nuevo ímpetu en la búsqueda del conocimiento de estas enfermedades de gran repercusión social y en la salud pública a nivel mundial.

Existe mucha información científica importante, disponible a través de múltiples revistas, artículos, revisiones y monografías, que trata de diversos temas relacionados con la enfermedad celíaca, pero se echa en falta el poder disponer de libros que integren sus diferentes facetas y éste es uno de los principales objetivos de la presente obra escrita en español. El enfoque multidisciplinario se lo debemos en gran parte a la Sociedad Española de la Enfermedad Celíaca (SEEC) y por ello agradecemos muy cordialmente el prólogo de su presidente.

Nuestro principal objetivo es la difusión de los conocimientos, no solo a través de su distribución por internet y su acceso libre, sino también para que quienes lo deseen puedan además adquirirlo en formato impreso. Pretendemos realizar una puesta al día de los conocimientos actuales sobre la enfermedad celíaca y anhelamos que, este esfuerzo de muchos, contribuya a una mejor colaboración entre los diversos grupos de investigación clínica y básica. El conocimiento de la enfermedad celíaca ha entrado de lleno en el campo de la biología y genética molecular. Es ahora un modelo para comprender otras enfermedades autoinmunes y por ello deseamos que este libro, con un componente clínico importante, sirva también a los investigadores de estas ciencias básicas para que puedan relacionar sus hallazgos en beneficio de las personas con algún desorden relacionado con el gluten.

Igualmente deseamos que el libro sea de utilidad para todos los médicos, ayudándoles a la identificación de un mayor número de personas celíacas y sensibles al gluten, aún no reconocidas alrededor del mundo. Estas personas se podrán beneficiar de una dieta sin gluten, consiguiendo así tanto una mejoría de sus dolencias como una recuperación completa de su salud y bienestar.

Agradecemos en primer lugar a todos los autores que han colaborado desinteresadamente en este significativo proyecto, aportando todos sus conocimientos y experiencias, que serán sin duda de una gran utilidad para todos.

Igualmente, expresamos nuestro agradecimiento a los dos patrocinadores representados por la Corporación Alimentaria Peñasanta S.A. (CAPSA) y los Laboratorios Tillotts Pharma S.L. de España, por su inestimable ayuda y colaboración.

Finalmente, a la Editorial OmniaScience (Omnia Publisher S.L.) de Barcelona y muy especialmente a Irene Trullàs por la excelente y continuada ayuda que nos han prestado durante toda la preparación de la presente obra.

Es un honor también dedicar este libro a las personas con un desorden relacionado con el gluten. Opinamos con Karla Zaldívar, Presidenta de la Asociación de Celíacos y Sensibles al Gluten de El Salvador (ACELYSES), que será de provecho para las personas con estas condiciones de salud que deseen comprender su enfermedad más allá de lo que les pueda haber explicado el médico. Estas personas integrarán un mejor equipo con los médicos y especialistas de las disciplinas relacionadas e incluso, en alguna medida, pueden contribuir a potenciar un mejor abordaje de la enfermedad celíaca y la sensibilidad al gluten desde la ciencia.

Mayo de 2013

Luis Rodrigo y Amado Salvador Peña

Índice de autores

Agüero Luengo, Dr. Carlos
Departamento de Gastroenterología.
Pontificia Universidad Católica de Chile.
Santiago, Chile.

Arias Rodríguez, Dra. Laura
Servicio de Aparato Digestivo. Complejo Asistencial Universitario de León.
Instituto de Biomedicina, Universidad de León.
León, España.

Arranz Sanz, Dr. Eduardo
Profesor Titular de Inmunología.
Laboratorio de Inmunología de las mucosas, IBGM.
Universidad de Valladolid-CSIC.
Valladolid, España.

Bai, Dr. Julio César
Departamento de Medicina.
Hospital de Gastroenterología Dr. Carlos Bonorino Udaondo.
Universidad del Salvador.
Buenos Aires, Argentina.

Barro Losada, Dr. Francisco
Instituto de Agricultura Sostenible.
Consejo Superior de Investigaciones Científicas (CSIC).
Córdoba, España.

Beirute Lucke, Lic. Carlos
Antropólogo, Universidad de Costa Rica.
Máster en Comunicación y Mercadeo, Universidad Latina, Costa Rica.
Centro de Información sobre la Enfermedad Celíaca.
San José, Costa Rica.

Bilbao, Dr. José Ramón
Departamento de Genética, Antropología Física y Fisiología Animal.
Universidad del País Vasco (UPV-EHU).
Instituto de Investigación BioCruces.
Bilbao, España.

Brenes, Dr. Fernando
Patólogo.
Hospital CIMA.
Laboratorio CENPAT.
San José, Costa Rica.

Cabrera Chávez, Dr. Francisco
Unidad Académica de Ciencias de la Nutrición y Gastronomía.
Universidad Autónoma de Sinaloa.
Culiacán, Sinaloa, México.

Calderón de la Barca, Dra. Ana María
Profesora Investigadora Titular.
Coordinación de Nutrición.
Centro de Investigación en Alimentación y Desarrollo.
Hermosillo, Sonora, México.

Carrasco, Dra. Anna
Servicio de Digestivo. Hospital Universitario Mútua de Terrassa.
Universidad de Barcelona. CIBERehd Terrassa.
Barcelona, España.

Cebolla Ramírez, Dr. Ángel
Director General y Científico.
Biomedal S.L.
Sevilla, España.

Cimmino, Dr. Daniel
Servicio de Endoscopias.
Hospital Alemán.
Buenos Aires, Argentina.

Comino, Dra. Isabel
Departamento de Microbiología y Parasitología.
Facultad de Farmacia. Universidad de Sevilla.
Sevilla, España.

Costa, Dra. Ana Florencia
Sección de Intestino Delgado, Departamento de Medicina.
Hospital de Gastroenterología Dr. Bonorino Udaondo.
Buenos Aires, Argentina.

Cromeyer, Dr. Mauricio
Especialista en Enfermedades Digestivas.
Hospital de Diagnóstico.
San Salvador, El Salvador.

Crusius, Dr. J. Bart A.
Laboratorio de Inmunogenética del Departamento de Microbiología y Control de infección. Centro Médico Universitario "VU".
Ámsterdam, Países Bajos.

Cueto-Rúa, Dr. Eduardo A.
Especialista en Gastroenterología Pediátrica.
Servicio de Gastroenterología.
Hospital Sor María Ludovica.
La Plata, Argentina.

Domínguez Cajal, Dr. Manuel
Unidad de Gastroenterología y Hepatología .
Hospital San Jorge.
Huesca, España.

Esteve, Dra. Maria
Servicio de Digestivo. Hospital Universitario Mútua de Terrassa.
Universidad de Barcelona. CIBERehd Terrassa.
Barcelona, España.

Farré Masip, Dra. Carme
Servicio de Bioquímica. Hospital Universitario Sant Joan de Déu.
Facultad de Farmacia. Universidad de Barcelona.
Barcelona, España.

Fernández Bañares, Dr. Fernando
Servicio de Digestivo. Hospital Universitario Mútua de Terrassa.
Universidad de Barcelona. CIBERehd Terrassa.
Barcelona, España.

Fernández Jiménez, Lic. Nora
Departamento de Genética, Antropología Física y Fisiología Animal.
Universidad del País Vasco (UPV-EHU).
Instituto de Investigación BioCruces.
Bilbao, España.

García-Manzanares, Dr. Álvaro
Endocrinología y Nutrición.
Complejo Hospitalario La Mancha Centro.
Alcázar de San Juan, Ciudad Real, España.

García Nieto, Dr. Víctor Manuel
Coordinador del Grupo de Historia de la Pediatría de la Asociación Española de Pediatría.
Servicio de Pediatría. Hospital Universitario Nuestra Señora de Candelaria.
Santa Cruz de Tenerife, España.

Garrote, Dr. José Antonio
Laboratorio de Genética y Biología Molecular.
Servicio de Análisis Clínicos.
Hospital Universitario Rio Hortega.
Valladolid, España.

Giménez, Dra. María J.
Instituto de Agricultura Sostenible.
Consejo Superior de Investigaciones Científicas.
Córdoba, España.

González, Dr. Nicolás
Departamento de Gastroenterología (Prof. Henry Cohen).
Hospital de Clínicas.
Montevideo, Uruguay.

Guzmán, Dra. Luciana
Especialista en gastroenterología pediátrica.
Servicio de Gastroenterología.
Hospital Sor María Ludovica.
La Plata, Argentina.

Herrera, Dra. Adelita
Unidad de Diagnóstico Molecular.
Laboratorios Sáenz Renauld.
San José, Costa Rica.

Ibáñez, Dr. Patricio
Departamento de Gastroenterología.
Pontificia Universidad Católica de Chile.
Santiago, Chile.

Laparra, Dr. Moisés
Ecología Microbiana, Nutrición y Salud.
Instituto de Agroquímica y Tecnología de Alimentos.
Consejo Superior de Investigaciones Científicas (IATA-CSIC).
Valencia, España.

Lauret Braña, Dra. Mª Eugenia
Servicio de Digestivo.
Hospital Universitario Central de Asturias.
Oviedo, España.

Longarini, Dra. Gabriela
Sección Intestino Delgado, Departamento de Medicina.
Hospital de Gastroenterología Dr. Bonorino Udaondo.
Buenos Aires, Argentina.

Lucendo, Dr. Alfredo J.
Aparato Digestivo.
Hospital General de Tomelloso.
Tomelloso, Ciudad Real. España.

Mancinelli, Dr. Leopoldo
Servicio de Gastroenterología.
Hospital Sor María Ludovica.
La Plata, Argentina.

Mariné, Dra. Meritxell
Servicio de Digestivo. Hospital Universitario Mútua de Terrassa.
Universidad de Barcelona. CIBERehd Terrassa.
Barcelona, España.

Mauriño, Dr. Eduardo
Jefe de Unidad Clínica.
Sección Intestino Delgado, Departamento de Medicina.
Hospital de Gastroenterología Dr. Bonorino Udaondo.
Buenos Aires, Argentina.

Molina Rosell, Dra. Cristina
Instituto de Agroquímica y Tecnología de Alimentos.
Consejo Superior de Investigaciones Científicas (IATA-CSIC).
Valencia, España.

Montalvillo Álvarez, Lic. Enrique
Laboratorio de Inmunología de las mucosas, IBGM.
Universidad de Valladolid-CSIC.
Valladolid, España.

Montoro Huguet, Dr. Miguel
Profesor Asociado en Ciencias de la Salud.
Departamento de Medicina.
Unidad de Gastroenterología y Hepatología. Hospital San Jorge.
Huesca, España.

Moreno, Dra. Mª de Lourdes
Departamento de Microbiología y Parasitología.
Facultad de Farmacia. Universidad de Sevilla.
Sevilla, España.

Nanfito, Dra. Gabriela Inés
Servicio de Gastroenterología.
Hospital Sor María Ludovica.
La Plata, Argentina.

Olivares, Dra. Marta
Ecología Microbiana, Nutrición y Salud.
Instituto de Agroquímica y Tecnología de Alimentos.
Consejo Superior de Investigaciones Científicas (IATA-CSIC).
Valencia, España.

Parra Blanco, Dr. Adolfo
Profesor Asociado.
Departamento de Gastroenterología. Pontificia Universidad Católica de Chile.
Santiago, Chile.

Pedreira, Dra. Silvia
Servicio de Gastroenterología. Hospital Alemán.
Buenos Aires, Argentina.

Peña, Dr. Amado Salvador
Profesor Emérito.
Laboratorio de Inmunogenética del Departamento de Microbiología y Control de infección.
Centro Médico Universitario "VU".
Ámsterdam, Países Bajos.

Pérez Martínez, Dra. Isabel
Servicio de Digestivo.
Hospital Universitario Central de Asturias.
Oviedo, España.

Pérez Villavicencio, Lic. Amavilia
Experto Universitario en Enfermedad Celíaca, Universidad de Sevilla, España.
Máster en Comunicación y Mercadeo, Universidad Latina, Costa Rica.
Centro de Información sobre la Enfermedad Celíaca.
San José, Costa Rica.

Plaza Izurieta, Lic. Leticia
Departamento de Genética, Antropología Física y Fisiología Animal.
Universidad del País Vasco (UPV-EHU).
Instituto de Investigación BioCruces.
Bilbao, España.

Polanco, Dra. Isabel
Catedrática de Pediatría. Facultad de Medicina. Universidad Autónoma.
Jefe del Servicio de Gastroenterología y Nutrición Pediátrica. Hospital Infantil
Universitario La Paz.
Madrid, España.

Ramón, Dr. Daniel
Biopolis S.L., Parque Científico.
Universidad de Valencia.
Valencia, España.

Real, Lic. Ana
Departamento de Microbiología y Parasitología.
Facultad de Farmacia. Universidad de Sevilla.
Sevilla, España.

Rodrigo, Dr. Luis
Catedrático de Medicina. Universidad de Oviedo.
Servicio de Digestivo. Hospital Universitario Central de Asturias.
Oviedo, España.

Rosinach, Dra. Mercé
Servicio de Digestivo. Hospital Universitario Mútua de Terrassa.
Universidad de Barcelona. CIBERehd Terrassa.
Barcelona, España.

Rubio Tapia, Dr. Alberto
Consultor Asociado y Profesor Asistente de Medicina.
División de Gastroenterología y Hepatología. Clínica Mayo.
Rochester, Minnesota, EE.UU.

Santolaria Piedrafita, Dr. Santos
Unidad de Gastroenterología y Hepatología.
Hospital San Jorge.
Huesca, España.

Sanz, Dra. Yolanda
Ecología Microbiana, Nutrición y Salud.
Instituto de Agroquímica y Tecnología de Alimentos.
Consejo Superior de Investigaciones Científicas (IATA-CSIC).
Valencia, España.

Sfoggia, Lic. Cristina
Psicóloga.
Departamento de Medicina.
Hospital de Gastroenterología Dr. Bonorino Udaondo.
Buenos Aires, Argentina

Sousa, Dra. Carolina
Catedrática de Microbiología.
Departamento de Microbiología y Parasitología.
Facultad de Farmacia. Universidad de Sevilla.
Sevilla, España.

Urrutia, Ing. María Inés
Servicio de Gastroenterología.
Hospital Sor María Ludovica.
La Plata, Argentina.

Vaquero Ayala, Dr. Luis
Servicio de Aparato Digestivo. Complejo Asistencial Universitario de León.
Instituto de Biomedicina, Universidad de León.
León, España.

Vázquez, Dr. Horacio
Sección Intestino Delgado, Departamento de Medicina.
Hospital de Gastroenterología Dr. Bonorino Udaondo.
Buenos Aires, Argentina.

Vivas Alegre, Dr. Santiago
Servicio de Aparato Digestivo. Complejo Asistencial Universitario de León.
Instituto de Biomedicina, Universidad de León.
León, España.

Zaldívar, Lic. Karla María MBA, PMP
Asociación de Celíacos y Sensibles al Gluten de El Salvador.
San Salvador, El Salvador.

Zubiri, Dra. Cecilia
Servicio de Gastroenterología.
Hospital Sor María Ludovica.
La Plata, Argentina.

Índice

Prólogo

En nombre de la Sociedad Española de Enfermedad Celíaca (SEEC), me es muy grato dar la bienvenida a este nuevo libro con el que esta sociedad comparte una visión de futuro que asienta en los pilares de la educación y divulgación de los conocimientos adquiridos sobre esta enfermedad. Como se recoge en sus estatutos, entre los objetivos principales de la SEEC están: "Profundizar en el conocimiento global de la enfermedad celiaca, tanto de sus bases biológicas como de los aspectos clínicos, diagnósticos y terapéuticos y de prevención", así como "Promover el intercambio de ideas entre todos los profesionales interesados en el estudio de la enfermedad celíaca".

La publicación de este libro está justificada por la amplitud e interés de los temas tratados en los diferentes trabajos que en él se recogen y que han sido escritos por especialistas clínicos, investigadores y docentes, muchos de ellos pertenecientes a la SEEC. La enfermedad celíaca ha tenido siempre un gran interés para la investigación biomédica como modelo de estudio de la interacción entre factores ambientales (especialmente el gluten de los cereales) y genéticos (HLA, y genes reguladores de la respuesta inmune), con el intestino como principal órgano diana, y el sistema inmune como mediador de la inflamación y el daño tisular. En los últimos años, se han descrito avances importantes en muchos de estos aspectos, abriendo nuevas líneas de trabajo y planteando también muchas cuestiones por resolver.

Los datos de prevalencia estimada ponen en evidencia el gran número de casos que permanecen sin diagnosticar, junto a la identificación de casos con un ámbito cada vez más mundial. A la luz de los conocimientos adquiridos sobre la patogenia, falta por explicar la gran diversidad en la presentación clínica, además de integrar todo el espectro de cambios anatomopatológicos e inmunológicos en la definición de la enfermedad, y conocer el significado funcional de las nuevas variantes genéticas. El desarrollo de marcadores serológicos y genéticos ha propiciado la revisión de los criterios diagnósticos, estableciéndose protocolos de uso para cada población a estudiar, poniendo especial atención en los pacientes con formas de expresión atípica.

Quiero reconocer a los Dres. Luis Rodrigo y Amado Salvador Peña su excelente trabajo como editores para la puesta en marcha y consecución de este proyecto que ve ahora la luz.

Dr. Eduardo Arranz. Presidente de la SEEC

Capítulo 1

Enfermedad celíaca y sensibilidad al gluten no celíaca

A.S. Peña,[1] L. Rodrigo[2]

[1] Profesor emérito del Centro Médico Universitario de la Universidad "VU", Laboratory of Inmmunogenetics Dept. of Medical and Infection Control, VUMC, Ámsterdam, Países Bajos.

[2] Servicio de Digestivo. Hospital Universitario Central de Asturias (HUCA) y Catedrático de Medicina, Universidad de Oviedo, Oviedo, España.

pena.as@gmail.com, lrodrigosaez@gmail.com

Doi: http://dx.doi.org/10.3926/oms.181

Referenciar este capítulo

Peña AS, Rodrigo L. *Enfermedad celíaca y sensibilidad al gluten no celíaca*. En Rodrigo L y Peña AS, editores. *Enfermedad celíaca y sensibilidad al gluten no celíaca*. Barcelona, España: OmniaScience; 2013. p. 25-43.

A.S. Peña, L. Rodrigo

Resumen

Este capítulo justifica el título del libro y pone de manifiesto la importancia del reconocimiento de la sensibilidad al gluten no-celíaca. Discute brevemente los temas tratados en los diferentes capítulos dentro del contexto de una nueva definición junto a avances recientes en China, México, El Salvador y Costa Rica. Se revisan las diferencias inmunológicas entre la enfermedad celíaca y la sensibilidad al gluten no celíaca así como diferencias clínicas y pato-fisiológicas de enfermedad celíaca, alergia al gluten, sensibilidad al gluten no-celíaca e intolerancia al gluten.

Se resumen también los efectos inmunológicos y fisiológicos que pueden desencadenar productos que contienen trigo sin mencionar trastornos de somatización que se aplican a muchos pacientes con sensibilidad o intolerancia a productos alimentarios. Se describen nuevos conceptos sobre el placebo y nocebo. Esta nueva visión indica la necesidad de incorporar protocolos similares a los efectos que una dieta sin o con gluten puedan tener. Es claro que los dos mecanismos opuestos, el placebo y el nocebo están en juego no solo cuando se administran medicamentos sino también cuando se utilizan dietas específicas como tratamiento. Posteriormente, llama la atención a los capítulos de técnicas de diagnóstico en la enfermedad celíaca como son la serología, la endoscopia y la histopatología así como a las diversas formas clínicas en niños y adultos. Finalmente, se describen los tópicos en relación a la enfermedad celíaca dentro de temas en los que los autores son expertos.

Abstract

This chapter explains the title of the book and highlights the importance of recognizing the Non-celiac Gluten Sensitivity. Briefly discuss the topics covered in the different chapters within the context of a new definition with recent advances in China, Mexico, El Salvador and Costa Rica. We review the immunological differences between celiac disease and non-celiac gluten sensitivity as well as the clinical and pathological differences among celiac disease, gluten allergy, gluten sensitivity and non-celiac gluten intolerance.

The physiological and immunological effects that can trigger wheat products are also briefly summarized without mentioning somatization disorders that may apply to some patients with sensitivity or food intolerance. In this light we describe new concepts over placebo and nocebo. This new insight suggests the need to incorporate protocols to understand the effects of a gluten-free diet. It is clear that the two opposing mechanisms, placebo and nocebo may be important not only when administering drugs but when specific diets are used as a treatment. Subsequently, attention is drawn to the chapters of diagnostic techniques such as celiac disease serology, endoscopy and histopathology as well as various clinical forms in children and adults. Finally, we briefly review the different and clinically important topics in celiac disease that is described by authors that are experts in their respective issues.

1. Introducción

Este capítulo expone mucho de la historia de la enfermedad celíaca desde donde el profesor García Nieto la deja en el capítulo 2: "Historia de la enfermedad celíaca" es decir, después del descubrimiento de Dicke[1] sobre el valor de la dieta sin gluten y la primera descripción de las alteraciones morfológicas del intestino delgado proximal obtenidas tanto en piezas de resecciones quirúrgicas por Paulley[2] como en biopsias perorales por Margot Shiner.[3,4] Los capítulos que siguen exploran la situación de la enfermedad celíaca en países como China y Costa Rica (Capítulos 3 y 10), El Salvador y México (Capítulos 4 y 5, respectivamente). El conocimiento en estos países es precario, pero muy interesante, por tratarse de poblaciones muy heterogéneas se pensaba que la celiaquía no existía. El capítulo 5 abre la posibilidad que otros cereales, incluso el maíz, podrían afectar a algunos enfermos celíacos. Esto último queda por confirmar, ya que hay que demostrar rigurosamente que no se trate de contaminación cruzada. Estos autores mexicanos defienden que la avena y el maíz, por ser de la misma subfamilia y familia de las gramíneas, que el trigo[5] podrían estimular una respuesta inmune. También confirman que las caseínas de la leche bovina, puedan exacerbar la enfermedad celíaca. Con anterioridad, se había observado que las caseínas bovinas pueden inducir una reacción inflamatoria en una prueba de contacto sobre la mucosa rectal de celíacos.[6]

2. Sensibilidad al gluten no celíaca

Antes de continuar con la breve descripción de este libro, queremos justificar el título del mismo y poner de manifiesto la importancia del reconocimiento de la sensibilidad al gluten no-celíaca, aunque, por el momento, este síndrome no esté del todo dilucidado.

Tal vez este aspecto es el que ha tenido más impacto en la última década sobre todo en internet, en las asociaciones de pacientes y en la industria alimentaria. Como se expone más adelante faltan estudios sistemáticos para entender y definir este síndrome y especialmente para entender el impacto que pueda tener en los servicios de salud pública. En esto coincidimos plenamente con la visión expresada por Corazza y su grupo que subrayan la falta de una definición inequívoca de la sensibilidad al gluten no celíaca. Este escollo por supuesto, se relaciona fundamentalmente con la causa de esta enfermedad heterogénea, cuyos síntomas presumiblemente están causados por diferentes mecanismos.[7,8]

Por ello no es extraño que recientemente el médico general Spence de Glasgow, Escocia escribía: "¿Cree usted que existe una sensibilidad al gluten no celíaca?" De acuerdo a una encuesta reciente en la revista de los médicos generales de Inglaterra (BMJ) el 66% de los 941 encuestados que han gozado de una buena educación, dijo que cree que existe, a pesar de la falta de evidencia científica objetiva. Además, alrededor del 20% de los estadounidenses compran productos sin gluten y para 2017 se estima que el mercado tendrá un valor de alrededor de 6,6 millones de dólares.[9]

Probablemente, la primera vez que se utilizó el término de sensibilidad al gluten no celíaca fue en 1978 por Ellis and Linaker[10] aunque unos meses antes Hemmings[11] había reportado dos pacientes con respuesta satisfactoria a la dieta sin gluten. En ambos casos, como los posteriores, en Israel e

Inglaterra, se trataba más bien de alergia al trigo de la dieta.[12,13] Estos casos aislados precedieron el primer estudio "doble-ciego" controlado en 6 pacientes no-celíacos que demostraron claramente el efecto nocivo de 20g al día de gluten.[14] Desde entonces algunos estudios randomizados y controlados con placebo han estudiado, lo que parece cada vez más claro que se trata de un síndrome de sensibilidad al gluten no-celíaca. En la Tabla 1 se resumen los estudios sistemáticos que han sido publicados en la literatura médica. No son estudios que se pueden comparar totalmente, ya que la selección de pacientes no es uniforme; además, los protocolos seguidos para establecer el efecto del gluten son diferentes. En el primer estudio del grupo de Birmingham se incluyeron 17 pacientes con diarrea crónica de los cuales, nueve respondieron a la DSG. Las biopsias intestinales revelaron un aumento de células plasmáticas y linfocitos intraepiteliales, no tan elevado como en los celíacos, pero con retorno a la normalidad con la DSG. Tres eran HLA-B8+ (Probablemente HLA-DQ2 +). Varios años más tarde, el grupo australiano de Peter R. Gibson[15] llevó a cabo un estudio de provocación doble-ciego, aleatorizado y controlado con placebo en pacientes con síndrome del intestino irritable, en los que se excluyó la enfermedad celíaca se observó que los participantes que recibieron gluten no mejoraron sus síntomas (13 de 19 pacientes) en contra de los que recibieron placebo 6 de 15 (40%) mientras ambos grupos seguían una dieta libre de gluten. Sin embargo, recientemente, el mismo grupo australiano[16] en un estudio cruzado doble ciego de 37 sujetos con sensibilidad al gluten no celíaca y síndrome del intestino irritable no encontraron pruebas de efectos específicos o dependientes de la dosis de gluten cuando estos pacientes consumen dietas bajas en FODMAPs (Fermentable Oligo-saccharides, Disaccharides, Mono-saccharides and Polyols). Incluso cuando se les administró un alto contenido de gluten (16 g de gluten/día) o bajo contenido de gluten (2 g de gluten/día + 14 g de suero de leche) no tuvieron más síntomas con una dieta de control basada en 6 g de proteína de suero/día) por 1 semana.

No. Pacientes	Clínica	Sobrecarga	Placebo o DSG	Ref.
17 - pacientes con diarrea crónica no celíaca	Diarrea con respuesta a DSG (9 mujeres)	20 g. gluten/día Positiva	Harina sin gluten	14
34 - Síndrome de Colon Irritable No-celíacos	Síntomas Intestinales	16 g. gluten/día Positiva	Pan sin gluten	15
276 - Síndrome de Colon Irritable No-celíacos	Síntomas intestinales 70 sensibilidad al trigo únicamente 206 sensibilidad a varios alimentos	Cápsulas 13 g. gluten/día Positiva	Cápsulas de Xilosa	17
45 - Síndrome Colon Irritable No-celíacos	Diarrea (Roma II)	22 DCG (11 HLA-Q2/8 +) Alteración de barrera intestinal en pacientes HLA-DQ2/8 +	23 DSG (12 HLA-Q2/8 +)	18
59 - Síndrome Colon Irritable No-celíacos	Diarrea (Roma III)	DSG, bajo FODMAP 16g gluten/día; 2g gluten/día 37 pts. 7 días;22 pts. 3 días Negativa	DSG, bajo FODMAP 16g suero láctico/día	16

DSG= dieta sin gluten; DCG=dieta con gluten; Ref.= Referencia; FODMAP=Fermentable Oligo-saccharides, Disaccharides, Mono-saccharides and Polyols); pts=pacientes

Tabla 1. Estudios sistemáticos randomizados en pacientes con sensibilidad al gluten no celíaca.

Dos estudios diferentes en pacientes con síndrome de colon irritable y con previa exclusión de enfermedad celíaca han sido publicados recientemente (Tabla 1). En el de Carroccio et al.[17] la sensibilidad de trigo también afectó a los pacientes que no tienen la enfermedad celíaca y no la pueden desarrollar porque los marcadores HLA necesarios estaban ausentes. En estos pacientes se constató un aumento de eosinófilos en la lámina propia del duodeno y el colon con activación de basófilos. Por tanto, la sensibilidad al trigo como a otros alimentos tenían múltiples funciones más acordes con alergia alimentaria. En el más reciente de Vázquez-Roque et al.[18] se demostró que una dieta con gluten produce una alteración reversible de la barrera intestinal en pacientes con síndrome de colon irritable con diarrea que son portadores de HLA-DQ2/8.

Muchas de las observaciones descritas han contribuido a definir la sensibilidad al gluten no celíaca como una reacción al gluten en la que se han excluido los mecanismos alérgicos y autoinmunes. Es decir, los pacientes anti-EMA y/o anti-tTG son negativos aunque los anticuerpos antigliadina pueden estar presentes pero la mucosa duodenal es normal. Los síntomas desaparecen con una DSG y reaparecen con la sobrecarga de gluten. Como lo han escrito Sapone et al., hasta el momento se trata esencialmente de un diagnóstico de exclusión.[19] Implica una entidad distinta de la enfermedad celíaca aunque hay evidencia suficiente que se trata de un síndrome. En Alemania se han encontrado que pacientes con el síndrome de colon irritable con predominio de manifestación diarreica que tienen anticuerpos IgG antigliadina y expresan de HLA-DQ2 pero tienen una biopsia normal suelen responder a la DSG.[20] Estos pacientes podrían representar a celíacos potenciales y, por tanto, son parte de la heterogeneidad de la enfermedad celíaca. Sin embargo, en el estudio de Carroccio[17] la sensibilidad de trigo también afectó a pacientes sin marcadores HLA-DQ2 oHLA-DQ8.

3. Diferencias inmunológicas entre la enfermedad celíaca y la sensibilidad al gluten no celíaca

En muchos de los pacientes de Carroccio,[17] los eosinófilos en la lámina propia del duodeno y del colon estaban aumentados, sugiriendo que la activación de basófilos podría ser un marcador útil de la sensibilidad al trigo. En otro grupo de pacientes sensibles al gluten no celíaco, no se encontró un aumento de la expresión de la citocina IL-17 en contra de un grupo de celíacos con aumento de esta citocina en la mucosa intestinal.[21,22] Estudios posteriores por el mismo grupo han demostrado que la sensibilidad al gluten no-celíaca no se asocia con aumento de la permeabilidad intestinal y la expresión del marcador de células T FOXP3-reguladora está disminuida. Por el contrario en estos pacientes se demostró un aumento significativo de la expresión de claudina (CLDN) 4 y un incremento del marcador de la inmunidad innata de los receptores Toll-like (TLR) 2.[21] Estos estudios han sugerido que la diferencia entre estos dos grupos de pacientes se debe a que en la enfermedad celíaca tanto la inmunidad innata como la adquirida están aumentadas; en cambio, en la sensibilidad al gluten únicamente la inmunidad innata es activada por el gluten. Estudios recientes en Noruega indican que la respuesta inmunológica es más complicada y son necesarios más estudios para entender los síntomas. 30 celíacos HLA-DQ2 + y 15 pacientes con sensibilidad al gluten no celíaca fueron estudiados antes y después de una dieta libre de gluten, con cuatro rebanadas de pan con gluten durante 3 días. Biopsias duodenales fueron recogidas antes y después de la exposición. En los celíacos el factor de necrosis tumoral alfa y la interleucina 8, aumentaron después de la estimulación con gluten in vivo. El nivel de interferón gamma de los pacientes con enfermedad celíaca tratados estaba aumentado tanto antes como después de la exposición y no aumentó significativamente, también el IFN-alfa se activó tras la estimulación con gluten. Por el contrario, en pacientes con sensibilidad al gluten no celíaca, sólo el IFN-gamma, aumentó significativamente. La densidad de linfocitos intra-epiteliales fue mayor en los pacientes en comparación con controles e independientemente de la sobrecarga de gluten, aunque fueron más bajos en éstos, que en los pacientes celíacos.[23]

4. Enfermedad celíaca – Nuevas definiciones

En los últimos 10 años ha quedado claro que, junto con la enfermedad celíaca, existen otras condiciones relacionadas con la ingestión de gluten. Dentro de ellas se han considerado que son tres las formas principales: a) la menos frecuente es la alergia al trigo; b) la forma autoinmune que incluye la enfermedad celíaca, la dermatitis Herpetiformis y la ataxia por gluten y c) la sensibilidad al gluten que es posiblemente inmuno-mediada y ahora la más frecuente.[19] En la Tabla 2 proponemos una variedad de esta clasificación con cuatro formas principales.

Enfermedad Celíaca	Alergia	Sensibilidad	Intolerancia
Síntomas intestinales y extraintestinales presente días, semanas o años después de la ingestión de gluten	Síntomas intestinales y extraintestinales presente minutos u horas después de la ingestión de gluten	Síntomas intestinales y extraintestinales presente horas o días, después de la ingestión de gluten	Síntomas intestinales y extraintestinales presente horas o día, después de la ingestión de gluten
No hay correlación directa con la cantidad pero la enteropatía está presente. Reversibilidad puede ocurrir pero no se conocen los mecanismos	Pequeñas cantidades provocan síntomas. Eosinófilos en lámina propia. Anafilaxia al trigo y después del ejercicio puede ocurrir. En teoría la desensibilización es posible	Respuesta variable a diferentes cantidades de gluten. Aumento de linfocitos intraepiteliales, Aumento de basófilos en lámina propia	La cantidad de gluten en gramos determina la intensidad y puede ser reversible. No hay enteropatía de ninguna clase
Anti-Endomisio, anti-tTG, anti-gluten deamidado	Anti-IgE frente a componentes del trigo incluyendo omega-5 gliadina y cebada gamma3 hordeína	Anti-IgG-AGA	Negativo
HLA-DQ2 y/o HLA-DQ8	No se conoce	No hay asociación	No hay asociación
Inmunidad innata y adquirida activada	Alergia Anafilaxia	Inmunidad innata	No existen mecanismos inmunológicos
A menudo enfermedades asociadas y autoinmunes	Enfermedades alérgicas	A menudo sensibilidad a otros alimentos	No se conocen

Tabla 2. Diferencias clínicas y patofisiológicas de enfermedad celíaca, alergia al gluten, sensibilidad al gluten no-celíaca e intolerancia al gluten.

En esta clasificación no tratamos la enteropatía autoinmune de etiología desconocida. Es un cuadro clínico heterogéneo afortunadamente muy poco frecuente, pocos casos descritos en adultos.[24] Se trata de malabsorción caracterizada por la presencia de anticuerpos contra las células epiteliales intestinales y en contra de la enfermedad celíaca la histopatología de la mucosa duodenal se caracteriza por hiperplasia criptal acompañada de una atrofia vellositaria con linfocitosis en criptas profundas, aumento del número de cuerpos apoptóticos y muy poco linfocitos intraepiteliales. La mayor parte de niños descritos se acompañan de enfermedades autoinmunes.[25-27]

La clasificación que proponemos difiere en parte de las definiciones recientemente propuestas en Oslo.[28] En primer lugar, definimos a la enfermedad celíaca como una enteropatía autoinmune de predisposición genética producida por la ingestión de péptidos derivados del trigo (gliadinas y gluteninas), cebada (hordeínas), centeno (secalinas), avena (aveninas) e híbridos de estos cereales, como kalmut y triticale (Capítulos 21 y 23). Estos cereales contienen epítopos en los que la desamidación es importante para la unión de moléculas HLA-DQ2 y/o HLA-DQ8 y el reconocimiento de células T que contribuyen a producir el espectro de cambios característicos de la mucosas duodenal y yeyunal. Estos cambios dan lugar a síntomas intestinales y reacciones de autoinmunidad que pueden afectar otros órganos extraintestinales. La reacción inmunológica puede permanecer latente. Elementos ambientales desencadenan la enfermedad y en contra de lo que se pensaba que era una enfermedad de por vida, puede ser transitoria.[29,30]

El cumplimiento estricto de una dieta sin gluten (DSG) conduce, en pocos meses, a la recuperación rápida y completa de la arquitectura normal y la función de la mucosa del intestino delgado, así como a la remisión de los síntomas y a la normalización de las pruebas serológicas.

En segundo lugar en Oslo se recomendó utilizar el nombre de "trastornos relacionados con el gluten" como un término general sugerido para todas las enfermedades desencadenada por el gluten y se sugirió que el término intolerancia al gluten no debería ser utilizado.[28]

Péptidos capaces de estimular Células T	Componente capaz de estimular células dendríticas	Inhibidores de alfa-amilasa y tripsina	Efecto opioide	Alergia y anafilaxis	Placebo nocebo
Respuesta de inmunidad adquirida	Respuesta de inmunidad innata	Aumento de IL-8 y TNF-alfa, a través de la estimulación de TLR4-MD2-CD14	Aumenta el tránsito intestinal	Síntomas intestinales y extra-intestinales	
Epítopos de gluten reconocidos por células T restringidos por moléculas HLA-DQ	Aumento de Claudina		Responde a la Naloxona	Anticuerpos frente a la Omega-5 gliadina	
Referencias[31]	21	32	7	33,34	16

Tabla 3. Diversos componentes del trigo y cereales relacionados con efectos inmunológicos y fisiológicos.

5. Nueva visión sobre el placebo y nocebo

Hay pocas observaciones sobre el placebo/nocebo en relación a la DSG[16] pero es apropiado revisar brevemente los conceptos recientes sobre estos mecanismos que tanto médicos por su interés en la respuesta a la dieta como personas que responden a dietas libres del gluten deberían tener en cuenta. Hasta hace poco el conocido efecto terapéutico del placebo se fundamentaba esencialmente en que el enfermo no sabía que lo que estaba tomando es una sustancia inerte y que sin sugestión, desaparece la magia del placebo. Sin embargo existe evidencia que el empleo de placebos como analgésicos no sólo atenúan el dolor, sino que lo hacen a través de los mismos mecanismos humorales y las vías neuro-endocrinas que muchos fármacos poseen. Por ello no es extraño que los placebos funcionen incluso cuando los pacientes saben que son placebos.

Recientemente se ha demostrado en pacientes con el síndrome del intestino irritable la posibilidad de estudiar el efecto placebo aún a sabiendas que el medicamento consistía en una sustancia inerte: "Placebo sin engaños".[35,36] Los pacientes que tomaron placebo mostraron una mejoría de sus síntomas muy superior a quienes no recibieron tratamiento. En este estudio, 80 pacientes (70% mujeres) randomizados para un período de tratamiento de tres semanas, fueron divididos en dos ramas, para comparar los que no recibieron ningún tratamiento frente a los que tomaron un placebo. A estos últimos se les informó de que lo que se les daba era una sustancia inerte (incluso en el bote de pastillas ponía "placebo") pero se añadió que había evidencia que tenía efectos beneficiosos.

Por tanto, los placebos funcionan aun si el paciente sabe que lo son. Esto abre un interesante campo en la terapéutica y hace desaparecer el problema ético del engaño al paciente, pues ya no se le ocultaría que se le está recetando un placebo. De hoy en adelante los intentos conscientes para identificar y explotar las características de las visitas médicas para aumentar los efectos placebo representan una manera ética de aplicar lo que se sabe de los mecanismos del placebo, con el fin de mejorar los resultados clínicos.

En relación al efecto nocebo, como un efecto que genera en el paciente expectativas negativas explica el dicho popular: "El miedo hace que te enfermes" y explica también el por qué en análisis de ensayos controlados con placebo casi un 25% de los pacientes que toman placebo reportan efectos secundarios que no deberían existir. Aunque hay menos investigación sobre el nocebo y, por tanto, menos documentación, los resultados de los estudios son concordantes en reconocer que los efectos del placebo y nocebo son efectos reales. Si como expusimos anteriormente un placebo puede mejorar la curación o el alivio del dolor, un nocebo tiene el efecto contrario - los pacientes se sienten peor. En parte por ello el estudio del nocebo ha sido limitado por restricciones éticas, ya que un procedimiento nocebo es de por sí estresante y da lugar a ansiedad. Una teoría para tratar de explicar el efecto nocebo, sostiene que, así como un placebo activa las endorfinas en el cerebro para aliviar el dolor, el nocebo puede activar otros receptores que estimulan la producción de hormonas u otras vías que afectan a la percepción del dolor. A favor de ello es la observación que fármacos utilizados para tratar la ansiedad, pueden mitigar el dolor del efecto nocebo. Quizás los desequilibrios químicos que contribuyen a la ansiedad también pueden ser la base de la respuesta nocebo. La última evidencia científica ha dado soporte a esta teoría, el efecto placebo y el efecto nocebo se derivan de procesos de gran actividad en el cerebro que están mediados por mecanismos psicológicos tales como la expectativa y el condicionamiento.

Pruebas experimentales han demostrado que sugerencias verbales negativas que inducen ansiedad anticipatoria sobre aumento de dolor inminente desencadena la activación de la hormona colecistoquinina que, a su vez, facilita la transmisión del dolor. Se ha encontrado que antagonistas de esta hormona bloquean la hiperalgesia inducida por la ansiedad. Estas observaciones abren la posibilidad de nuevas estrategias terapéuticas cuando el dolor tiene un componente de ansiedad importante.[37-40]

Factores psicológicos como la ansiedad, la depresión y la hipocondría aumentan el efecto nocebo. Experiencias negativas anteriores y las palabras que utiliza el médico para describir los posibles efectos secundarios pueden aumentar el efecto nocebo.

Esta nueva visión indica la necesidad de incorporar protocolos similares a los efectos que una dieta sin o con gluten puedan tener. Es claro que los dos mecanismos opuestos, el placebo y el nocebo están en juego. La percepción de las expectativas puede sesgar la evidencia sensorial y por tanto, el paciente y su médico deben obtener un balance adecuado para que resulten en la actualización de las expectativas de un procedimiento, de un medicamento o de un producto de la dieta a seguir.

Los siguientes capítulos en este libro discuten aspectos relevantes sobre el conocimiento actual de la enfermedad celíaca.

6. Genética

Como se revisa en el capítulo del grupo del Dr. Bilbao (Capítulo 6), la celiaquía es una enfermedad con una predisposición genética. Estudios de ligamiento en familias y los estudios de asociación han confirmado ampliamente la importancia del HLA-DQ aunque estos genes explican alrededor del 50% de la herencia. Estudios de asociación del genoma completo (GWAS), en los que se han analizado miles de polimorfismos de un solo nucleótido (SNPs) que han demostrado que la enfermedad celíaca no es una excepción de las enfermedades autoinmunes en donde múltiples genes en diversos cromosomas contribuyen a modular la respuesta inmune al gluten. Sin embargo, estudios epidemiológicos han demostrado que además determinados factores ambientales son importantes en la expresión de la enfermedad. En adultos, un estudio de la Clínica Mayo en Rochester, del condado de Olmsted, Minnesota en los EEUU[41] ha encontrado que entre 2000 y 2010, el número de nuevos casos de enfermedad celíaca ha aumentado de 11 personas por cada 100.000 habitantes a 17 personas por cada 100.000. El 63% de los nuevos casos fueron mujeres y especialmente hasta del 2004. Es posible que el aumento de la incidencia de la enfermedad celíaca pueda deberse en parte, a una mejora en el diagnóstico. El mejor conocimiento de los síntomas y signos de la enfermedad celíaca junto al conocimiento de grupos de riesgo y cambios en el entorno, cambios en la dieta como el alto consumo de alimentos que contienen gluten, uso y abuso de antibióticos e infecciones. En Suecia en dos cohortes de niños con diferente alimentación infantil se encontró que los nacidos en 1997 (22 por 1000) han demostrado tener un riesgo significativamente menor de tener enfermedad celíaca en comparación con los nacidos en 1993 (29 por 1000). En la cohorte de

1997 había una proporción mayor de lactantes en donde se introdujo el gluten en la dieta en pequeñas cantidades mientras se continuaba con la lactancia materna.[42]

7. Inmunología

La teoría inmunológica explica los cambios observados en la lámina propia de la mucosa intestinal por una respuesta mediada por linfocitos T CD4+, con restricción HLA-DQ2/8, y liberación de IFN-gamma. Sin embargo, la inmunidad innata actúa a nivel del compartimento intraepitelial y contribuye con un efecto tóxico directo del gluten sobre el epitelio (Capítulo 7).

Los péptidos derivados del gluten, la fracción proteica insoluble en agua del trigo, cebada o centeno endospermo, desencadenan la respuesta inmune en individuos susceptibles. Péptidos del gluten son relativamente digeribles por proteasas endoluminales humanas. El péptido 33-mer, el 17-mer y otros oligopéptidos de la gliadina contienen epítopos tóxicos que son deamidados por la transglutaminasa tisular y presentados al sistema inmune de la mucosa por moléculas de clase HLA DQ2/DQ8 provocando así una respuesta de citoquinas pro-inflamatorias, que resultan en la producción del daño epitelial.

Existen otras secuencias de péptidos adicionales que inician respuestas citotóxicas inmune innata en el epitelio y el aumento de la permeabilidad intestinal a través de la expresión de la zonulina lo cual facilita el paso de los grandes fragmentos peptídicos de la lámina propia.

8. Técnicas de diagnóstico en la enfermedad celíaca

El capítulo 8 describe la utilidad de la serología en el rastreo, diagnóstico y seguimiento de los pacientes con enfermedad celíaca. En el capítulo 9 se aborda el valor de la endoscopia y en el capítulo 10 las dificultades y valor del diagnóstico histopatológico.

9. Clínica de la enfermedad celíaca

Los capítulos 11 y 12 describen la variedad y riqueza de presentación en niños y adultos. Ambos discuten nuevas guías para facilitar el diagnóstico, grupos de riesgo y tratamiento, incluyendo a los tratamientos emergentes

En el capítulo 13 da cumplida respuesta a una pregunta tan relevante en la práctica clínica, como es: ¿Cuándo las lesiones tipo Marsh 1 son enfermedad celíaca? ya que este hallazgo, aunque no es producido única y exclusivamente por el gluten, se piensa que constituye una de las formas de presentación más habitual de la celíaca en el adulto. Se comentan las diferentes clasificaciones anatomo-patológicas de la enfermedad celíaca, sus diversos criterios de aplicación, así como su diagnóstico diferencial con otros procesos. Un aspecto muy relevante en esta forma de presentación , es que pese a tener una serología celíaca negativa en más del 80% de los casos, la severidad de la sintomatología clínica puede ser muy similar a las formas de enfermedad celíaca que cursan con atrofia vellositaria.[43,44]

En el capítulo 14 se revisan las diversas manifestaciones extra-intestinales de la enfermedad celíaca, así como las enfermedades asociadas. Se trata de un proceso sistémico, de naturaleza autoinmune y por ello no es de extrañar que se acompañe de muchos síntomas de diversa naturaleza. La presencia de dichas manifestaciones ayuda a reafirmar el diagnóstico, debido a su frecuente asociación.[45,46] Algunas enfermedades se deben a trastornos relacionados con defectos crónicos de absorción intestinal, otras comparten la misma base genética y algunas son poco frecuentes. La importancia de su detección radica no sólo en su confirmación, sino que también se benefician del tratamiento dietético, ya que con la exclusión del gluten de la dieta, se producen beneficios parciales en unas y resolución completa en otras. En un estudio retrospectivo de 924 celíacos de 27 centros pediátricos y de adultos en Francia se encontró que los pacientes celíacos con mayor riesgo para padecer de enfermedades autoinmunes son los diagnosticados temprano en la vida y tener antecedentes familiares de autoinmunidad. La dieta libre de gluten tiene un efecto protector.[47]

En el capítulo 15 se abordan la interesante relación entre la enfermedad celíaca y los trastornos del metabolismo óseo, tanto en el niño, como en el adulto. Se encuentra una elevada prevalencia de osteoporosis así como un riesgo aumentado de fracturas, en todas las épocas de la vida, aumentando después de la menopausia y en la tercera edad. Conviene detectarla precozmente, mediante la realización de estudios seriados de densidad del metabolismo óseo. Su prevalencia aumenta en relación con la presencia de atrofia vellositaria.[48] La dieta sin gluten mejora la absorción intestinal del calcio, pero en casos con osteoporosis marcada hay que complementarlos con aporte de calcio, vit. D y bifosfonatos.

El capítulo 16 trata la relación entre los llamados trastornos funcionales digestivos que son muy frecuentes en la práctica clínica habitual y su posible relación con la enfermedad celíaca. Así, pacientes etiquetados con un trastorno funcional digestivo, como dispepsia funcional y síndrome de intestino irritable pueden ser erróneamente diagnosticados teniendo realmente una enfermedad celíaca, si no se completa su estudio diagnóstico con la realización de serología celíaca, marcadores genéticos y toma de biopsias duodenales. Muchos de ellos presentan enteritis linfocítica tipo Marsh 1 y responden claramente a la dieta sin gluten. Ello tiene importantes consecuencias no sólo en términos de morbi-mortalidad, derivados de un retraso diagnóstico de la enfermedad celíaca, sino también una disminución prolongada de su calidad de vida que se recupera tras la dieta sin gluten y un ahorro económico, al no precisar tratamientos medicamentosos diversos de uso prolongado.[49-52] La relación entre el síndrome de colon irritable y la sensibilidad al gluten no celíaca se ha tratado extensamente al principio de este capítulo y en la literatura médica reciente incluyendo el papel de los FODMAPS en el control de los síntomas.[16,53,54]

En el capítulo 17 se discute una de las complicaciones intestinales de la EC más importantes como es la refractariedad que afortunadamente es una complicación intestinal poco frecuente, ya que se presenta en menos de un 5% de los pacientes celíacos. Se distinguen dos tipos la enfermedad celíaca refractaria. La tipo I es más leve, tiene un tratamiento más eficaz con inmuno-moduladores y por tanto, mejor pronóstico. La tipo 2 por el contrario es más grave, puede evolucionar al desarrollo de un linfoma intestinal de células T lo que conlleva un peor pronóstico. No hay consenso sobre el tratamiento más efectivo sobre esta grave complicación. Para el diagnóstico diferencial de ambas formas es necesario realizar inmunofenotipos de las poblaciones linfocitarias intraepiteliales mediante biopsias duodenales y estudios de sus características por citometría de flujo. Previamente, hay que descartar otras posibles causas de falta de respuesta a la dieta sin gluten.[55,56]

En el capítulo 18 se aborda el interesante tema del seguimiento médico de los pacientes celíacos, del cual no se pueden dar normas estrictas, ya que no existen consensos unificados al respecto. Describe los cuatro procedimientos más utilizados, como son el seguimiento clínico regular, la medición anual de anticuerpos específicos de la enfermedad celíaca, la realización de biopsias duodenales periódicas (sin plazos claramente definidos) y el control de la dieta sin gluten mediante cuestionarios estructurados. Todos estos abordajes son útiles y necesarios, así como la detección y prevención de deficiencias nutricionales y la presencia de enfermedades asociadas.[57,58]

En el capítulo 19 se aborda el tema de la calidad de vida y los trastornos psicológicos de los pacientes celíacos. Indudablemente la mayor parte de los pacientes con enfermedad celíaca presentan un notable empeoramiento de su calidad de vida al momento del diagnóstico, secundario a las múltiples manifestaciones digestivas y enfermedades asociadas que presentan, incrementados por el largo retraso diagnóstico característico, en la mayor parte de los casos. Ello mejora notablemente con el seguimiento estricto de una dieta sin gluten, hasta su completa normalización.[59] Los trastornos de ansiedad son frecuentes al momento del diagnóstico y se consideran formas reactivas al desconocimiento al principio o a las dificultades en la adherencia a la dieta. Los trastornos depresivos lo afectan de forma negativa y conviene identificarlo y si es necesario, tratarlo adecuadamente, especialmente, al comienzo de la dieta sin gluten.[60-62] Estudios recientes en la Universidad de Columbia de Nueva York han indicado la presencia de dolores de cabeza crónicos en un 30% de celíacos, 56% de sensibles al gluten no celíaco, 23% en pacientes con enfermedad inflamatoria intestinal y el 14% de controles sanos. También hubo una mayor prevalencia de migraña en estos tres grupos de enfermos, siendo el sexo femenino, la depresión y la ansiedad, los factores independientes de la migraña.[63]

En el capítulo 20 se recogen las experiencias de una serie importante de pacientes celíacos, con los resultados de diversas encuestas referentes a la aceptabilidad de la dieta sin gluten, los aspectos culturales que influyen en su adherencia y el impacto que representa el diagnóstico de la enfermedad celíaca, tanto a nivel personal, como familiar. Es un estudio muy interesante que pone de manifiesto la importancia que tiene por un lado la actitud del médico que diagnostica la enfermedad y explica al paciente sus características, así como las circunstancias culturales, personales y familiares, que influyen en el buen cumplimiento de la dieta sin gluten o bien de la existencia de diversas transgresiones o incluso su abandono.[64,65] Recientemente en Noruega, se ha llevado a cabo un estudio comparativo de 22 pacientes con enfermedad celíaca versus 31 pacientes con sensibilidad al gluten no celíaca durante una sobrecarga de gluten por 3 días. Se incluyó un grupo de comparación de 40 controles sanos. No hubo diferencias significativas entre los pacientes sobre los rasgos de personalidad, nivel de somatización, calidad de vida, la ansiedad y los síntomas depresivos. El nivel de somatización fue bajo en ambos grupos de pacientes. Los pacientes con sensibilidad al gluten no celíaca tuvieron más síntomas que los pacientes con enfermedad celíaca después de la exposición al gluten.[66]

El capítulo 21 aborda el tema de la detección de la fracción inmunotóxica del gluten con el objeto de buscar aplicaciones en seguridad alimentaria. Estos investigadores han encontrado que existe un amplio rango de variabilidad en el potencial inmunotóxico de distintas variedades de cereales particularmente la cebada y la avena. Han demostrado que no hay una correlación estricta entre la cantidad de gluten y el potencial inmunotóxico, debido al hecho de que algunos epítopos del gluten pueden ser menos inmunogénicos que otros y, por lo tanto, necesitan una mayor concentración para provocar un efecto tóxico equivalente. Actualmente se dispone de anticuerpos monoclonales específicos frente a diversas fracciones tóxicas del gluten, que son una de las metodologías más empleadas en el análisis de alimentos, ya que son muy sensibles y específicas y se determinan por técnicas de Elisa. Los autores estudian el potencial tóxico de la avena, sobre el que existe una gran discusión en la literatura, acerca de si se puede permitir su inclusión en la dieta de los pacientes celíacos.[67,68] Analizaron 3 variedades de avena y encuentran una gran variabilidad en su contenido de gluten, con diferente toxicidad, lo que abre la posibilidad en un futuro de poder incluir las fracciones menos reactivas en algunos alimentos. Un fenómeno parecido, ocurre con diversas variedades de cebada, demostrando que las variedades silvestres son más tóxicas que las cultivables. Todo ello abre nuevas e interesantes posibilidades de ampliación de la dieta sin gluten, con la posible adición de harinas de avena y cebada pobres en péptidos tóxicos y por ello, bien toleradas por los celíacos.[69,70]

El capítulo 22 aporta valiosa información sobre las características tecnológicas, nutricionales y sensoriales de alimentos sin gluten derivados de cereales También discute aspectos relacionados con el diseño y desarrollo de estos alimentos. Cómo las dietas libres de gluten pueden ocasionar a largo plazo dietas con desequilibrios alimenticios con deficiencia en algún nutriente y se propone la necesidad de mejorar la composición nutricional de los alimentos libres de gluten con la incorporación de otros nutrientes como aceites omega-3, proteínas específicas, fibras, probióticos y prebióticos.[71-73] Estas recomendaciones responden en parte a hallazgos recientes en el Canadá con el impacto de dietas sin gluten a largo plazo, destacando la necesidad de mejorar la formación y la educación de los dietistas y otros proveedores de salud y los trabajadores de la industria de servicio de alimentos sobre la enfermedad celíaca y la dieta sin gluten, con el objetivo de ayudar mejor a las personas mejorar su adherencia a una dieta libre de gluten y su calidad de vida.[74]

En el capítulo 23, nos informan con claridad y precisión de la posibilidad actual de producir variedades de trigo sin gluten, mediante procedimientos novedosos de silenciamiento de los genes responsables de su aparición. Ello abre numerosas posibilidades futuras de desarrollo de harinas derivadas del trigo que previo a su modificación y tratamiento contendrían variedades prácticamente exentas de gluten y por tanto aptas para la nutrición y tratamiento no sólo de pacientes celíacos, sino también con sensibilidad al gluten no celíaca, así como con anafilaxia a los diversos componentes del trigo. Para llegar a su comercialización han de pasar numerosos controles establecidos de diversas agencias alimentarias nacionales, así como la autorización de las autoridades sanitarias internacionales, por estar encuadrados dentro de los productos denominados transgénicos.[75,76]

El capítulo 24 discute el tema de la relación de la microbiota intestinal con la enfermedad celíaca. Como es bien conocido la flora intestinal del colon es muy variada y lo colonizan millones de bacterias. Su presencia y características están influidas por diversas variables, tanto en estados de salud, como de enfermedad. La nutrición es uno de los factores importantes a tener en cuenta y la lactancia materna tiene un claro efecto beneficioso. Se han encontrado diferencias en las características de la flora entre celíacos e individuos sanos y una diferencia significativa entre los pacientes no tratados celíacos y adultos sanos, así como entre los pacientes con celíaca con dieta sin gluten y adultos sanos, con respecto a ácido acético, ácido propiónico, ácido butírico y el total de ácidos grados de cadena corta.[77] Todo ello plantea una problemática novedosa muy interesante, ya que el empleo de probióticos puede tener un efecto claramente beneficioso en estos pacientes, especialmente en los que presentan una respuesta parcial con la dieta sin gluten o tienen frecuentes recaídas. Estudios recientes sugieren que la microbiota intestinal puede tener un papel en algunas manifestaciones de la enfermedad celíaca, así estos pacientes con síntomas gastrointestinales o anemia tenían una menor diversidad microbiana que aquellos con dermatitis Herpetiformis.[78]

El capítulo 25 describe el diseño y la investigación seguidas para la elaboración de un suplemento lácteo con la adición de un probiótico (ES1) que ha demostrado poseer un potente efecto anti-inflamatorio tanto en estudios *in vitro,* como en animales de experimentación y al estar exento de gluten, está especialmente indicado para celíacos, tanto como soporte nutricional pero muy especialmente para mejorar y potenciar la respuesta a la dieta sin gluten, sobre todo en pacientes respondedores parciales o que presentan frecuentes recidivas. Se han realizado ensayos clínicos en celíacos y controles sanos, que han mostrado excelentes resultados. Este producto está actualmente comercializado con el nombre de Proceliac por Central Lechera de Asturias.[79] Bakshi et al. discuten nuevos tratamientos e incluyen el uso de probióticos con endopeptidasas o inhibidores de transglutaminasa que podrían complementar la dieta sin gluten y obtener una mejor calidad de vida.[80]

Referencias

1. Dicke WK. *Treatment of celiac disease.* Ned Tijdschr Geneeskd. 1951; 95: 124-30.
2. Paulley JW. *Observation on the aetiology of idiopathic steatorrhoea; jejunal and lymph-node biopsies.* Br Med J. 1954; 2: 1318-21. http://dx.doi.org/10.1136/bmj.2.4900.1318
3. Shiner M. *Duodenal biopsy.* Lancet. 1956; 270: 17-9. http://dx.doi.org/10.1016/S0140-6736(56)91854-2
4. Shiner M. *Jejunal-biopsy tube.* Lancet. 1956; 270: 85. http://dx.doi.org/10.1016/S0140-6736(56)92137-7
5. Kasarda DD, Okita TW, Bernardin JE et al. *Nucleic acid (cDNA) and amino acid sequences of alpha-type gliadins from wheat (Triticum aestivum).* Proc Natl Acad Sci USA. 1984; 81: 4712-6. http://dx.doi.org/10.1073/pnas.81.15.4712
6. Kristjansson G, Venge P, Hallgren R. *Mucosal reactivity to cow's milk protein in coeliac disease.* Clin Exp Immunol. 2007; 147: 449-55. http://dx.doi.org/10.1111/j.1365-2249.2007.03298.x
7. Di Sabatino A, Giuffrida P, Corazza GR. *Still Waiting for a Definition of Nonceliac Gluten Sensitivity.* J Clin Gastroenterol. 2013; febrero 18. http://dx.doi.org/10.1097/MCG.0b013e3182850dfe
8. Di Sabatino A, Corazza GR. *Nonceliac gluten sensitivity: sense or sensibility?* Ann Intern Med. 2012; 156: 309-11. http://dx.doi.org/10.7326/0003-4819-156-4-201202210-00010
9. Spence D. *Bad medicine: food intolerance.* BMJ. 2013; 346: f529. http://dx.doi.org/10.1136/bmj.f529
10. Linaker BD, Calam J. *Is jejunal biopsy valuable in the elderly?* Age Ageing. 1978; 7: 244-5. http://dx.doi.org/10.1093/ageing/7.4.244
11. Hemmings WA. *Food allergy.* Lancet. 1978; 1: 608. http://dx.doi.org/10.1016/S0140-6736(78)91053-X
12. Jonas A. *Wheat-sensitive -but not coeliac.* Lancet. 1978; 2: 1047. http://dx.doi.org/10.1016/S0140-6736(78)92366-8
13. Dahl R. *Wheat sensitive - but not coeliac.* Lancet. 1979; 1: 43-4. http://dx.doi.org/10.1016/S0140-6736(79)90482-3
14. Cooper BT, Holmes GK, Ferguson R et al. *Gluten-sensitive diarrhea without evidence of celiac disease.* Gastroenterology. 1980; 79: 801-6.
15. Biesiekierski JR, Newnham ED, Irving PM et al. *Gluten causes gastrointestinal symptoms in subjects without celiac disease: a double-blind randomized placebo-controlled trial.* Am J Gastroenterol. 2011; 106: 508-14; quiz 515. http://dx.doi.org/10.1038/ajg.2010.487
16. Biesiekierski JRP, Peters SL, Newnham ED, Rosella O et al. *No Effects of Gluten in Patients with Self-Reported Non-Celiac Gluten Sensitivity Following Dietary Reduction of Low-Fermentable, Poorly-Absorbed, Short-Chain Carbohydrates.* Gastroenterology. 2013. http://dx.doi.org/10.1053/j.gastro.2013.04.051
17. Carroccio A, Mansueto P, Iacono G et al. *Non-celiac wheat sensitivity diagnosed by double-blind placebo-controlled challenge: exploring a new clinical entity.* Am J Gastroenterol. 2012; 107: 1898-906; quiz 1907. http://dx.doi.org/10.1038/ajg.2012.236

18. Vazquez-Roque MI, Camilleri M, Smyrk T et al. *A controlled trial of gluten-free diet in patients with irritable bowel syndrome-diarrhea: effects on bowel frequency and intestinal function.* Gastroenterology. 2013; 144: 903-11 e3.
http://dx.doi.org/10.1053/j.gastro.2013.01.049

19. Sapone A, Bai JC, Ciacci C et al. *Spectrum of gluten-related disorders: consensus on new nomenclature and classification.* BMC Med. 2012; 10: 13.
http://dx.doi.org/10.1186/1741-7015-10-13

20. Wahnschaffe U, Schulzke JD, Zeitz M et al. *Predictors of clinical response to gluten-free diet in patients diagnosed with diarrhea-predominant irritable bowel syndrome.* Clin Gastroenterol Hepatol. 2007; 5: 844-50; quiz 769.
http://dx.doi.org/10.1016/j.cgh.2007.03.021

21. Sapone A, Lammers KM, Casolaro V et al. *Divergence of gut permeability and mucosal immune gene expression in two gluten-associated conditions: celiac disease and gluten sensitivity.* BMC Med. 2011; 9: 23. http://dx.doi.org/10.1186/1741-7015-9-23

22. Sapone A, Lammers KM, Mazzarella G et al. *Differential mucosal IL-17 expression in two gliadin-induced disorders: gluten sensitivity and the autoimmune enteropathy celiac disease.* Int Arch Allergy Immunol. 2010; 152: 75-80.
http://dx.doi.org/10.1159/000260087

23. Brottveit M, Beitnes AC, Tollefsen S et al. *Mucosal Cytokine Response After Short-Term Gluten Challenge in Celiac Disease and Non-Celiac Gluten Sensitivity.* Am J Gastroen-terol. 2013; 108(5): 842-50. http://dx.doi.org/10.1038/ajg.2013.91

24. Akram S, Murray JA, Pardi DS et al. *Adult Autoimmune Enteropathy: Mayo Clinic Rochester Experience.* Clin Gastroenterol Hepatol. 2007; nov 5(11): 1282-90; quiz 1245.
http://dx.doi.org/10.1016/j.cgh.2007.05.013

25. Bernardos E, Solis-Herruzo JA. *Autoimmune enteropathy.* Rev Esp Enferm Dig. 2003; 95: 494-6, 490-3.

26. Colletti RB, Guillot AP, Rosen S et al. *Autoimmune enteropathy and nephropathy with circulating anti-epithelial cell antibodies.* J Pediatr. 1991; 118: 858-64.
http://dx.doi.org/10.1016/S0022-3476(05)82195-X

27. Murch SH, Fertleman CR, Rodrigues C et al. *Autoimmune enteropathy with distinct mucosal features in T-cell activation deficiency: the contribution of T cells to the mucosal lesion.* J Pediatr Gastroenterol Nutr. 1999; 28: 393-9.
http://dx.doi.org/10.1097/00005176-199904000-00009

28. Ludvigsson JF, Leffler DA, Bai JC et al. *The Oslo definitions for coeliac disease and related terms.* Gut. 2013; 62: 43-52. http://dx.doi.org/10.1136/gutjnl-2011-301346

29. Matysiak-Budnik T, Malamut G, de Serre NP et al. *Long-term follow-up of 61 coeliac patients diagnosed in childhood: evolution toward latency is possible on a normal diet.* Gut. 2007; 56: 1379-86. http://dx.doi.org/10.1136/gut.2006.100511

30. Marine M, Farre C, Alsina M et al. *The prevalence of coeliac disease is significantly higher in children compared with adults.* Aliment Pharmacol Ther. 2011; 33: 477-86.
http://dx.doi.org/10.1111/j.1365-2036.2010.04543.x

31. Sollid LM, Qiao SW, Anderson RP et al. *Nomenclature and listing of celiac disease relevant gluten T-cell epitopes restricted by HLA-DQ molecules.* Immunogenetics. 2012; 64: 455-60. http://dx.doi.org/10.1007/s00251-012-0599-z

32. Junker Y, Zeissig S, Kim SJ et al. *Wheat amylase trypsin inhibitors drive intestinal inflammation via activation of toll-like receptor 4.* J Exp Med. 2012; 209: 2395-408.
http://dx.doi.org/10.1084/jem.20102660

33. Takahashi H, Matsuo H, Chinuki Y et al. *Recombinant high molecular weight-glutenin subunit-specific IgE detection is useful in identifying wheat-dependent exercise-induced*

anaphylaxis complementary to recombinant omega-5 gliadin-specific IgE test. Clin Exp Allergy. 2012; 42: 1293-8. http://dx.doi.org/10.1111/j.1365-2222.2012.04039.x

34. Ebisawa M, Shibata R, Sato S et al. *Clinical utility of IgE antibodies to omega-5 gliadin in the diagnosis of wheat allergy: a pediatric multicenter challenge study.* Int Arch Allergy Immunol. 2012; 158: 71-6. http://dx.doi.org/10.1159/000330661

35. Kaptchuk TJ, Friedlander E, Kelley JM et al. *Placebos without deception: a randomized controlled trial in irritable bowel syndrome.* PLoS One. 2010; 5: e15591. http://dx.doi.org/10.1371/journal.pone.0015591

36. Raicek JE, Stone BH, Kaptchuk TJ. *Placebos in 19th century medicine: a quantitative analysis of the BMJ.* BMJ. 2012; 345: e8326. http://dx.doi.org/10.1136/bmj.e8326

37. Sanderson C, Hardy J, Spruyt O et al. *Placebo and Nocebo Effects in Randomized Controlled Trials: The Implications for Research and Practice.* J Pain Symptom Manage. 2013; in-press. http://dx.doi.org/10.1016/j.jpainsymman.2012.12.005

38. Benedetti F. *Placebo-induced improvements: how therapeutic rituals affect the patient's brain.* J Acupunct Meridian Stud. 2012; 5: 97-103. http://dx.doi.org/10.1016/j.jams.2012.03.001

39. Enck P, Benedetti F, Schedlowski M. *New insights into the placebo and nocebo responses.* Neuron. 2008; 59: 195-206. http://dx.doi.org/10.1016/j.neuron.2008.06.030

40. Benedetti F, Lanotte M, Lopiano L et al. *When words are painful: unraveling the mechanisms of the nocebo effect.* Neuroscience. 2007; 147: 260-71. http://dx.doi.org/10.1016/j.neuroscience.2007.02.020

41. Ludvigsson JF, Rubio-Tapia A, van Dyke CT et al. *Increasing Incidence of Celiac Disease in a North American Population.* Am J Gastroenterol. 2013; 108(5): 818-24. http://dx.doi.org/10.1038/ajg.2013.60

42. Ivarsson A, Myleus A, Norstrom F et al. *Prevalence of childhood celiac disease and changes in infant feeding.* Pediatrics. 2013; 131: e687-94. http://dx.doi.org/10.1542/peds.2012-1015

43. Kurppa K, Collin P, Viljamaa M et al. *Diagnosing mild enteropathy celiac disease: a randomized, controlled clinical study.* Gastroenterology. 2009; 136: 816-23. http://dx.doi.org/10.1053/j.gastro.2008.11.040

44. Esteve M, Rosinach M, Fernandez-Banares F et al. *Spectrum of gluten-sensitive enteropathy in first-degree relatives of patients with coeliac disease: clinical relevance of lymphocytic enteritis.* Gut. 2006; 55: 1739-45. http://dx.doi.org/10.1136/gut.2006.095299

45. Meresse B, Malamut G, Cerf-Bensussan N. *Celiac disease: an immunological jigsaw.* Immunity. 2012; 36: 907-19. http://dx.doi.org/10.1016/j.immuni.2012.06.006

46. Sollid LM, Jabri B. *Triggers and drivers of autoimmunity: lessons from coeliac disease.* Nat Rev Immunol. 2013; 13: 294-302. http://dx.doi.org/10.1038/nri3407

47. Cosnes J, Cellier C, Viola S et al. *Incidence of autoimmune diseases in celiac disease: protective effect of the gluten-free diet.* Clin Gastroenterol Hepatol. 2008; 6: 753-8. http://dx.doi.org/10.1016/j.cgh.2007.12.022

48. Zanini B, Caselani F, Magni A et al. *Celiac disease with mild enteropathy is not mild disease.* Clin Gastroenterol Hepatol. 2013; 11: 253-8. http://dx.doi.org/10.1016/j.cgh.2012.09.027

49. Korkut E, Bektas M, Oztas E et al. *The prevalence of celiac disease in patients fulfilling Rome III criteria for irritable bowel syndrome.* Eur J Intern Med. 2010; 21: 389-92. http://dx.doi.org/10.1016/j.ejim.2010.06.004

50. Giangreco E, D'Agate C, Barbera C et al. *Prevalence of celiac disease in adult patients with refractory functional dyspepsia: value of routine duodenal biopsy.* World J Gastroenterol. 2008; 14: 6948-53. http://dx.doi.org/10.3748/wjg.14.6948

51. Santolaria Piedrafita S, Fernandez Banares F. *Gluten-sensitive enteropathy and functional dyspepsia.* Gastroenterol Hepatol. 2012; 35: 78-88. http://dx.doi.org/10.1016/j.gastrohep.2011.10.006

52. Sainsbury A, Sanders DS, Ford AC. *Prevalence of Irritable Bowel Syndrome-type Symptoms in Patients With Celiac Disease: A Meta-analysis.* Clin Gastroenterol Hepatol. 2013; 11: 359-65 e1. http://dx.doi.org/10.1016/j.cgh.2012.11.033

53. Sanders DS, Aziz I. *Non-celiac wheat sensitivity: separating the wheat from the chat!* Am J Gastroenterol. 2012; 107: 1908-12. http://dx.doi.org/10.1038/ajg.2012.344

54. Aziz I, Sanders DS. *The irritable bowel syndrome-celiac disease connection.* Gastrointest Endosc Clin N Am. 2012; 22: 623-37. http://dx.doi.org/10.1016/j.giec.2012.07.009

55. Malamut G, Murray JA, Cellier C. *Refractory celiac disease.* Gastrointest Endosc Clin N Am. 2012; 22: 759-72. http://dx.doi.org/10.1016/j.giec.2012.07.007

56. Tack GJ, van Wanrooij RL, Langerak AW et al. *Origin and immunophenotype of aberrant IEL in RCDII patients.* Mol Immunol. 2012; 50: 262-70. http://dx.doi.org/10.1016/j.molimm.2012.01.014

57. Rubio-Tapia A, Hill ID, Kelly CP et al. *ACG Clinical Guidelines: Diagnosis and Management of Celiac Disease.* Am J Gastroenterol. 2013; 108(5): 656-76. http://dx.doi.org/10.1038/ajg.2013.79

58. Lebwohl B, Granath F, Ekbom A et al. *Mucosal healing and mortality in coeliac disease.* Aliment Pharmacol Ther. 2013; 37: 332-9. http://dx.doi.org/10.1111/apt.12164

59. Nachman F, del Campo MP, Gonzalez A et al. *Long-term deterioration of quality of life in adult patients with celiac disease is associated with treatment noncompliance.* Dig Liver Dis. 2010; 42: 685-91. http://dx.doi.org/10.1016/j.dld.2010.03.004

60. Casellas F, Rodrigo L, Vivancos JL et al. *Factors that impact health-related quality of life in adults with celiac disease: a multicenter study.* World J Gastroenterol. 2008; 14: 46-52. http://dx.doi.org/10.3748/wjg.14.46

61. Pico M, Spirito MF, Roizen M. *Quality of life in children and adolescents with celiac disease: Argentinian version of the specific questionnaire CDDUX.* Acta Gastroenterol Latinoam. 2012; 42: 12-9.

62. Paarlahti P, Kurppa K, Ukkola A et al. *Predictors of persistent symptoms and reduced quality of life in treated coeliac disease patients: a large cross-sectional study.* BMC Gastroenterol. 2013; 13: 75. http://dx.doi.org/10.1186/1471-230X-13-75

63. Dimitrova AK, Ungaro RC, Lebwohl B et al. *Prevalence of migraine in patients with celiac disease and inflammatory bowel disease.* Headache. 2013; 53: 344-55. http://dx.doi.org/10.1111/j.1526-4610.2012.02260.x

64. Ukkola A, Maki M, Kurppa K et al. *Diet improves perception of health and well-being in symptomatic, but not asymptomatic, patients with celiac disease.* Clin Gastroenterol Hepatol. 2011; 9: 118-23. http://dx.doi.org/10.1016/j.cgh.2010.10.011

65. Lee AR, Ng DL, Diamond B et al. *Living with coeliac disease: survey results from the USA.* J Hum Nutr Diet. 2012; 25: 233-8. http://dx.doi.org/10.1111/j.1365-277X.2012.01236.x

66. Brottveit M, Vandvik PO, Wojniusz S et al. *Absence of somatization in non-coeliac gluten sensitivity.* Scand J Gastroenterol. 2012; 47: 770-7. http://dx.doi.org/10.3109/00365521.2012.679685

67. Richman E. *The safety of oats in the dietary treatment of coeliac disease.* Proc Nutr Soc. 2012; 71: 534-7. http://dx.doi.org/10.1017/S0029665112000791

68. Cooper SE, Kennedy NP, Mohamed BM et al. *Immunological indicators of coeliac disease activity are not altered by long-term oats challenge.* Clin Exp Immunol. 2013; 171: 313-8. http://dx.doi.org/10.1111/cei.12014

69. Comino I, Real A, Gil-Humanes J et al. *Significant differences in coeliac immunotoxicity of barley varieties.* Mol Nutr Food Res. 2012; 56: 1697-707. http://dx.doi.org/10.1002/mnfr.201200358

70. Real A, Comino I, de Lorenzo L et al. *Molecular and immunological characterization of gluten proteins isolated from oat cultivars that differ in toxicity for celiac disease.* PLoS One. 2012; 7: e48365. http://dx.doi.org/10.1371/journal.pone.0048365

71. Ronda F, Rivero P, Caballero PA et al. *High insoluble fibre content increases in vitro starch digestibility in partially baked breads.* Int J Food Sci Nutr. 2012; 63: 971-7. http://dx.doi.org/10.3109/09637486.2012.690025

72. Gibert A, Kruizinga AG, Neuhold S et al. *Might gluten traces in wheat substitutes pose a risk in patients with celiac disease? A population-based probabilistic approach to risk estimation.* Am J Clin Nutr. 2013; 97: 109-16. http://dx.doi.org/10.3945/ajcn.112.047985

73. Bosmans GM, Lagrain B, Ooms N et al. *Biopolymer interactions, water dynamics, and bread crumb firming.* J Agric Food Chem. 2013; 61: 4646-54. http://dx.doi.org/10.1021/jf4010466

74. Zarkadas M, Dubois S, MacIsaac K et al. *Living with coeliac disease and a gluten-free diet: a Canadian perspective.* J Hum Nutr Diet. 2013; 26: 10-23. http://dx.doi.org/10.1111/j.1365-277X.2012.01288.x

75. Gil-Humanes J, Piston F, Gimenez MJ et al. *The introgression of RNAi silencing of gamma-gliadins into commercial lines of bread wheat changes the mixing and technological properties of the dough.* PLoS One. 2012; 7: e45937. http://dx.doi.org/10.1371/journal.pone.0045937

76. Beckles DM, Tananuwong K, Shoemaker CF. *Starch characteristics of transgenic wheat (Triticum aestivum L.) overexpressing the Dx5 high molecular weight glutenin subunit are substantially equivalent to those in nonmodified wheat.* J Food Sci. 2012; 77: C437-42. http://dx.doi.org/10.1111/j.1750-3841.2012.02648.x

77. Nistal E, Caminero A, Vivas S et al. *Differences in faecal bacteria populations and faecal bacteria metabolism in healthy adults and celiac disease patients.* Biochimie. 2012; 94: 1724-9. http://dx.doi.org/10.1016/j.biochi.2012.03.025

78. Wacklin P, Kaukinen K, Tuovinen E et al. *The duodenal microbiota composition of adult celiac disease patients is associated with the clinical manifestation of the disease.* Inflamm Bowel Dis. 2013; 19: 934-41. http://dx.doi.org/10.1097/MIB.0b013e31828029a9

79. D'Arienzo R, Maurano F, Lavermicocca P et al. *Modulation of the immune response by probiotic strains in a mouse model of gluten sensitivity.* Cytokine. 2009; 48: 254-9. http://dx.doi.org/10.1016/j.cyto.2009.08.003

80. Bakshi A, Stephen S, Borum ML et al. *Emerging Therapeutic Options for Celiac Disease: Potential Alternatives to a Gluten-Free Diet.* Gastroenterol Hepatol (NY). 2012; 8: 582-588.

Capítulo 2

Historia de la enfermedad celíaca

Víctor M. García-Nieto

Coordinador del Grupo de Historia de la Pediatría de la Asociación Española de Pediatría. Servicio de Pediatría del Hospital Nuestra Señora de Candelaria, Santa Cruz de Tenerife, España.

vgarcianieto@gmail.com

Doi: http://dx.doi.org/10.3926/oms.163

Referenciar este capítulo

García Nieto VM. *Historia de la enfermedad celíaca.* En Rodrigo L y Peña AS, editores. *Enfermedad celíaca y sensibilidad al gluten no celíaca.* Barcelona, España: OmniaScience; 2013. p.45-59.

Resumen

La afección celíaca se conoce desde antiguo. Este capítulo describe la contribución desde Areteo de Capadocia hace aproximadamente 2000 años hasta Marcelo Royer en Buenos Aires y Margot Shiner en Londres quienes diseñaron, por separado, la técnica de la biopsia duodenal peroral bajo control fluoroscópico. Durante todos estos siglos, los médicos intentaron tratar la enfermedad con los más variados regímenes dietéticos al desconocer su patogenia exacta. Se da atención especial a la historia de la enfermedad celíaca en España, entre ellos a Santiago Cavengt y a los escritos posteriores de médicos españoles. El esclarecimiento de la causa de la enfermedad celíaca se debe al holandés Willem Karel Dicke. Publicó sus primeros resultados en 1941, en una revista holandesa, cuando la literatura establecía de modo empírico que las dietas de Haas y Fanconi eran las más adecuadas en el tratamiento de la enfermedad. La introducción de la biopsia intestinal fue fundamental en la confirmación del diagnóstico de la enfermedad celiaca, ya que permitió revelar el característico aplanamiento de la mucosa expuesta al gluten y la respuesta a la dieta sin gluten. Después, vendrían nuevos y grandes avances en el conocimiento de los mecanismos fisiopatológicos de la enfermedad. Pero esa, es ya otra historia.

Abstract

Celiac disease is known since ancient times. This chapter describes the contribution from Aretaeus of Cappadocia ago approximately 2000 years until Marcelo Royer in Buenos Aires and Margot Shiner in London who, separately, designed a technique of peroral duodenal biopsy under fluoroscopic control. Over the centuries, the doctors tried to treat the disease with many different dietary regimes since the exact pathogenesis was not clear. Special attention is given to the early history of celiac disease in Spain, among them Santiago Cavengtand and later writings by other Spanish doctors. The elucidation of the cause of celiac disease is due to Willem Karel Dicke. He published its first results in 1941 in a Dutch Journal at the time when based on empirical knowledge the diets by Fanconi and Haas were popular in the treatment of the disease. The introduction of intestinal biopsy was instrumental in confirming the diagnosis of celiac disease, since it disclosed the characteristic flattening of the mucosa exposed to gluten and permitted to establish the response to a gluten-free diet. Then came new and great advances in the knowledge of the pathophysiological mechanisms of the disease. But this is another history.

"A primera vista el niño aparece con gran
palidez... da la impresión de un globo
sostenido por dos palillos"

(Recalde Cuestas JC, Travella EA.
La Medicina de los Niños. 1935; 36: 326-41)

La enfermedad celíaca constituye una de las entidades nosológicas que más bibliografía ha generado en la moderna gastroenterología pediátrica y en la pediatría, en general.

El conocimiento de la patogenia y del tratamiento de la enfermedad, ha progresado notablemente desde que Willem Karel Dicke estableció la relación entre el consumo de gluten y la aparición de los síntomas de la enfermedad. No obstante, la afección celíaca se conoce desde antiguo. Durante siglos, los médicos intentaron tratar la enfermedad con los más variados regímenes dietéticos al desconocer su patogenia exacta.

1. Areteo de Capadocia. Gerónimo Soriano

Areteo (Aretaeus) de Capadocia (85?-138 d.C.) fue un médico educado en la cultura griega que trabajó en Roma en la época de Nerón. Pasó a primer plano la dimensión clínica de la medicina intensificando el retorno a la tradición hipocrática.[1]

Procedía de Capadocia, situada en la actual Turquía Central. Al parecer, se formó en Alejandría. En aquel centro académico egipcio se permitía la disección. Areteo tuvo que haberla practicado para adquirir los ricos y exactos conocimientos que poseía sobre la estructura interna del cuerpo humano. Su obra contiene las mejores descripciones antiguas de enfermedades como la diabetes, el tétanos, la lepra y la tuberculosis pulmonar. Describió el aura y las alucinaciones que preceden a los ataques de epilepsia. Destaca por su originalidad la famosa descripción *princeps* de la angina diftérica y del crup o garrotillo.[2]

Su principal obra es un amplio tratado, que no se ha conservado completo. Estaba integrado por cuatro libros que versaban sobre las causas y los síntomas de las enfermedades agudas y crónicas y, por otros cuatro, sobre su tratamiento.[1] Su obra se imprimió en Venecia en 1552. Los cuatro primeros libros se editaron bajo el título *De causis et signis acutorum et diuturnorum morborum*. Fueron estimados junto a los mejores textos hipocráticos como la más brillante aportación de la antigüedad clásica a la medicina clínica y ejercieron una notable influencia.[1] En la séptima sección del libro IV, Areteo describió un trastorno crónico de la *pepsis* y de la *anadosis*, términos que pueden traducirse por digestión y asimilación, respectivamente. Para los médicos de la época, la *anadosis* incluía dos fases, el paso de los alimentos de los intestinos al hígado y, luego, de éste a los tejidos. Según Areteo, el estado celíaco consistía, fundamentalmente, en la eliminación fecal de alimentos no digeridos y en estado parcialmente crudo. Al ser una enfermedad crónica, el paciente se sentía muy débil "debido al hambre del cuerpo". El término celíaco procede de la palabra griega *koiliakos* (*koelia* significa abdomen en griego), que describe un síntoma característico de la enfermedad en los niños que debutan con una presentación clínica clásica, es decir, la distensión abdominal.

La explicación que daba Areteo a este trastorno mixto de la digestión y la asimilación, se basaba en la teoría de la función alimentaria existente en la época. Dependía del concepto de "calor natural". Al igual que el calor del sol es necesario para la maduración de los frutos o el calor empleado en la cocina ablanda los alimentos, el "calor natural" del estómago debía ser necesario para la elaboración (*concoction*) de los alimentos como paso obligado para su absorción posterior. Para Areteo, el estado celíaco estaba, pues, causado por un enfriamiento del "calor natural" que sería necesario para la *pepsis* y la *anadosis* de los alimentos. Por dicha razón, los pacientes celíacos estarían demacrados, hambrientos, pálidos y débiles al estar desprovistos de la energía necesaria para realizar sus funciones habituales. La exclusión de la actividad "péptica" conduciría al deterioro en el color, olor y consistencia de las heces.

En la sección séptima del libro VIII, Areteo explicó el tratamiento de la enfermedad. Debía ir dirigido a promover la *pepsis*, evitando el enfriamiento y restaurando el "calor natural". Ese tratamiento incluía el reposo y el ayuno junto a las medidas terapéuticas de la época destinadas a combatir la flatulencia y la diarrea. La dieta fue mencionada sin excesivos detalles, aunque se sugería en que las bebidas debían ser tomadas antes de los alimentos sólidos.

La primera referencia española acerca de la enfermedad celíaca, la hemos localizado en un libro escrito casi tres siglos antes que el trabajo de Samuel Gee.[3]

Gerónimo Soriano, médico aragonés nacido en Teruel, publicó en 1600 uno de los primeros libros de Pediatría escritos en lengua castellana, *Método y orden de curar las enfermedades de los niños.*[4] El libro consta de 39 capítulos, cada uno de ellos referido a una enfermedad pediátrica, que incluyen temas tan diversos como *De la curación del pasmo, De las nubes de los ojos* o *De la epilepsia, que es la gota coral*. La segunda edición del libro, que también apareció en Zaragoza, aunque en 1690, incluía un nuevo capítulo titulado *Remedio del bolo armeno para los carbúnculos, muchas veces experimentado*.

En el Capítulo II, titulado *De la curación de las cámaras*, Soriano afirmó que podían existir diversos tipos de cámaras (diarreas). Una de ellas, "son dichas celíacas", en las que "lo que se vacía es con muy poca alteración o mutación". Líneas después, puede leerse: "De todas estas diferencias de cámaras, tratamos largo en el libro de nuestros experimentos médicos. Allí hallarán remedios maravillosos".

2. Samuel Gee. Los trabajos posteriores hasta finales de los años 40

El *St. Bartholomew´s Hospital* de Londres fue fundado en el año 1.123. Durante siglos, numerosos médicos y cirujanos intentaron aliviar los males de sus conciudadanos mediante el uso de los métodos, técnicas y fármacos propios de la época en la que les tocó vivir. Samuel Gee fue uno de los médicos que trabajó en ese hospital (Figuras 1 y 2).

Nació en Londres el 13 de septiembre de 1839. Su vida concluyó, cuando contaba 72 años de edad, el 3 de agosto de 1911, en la localidad inglesa de Keswick.[5] Comenzó sus estudios de medicina en el *University College Hospital* de Londres en 1857. Se graduó por la Universidad de Londres en 1861. Pronto empezó a trabajar en el prestigioso *Hospital for Sick Children* de la misma ciudad. En 1865, fue nombrado miembro del *Royal College of Physicians*, año en el que obtuvo su doctorado. Un año después, comenzó a trabajar en el *St. Bartholomew´s Hospital.*[5]

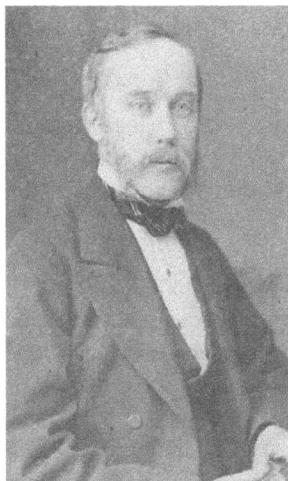

Figura 1. *Samuel Jones Gee (1839-1911).*

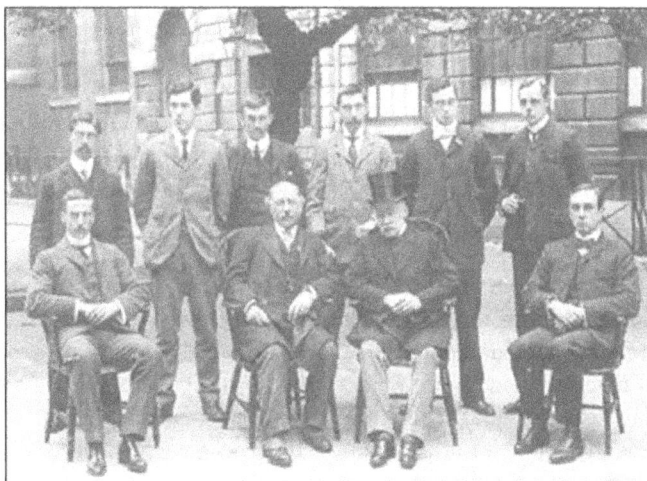

Figura 2. *Samuel Gee en 1900. Fotografía tomada en el patio del Hospital San Bartolomé de Londres. Está sentado, con sombrero, el segundo por la derecha.*

El 5 de octubre de 1887, Samuel fue invitado a dictar una conferencia en el *Hospital for Sick Children*. El contenido de la misma, publicado al año siguiente en la revista *St. Bartholomew's Hospital Reports*, constituye la primera descripción moderna reconocida sobre de la enfermedad celíaca en niños.[6] Gee describió una enfermedad consistente en una especie de indigestión crónica que podía observarse en todas las edades, si bien ocurría, especialmente, en niños con edades comprendidas entre uno y cinco años. Esa enfermedad, se caracterizaba por la presencia de heces blandas no formadas, aunque no líquidas, más voluminosas que la cantidad de alimentos ingeridos, pálidas, como si estuvieran desprovistas de bilis, espumosas y de un hedor a veces muy llamativo como si los alimentos hubieran sufrido *putrefaction* en lugar de *concoction* (digestión). Nuestro autor, había realizado necropsias a algunos de sus pacientes sin encontrar lesionados el estómago ni los intestinos u otros órganos digestivos, aunque desconocía si la atrofia que había observado en las criptas glandulares intestinales podía ser importante en la patogenia de la enfermedad. Pensaba que ciertos errores en la dieta, podían ser la causa de la enfermedad con lo que concluyó que *but if the patient can be cured at all, it must be by means of diet.*[6] En efecto, había comprobado que un paciente al que había prescrito un "cuartillo" diario de los "mejores" mejillones holandeses, había crecido "maravillosamente", si bien recayó al concluir la temporada del mejillón. En la temporada siguiente no hubo forma de repetir la experiencia.

Ya entrados en el siglo, en 1908, Christian Archibald Herter (1865-1910), que trabajaba en Nueva York, publicó nuevos casos de la enfermedad, con el nombre de "infantilismo intestinal". Este autor, le atribuía un origen infeccioso ligado a la persistencia anormal de la flora digestiva ácida (*bacilos bífidos*) del recién nacido; esta teoría tuvo una gran vigencia. Tras la publicación de su libro,[7] la enfermedad se conoció con el epónimo de Gee-Herter.

En 1909, Johann Otto Leonhard Heubner (1843-1926), director de la Clínica Universitaria Infantil de Berlín (Charité), describió algunos casos de "insuficiencia digestiva grave" en los que suponía que podría existir una anomalía de la fermentación de las féculas, debido a una disposición congénita defectuosa de todo el aparato digestivo.

En 1918, George Frederick Still (1868-194), profesor de pediatría del King's College Hospital de Londres, consideró la enfermedad como un grave trastorno digestivo y aunque observó que el pan agravaba particularmente los síntomas, no fue consciente de la importancia de su observación.[8]

En 1924, Sydney Haas (1870-1964) informó del éxito obtenido en ocho niños con una dieta instaurada a base de plátano que excluía el pan, los cereales y los azúcares y que se debía mantener indefinidamente. El autor acertó plenamente al recomendar una dieta sin gluten a pesar de que no entendió la razón de su éxito, puesto que creía que era el contenido de azúcar de la dieta lo que realmente tenía importancia. Quién sabe si el autor se basó sus recomendaciones en la experiencia descrita en Puerto Rico, allí, "los habitantes de la ciudad sufren de *sprue* mientras que los agricultores que viven, en gran medida, gracias a los plátanos, nunca" (Figuras 3 y 4).[9,10]

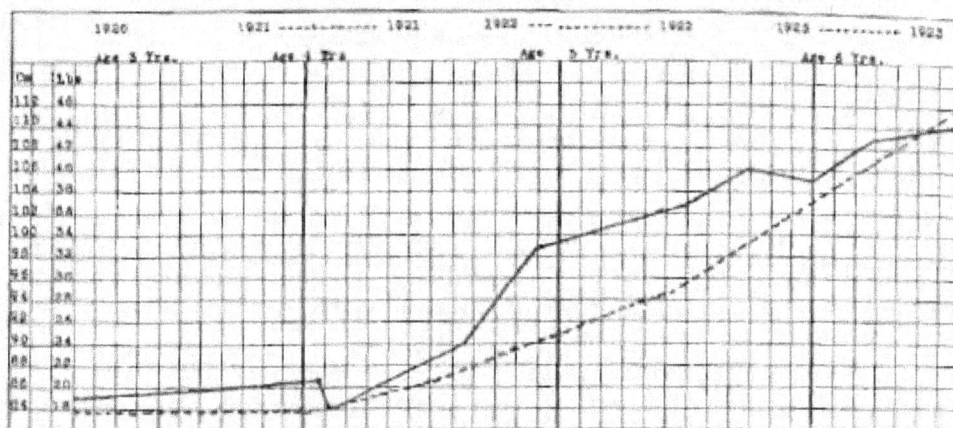

Figura 3. Eficacia de la dieta de las bananas de Sydney Haas. Caso 2). Progreso de D.S. La línea discontinua indica la talla. La línea continua, el peso.[9]

Es en 1928, cuando Guido Fanconi (1892-1979) incidió en la posibilidad de la existencia de profundas alteraciones metabólicas en niños afectos de esta enfermedad, como hipocalcemia, hipofosfatemia, déficit de vitamina C y, especialmente, acidosis metabólica. Por ello, recomendó administrar alimentos ricos en bases y vitamina C. La dieta a administrar debía consistir en frutas y los jugos de las mismas, añadiéndose legumbres crudas o en forma de purés y suprimiendo las harinas, el azúcar de caña o las papillas por ser mal tolerados por el intestino y por su tendencia a producir acidosis.[11] Ese autor, junto a Uehlinger y Knauer, publicaron en 1936 un memorable artículo en el que daban a conocer una nueva enfermedad, la mucoviscidosis o fibrosis quística.[12] Solo dos años después, Dorothy Andersen (1901-1963) establecía las diferencias histopatológicas entre esa enfermedad y la celiaquia.[13] La misma autora, en 1947, definía ya a la enfermedad celíaca "como la enfermedad capaz de producir diarrea recurrente o crónica en niños entre seis meses y seis años, sin bases bacteriológicas o anatomopatológicas demostrables, mostrando una intolerancia a la alimentación correspondiente a su edad y conduciendo a un aumento progresivo del volumen del vientre y a una detención del peso corporal".[14] A finales de los 40, Emery publicó algunos artículos sobre el metabolismo de los carbohidratos[15] y la tendencia a hipoglucemia, con sudoración afebril,[16] en los niños celíacos.

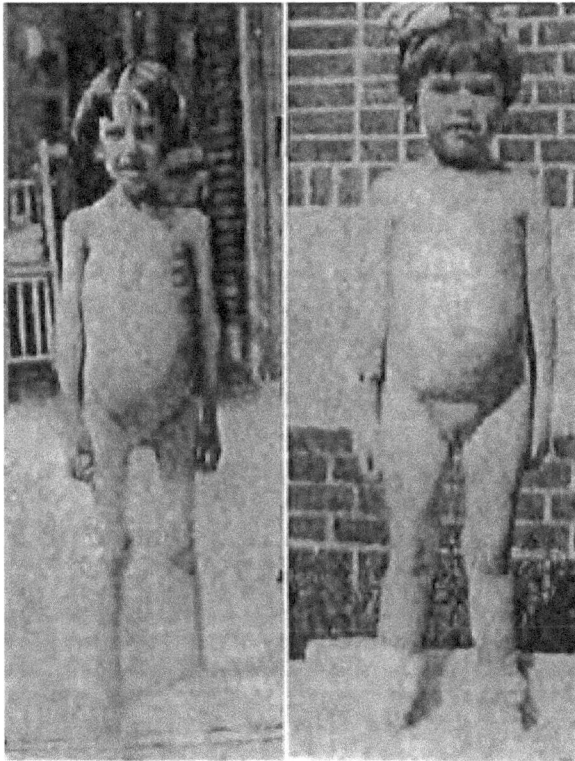

Figura 4. Las ilustraciones muestran la rapidez del cambio en esta enfermedad tras la instauración de la dieta celiaca. La imagen de la izquierda muestra al paciente R.B. a la edad de 7 años y 7 meses; la de la derecha, a la edad de 7 años y 10 meses.[10]

3. La enfermedad celíaca en España. Santiago Cavengt. Los escritos posteriores de médicos españoles

En libros de pediatría, tan usados en España como el de Apert (1917), no se hacía referencia a esta entidad, pudiendo leerse únicamente una breve descripción acerca de la dispepsia crónica, en la que "se distingue la dispepsia grasa y la dispepsia atrófica". Los pediatras españoles pudieron tener conocimiento de la "insuficiencia digestiva grave" a través del capítulo del mismo título existente en el *Tratado de enfermedades de los niños* editado por el médico alemán Bernardo Bendix y traducido al castellano en 1913. El autor, que denominaba a Heubner como su maestro, citaba que son manifestaciones clínicas de la enfermedad "la depresión general, mal humor, inapetencia, cambio de aspecto de las deposiciones y estacionamiento del peso y del crecimiento. El abdomen puede estar meteorizado". En el texto, se menciona el estudio de Herter en el que se había comprobado un aumento de la eliminación fecal de sales cálcicas que, más tarde, explicaría, al menos en parte, la osteomalacia y la hiperoxaluria que pueden observarse en los niños celíacos. La experiencia en el tratamiento de la enfermedad, a la que se denomina como "una disposición congénita defectuosa o débil de todo el aparato digestivo", permitía a Bendix recomendar la exclusión de la leche de la dieta. Décadas más tarde, esa decisión se explicaría por el déficit transitorio de lactasa que ocurre en este trastorno. Como medicamentos, se recomendaban "de vez en cuando, la lactopepsina, la acidolpepsina, la pancreatina y las tabletas de pancreon" expresión, lógicamente, de que en aquel momento, dentro de la insuficiencia digestiva grave, aún no se había deslindado la enfermedad celíaca de la fibrosis quística.

Santiago Cavengt Gutiérrez fue uno de los grandes pediatras españoles de la primera mitad del siglo pasado (Figura 5). Era miembro de la plantilla del Hospital del Niño Jesús de Madrid, en el que se editaba la revista *La Pediatría Española* bajo la dirección del cirujano infantil Aurelio Martín Arquellada. Cavengt fue profesor de la Escuela Nacional de Puericultura y Director del Dispensario Municipal de Puericultura. En 1922, Santiago Cavengt, escribió el libro *Endocrinología Infantil*, prologado por Don Gregorio Marañón. Seguramente, constituye el primer libro escrito sobre esa subespecialidad pediátrica en España. El capítulo 12, se titula "Infantilismo o patocativismo".[17] El autor recuerda las distintas clasificaciones de los autores de la época acerca de los infantilismos. Así, se refiere a 1a división de Bauer en dos grupos, el infantilismo tiroideo o de tipo Brissaud y "todos los demás, o séase (sic) los infantiles de tipo Lorain, a los que, no considerándolos como verdaderos enfermos, sino simplemente como débiles constitucionales, miserables fisiológicos, les dio el nombre de chétivistes (chétivisme), nombre que españolizó Marañón con mucha fortuna, denominándoles cativistas (cativismo)". Posteriormente, adentrados en dicho capítulo, Cavengt pasó a exponer los "patocativismos infantiles pluriglandulares" y, uno de ellos, "el de origen intestinal". Cita, como primer autor que había estudiado la enfermedad, a Herter, aunque afirma que "Charrin y Le Play ya en el año 1904 escribieron sobre la insuficiencia de desarrollo, de origen tóxico intestinal". Luego, prosigue diciendo que "este patocativismo ha sido descrito también por Stoos, de Berna, el que admite dos variedades: una que empieza durante el segundo año de la vida (tipo de Herter) y otra que presenta alteraciones gastrointestinales durante el primer año (tipo de Heubner). A continuación, el autor pasó a relatar la historia de un niño con una historia clínica que no es absolutamente típica de la enfermedad, puesto que comenzó "a vomitar desde que nació, sin dejarlo hasta los cuatro años, llevándose sin defecar los seis y siete días, viviendo en estado de atrepsia". No obstante, más tarde añade "antes, de pequeño, estaba muy estreñido, teniendo luego alternativas de normalidad y diarreas de muy mal olor". A los nueve años, el paciente medía sólo 90 cm. El abdomen estaba meteorizado y en el análisis de sangre, se encontró "disminución de hemoglobina y glóbulos rojos". Esta suma de datos, hace pensar que el paciente estuviera afecto de enfermedad de Hirschsprung, más que de una enfermedad celíaca. Finaliza el capítulo, aceptando que conocía la existencia del término "infantilismo celíaco" aunque puntualiza que "le llaman así los autores, como podían denominarle de otro modo; en realidad, son casos de infantilismo intestinal".[17]

Cuatro años después de la edición de su libro, Santiago Cavengt publica en *La Pediatría Española* dos nuevos casos de enfermedad celíaca, esta vez bajo el término de infantilismo digestivo.[18] El autor repite los conceptos ya mencionados antes. Ahora, acepta conocer los trabajos de Gee: "así, Samuel en el año 1888 habla de afección celíaca". Además, menciona conceptos, nuevos hasta ahora, como la relación de la enfermedad con el metabolismo óseo, de tal modo que "admitimos con Marfan, que entre las causas originarias del raquitismo la más frecuente es la intoxicación crónica digestiva; otros autores como Lehmann, Stollte y Blühdorn hablan de osteoporosis". Es llamativo que los síntomas de estos casos empezaran muy pronto durante la lactancia. Salvo que en la dieta se introdujeran los cereales muy precozmente, lo cual es muy posible, podría plantearse la posibilidad de que, en realidad, los niños tuvieran otras enfermedades como intolerancia a las proteínas de la leche de vaca o fibrosis quística. Así, el segundo paciente adquirió "al mes de nacer la tosferina, que le duró mucho tiempo, asegurando los padres que aún tose de cuando en cuando, acatarrándose con gran facilidad".

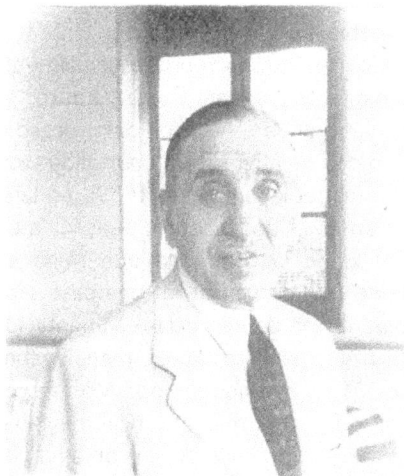

Figura 5. Santiago Cavengt Gutiérrez, pediatra español que publicó los primeros casos de enfermedad celiaca en España. Fue Presidente de la Asociación Española de Pediatría (1949-1952).

Los años 30, especialmente el final de la década, no fueron de los más propicios para promover la investigación y el desarrollo científico en España. De esos años sólo conocemos dos trabajos redactados sobre el tema. En 1932, el pediatra de Tenerife Isidoro Hernández González publicó el primer caso conocido descrito en las Islas Canarias.[19] En 1935, el Dr. Martínez Vargas, a la sazón catedrático de Pediatría de la Facultad de Medicina de Barcelona, publicó en la revista *La Medicina de los Niños* un artículo, ahora si, utilizando el término enfermedad celíaca. En realidad, se trataba de un artículo escrito por dos autores argentinos, Recalde Cuestas y Travella, que lo habían presentado en el V Congreso Nacional de Medicina de Rosario y en el que resaltaban que "la mayoría de estos niños son neurópatas, caprichosos, propensos a la cólera, a la inapetencia y a la bulimia". Martínez Vargas, se limitó a escribir unos comentarios después del citado texto.[20]

Las revistas pediátricas que se publicaban en 1936 como *La Medicina de los Niños* (Barcelona), *Archivos Españoles de Pediatría* (Madrid), *La Pediatría Española* (Madrid) y *Pediatría y Puericultura* (Granada) desaparecieron para siempre como consecuencia de la guerra civil. Curiosamente, en esa década, entre 1934 y 1936, Dicke comenzaba sus primeras experiencias con dietas exentas de trigo.

Concluida la guerra, en 1943 se reanudaron las publicaciones periódicas pediátricas españolas, con la aparición de *Acta Pediátrica*, de la que fue cofundador Santiago Cavengt y que se sigue editando en la actualidad. Sería este autor el que publicase en el primer número de la revista, su "Contribución al estudio clínico del síndrome celíaco".[21] En este artículo, en el que ya acepta ya la nominación actual de la enfermedad y reconoce, asimismo, que fue Gee el que dio a la entidad una "personalidad científica independiente", presentó las historias clínicas de dos nuevos enfermos, el segundo de los cuales había nacido con imperforación anal. El autor, que ya no empleaba el término patocativismo, resumió las tres teorías patogénicas existentes en la época: "la que defiende la influencia tóxica de origen bromo-infectivo, que actuaría sobre la mucosa intestinal en su función, la absorción, la que da intervención prima a una alteración de las glándulas suprarrenales y la que sostiene la intervención de la avitaminosis". Esta última hipótesis, entonces en boga, había sido propuesta por Dubois, quien pretendía explicar la etiopatogenia de la celiaquía a partir de una teoría esencialmente vitamínica ligada al factor termostable del complejo vitamínico B2, la lactoflavina. El autor postulaba que "parece que la vitamina B2 sería capaz de intervenir en la regulación del proceso de la absorción de la mucosa intestinal". Caveng citaba los datos relativos a la mortalidad que habían aparecido en los distintos trabajos de la época y que oscilaban entre un 11% en la serie de Shaap hasta un 50%, en la de Knofelmacher. Al comentar el tratamiento, el autor mencionaba al maestro francés Marfan, el cual señalaba que "dada la oscuridad que reina en la etiopatogenia de esta enfermedad, el tratamiento tiene que descansar en una base empírica". La experiencia había enseñado, ahora, que una buena forma de iniciar la realimentación de los niños era a base de harina de arroz y de zumos de frutas. Nuestro autor, mencionaba los regímenes propugnados por Haas y Fanconi, así como los recomendados por Marfan compuestos a base de leches modificadas (leche albuminosa, kefir) o la más "exótica" de Ribadeu-Dumas configurada por "aleuronas del tornasol, prótido vegetal, papilla hecha con agua, leche agria o caldo de carne". En todas estas dietas, la experiencia adquirida por los grandes clínicos había aconsejado, de forma empírica pero efectiva, el retirar de la dieta de los niños celíacos ciertos cereales y, en muchos casos, la lactosa.

En 1945, el entonces profesor de la cátedra de Pediatría de la Universidad de Zaragoza, Manuel Suárez Perdiguero, publicó la serie nacional más amplia hasta ese momento, constituida por 17 niños celíacos.[22] Desde el punto de vista de las exploraciones funcionales, mencionaba la comprobación que se había realizado acerca de que estos pacientes tenían una curva de glucemia plana cuando se realizaba por vía oral y normal cuando se verificaba por vía endovenosa. Asimismo, mencionaba las imágenes radiológicas obtenidas en el tracto intestinal como tránsito lento de la papilla en el intestino delgado, asas dilatadas y atónicas o imágenes "en lluvia". El Dr. Suárez insistía en el diagnóstico diferencial de la enfermedad celiaca con la fibrosis quística del páncreas, la lambliasis o la hipovitaminosis B2 y desestimaba las teorías patogénicas del momento enumeradas más arriba, y consideraba, con otros autores como Stolte y Parssons, que la enfermedad era debida a una insuficiencia funcional del intestino delgado, que se comportaría como el de los lactantes de corta edad, preparado únicamente para aceptar el alimento "biológico de la leche de mujer".

En 1948, Guillermo Arce, Jefe del Servicio de Pediatría de la Casa de Salud Valdecilla de Santander, publicó una revisión en la que sintetizaba los conocimientos del momento relativos a la dispepsia crónica de la segunda infancia.[23] El autor revisó las sistematizaciones etiológicas de la época en las que se incluían las clasificaciones de autores como Nobecourt, Andersen y Hodges, Ramos y Fanconi, entre otros. El autor exponía su clasificación personal sobre el tema, en la que distribuía las "dispepsias crónicas" en cinco subgrupos, a saber, dispepsias crónicas simples, dispepsia crónica que acompaña a la enfermedad celíaca genuina, dispepsia crónica con seudocelíaca, dispepsias crónicas por insuficiencia pancreática y dispepsia crónica con enteritis o colitis.

En 1949, apareció un trabajo del que, más tarde, sería uno de los pediatras españoles más internacionales de la segunda mitad del siglo pasado, Ángel Ballabriga Aguado. En el artículo, que había sido galardonado con el Premio Nestlé de la Sociedad de Pediatría de Madrid, se mencionaba que "es más importante la eliminación o restricción al máximo de los hidratos de carbono de la dieta que la eliminación o el dar un régimen pobre en grasa", aunque la restricción "debe ser para determinados hidratos de carbono. Por ello, la administración de hidrocarbonados se hará en forma de disacáridos".[24] La razón de la retirada de los cereales se razonaba "con objeto de evitar o reducir al mínimo la fermentación hidrocarbonada, que es causa de distensión abdominal y diarrea". El autor propugnaba la eficacia de la dieta a base de bananas, algarrobas y babeurre. En la segunda parte de este trabajo, mencionaba el desarrollo de una nueva técnica bioquímica en España. Se refería a la determinación de los niveles de aminoacidemia siguiendo el micrométodo de Krauel. Ballabriga demostró el incremento de dichos niveles tras la administración de hidrolizados de caseína, cuyo empleo recomendaba.

En fin, en 1950, apareció en *Acta Pediátrica Española* la referencia de una Reunión de la Sociedad de Pediatría de Madrid, en la que se leyó una comunicación titulada "Consideraciones clínicas sobre la celiaquía".[25] Su autor, no podía ser otro que Santiago Cavengt que, entonces, debía contar 67 años de edad y aún tenía la suficiente ilusión como para seguir estudiando la enfermedad que dio a conocer en España. Poco podía imaginar que el origen de la misma ya había sido esclarecido.

4. El esclarecimiento de la causa de la enfermedad celíaca. Las primeras biopsias intestinales

Willem Karel Dicke (1905-1962) (Figura 6) comenzó sus experimentos en 1932 con el uso de dietas sin trigo, a raíz de la presentación por parte de Stheeman de un caso de un niño que había presentado diarrea tras consumir pan y bizcochos. Publicó sus primeros resultados en 1941, en una revista holandesa, cuando la literatura establecía de modo empírico que las dietas de Haas y Fanconi eran las más adecuadas en el tratamiento de la enfermedad.[26] En el Congreso Internacional de Pediatría (Nueva York, 1947) Dicke presentó sus observaciones acerca de que el pan o las galletas agravaban la enfermedad. Nadie creyó en él.[27] Con la ayuda de sus colaboradores de Utrecht, el pediatra Weijers y el bioquímico Van de Kamer que desarrolló la técnica de cuantificación de la grasa en heces, pudo demostrar que la retirada del trigo de la dieta de los pacientes celiacos, reducía la grasa fecal mientras que su reintroducción incrementaba la esteatorrea. Estos últimos resultados fueron presentados en el Congreso Internacional de la Asociación Internacional de Pediatría (IPA) (Zurich, 1950).[27] El artículo en el que figuraban estos resultados sufrió un retraso en su publicación porque fue rechazado por una célebre revista americana. Se publicó más tarde, en 1953, en el *Acta Paediatrica Scandinavica*.[28] Al mismo tiempo, Anderson et al. en Birmingham, observaron que la mayoría de la grasa fecal era de origen dietético debido a un defecto en su absorción intestinal. Este grupo llegó a la conclusión de que la mejoría ocurría únicamente cuando se realizaba una retirada estricta de un componente de la harina de trigo, el gluten.[29] Se trataba del denominado "wheat factor" por parte del grupo holandés.[30]

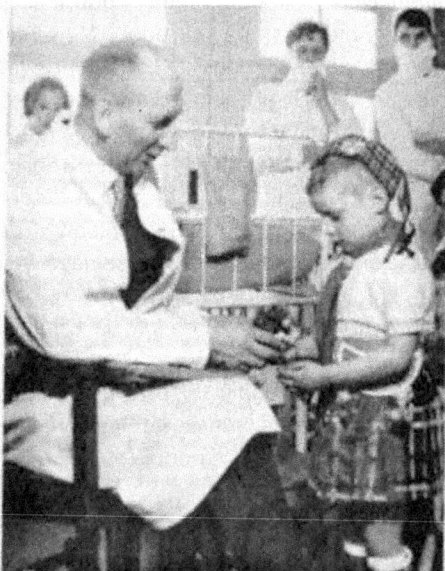

Figura 6. Fotografía de Willem Karel Dicke (1905-1962) durante el periodo en el que era Director del Wilhelmina Children's Hospital de Utrecht.

La introducción de la biopsia intestinal fue fundamental en la confirmación del diagnóstico de la enfermedad celiaca, ya que permitió revelar el característico aplanamiento de la mucosa expuesta al gluten. Este hallazgo fue definido por Paulley en 1954, en muestras obtenidas mediante laparotomía en individuos adultos afectos de esteatorrea idiopática.[31] La dificultad de obtener un material valorable sugería la necesidad de disponer de un método viable para obtener biopsias intestinales de estos pacientes. Wood et al. habían diseñado en Melbourne un tubo de biopsia simple, flexible, que podía ser utilizado para realizar biopsias gástricas, sin la ayuda de un gastroscopio o de una pantalla de rayos X; se utilizó para establecer el diagnóstico histológico de lesiones difusas como la gastritis crónica o la gastritis atrófica.[32] Afortunadamente, Marcelo Royer et al. en Buenos Aires[33] y Margot Shiner en Londres[34] diseñaron, por separado, la técnica de la biopsia duodenal peroral bajo control fluoroscópico, basados en el instrumento diseñado por Wood (Figura 7).

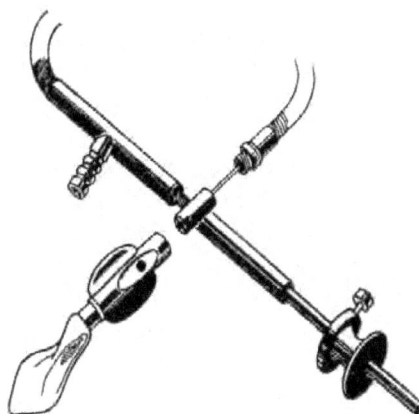

Figura 7. Tubo de biopsia yeyunal de Margot Shiner.[34]

Posteriormente, distintos autores demostraron el aplanamiento de la mucosa intestinal en los pacientes celiacos y la recuperación de la mucosa tras la instauración de la dieta sin gluten[35] (Figura 8).

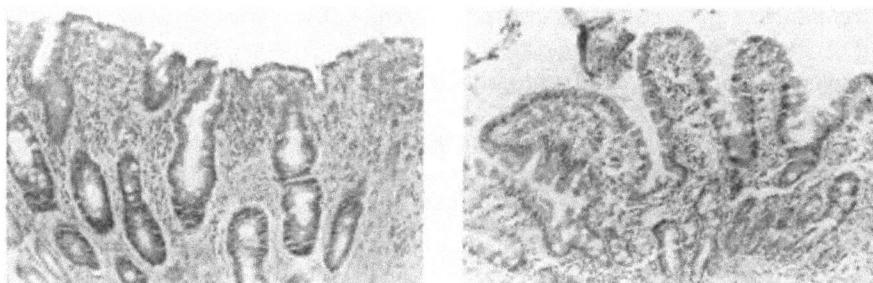

Figura 8. Izquierda: Biopsia inicial. Derecha: Gran mejoría de la biopsia duodenal después de 12 meses de tratamiento con una dieta libre de gluten.[35]

Después, vendrían nuevos y grandes avances en el conocimiento de los mecanismos fisiopatológicos de la enfermedad. Pero esa, es ya otra historia.

Referencias

1. López Piñero JM. *El helenismo romano. En: La Medicina en la Antigüedad.* Madrid: Cuadernos Historia. 1985; 16: 18-24.
2. Laín Entralgo P. *Historia de la Medicina.* Barcelona: Salvat Editores; 1978; 102.
3. García Nieto VM. *Cámaras celíacas y patocativismo o la historia de la enfermedad celíaca en España.* Granada: Editorial Comares; 1995.
4. Soriano G. Método y orden de curar las enfermedades de los niños. Madrid: Real Academia de Medicina; 1929.
5. Ortigosa del Castillo L. *Historia de la enfermedad celíaca (1), Samuel Gee.* Can Pediatr. 2008; 32: 57-9.
6. Gee S. *On the coeliac affection.* St. Bartholomew's Hospital Reports. 1888; 24: 17-20.
7. Herter CA. *On infantilism from chronic intestinal infection, characterized by the over growth and persistence of flora of the nursling period. A study of the clinical course, bacteriology, chemistry and therapeutics of arrested development in infancy.* New York: The Macmillan Company; 1908.
8. Still CF. *The Lumleian lectures on coeliac disease.* Lancet. 1918; 2: 163-6, 193-7, 227-9.
9. Haas SV. *Value of banane treatment in celiac disease.* Am J Dis Child. 1924; 28: 421-37.
10. Haas SV. *Celiac disease. Its specific treatment and cure without nutritional relapse.* JAMA. 1932; 99: 448-52. http://dx.doi.org/10.1001/jama.1932.02740580016004
11. Fanconi G. *Der intestinal infantilismus und ähnliche formen der chronischen verdauungstörung: Ihre behandlung mit früchten und gemüsen.* Berlin: S. Karger; 1928.
12. Fanconi G, Uehlinger E, Knauer C. *Das coeliakie-syndrom bei angeborener zystischer pankreasfibromatose und bronchiektasien.* Wien Med Wchnschr. 1936; 86: 753-6.
13. Andersen DH. *Cystic fibrosis of the pancreas and its relation to celiac disease: a clinical and pathological study.* Am J Dis Child. 1938; 56: 344-99.
14. Andersen DH. *Celiac síndrome VI. The relationship of celiac disease, starch intolerance, and steatorrhea.* J Pediatr. 1947; 30: 564-82. http://dx.doi.org/10.1016/S0022-3476(47)80050-2
15. Emery JL. *Carbohydrate metabolism in the coeliac syndrome.* Arch Dis Child. 1947; 22: 41-9. http://dx.doi.org/10.1136/adc.22.109.41
16. Emery JL. *Cold sweating, hypoglycaemia, and carbohydrate insufficiency; with particular reference to coeliac disease.* Arch Dis Child. 1947; 22: 34-40. http://dx.doi.org/10.1136/adc.22.109.34
17. Cavengt S. *Infantilismo o patocativismo.* En: Endocrinología infantil. Madrid: Ruiz Hermanos eds.; 1922. pp. 131-70.
18. Cavengt S. *Infantilismo digestivo.* La Pediatría Española. 1926; 15: 93-109.
19. Hernández González I. *Un caso de infantilismo digestivo.* Revista Médica de Canarias. 1932; 1: 215-16.
20. Recalde Cuestas JC, Travella EA, Martínez Vargas A. *Enfermedad celíaca.* La Medicina de los Niños. 1935; 36: 326-41.
21. Cavengt S. *Contribución al estudio clínico del síndrome celíaco.* Acta Ped. 1943; 1: 25-47.
22. Suárez Perdiguero M. *Enfermedad celíaca y síndrome celíaco. Concepto y patogénesis.* Rev Esp Pediatr. 1945; 1: 683-95.
23. Arce G. *Etiología y clasificación de las dispepsias crónicas en la segunda infancia.* Acta Ped Esp. 1948; 6: 837-41.

24. Ballabriga Aguado A. *Tratamiento de la enfermedad celíaca con especial consideración a sus aspectos dietéticos.* Acta Ped Esp. 1949; 7: 1519-41.

25. Cavengt S. *Consideraciones clínicas sobre la celiaquia.* Acta Ped Esp. 1950; 8: 199.

26. Dicke WK. *Simple dietary treatment for the syndrome of Gee-Herter.* Ned Tijdschr Geneeskd. 1941; 85: 1715-6.

27. Rossi E. *Pediatric Gastroenterology.* En: History of Pediatrics 1850-1950. Nichols Jr BL, Ballabriga A, Kretchmer N, eds. Nueva York: Raven Press; 1991; 105-12.

28. Dicke WK, Weijers HA, Van de Kamer JH. *Coeliac disease. II. The presence in wheat of a factor having a deleterious effect in cases of coeliac disease.* Acta Paediatr. 1953; 42: 34-42. http://dx.doi.org/10.1111/j.1651-2227.1953.tb05563.x

29. Anderson CM, French JM, Sammons HG, Frazer AC, Gerrard JW, Smellie JM. *Coeliac disease; gastrointestinal studies and the effect of dietary wheat flour.* Lancet. 1952; 1: 836-42. http://dx.doi.org/10.1016/S0140-6736(52)90795-2

30. Van de Kamer JH, Weijers HA, Dicke WK. *Coeliac disease IV. An investigation into the injurious constituents of wheat in connection with their action on patients with coeliac disease.* Acta Paediatr, 1953; 42: 223-31. http://dx.doi.org/10.1111/j.1651-2227.1953.tb05586.x

31. Paulley JW. *Observation on the aetiology of idiopathic steatorrhoea. Jejunal and lymph-node biopsies.* Br Med J. 1954; 2: 1318-21. http://dx.doi.org/10.1136/bmj.2.4900.1318

32. Wood IJ, Doig RK, Motteram R, Hughes A. *Gastric biopsy.* Lancet. 1949; 2: 18-21. http://dx.doi.org/10.1016/S0140-6736(49)90344-X

33. Royer M, Croxatto 0, Biempica L, Morrison AJB. *Biopsia duodenal por aspiracion bajo control radioscopico.* Prensa Med Argentina. 1955; 42: 2515-9.

34. Shiner M. *Duodenal biopsy.* Lancet. 1956; 270: 17-9. http://dx.doi.org/10.1016/S0140-6736(56)91854-2

35. Anderson CM. *Histological changes in the duodenal mucosa in coeliac disease. Reversibility during treatment with a wheat gluten free diet.* Arch Dis Child. 1960; 35: 419-27. http://dx.doi.org/10.1136/adc.35.183.419

Capítulo 3

Enfermedad Celíaca en China y Centroamérica

Amavilia Pérez Villavicencio[1], Carlos Beirute Lucke[2], Amado Salvador Peña[3]

[1]Experto Universitario en Enfermedad celíaca, Universidad de Sevilla, España.

[2]Antropólogo, Universidad de Costa Rica, Centro de Información sobre la Enfermedad Celíaca, San José, Costa Rica.

[1,2] Máster en Comunicación y Mercadeo. Universidad Latina, Costa Rica.

[3]Profesor emérito del Centro Médico Universitario de la Universidad "VU", Ámsterdam, Países Bajos.

cieccontacto@gmail.com, contactciec@gmail.com, pena.as@gmail.com

Doi: http://dx.doi.org/10.3926/oms.91

Referenciar este capítulo

Pérez Villavicencio A, Beirute Lucke C, Peña AS. *Enfermedad Celíaca en China y Centroamérica.* En Rodrigo L y Peña AS, editores. *Enfermedad celíaca y sensibilidad al gluten no celíaca.* Barcelona, España: OmniaScience; 2013. p. 61-74.

A. Pérez Villavicencio, C.Beirute Lucke, A.S.Peña

Resumen

Hasta hace relativamente poco tiempo se pensaba que la enfermedad celíaca no existía ni en China ni en Centroamérica. El cultivo de arroz y del maíz ha sido sido el fundamento de la alimentación en estas sociedades, respectivamente. Los cambios ambientales, sociales y culturales en estas regiones, tan diferentes entre sí, permiten prever un aumento de casos de la EC.

Como posibles causas del incremento de la EC en estas regiones, se pueden citar la desparasitación en poblaciones rurales; la cual contribuye a un cambio del tipo de respuesta intestinal de predominio TH2 a TH1, cambios en la flora intestinal predominantemente en zonas urbanas por el acceso a antibióticos, cambio de hábitos dietéticos debido a la influencia de las "comidas rápidas" y cambios en las dietas tradicionales basadas en el arroz o maíz debido a la globalización de productos con mayor contenido de gluten.

En estas regiones es necesario analizar las dificultades que se presentan, tanto en el rastreo de la enfermedad, como para el desarrollo de técnicas involucradas en su diagnóstico. La principal limitación de estos estudios es la ausencia de biopsias duodenales. Cada población en donde la Enfermedad Celíaca está emergiendo necesita adecuar su selección de procedimientos de rastreo.

Se concluye que, si bien es cierto, las pruebas serológicas, sensibles y específicas para la EC han permitido establecer la prevalencia de esta enfermedad con mayor seguridad en otras regiones, en los países, en donde la EC está emergiendo, la prioridad es crear grupos multidisciplinarios de estudio para decidir los protocolos específicos para cada región.

Abstract

Until quite recently it was thought that celiac disease did not exist either in China or in Central America. The cultivation of rice in China and the cultivation of maize from the Mexican highlands have respectively been the basis of nourishment in China and Central America. Environmental, social and cultural changes in these regions allow foreseeing an increase in celiac disease cases.

By way of example, we can offer the deparasitation of rural populations which contribute to a change in the TH2 to TH1 predominant intestinal immune response, changes in the intestinal microbiota mainly in urban areas due to access to antibiotics, change in dietary habits due to the influence of "fast foods" and changes in traditional diets based on rice or maize due to the diffusion of diets with a higher gluten content.

It is necessary to analyze the diagnostic difficulties in these countries regarding the identification of the disease as well as the techniques involved in its diagnosis. The main limitation of these studies lies in the absence of duodenal biopsies. Each population where celiac disease is emerging needs to adjust its array of detection procedures.

It can be concluded that, even if it is true that sensitive and specific serologic tests for celiac disease have allowed establishing the prevalence of this disease with greater confidence, it can be suggested that the priority in these emerging countries is the creation of interdisciplinary study groups which will decide the specific protocols for each region.

1. Introducción

Hasta hace relativamente poco tiempo se pensaba que la EC no existía ni en China ni en Centroamérica. Se han descrito casos esporádicos en ambas regiones y se han publicado pequeñas series de estudios en China; pero no en los países centroamericanos, tal vez, con la excepción de Panamá.

El consumo de arroz y de maíz ha sido la forma de alimentación en China y Centroamérica respectivamente; de la misma forma en que, en los Andes peruanos, se dependía del cultivo de la papa o en el África subsahariana del sorgo. En el norte de la India, Bengala y Punjab, donde el cultivo del trigo es muy antiguo, la EC es una enfermedad conocida.

En un hospital universitario de Vancouver[1] se revisaron los casos comprendidos en el período de 1982 al 2002, de individuos de procedencia asiática sentados en Norteamérica. La EC fue diagnosticada en 14 pacientes, de los cuales, 11 eran indo-canadienses incluyendo 10 de descendencia Punjabi, 2 japoneses y 1 paciente procedente de China.

La evidencia arqueológica sugiere que las poblaciones del Norte de China pueden haber estado expuestas a los cereales con gluten por más tiempo de lo que se creía en años recientes. Hallazgos paleobotánicos realizados en Agosto del 2010[2], sugieren que la introducción del trigo en China puede datar de 2500 A.C.; pero su cultivo no fue significativo sino hasta alrededor de 2000 A.C.

China es un centro mundial de producción de trigo, el cual es cultivado en el Sur y el Norte del país. Después de la dinastía Han (206 A.C.- 9 D.C.), el trigo fue uno de los principales alimentos en China y su consumo mantiene una posición dominante en el Norte[3]; sin embargo, a partir de la época de Dinastía Song del Norte (960 A.C. - 1127 d.C.), este grano fue introducido también en el Sur[4].

Para una mejor comprensión del impacto del trigo en la incidencia de la EC en China, sería preciso contrastarlo con el arroz y enmarcar ambos dentro del contexto histórico de esta nación. Existen razones de peso, en relación con las características propias de cada uno de estos cultivos que condujeron a la escogencia del arroz en China central y sur: puede producir granos hasta por tres décadas, crecer tanto en planicies como en laderas y posee una muy elevada productividad.

El arroz requiere de grandes cantidades de agua; especialmente por la estrategia de inundar los campos de arroz en las fases tempranas del cultivo, lo cual detiene la formación de plantas dañinas y la llegada de ciertas pestes. Es factible cultivarlo sin inundar los campos, pero el no hacerlo dificulta el control de plagas y la fertilización en etapas posteriores.

Estos requerimientos encajan con la hidrografía del centro y del sur de China, regiones que cuentan con los grandes ríos Yangtsé y Huanghe y sus enormes redes de tributarios, los cuales proveen suficiente agua para el cultivo extendido e intensivo de arroz.

Para poder comprender el desarrollo de la agricultura en China y como esta práctica expuso a la población al gluten a lo largo de los siglos, es preciso adentrarse un poco en el marco histórico de la nación.

Cuando las poblaciones neolíticas chinas desarrollaron la agricultura hacia 7500 AC, esta nueva forma de subsistencia se difundió paulatinamente por el Norte del País. Hacia el año 2100 A.C. surge el primer Estado chino, la Dinastía Xia; aunque la historicidad de la misma se halla aún en disputa entre arqueólogos e historiadores. Con la Dinastía Shang (1800 – 1027 A.C.) estamos ya en un terreno histórico firme.

La Dinastía Shang era un grupo con un elevado grado de organización y se hallaba rodeada por otras sociedades de menor sofisticación. La influencia y el prestigio de la cultura Shang fueron absorbidos por los demás grupos con los que convivía a lo largo los milenios y por medio de un proceso de difusión cultural, convirtiéndose ésta, en el fundamento de lo que hoy es China. Los otros grupos, eventualmente, perdieron su identidad y fueron asimilados por la corriente principal de la cultura china.

El fin de la cultura Shang, aunque aún no es bien comprendido, pudo haber sido provocado en parte por la aparición de otro Estado, la Dinastía Zhou Occidental (1027 – 771 A.C.), la cual absorbió los logros culturales y organizacionales de sus predecesores, consolidando y expandiendo su esfera de influencia a expensas de estos últimos.

No obstante, los Zhou no pudieron retener el control directo de sus territorios y, para el período que va de 771 a 221 A.C., el soberano de esta dinastía gobernaba solamente *de jure*. Esto pudo, en parte, derivarse de lo que parece haber sido un sistema feudal en el que a nobles de diversos rangos se les otorgaban tierras que gobernaban en nombre del rey. Con el paso de los siglos, estos feudos fueron adquiriendo cada vez mayor poder e independencia, hasta el punto en que cada uno de ellos pudo haber llegado a constituirse en un Estado autónomo por derecho propio.

Cada uno de estos Estados, aunque al principio honraba nominalmente la autoridad del soberano Zhou, eventualmente desarrolló su propia agenda política. A su vez, también es factible que hayan surgido Estados que se generaron por medio de la difusión de la cultura y logros de los Zhou, los cuales no necesariamente fueran feudatarios de ellos.

En todo caso, la segunda mitad de este período, conocida como el Período de los Estados Guerreros, como su nombre lo indica, se vio marcada por constantes guerras. Hacia el año 221 A.C., Shi Huangdi, el gobernante del Estado de Qin, finalmente derrotó a todos sus oponentes y se convirtió en el primer emperador de toda China, unificando por vez primera la escritura, las medidas y la administración y logrando al fin pacificar el país.

No obstante, el estilo autocrático de la administración Qin generó descontento y hacia el año 207 A.C. condujo a su colapso.

La siguiente dinastía, la Han Occidental (207 A.C. - 9 d.C.), aunque se valió de la estructura administrativa y logros de los Qin, fue la primera que logró administrar casi todo el territorio del país de un modo estable y relativamente pacífico, lo que sentó las bases para el crecimiento posterior. No es de extrañar que la mayoría étnica de China se denomine a sí misma como "hijos de Han" o simplemente, "Han".

Una vez afianzado este ambiente de estabilidad, la demografía del país[5] comenzó a elevarse, hecho social que ha sido una constante de esta cultura. Dentro de este contexto histórico, al contar con el cultivo del arroz en el Sur y la presencia de grandes ríos que proveen suficiente agua, esta región ha podido satisfacer adecuadamente sus necesidades alimenticias[6].

No obstante, el Norte de China, el cual carece de una irrigación tan generosa y poseedora de un clima menos húmedo, se vio forzado a depender, en mayor medida, de granos adaptados a climas más secos, entre los cuales destaca el trigo. El cultivo de este grano empezó a enfatizarse en China desde la década de 1930, a mediados de la efímera República China, impulso que ha sido mantenido e incrementado bajo la República Popular China.

Dados los elevados requerimientos de irrigación del arroz, fue necesario hallar cosechas suplementarias que requirieran menos agua para poder aliviar la demanda sobre este recurso. Por esta razón, China ha tenido un fuerte aliciente para convertirse en el primer productor y consumidor de trigo en el planeta.

En años recientes, ha producido anualmente unos 115 millones de toneladas métricas de trigo (alrededor de un 40% por encima de la India, el segundo productor de este grano a nivel mundial) y dando cuenta de un 17.66% del total global. Este trigo, la mayoría del cual es para el consumo interno, podría tener una fuerte presencia en los productos de consumo masivo; este grano es el segundo en importancia en China, en términos de superficie cultivada y volumen de producción.

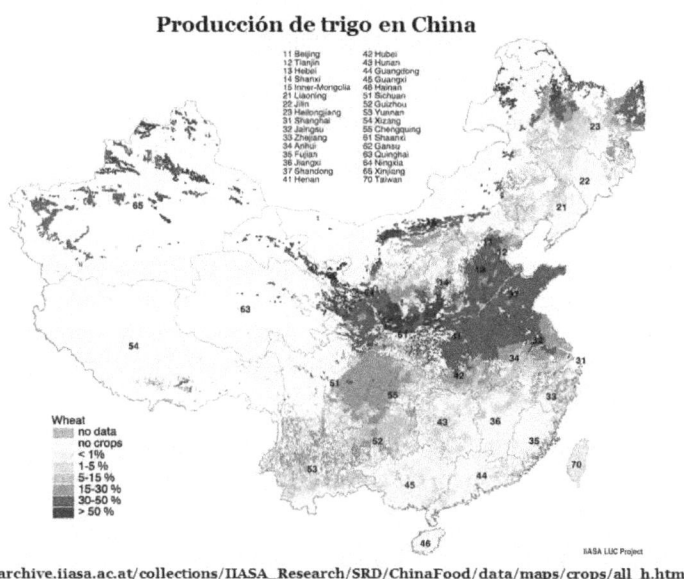

http://webarchive.iiasa.ac.at/collections/IIASA_Research/SRD/ChinaFood/data/maps/crops/all_h.htm

Figura 1. Producción de trigo en China

2. Situación actual en China

A pesar de la falta de datos, es posible que la prevalencia de la EC en China y Japón sea baja debido a que ambas naciones tienen, mayoritariamente, una dieta basada en el consumo de arroz. Sin embargo, ya que está siendo paulatinamente reemplazada por una dieta de tipo occidental con alimentos con alto contenido de trigo[7], la EC podría llegar a convertirse en un problema de salud en China. Una situación similar se prevé en Centroamérica, aunque en los pueblos alejados de las capitales el consumo del gluten podría ser menor.

En la actualidad, en China, se consumen distintos tipos de productos derivados del trigo, y más del 90% de este grano se utiliza para hacer pan al vapor y fideos. Asimismo, existe una larga tradición de consumir *mian jin* o *kao fu*, que son básicamente alimentos hechos con gluten puro.

El trigo se cultiva en 29 de las 30 provincias de la República Popular China; en solo 13 de ellas se produce más del 90% de este grano, de las cuales Shandong, Henan, Jiangsu, Hebei y Anhui aportan más del 60% de la producción total[8].

El Dr. Luigi Greco, pediatra de la Universidad de Nápoles, escribió en 1995:

> *"Durante los últimos 200 años de nuestra era moderna, la selección genética activa y la manipulación genética directa, han cambiado enormemente el aspecto de las Triticacee originales; de unos pocos granos y poco gluten a grandes cosechas de trigo muy enriquecidas con gluten (50% del contenido proteínico), bien adaptadas a las prácticas de cultivo..."*

Greco considera que el trigo enriquecido con gluten es la razón del aumento en la frecuencia de EC, sobre todo en poblaciones cuya herencia genética se deriva de grupos muy antiguos que no se adaptaron exitosamente a tolerar esta proteína[9].

La agricultura china está avanzando hacia una nueva era y el contenido de gluten del trigo es también mucho mayor que antes. Por tanto, la baja presencia de la EC en China, no se puede predecir, necesariamente, por el consumo de trigo.

China es un país multirracial, por lo tanto, la distribución de HLA-DQ difiere en las diferentes áreas. Actualmente, existen 55 minorías étnicas reconocidas oficialmente por el gobierno (aunque existen otros grupos que aún esperan recibir dicho reconocimiento). La evidencia histórica y genética sugiere que muchos de ellos se han mezclado con los Han desde hace siglos[10], por lo que las diferencias fenotípicas y genotípicas entre estos grupos y la mayoría de la población china no parecen, en todo caso, ser demasiadas. Estas minorías apenas suman, entre todas, menos de un 10% del total de la población.

Más llamativa es ser la diferencia genética que existe entre los habitantes del Norte y del Sur de China, al interior de la etnia Han, como revela un artículo publicado en 2008 en el *European Journal of Human Genetics*[11].

Esta diferencia es consistente con la división histórica entre estas regiones del país, la cual, como se explicitó anteriormente, estuvo condicionada a la condiciones biogeográficas de ambas. La frecuencia del haplotipo HLA-DQ, DR3-DQ2 (HLA-DRB1 * 0301-DQA1 * 05-DQB1 * 02) es alta en el norte de China a lo largo de la Ruta de la Seda, donde el consumo de trigo es más elevado que en el Sur y, por lo tanto, el riesgo que tienen sus habitantes de padecer EC también puede ser superior.

En la provincia de Jiansu, estudiada en el primer trabajo de investigación de la Dra. Wu y cols.[12,13], la frecuencia del alelo HLA-DQB1 * 0201/02 fue de 17,8%, HLA-DQB1* 0302 fue de 5.6%, la frecuencia de haplotipo HLA-DQA1 0501-DQB1 0201/02 (HLA -DQ2) fue de 7.2% y la frecuencia del haplotipo HLA-DQA1 0301/02/03-HLA-DQB1 0302 (HLA-DQ8) fue de 4.7%[14].

Sólo una pequeña parte de la población caucásica que han heredado los genes HLA-DQ2 y/o HLA-DQ8, sufre de la EC y la contribución de la región HLA para el desarrollo de la EC entre hermanos es de 36%[15]. Nuestro conocimiento actual no explica por qué sólo un pequeño porcentaje de individuos con HLA-DQ2 y/o DQ8 positivo desarrollan la enfermedad. Las exploraciones del genoma de banda ancha sugieren que los loci MHC y no-MHC, en conjunto, contribuyen a la susceptibilidad hacia la EC.

Así un meta-análisis de los estudios de ligamiento de genoma completo ha indicado la vinculación con la EC de genes presentes en la región telomérica del cromosoma 10 (10q26.12-qter) y en el cromosoma 8 (8q22.2-q24.21)[16].

Sin embargo, como apuntan Kumar y cols., la gran cantidad de hallazgos recientes relativos a este tema necesitan más análisis para poder comprender su importancia. Estos autores discuten y resumen los resultados de los estudios genéticos en la EC, centrando sus estudios en los genes no-HLA.

De la misma forma, estos investigadores presentan nuevos enfoques para identificar las variantes causales de los loci de susceptibilidad en enfermedades complejas como la EC y otras enfermedades autoinmunes asociadas; asimismo, trabajan en la identificación de posibles mecanismos para explicar su patogenia[17].

No hay que olvidar que las variantes alélicas encontradas en pacientes de origen caucásico probablemente serán diferentes en poblaciones asiáticas y hay que esperar estudios similares provenientes de estas regiones.

3. Situación en Centroamérica

En América Central no hay duda alguna acerca del período histórico en el que el trigo empezó a tener un impacto sobre la población. Ha habido, desde el S.XIX, toda un serie de intentos (de diferentes grados de seriedad) de vindicar la idea de contactos precolombinos con el Viejo Mundo; pero, hasta la fecha, ninguno ha conseguido demostrar que estos, de haberse dado, hubieran podido ejercer una influencia perceptible en el subsecuente desarrollo de las culturas americanas.

Existe evidencia relativamente segura de que, alrededor del año 1000, hubo pequeños asentamientos de escandinavos provenientes de Groenlandia en algunas de las islas de las costas del Norte de Canadá. Estas tierras eran conocidas como *Vinland* y *Markland* y existen registros de que los hombres nórdicos tuvieron contactos frecuentes con quienes ellos llamaban *skrælings*[18], es decir nativos americanos (los cuales no es seguro si eran Inuits o indígenas de otras tribus).

No obstante, para todo fin práctico, dichos contactos no tuvieron impacto alguno sobre los patrones culturales ancestrales y de subsistencia de la región y, mucho menos, en el resto del continente.

La dieta precolombina no solamente era intrínsecamente libre de gluten; también, por añadidura, estaba intrínsecamente libre de la posibilidad de contaminación cruzada.

Debido a la importancia de los factores genéticos en la incidencia en la EC en una población bajo estudio, es preciso tener una idea de los orígenes y desarrollo de la misma antes de iniciar cualquier investigación sobre esta enfermedad.

La presencia de seres humanos en América data (por lo menos) de 13000 años antes del presente (*Homo sapiens*). No hay, hasta la fecha, evidencia alguna de otro tipo de homínido en este continente. La versión más comúnmente aceptada sobre este hecho plantea que, a finales de la última Edad de Hielo, el nivel del océano era menor que hoy en día, de modo que habría existido una pequeña faja de tierra firme donde hoy se halla el Estrecho de Bering.

En algún momento de este período, de acuerdo con esta propuesta, una pequeña población o grupo de cazadores-recolectores procedentes de Siberia habría migrado desde el Viejo Mundo hacia lo que hoy es Alaska. Los miembros de este grupo, el cual habría tenido una relativa homogeneidad genética, serían los ancestros en última instancia, de todos los habitantes nativos del Nuevo mundo.

No obstante, este paradigma, conocido en la arqueología como "Primero Clovis" (basado en el nombre de una de las culturas precolombina más arcaica conocida, fundamentada en la caza y la recolección) está siendo cuestionado enérgicamente. Lo anterior se debe a que existe una cantidad cada vez mayor de datos que sugieren la presencia aún más temprana de humanos en América, por lo que se han propuesto fechas de 21.000 o hasta 40.000 antes del presente para el poblamiento del continente[19.]

La evidencia más reciente, de hecho, sugiere un panorama mucho más complejo de lo que se suponía anteriormente: Un esqueleto, conocido como el "Hombre de Kennewick" (en honor a la localidad del Estado de Washington, EE.UU., donde fue hallado) fue satisfactoriamente fechado como perteneciente a un período entre 7.600 y 7.300 A.C. Varios estudios antropométricos realizados acerca de su cráneo han rendido resultados inciertos; pero la evidencia sugiere que la morfología craneal de este individuo no tiene paralelos exactos entre las poblaciones modernas conocidas; en todo caso, tiene más similitudes con los Utari (El grupo anteriormente conocido como los Ainos) del Norte de Japón o con los polinesios que con los americanos nativos típicos[20].

Otro tanto puede decirse "Luzia". Esta designación es un homenaje a "Lucy", el mote afectuoso con el que se conoce al primer ejemplar conocido de *Australopithecus afarensis*, un renombrado hallazgo paleoantropológico realizado en la década de 1970, el cual cambió la visión imperante sobre la evolución humana. Luzia es un esqueleto femenino que data de aproximadamente 9500 A.C., hallado en la caverna Vermelha, cerca de Belo Horizonte, Brazil. Al igual que lo que ha ocurrido con Hombre de Kennewick, los análisis de la morfología craneal de Luzia han rendido resultados confusos, de los cuales lo único que parece estar claro es que difiere mucho de lo que se esperaba de la morfología de los pueblos ancestrales a los nativos americanos modernos, hasta el punto que algunos han clasificado sus facciones como "negroides"[21].

Esto sugiere que las poblaciones de americanos nativos tienen una herencia genética mucho más rica y compleja, y probablemente mucho más antigua, de lo que se había supuesto hasta décadas recientes.

Este panorama de diversidad fenotípica es confirmado en un estudio realizado por un equipo encabezado por el Dr. Antonio Torroni, de la Universidad de Pavia, Italia,[22,23] cuyos hallazgos indican que los americanos nativos proceden, de por lo menos, dos grupos genéticamente distintos. Otro estudio publicado recientemente en la revista *Nature*, plantea la existencia de tres migraciones muy antiguas[24]. Estos investigadores utilizaron una resolución muy alta con 364.470 polimorfismos de un solo nucleótido han estudiado 52 grupos de nativos indígenas de América y 17 grupos de Siberia.

Los resultados demuestran que los nativos americanos descienden, de por lo menos, tres corrientes de flujo de genes asiáticos. La mayoría parecen descender de una sola población ancestral que ellos han llamado "Primeros Americanos". Esto sugiere, de acuerdo con otras interpretaciones, que el poblamiento inicial fue seguido por una migración humana hacia el Sur, a lo largo de la costa; esta se subdividió, pero con poco cambio en el flujo de genes después de dicha división, sobre todo en América del Sur.

Una excepción importante, al parecer, la representan las etnias descendientes de grupos que hablaban lenguas del grupo Chibcha (localizadas a ambos lados del istmo de Panamá) las cuales tienen ascendencia genética del Norte y del Sur.

A este panorama de diversidad inherente a la Centroamérica precolombina se suma el influjo de colonizadores europeos a partir del S.XVI, los cuales aportaron una muy diversa herencia genética, producto de la compleja historia de su continente de origen.

La primera oleada de inmigrantes procedió principalmente de la Península Ibérica e incluye un complejo mosaico de pueblos entre los cuales se puede incluir a pueblos descendientes de íberos, fenicios, romanos, vascos, griegos, celtas, ostrogodos, árabes, bereberes, aparte de las varias tribus que habitaban en ella en tiempos prerromanos (de filiación incierta), entre otras.

A lo anterior es preciso sumar la presencia de grandes contingentes de esclavos importados de África, ellos mismos, a su vez, procedentes de diversas regiones de este continente, cada una de ellas poseedora de su propia diversidad genética. Por lo demás, a ello hay que agregar la llegada de grupos originarios de otras regiones de Europa (Italia, Grecia, etc.), o, inclusive, grupos del Cercano Oriente, sobre todo en el período post-colonial.

Claramente no puede suponerse que las consecuencias genéticas de la unión de pueblos del Nuevo Mundo con pueblos del Viejo Mundo, pudiera tener consecuencias fácilmente predecibles, dado que estamos hablando de regiones muy extensas, cada una de las cuales, a su vez, cuenta con una muy compleja y antigua herencia genética.

Al colapsar la hegemonía española en el Nuevo Mundo, lejos de mantener alguna cohesión, las diversas provincias de los diferentes virreinatos siguieron, en términos políticos y culturales, caminos separados. Debido a esto, países centroamericanos vecinos poseen costumbres y hábitos claramente diferenciados, hecho que afectó el modo en que los descendientes de los inmigrantes recientes y los descendientes de los americanos nativos se mezclaron unos con los otros.

América Central, lejos de ser una región homogénea, posee una gran diversidad genética y cultural que puede incidir sobre la manifestación de la EC en cada país. Esta diversidad puede manifestarse también dentro de diversas regiones al interior de cada país; la estratificación social impuesta por la administración y usanzas españolas generó en muchos países regiones de poblaciones con distintas composiciones genéticas.

Los únicos países con importante producción de trigo en esta región son México y Guatemala

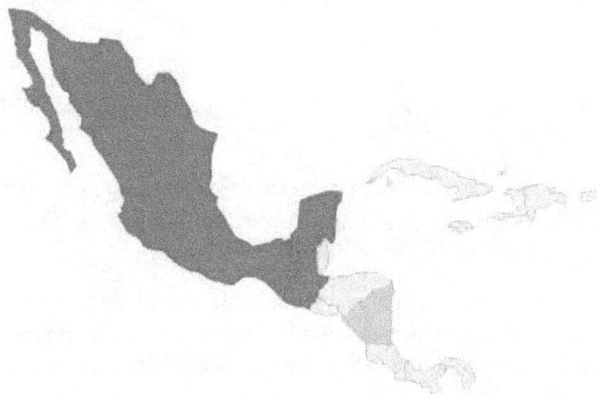

México y América Central

Figura 2. México y Guatemala; únicos países con importante producción de trigo

Actualmente, la influencia comercial proveniente de patrones de consumo de los EE.UU. y Europa está siendo potenciada por las modernas redes de telecomunicación y por recientes tratados de libre comercio. Esta influencia incluye el influjo de grandes cantidades de productos industriales portadores de gluten.

Esta tendencia lleva décadas desarrollándose, particularmente después del fin (a mediados de la década de 1980) de los conflictos armados antes endémicos en la región. Por ello, no debe descartarse que el gluten pueda haber alcanzado aún a habitantes de zonas alejadas o marginadas de los centros de comercio, por medio de medicamentos o alimentos proporcionados por servicios de asistencia social o por organizaciones humanitarias, o bien, por la creciente penetración de productos a precios accesibles en zonas rurales.

El realizar generalizaciones siquiera tentativas acerca de la prevalencia de la EC en esta región sería inherentemente incierto. Dado el elevado número de variables que han estado operando en la región, es imperativo realizar estudios epidemiológicos y genéticos representativos.

Los hallazgos de tales estudios pueden variar de un país a otro o, inclusive de una región de un país a otra. Por ejemplo: en las tierras altas de Guatemala, la composición étnica de la población es acusadamente diferente de la de las grandes ciudades. Esto es debido a que las urbes coloniales tendían a fungir como centros administrativos, por lo que en ellas se concentraban las personas de ascendencia europea, relegando a los pobladores originales a las zonas rurales.

Los estudios de marcadores genéticos en estos países son prácticamente inexistentes. En El Salvador, el Dr. Mauricio Cromeyer, con la colaboración de Lic. Karla María Zaldívar, MBA, PMP de la Asociación de Celíacos y Sensibles al gluten de El Salvador (ACELYSES) y el Dr. B Crusius y el Prof. Peña (Capítulo 4), del Centro de Inmunogenética de la Universidad de VU, Amsterdam, recientemente han encontrado, en pacientes celíacos confirmados, la presencia de HLA-DQ2 y de HLA-DQ8.

4. Presente y futuro de la EC en Centroamérica y China

Los cambios ambientales, sociales y culturales en estas regiones tan diferentes entre sí, permiten prever un aumento de casos de la EC. Esta aseveración se ve apoyada por hechos como la desparasitación en poblaciones rurales, la cual contribuye a un cambio de tipo de respuesta intestinal de predominio TH2 a TH1. También se pueden citar los cambios en la flora intestinal predominantemente en núcleos urbanos, por el uso fácil de antibióticos y la introducción de las llamadas "comidas rápidas". A lo anterior se pueden sumar los cambios en las dietas tradicionales, las cuales estaban basadas en el arroz o maíz, para incluir cada vez más productos con mayor contenido de trigo.

5. Dificultades diagnósticas

Es necesaria la creación de grupos de discusión acerca de las dificultades presentes en el diagnóstico de la EC en estos países; tanto en el rastreo como en las técnicas involucradas en su diagnóstico. Aún en los países donde la EC es frecuente, los pediatras y otros médicos de diversas especialidades, parecen no estar familiarizados con la misma; en los países en donde está emergiendo la EC, la falta de información es aún mayor.

La principal limitación para realizar estudios en la región es la ausencia de biopsias duodenales, la falta de experiencia en la optimización del número y el lugar correcto para la toma de las biopsias y la falta de experiencia de los patólogos en la interpretación de las mismas. Cada población, en donde la enfermedad está emergiendo, necesita adecuar su selección de procedimientos de rastreo.

En el estudio de Wu y cols., antes citado, donde se estudió a 73 pacientes, se ha encontrado síndrome de colon irritable de predominio diarreico (SII-D) y 5 pacientes con diabetes mellitus insulinodependiente, diagnosticados por métodos serológicos. De estos casos, 6 (7.7%) fueron positivos para anticuerpos IgG antigliadina (IgG AGA) y 2 (2.6%) fueron positivos para anticuerpos IgA transglutaminasa tisular (tTG IgA)[12,13] en el área de Wuhan. Estos datos iniciales han sido confirmados en un estudio más amplio en esta área, únicamente publicado en forma de resumen.

En este estudio, 282 pacientes con síndrome de colon irritable de predominio diarreico y 296 controles sanos fueron sometidos a un test serológico combinado (QUANTA LiteTM h-tTG/DGP) que tiene como antígeno transglutaminasa humana y péptidos deamidados. Cinco pacientes con SII-D tuvieron anticuerpos positivos y dos en controles sanos. Los niveles de los anticuerpos fueron relativamente bajos en comparación con otros reportes en otros países. La falta de biopsias duodenales y de tipaje de HLA-DQ subrayan la necesidad de tomar con cautela estas observaciones que pueden indicar la prevalencia de la enfermedad.

6. Conclusión

Las modernas pruebas serológicas, sensibles y específicas para la EC, han permitido detectar un aumento en la prevalencia de la misma en muchos países; pero la más urgente prioridad en los países donde la EC está emergiendo es crear grupos multidisciplinarios de estudio para decidir los mejores protocolos específicos para cada región.

6.1 Asociaciones de pacientes

Las asociaciones de pacientes, sobre todo en Centroamérica, están jugando un papel muy importante en la diseminación del conocimiento sobre la EC. Son dignas de mencionar, además de ACELYSES, el Centro de Información sobre la EC (CIEC) de Costa Rica, fundado por Amavilia Pérez Villavicencio y la Asociación Pro-Personas Celíacas, también de Costa Rica (APPCEL), junto con la Fundación Celíacos de Panamá (FUCEPA). En Guatemala, Honduras y Nicaragua todavía hay poca información sobre este tema.

Agradecimientos

A nuestros colegas en China La Dra. Wu Jing (Digestive Disease Department, Jiangsu Provincial Hospital of Traditional Chinese Medicine, Nanjing, Jiangsu Province, P.R.China) y el Prof. Xia Bing (Director of Department of Gastroenterology. Chair of Department of Internal Medicine Zhongnan Hospital, Wuhan University School of Medicine, Wuhan, Hubei, P.R. China)

En Centroamérica Dr. Mauricio Cromeyer (Hospital de Diagnóstico Escalón, Villavicencio Plaza, Paseo General Escalón, Colonia Escalón, San Salvador, El Salvador C.A.) y Lic. Karla María Zaldívar, MBA, PMP. (San Salvador, El Salvador, C.A.) por el entusiasmo con que se dedican al estudio de la EC.

Referencias

1. Freeman HJ. Biopsy-defined adult celiac disease in Asian-Canadians. Can J Gastroenterol 2003; 17: 433-6.

2. Flad R, Shuicheng L, Xiaohong W, Zhijun Z. *Early Wheat in China: Results from New Studies at Donghuishan in the Hexi Corridor.* The Holocene. 2010; Sept 20(6): 955-65. http://hol.sagepub.com/content/20/6/955

3. Maoli H. *On wheat dissemination in regions south of the Changjiang river.* Studies in the History of Natural Sciences. 1992; 4: 010.

4. Zhonghu H, Rajaram S, Xin Z, Huang G. *A history of wheat breeding in China*: Cimmyt; 2001.

5. Issues and Trends in China's Demographic History. I http://afe.easia.columbia.edu/special/china_1950_population.htm

6. International Year of Rice 2004. Rice is life. Issues and Trends in China's Demographic History. http://www.fao.org/rice2004/en/f-sheet/factsheet3.pdf

7. Cummins AG, Roberts-Thomson IC. *Prevalence of celiac disease in the Asia-Pacific region.* J Gastroenterol Hepatol. 2009; 24(8): 1347-51. http://dx.doi.org/10.1111/j.1440-1746.2009.05932.x

8. Lee GA, Crawford GW, Liu L, Chen X. *Plants and people from the Early Neolithic to Shang periods in North China.* Proc Natl Acad Sci U S A. 2007; 104(3): 1087-92. http://dx.doi.org/10.1073/pnas.0609763104

9. Greco L. *From the neolithic revolution to gluten intolerance: benefits and problems associated with the cultivation of wheat.* J.Pediatr Gastroenterol Nutr. 1997; 24: S14-6; discussion S16-7. http://dx.doi.org/10.1097/00005176-199700001-00005

10. Lin H, Fan H, Zhang F, Huang X, Lin K, Shi L, et al. *Genetic relationships of ethnic minorities in Southwest China revealed by microsatellite markers.* PloS ONE. 2010; 5(3): e9895. http://www.plosone.org/article/info:doi/10.1371/journal.pone.0009895

11. Xue F, Wang Y, Xu S, Zhang F, Wen B, Wu X, et al. *A spatial analysis of genetic structure of human populations in China reveals distinct difference between maternal and paternal lineages.* European journal of human genetics : EJHG. 2008 Jun; 16(6): 705-17. http://www.nature.com/ejhg/journal/v16/n6/abs/5201998a.html

12. Wu J, Xia B, von Blomberg BM, Zhao C, Yang X,W Crusius J, et al. *Coeliac disease: emerging in China?* Gut. 2010; 59(3): 418-9. http://dx.doi.org/10.1136/gut.2009.197863

13. Wu J, Xia B, von Blomberg BM, Zhao C, Yang XW, Crusius J, et al. *Coeliac disease in China, a field waiting for exploration.* Revista Española de Enfermedades Digestivas. 2010; 102(8): 472. http://dx.doi.org/10.4321/S1130-01082010000800003

14. Yu RB, Hong X, Ding WL, Tan YF, Wu GL. *Polymorphism of the HLA-DQA1 and -DQB1 genes of Han population in Jiangsu Province, China.* Chin Med J (Engl). 2006; 119(22): 1930-3. http://www.cmj.org/Periodical/PDF/2006112040946940.pdf

15. Petronzelli F, Bonamico M, Ferrante P, Grillo R, Mora B, Mariani P, et al. *Genetic contribution of the HLA region to the familial clustering of coeliac disease.* Ann Hum Genet. 1997; 61(Pt 4): 307-17. http://www.ncbi.nlm.nih.gov/pubmed/9365784

16. Forabosco P, Neuhausen SL, Greco L, Naluai AT, Wijmenga C, Saavalainen P, et al. *Meta-analysis of genome-wide linkage studies in celiac disease*. Hum Hered. 2009; 68(4): 223-30. http://dx.doi.org/10.1159/000228920

17. Kumar V, Wijmenga C, Withoff S, editors. *From genome-wide association studies to disease mechanisms: celiac disease as a model for autoimmune diseases*. Seminars in immunopathology; 2012: Jul; 34(4): 567-80.
http://dx.doi.org/10.1007/s00281-012-0312-1
http://www.ncbi.nlm.nih.gov/pubmed/22580835

18. Jones G. *El Primer descubrimiento de América :establecimiento de los vikingos en Islandia, Groenlandia y América*. Traducción José A. Zabalbeascoa (Barcelona, Orbis: 1988)

19. Gruhn R. *The South American Twist: Clovis First Doesn't fit the Rich Prehistory of Southern Continent"*. Discovering Archeology. 2000 January / February; 2(1). Scientific American, Inc. N.Y.

20. Chatters JC. Kennewick man. 1996 Copyright © 2004. Smithsonian Institution.
http://www.mnh.si.edu/arctic/html/kennewick_man.html

21. Rohter L. An Ancient Skull Challenges Long-Held Theories. 1999.
http://www.nytimes.com/1999/10/26/science/an-ancient-skull-challenges-long-held-theories.html

22. First Americans Arrived As Two Separate Migrations, According To New Genetic Evidence. Science News 2009.
http://www.sciencedaily.com/releases/2009/01/090108121618.htm

23. Perego UA, Achilli A, Angerhofer N, Accetturo M, Pala M, Olivieri A, et al. *Distinctive Paleo-Indian migration routes from Beringia marked by two rare mtDNA haplogroups*. Current biology. 2009: Jan 13; 19(1): 1-8. http://eprints.hud.ac.uk/15489/

24. Reich D, Patterson N, Campbell D, et al. *Reconstructing Native American population history*. Nature 2012; 488: 370-4. http://dx.doi.org/10.1038/nature11258

Capítulo 4

La Enfermedad Celíaca en El Salvador

Mauricio Cromeyer,[1] Karla Zaldívar,[2] J. Bart A. Crusius,[3] Amado Salvador Peña[4]

[1.] Hospital de Diagnóstico, El Salvador.

[2.] Asociación de Celíacos y Sensibles al Gluten de El Salvador.

[3,4] Laboratorio de Inmunogenética del Departamento de Microbiología y Control de Infección del Centro Médico Universitario "VU" de Ámsterdam, Países Bajos.

[4.] Profesor Emérito VU University Medical Center, Ámsterdam, Países Bajos.

mcromeyermd@yahoo.com, celiac_sv@yahoo.com, b.crusius@gmail.com, pena.as@gmail.com

Doi: http://dx.doi.org/10.3926/oms.137

Referenciar este capítulo

Cromeyer M, Zaldívar K, Crusius JBA, Peña AS. *La Enfermedad Celíaca en El Salvador.* En Rodrigo L y Peña AS, editores. *Enfermedad celíaca y sensibilidad al gluten no celíaca.* Barcelona, España: OmniaScience; 2013. p. 75-87.

M. Cromeyer, K. Zaldívar, J.B.A. Crusius, A.S. Peña

Resumen

En El Salvador la celiaquía es aún una entidad poco conocida. Entre julio y agosto de 2012 se ha estudiado el HLA-DQ en 35 pacientes celíacos confirmados, 30 familiares de celíacos y otros que estaban en proceso de descartar si padecían o no de enfermedad celíaca. El proceso para el tipaje de HLA-DQA1 y HLA-DQB1 consistió en la extracción de ADN genómico a partir de sangre periférica en EDTA. Por medio de reacción en cadena de polimerasa se amplificaron el exón 2 para generar amplicones de tipificación de baja a media resolución. Tipando en un combinado de cadena simple por ensayo de polimorfismo de conformación heterodúplex a través de una electroforesis en gel semiautomatizado y método de tinción con el PhastSystem.

La serie comprende personas entre 19 y 77 años, de los 35 celíacos (27 mujeres y 8 hombres), son habitantes de áreas urbanas; 33 con biopsia compatible con EC y dos a quienes aun no se les han practicado. Resultaron 26 positivos portadores de heterodímeros de riesgo, con la distribución siguiente: 15 HLA-DQ8 (12 mujeres y 3 hombres), 9 HLA-DQ2 (5 mujeres y 4 hombres), 2 mujeres HLA-DQ2 y DQ8 y 9 casos de personas No DQ2 No DQ8. De los 21 parientes pertenecientes a 7 grupos familiares de celíacos confirmados: 17 fueron portadores de alelos de riesgo.

Los resultados de estos estudios sobre HLA-DQ son los primeros que se publican en El Salvador y confirman el diagnóstico clínico de la enfermedad celíaca.

Abstract

Celiac disease is insufficiently known in El Salvador. Between July and August of 2012, the HLA-DQ was genotyped in 35 patients diagnosed with celiac disease and 30 were relatives or in the diagnostic process. Genomic DNA was extracted from peripheral blood for HLA-DQA1 and HLA-DQB1 genotyping. Polymerase chain reaction-amplified exon 2 amplicons were generated for low- to medium resolution typing in a combined, single-stranded conformation polymorphism heteroduplex assay by a semiautomated electrophoresis and gel-staining method on the PhastSystem.

The series includes persons aged between 19 and 77 all residing in urban areas. Of the 35 patients with celiac disease (27 women, 8 men), the "gold standard", biopsy compatible with CD, was fulfilled in 33. Two have not been biopsied yet. There are 26 (78.8%) positive carriers of heterodimers with risk genotypes. Of those, 15 with HLA-DQ8 (12 women, 3 men), 9 with HLA-DQ2 only (5 women, 4 men) and 2 women had both HLA-DQ2 and DQ8. Interestingly, 9 (25.7%) persons did not carry the HLA-DQ8 or HLA-DQ2. 17 of 21 relatives (81%) belonging to 7 family groups were carriers of risk alleles.

The results of these studies on HLA-DQ in El Salvador are the first to be published and confirm the clinical diagnosis of celiac disease.

1. Introducción

El Salvador es un país ubicado en América Central, con una extensión territorial de 20,742.66 km², es el país más pequeño de la región centroamericana, la población censada para el año 2007 fue de 5.744.113. Tiene una densidad poblacional de 276 habitantes por km². Del total de habitantes el 53% son mujeres y 47% son hombres. El 63% de las personas habita en el área urbana y el 37% se ubica en el área rural.[1] En el año 2012 el presupuesto destinado para el Ministerio de Salud fue equivalente al 11.5% del presupuesto general del Estado,[2] alcanzando el 2.1% del PIB a precios corrientes estimado para 2012.[3]

En El Salvador la celiaquía es aún una entidad poco conocida, incluso entre profesionales de la salud; esto hace que la sospecha es limitada y, por consiguiente, su diagnóstico. Los casos de celíacos confirmados proceden básicamente de personas diagnosticadas en clínicas particulares nacionales y en el extranjero, solo una muy escasa cantidad es identificada en instituciones nacionales de salud pública. Las pruebas utilizadas para el diagnóstico se concentran en marcadores serológicos y biopsia, localmente no hay laboratorios que realicen los análisis genéticos de HLA-DQ, la única forma de obtenerlos es por medio del estudio en laboratorios en el exterior, específicamente en los Estados Unidos de América, lo que eleva los costos y reduce la cantidad de personas que pueden acceder a dichos análisis.

Ante el desconocimiento generalizado de la celiaquía y, por consiguiente, la falta de orientación, apoyo y seguimiento para las personas intolerantes al gluten, un grupo de celíacos se han unido para conformar una entidad de autoayuda: la Asociación de Celíacos y Sensibles al Gluten de El Salvador (ACELYSES), cuya principal misión es la difusión, educación y concienciación de la celiaquía entre las personas celíacas, sus familiares, entidades de salud públicas y privadas, así como otras organizaciones que también impactan en la calidad de vida del celíaco.

La propuesta de valor que ACELYSES hace al colectivo celíaco es facilitar el acceso y compartir información útil y promover beneficios alineados a una dieta sin gluten a fin de que la persona celíaca y la sensible al gluten pueda tener una mejor calidad de vida. Son bienvenidas para integrarse a la asociación personas celíacas y sensibles al gluten, sus familiares o cualquier persona natural o jurídica interesada en colaborar con la asociación. Para cumplir con la misión de ACELYSES se han planteado los fines siguientes: 1) Promover la difusión y concienciación de la celiaquía y la sensibilidad al gluten en El Salvador; 2) Facilitar el acceso y consumo de productos libres de gluten a las personas que deben tener una dieta sin gluten estricta de por vida y 3) Promover la coordinación con entidades públicas y privadas para mejorar la calidad de vida de las personas celíacas y sensibles al gluten a través de acciones tales como: el diagnóstico oportuno, servicios de salud para el seguimiento y etiquetado de productos.

Las primeras labores tendientes a crear un grupo de apoyo para los celíacos en El Salvador se iniciaron en junio de 2010, concretándose la primera actividad pública el 31 de agosto de 2010. Las actividades se continuaron realizando mensualmente bajo la denominación de Celíacos de El Salvador, contando con el apoyo de diversos profesionales de la salud. El 18 de junio de 2011, un año después de las primeras gestiones, se logró conformar la primera Junta Directiva y se adoptó el nombre de Asociación de Celíacos de El Salvador (ACELES).

El Comité Consultivo de la asociación fue constituido en julio de 2011 y tiene como fin ser el órgano de consulta y emisor de recomendaciones en materia de salud para el logro de los fines de la asociación; dicho comité está integrado por los doctores: Mauricio Cromeyer, Amado Salvador Peña y Roberto Zablah, así como por la Maestra en Salud Pública y Nutrición Gloria Durán de Renderos.

En marzo del año 2011, científicos del Centro de Investigación Celíaca de la Universidad de Maryland, dirigidos por el Dr. Alessio Fasano, demostraron que la sensibilidad al gluten es diferente de la celiaquía en el nivel molecular y en la respuesta que provoca en el sistema inmunológico.[4]

Considerando que las personas celíacas así como las sensibles al gluten comparten el objetivo vital de cumplir una dieta libre de gluten y que ésta implica un estilo de vida peculiar, que conlleva una rigurosa vigilancia de los alimentos, medicamentos, cosméticos y cualquier producto que esté en contacto con la persona, lo cual obliga a leer cuidadosamente las etiquetas, consultar a los fabricantes cuando el etiquetado no es claro, evitar la contaminación, promover la certificación de alimentos y otras precauciones y acciones encaminadas a mejorar la calidad de vida de las personas que comparten esta condición de salud, es que la directiva de ACELES valoró como positivo que en la Asociación de Celíacos de El Salvador se integren también las personas sensibles al gluten. Esta moción fue consultada a los doctores Peña y Cromeyer, del Comité Consultivo, quienes dieron su aval. Fue así que, desde julio de 2011, la asociación cambió su denominación por Asociación de Celíacos y Sensibles al Gluten de El Salvador (ACELYSES).

2. Diagnóstico de celiaquía y estudios HLA-DQ de celíacos salvadoreños

Tal como se ha expuesto, en El Salvador la biopsia intestinal constituye el estándar de oro en el diagnóstico de la celiaquía. A pesar de esto, es de tener en cuenta que, aunque se practiquen endoscopías digestivas en clínicas y hospitales públicos y privados, solamente los médicos que tienen conocimiento adecuado de la celiaquía son los que aplican el procedimiento para la toma correcta de muestras para su correspondiente estudio y, a la vez, el patólogo también debe tener los conocimientos para hacer el diagnóstico preciso. De lo contrario, resultará que el paciente se diagnostica con otros padecimientos y se mantendrá oculto el diagnóstico celíaco.

Actualmente, son limitados los casos en los que se indica a la persona que se practique el análisis genético. Esta situación ha conducido al desconocimiento de los HLA-DQ presentes en la población celíaca salvadoreña.

Entre julio y agosto de 2012, el Laboratorio de Inmunogenética del Departamento de Microbiología y Control de Infección del Centro Médico Universitario "VU" de Ámsterdam brindó la oportunidad para que un grupo de 65 celíacos salvadoreños y sus familiares así como otras personas que estaban en proceso de diagnóstico de celiaquía se realizaran los análisis genéticos de HLA-DQ. Este constituye un beneficio sin precedentes, tanto para los pacientes –que han enriquecido y completado su estudio celíaco- así como para los médicos tratantes que cuentan con una herramienta adicional para la atención médica de sus pacientes.

La toma de muestras de sangre se realizó en un laboratorio local, donde fueron embaladas de acuerdo las normas definidas para garantizar el óptimo transporte y recepción en el destino final para el correspondiente examen. Se enviaron 65 muestras, de las cuales 35 pertenecían a celíacos confirmados.

El proceso para el tipaje consistió en la extracción de ADN genómico a partir de sangre periférica. Para HLA-DQA1 y HLA-DQB1 genotipado por reacción en cadena de polimerasa amplificando el exón 2 de HLA-DQ con amplicones que generaron productos de baja a media resolución para el tipado de un polimorfismo-heterodúplex, por electroforesis semiautomatizada. El método de tinción de gel utilizado fue el PhastSystem (Amersham Pharmacia Biotech, Uppsala, Suecia). Este método ha sido validado mediante el uso de un panel de ADN de referencia contra el Allset Dynall de cebadores específicos de secuencia de kits de alta resolución de tipificación (Dynal AS, Oslo, Noruega).[5,6]

El presente constituye el primer estudio HLA-DQ de un grupo de celíacos en esta nación centroamericana; por tanto, se generó interés por conocer los resultados no solo en los propios pacientes sino también en los médicos involucrados: tratantes de los pacientes y patrocinadores del estudio.

En la presentación de resultados de la Tabla 1 se han excluido a las personas que pertenecen a un mismo grupo familiar, se hace referencia a ellos en la Tabla 3.

La serie de 35 personas con diagnóstico de celiaquía se ubica entre los 19 y 77 años, siendo 27 mujeres y 8 hombres, todos habitantes de áreas urbanas; 33 con biopsia compatible con EC y 2 a quienes no se les han practicado.

De los 35 casos confirmados con celiaquía resultaron 26 positivos portadores de heterodímeros de riesgo, con la distribución siguiente: 15 HLA-DQ8 (12 mujeres y 3 hombres), 9 HLA-DQ2 (5 mujeres y 4 hombres), 2 mujeres HLA-DQ2 y DQ8 y también se reportaron 9 casos de personas No DQ2 No DQ8 las cuales están en revisión para diagnóstico definitivo.

De las 9 personas que resultaron negativas para heterodímeros de riesgo, 8 han reportado mejoría sintomática con la dieta libre de gluten; de estos casos merece particular mención una paciente femenina de 65 años de edad con un síndrome diarreico crónico, con Anti-TtG validado positivo sin prueba confirmatoria más dermatitis herpetiforme comprobada.[7,8]

De los 26 casos HLA positivos se obtuvo acceso directo a 15 expedientes clínicos completos, 9 del sexo femenino y 6 del masculino. La sintomatología es variable siendo prevalente cuadros leves a moderados. El patrón de evacuación alternante y la distensión y/o flatulencia comprenden los 2/3 de la serie. En el resto de casos los síntomas predominantes son: 3 diarrea crónica y 2 estreñimiento.

Otras condiciones asociadas en el grupo son: 3 del sexo femenino tenían diagnóstico de osteopenia u osteoporosis,[9,10] 2 con anemia y un hombre con leucemia mielocítica crónica (LMC). Otra también del sexo femenino con moderada elevación de AST-ALT. Hay un caso, de los que no se contó con el expediente clínico, que informó que adolece de hepatitis autoinmune.[11]

No.	Sexo	Edad	aTTG	Biopsia	HLA
1	F	19	P	C	DQ2 y DQ8
2	F	20	P	C	DQ8
3	F	21	P	C	no DQ2 no DQ8
4	F	35	P	C	DQ8
5	F	44	P	C	DQ8
6	F	45	NR	C	DQ8
7	F	45	P	NR	DQ8
8	F	45	P	C	DQ2
9	F	46	P	C	DQ8
10	F	49	N	C	DQ2
11	F	52	ND	C	DQ8
12	F	54	N	C	DQ8
13	F	54	P	C	no DQ2 no DQ8
14	F	55	P	C	no DQ2 no DQ8
15	F	56	NR	C	DQ2
16	F	57	N	C	DQ8
17	F	58	P	C	no DQ2 no DQ8
18	F	58	NR	C	DQ2 y DQ8
19	F	61	P	C	DQ2
20	F	62	P	C	DQ8
21	F	64	P	C	no DQ2 no DQ8
22	F	65	ND	C	DQ2[a]
23	F	65	P	C	no DQ2 no DQ8
24	F	66	NR	C	no DQ2 no DQ8
25	F	66	ND	C	no DQ2 no DQ8
26	F	76	P	C	DQ8
27	F	77	P	C	DQ8
28	M	22	P	C	DQ2
29	M	24	P	C	DQ2
30	M	25	P	C	DQ8
31	M	47	P	C	DQ2
32	M	50	P	C	no DQ2 no DQ8
33	M	54	P	NR	DQ8
34	M	64	P	C	DQ8
35	M	65	P	C	DQ2

Nota. Siglas aplicadas a columna aTTG: P (Positivo), N (Negativo), NR (No Realizado), ND (No Disponible). Siglas aplicadas a columna Biopsia: C (Compatible con EC), N (Normal), NR (No Realizada), ND (No Disponible).

[a]: persona también es DQ9.

Tabla 1. Información de estudios de diagnóstico de celiaquía y resultados del análisis HLA-DQ.

La distribución por alelos de riesgo HLA-DQ2.5, HLA-DQ8 y HLA-DQ9 o mixtos homo o heterocigotos se muestra en la Tabla 2.

Alelos de Riesgo	Homocigotos		Heterocigotos		Total
	(F)	(M)	(F)	(M)	
HLA-DQ2.5	2	0	2	4	8
HLA-DQ8	5	1	7	2	15
HLADQ2.5 y HLA-DQ8	0	0	0	2	2
HLA-DQ2.5 y HLA-DQ9.3	0	0	1	0	1
Total	7	1	10	8	26

Tabla 2. Distribución de alelos de riesgo Homo y Heterocigotos.

Entre los celíacos confirmados, que atendieron el llamado para participar en el estudio genético, se despertó el interés por conocer si existía predisposición genética entre sus familiares, y ya que aún estaba disponible una cuota de exámenes gratuitos en el laboratorio de Inmunogenética de la Universidad "VU" de Ámsterdam, fue autorizada la inclusión de familiares aunque no tuvieran completados los análisis para el diagnóstico pero en algunos casos existía la sospecha de celiaquía por el padecimiento de síntomas sugestivos. En la Tabla 3 se presentan los resultados por grupos de familias.

Se muestreó a 21 parientes pertenecientes a 7 grupos familiares de celíacos confirmados: 17 fueron portadores de alelos de riesgo. Un hijo de una paciente DQ-2 y DQ-9 fue también portador de ambos alelos.

En el caso del grupo familiar No. 1, para dos de sus miembros que no estaban diagnosticados como celíacos pero presentaban enfermedades autoinmunes, como artritis reumatoide y síndrome de Sjögren, ha sido positivo el efecto de confirmar la predisposición genética ya que ha conducido a corroborar el diagnóstico celíaco y a las personas les ha ayudado a asumir esta condición de celíacos.

De los casos en que las madres estaban confirmadas como celíacas, o que a consecuencia del estudio han sido diagnosticadas como tales, y cuyos descendientes presentaban síntomas sugestivos de celiaquía, han optado por que los hijos e hijas adopten una dieta sin gluten o, como mínimo, que reduzcan su consumo.

Grupo Familiar No.	Parentesco	Edad	Sexo	aTTG	Biopsia	Resultado
1	paciente	61	F	P	C	DQ2
	hija	39	F	N	NR	DQ2
	nieta	17	F	NR	NR	No DQ2 No DQ8
	nieto	14	M	NR	NR	No DQ2 No DQ8
	hijo	38	M	N	NR	DQ2
	hija	35	F	N	NR	DQ2
	nieta	12	F	NR	NR	DQ2
	nieto	4	M	NR	NR	DQ2
2	paciente	44	F	P	C	DQ8
	padre	67	M	NR	NR	DQ8
	madre	67	F	N	NR	No DQ2 No DQ8
	hermana	40	F	N	NR	DQ8
3	paciente	23	M	P	C	DQ2
	padre	54	M	NR	NR	DQ2
	madre	51	F	NR	NR	No DQ2 No DQ8
	hermana	20	F	NR	NR	DQ2
4	paciente	65	F	ND	C	DQ2 y DQ9
	hija	30	F	NR	NR	DQ2
	hijo	38	M	NR	NR	DQ2 y DQ9
5	paciente	52	F	ND	C	DQ8
	hija	26	F	NR	NR	DQ2 y DQ8
6	paciente	46	F	P	C	DQ8
	madre	84	F	NR	NR	DQ8
	hermana	52	F	N	NR	DQ8
	hijo	15	M	N	NR	DQ8
	hijo	11	M	N	NR	DQ8
7	paciente	65	M	P	C	DQ2
	hija	35	F	P	C	DQ2

Nota. Siglas aplicadas a columna aTTG: P (Positivo), N (Negativo), NR (No Realizado), ND (No Disponible). Siglas aplicadas a columna Biopsia: C (Compatible con EC), N (Normal), NR (No Realizada), ND (No Disponible).

Tabla 3. Información de grupos familiares participantes en el análisis genético.

3. Caracterización demográfica de la serie estudiada

El mestizaje es una característica propia de El Salvador, varios elementos influyeron para esta situación: a) en el actual territorio salvadoreño no existieron lugares de refugio donde los pueblos indígenas se resguardaran, por lo que éstos y españoles tuvieron que convivir en el mismo espacio; b) reducción de la población indígena por enfermedades, pestes y masacres y c) disgregación de la población debido a las economías basadas en la explotación del cultivo del añil o índigo de los siglos XVIII y XIX.[12] En las categorías étnicas identificadas en la época colonial se observa el predominio de los mestizos tal como se evidencia en las Tablas 4 y 5.

Categorías	Individuos	%
Indios	79,652	60.30
Mestizos	46,232	35.00
Españoles peninsulares	1,321	1.00
Españoles criollos	3,038	2.30
Negros o mulatos	1,849	1.40
Totales	132,092	100.00

Nota. Fuente: Rivas, R. *Persistencia Indígena en El Salvador,* (p.31) Universidad Don Bosco. http://old.udb.edu.sv/editorial/cientifica/cientifica5/articulo2.pdf

Tabla 4. Población de la provincia de San Salvador por categorías étnicas – año 1770.

Categorías	Individuos	%
Indios	71,175	43.06
Mestizos	87,722	53.08
Españoles peninsulares	1,422	0.86
Españoles criollos	3,307	2.00
Negros o mulatos	1,652	1.00
Totales	165,278	100.00

Nota. Fuente: Rivas, R. *Persistencia Indígena en El Salvador,* (p.31) Universidad Don Bosco. http://old.udb.edu.sv/editorial/cientifica/cientifica5/articulo2.pdf

Tabla 5. Población de la provincia de San Salvador por categorías étnicas – año 1807 (sin Sonsonate ni Ahuachapán).

La población al 2007 se distribuye según las razas y etnias que se presentan en la Tabla 6.

Raza y etnia	%
Blancos	12.74
Mestizos	86.34
Negros	0.13
Otros	0.56
Grupos étnicos	
Lenca	0.04
Kakawira	0.07
Nahua-pipil	0.06
Otro	0.06
Total	100

Nota. Fuente: Dirección General de Estadística y Censos, *Tomo I Características Generales de la Población. VI Censo de Población y V de Vivienda 2007,* (p. 48). Ministerio de Economía, El Salvador. http://www.digestyc.gob.sv/index.php/temas/des/poblacion-y-estadisticas-demograficas/censo-de-poblacion-y-vivienda/publicaciones-censos.html

Tabla 6. Distribución porcentual de la población, según raza y grupos étnicos.

Los participantes en el estudio pertenecen en su mayoría a la categoría poblacional mestizos, predominante en el país; de manera que los resultados, si bien limitados en número, constituyen una muestra representativa de la etnicidad salvadoreña.

Según la DIGESTYC (2007) la composición de la población por sexo está condicionada por factores biológicos y ambientales, nacen más hombres que mujeres pero también es más elevada la mortalidad de los primeros con respecto a las segundas, como consecuencia se tiene un cierto equilibrio de la población. Sin embargo, datos censales muestran que hay factores adicionales que están operando, tal como la emigración al exterior de una proporción mayor de hombres que de mujeres, lo que conduce a un aumento de la población femenina con respecto a la masculina (53% mujeres, 47% hombres).[13] A pesar de esta correlación, de los 26 casos confirmados con HLA-DQ positivos, 19 corresponden a mujeres, lo cual está en consonancia con publicaciones que confirman que la celiaquía es predominantemente femenina, "la relación mujer-varón es 2:1" (Polanco, 2008).[14]

En El Salvador la esperanza de vida proyectada para el quinquenio 2010-2015 es de 67.45 años para hombres y 76.86 para mujeres.[15] La serie nos muestra que la edad en que las personas son diagnosticadas con EC está por encima de los 40 años, incluso prevalece la categoría de personas mayores a 60 años.

4. Enfermedad Celíaca en El Salvador

A pesar de no contar aún con estudios de prevalencia en El Salvador, se puede afirmar que la enfermedad celíaca está presente en nuestro medio y se considera como un diagnóstico perdido debido a la falta de conocimiento y obstinada penetración cognitiva del viejo concepto de no ser una entidad prevalente en las Américas.

La predisposición genética de la EC es ampliamente conocida y se sabe que, aunque es una entidad poligénica compleja, aproximadamente el 95% de los pacientes presentan alelos de riesgo que conforman los heterodímeros HLA-DQ2, HLA-DQ8 o HLA-DQ9[16,17] y que además aquellos casos negativos tienen al menos uno de los alelos de riesgo siendo raros en los que ambos alelos están ausentes.[18,19]

Estudios realizados en Europa demostraron que el heterodímero predominante en los celíacos es el HLA-DQ2.5, Italia y Francia 83.8%,[20] Finlandia 91%, Noruega y Suecia 91.4%, 87.7% en el Reino Unido y 92% en España.[21] Un trabajo hecho en Argentina demostró que el 95% de los celíacos eran HLA-DQ2 positivos.[22] Un estudio cubano reportó un 86.3%.[23] No se dispone de información de otros estudios genéticos en otras áreas del Caribe o Centro América, excepto uno efectuado en Costa Rica.[24]

Los resultados obtenidos en El Salvador difieren de datos obtenidos en otras regiones de las Américas.[25]

Se debe recordar que en América Latina entraron en contacto y se entrecruzaron poblaciones de orígenes diferentes: nativos e individuos provenientes de diversas regiones de Europa y África, de tal manera que la población latinoamericana está compuesta acorde a la región evaluada por componentes bi o tri–híbridos. En El Salvador las raíces del ancestro africano son relativamente inexistentes, a diferencia de otros países centroamericanos, caribeños o algunos países del sur de las Américas (Colombia, Venezuela, Brasil, entre otros), explicando así la variabilidad regional de la población de origen africano.

El cono sur, predominantemente en la República Oriental del Uruguay y la Argentina, tienen composición predominantemente de origen europeo en las áreas urbanas que van desde el 65% (Mar del Plata) hasta 90% en Montevideo[26], siendo representativo de la alta penetración de genes caucásicos europeos. Esta proporción es diferente en otras regiones como Bolivia, Perú, Chile, México y la América Central, cuyas bases genéticas están referidas a características propias de la colonización y el respectivo mestizaje entre genes de ancestro europeo y amerindios, teniendo sus propias variables regionales acorde al origen de los colonizadores europeos (españoles, italianos, portugueses, etc.) y las diferentes clases sociales que se conformaron, lo que conduce a abrir más el campo a la epidemiología genética.

5. Conclusiones

Este estudio de HLA-DQ practicado en un grupo de pacientes diagnosticados por especialistas más el valor agregado de haber tamizado algunos grupos familiares de celíacos, con prueba genética positiva, demuestra que la enfermedad celíaca está presente en El Salvador.

La EC puede ser diagnosticada a cualquier edad; no obstante, en el grupo de estudio se observa que la mayor parte de personas son mayores de 40 años. No hubo participación de niños celíacos confirmados, si se tomaron muestras de 4 niños por ser familiares en primero y segundo grado de celíacos así como otro niño de 11 años con un diagnóstico de probable EC pero con anticuerpos negativos y sin biopsia. De estos 4 niños, dos resultaron no DQ2 no DQ8 no DQ9 y otros dos hermanos y miembros del grupo familiar No. 1, indicado en la Tabla 3, son DQ2. Según Rodrigo (2008), en la población celíaca la prevalencia de enfermedades autoinmunes se relaciona con la duración de la exposición al gluten, ya que los niños diagnosticados antes de los dos años no suelen presentar una incidencia aumentada de procesos autoinmunes.[27] Por tanto, es necesario fortalecer el conocimiento de la enfermedad celíaca y lograr un diagnóstico precoz.

Es procedente realizar estudios de prevalencia en el país a fin de conocer con mayor precisión la realidad nacional de la enfermedad celíaca, lo que a su vez conduzca a la promoción de políticas, programas y planes en materia de salud destinadas a garantizar el diagnóstico oportuno y la atención integral de los celíacos así como la implementación de medidas para facilitar el acceso a productos libres de gluten.

Tal como lo demuestra la experiencia en países como España, Argentina e Inglaterra, ACELYSES, como entidad de apoyo, cobra vital importancia para brindar la mayor parte de información y acompañamiento necesario al colectivo celíaco y sensible al gluten en El Salvador.

La conformación de redes de cooperación, incluyendo las comunidades de práctica (CoP – Community of Practice), constituyen una modalidad de trabajo viable y de alto potencial, tanto para los médicos y científicos interesados en la enfermedad celíaca así como para los celíacos. Una incipiente prueba de trabajo colaborativo lo constituye este primer estudio genético para celíacos salvadoreños.

Referencias

1. Dirección General de Estadística y Censos (DIGESTYC). Ministerio de Economía, El Salvador, *VI Censo de Población y V de Vivienda, 2007.*
2. División de Integración y Análisis Global, Dirección General del Presupuesto, Ministerio de Hacienda, El Salvador. *Guía del Presupuesto General del Estado para el Ciudadano. Ejercicio Fiscal 2012.*
   http://www.transparenciafiscal.gob.sv/portal/page/portal/PTF/Presupuestos_Publicos/Guias_del_presupuesto_para_el_ciudadano/Guia_del_Presupuesto_para_el_Ciudadano_2012.pdf
3. Dirección General del Presupuesto, Ministerio de Hacienda, El Salvador. *Mensaje del Proyecto de Presupuesto 2012.*
   http://www.transparenciafiscal.gob.sv/portal/page/portal/PTF/Presupuestos_Publicos/Presupuestos_votados/Anio2012/Mensaje_2012.pdf
4. Fasano A. *Researchers Identify Key Pathogenic Differences Between Celiac Disease & Gluten Sensitivity.* News & Events, University of Maryland, School of Medicine, 2011.
5. Crusius JBA. *The immunogenetics of chronic inflammatory and autoimmune disease [PhD dissertation].* Amsterdam, the Netherlands, ISBN 90-9016411-1. VU; 2002.
6. Hadithi M, von Blomberg BME, Crusius JBA, Bloemena E, Kostense PJ, Meijer JW et al. *Accuracy of serologic tests and HLA-DQ typing for diagnosing celiac disease.* Ann Intern Med. 2007; 147: 294-302. http://dx.doi.org/10.1136/gut.25.2.151
7. Gawkrodger DJ, Blackwell JN, Gilmour HM, Rifkind EA, Heading RC, Barnetson RS. *Dermatitis herpetiformis: diagnosis, diet and demography.* Gut. 1984; 25: 151-7. PubMed PMID: 6693042. Pubmed Central PMCID: 1432259.
8. Salmi TT, Hervonen K, Kautiainen H, Collin P, Reunala T. *Prevalence and incidence of dermatitis herpetiformis: a 40-year prospective study from Finland.* Brit J Dermatol. 2011; 165: 354-9. PubMed PMID: 21517799.
   http://dx.doi.org/10.1111/j.1365-2133.2011.10385.x
9. Ludvigsson JF, Michaelsson K, Ekbom A, Montgomery SM. *Coeliac disease and the risk of fractures – a general population-based cohort study.* Aliment Pharmacol & Ther. 2007; 25: 273-85. PubMed PMID: 17269989.
   http://dx.doi.org/10.1111/j.1365-2036.2006.03203.x
10. Buchman AL. *Population-based screening for celiac disease: improvement in morbidity and mortality from osteoporosis?* Arch Intern Med. 2005; 165: 370-2. PubMed PMID: 15738364. http://dx.doi.org/10.1001/archinte.165.4.370
11. Rashtak S, Marietta EV, Murray JA. *Celiac sprue: a unique autoimmune disorder.* Expert review of clinical immunology. 2009; 5: 593-604. PubMed PMID: 20477645. Pubmed Central PMCID: 3228242. http://dx.doi.org/10.1586/eci.09.30
12. Rivas, R. *Persistencia Indígena en El Salvador.* Universidad Don Bosco. http://old.udb.edu.sv/editorial/cientifica/cientifica5/articulo2.pdf
13. Dirección General de Estadística y Censos. *Tomo I Características Generales de la Población. VI Censo de Población y V de Vivienda 2007.* Ministerio de Economía, El Salvador. http://www.digestyc.gob.sv/index.php/temas/des/poblacion-y-estadisticas-demograficas/censo-de-poblacion-y-vivienda/publicaciones-censos.html
14. Polanco Allué, I et al. *Libro Blanco de la Enfermedad Celíaca.* Editorial ICM. Madrid; 2008.

15. Ministerio de Economía, Dirección General de Estadística y Censos – DIGESTYC, Fondo de Población de las Naciones Unidas – UNFPA, Centro Latinoamericano y Caribeño de Demografía – CELADE, *Estimaciones y Proyecciones Nacionales de Población 1950-2050,* Mayo 2010, El Salvador.

16. Wolters VM, Wijmenga C. *Genetic background of celiac disease and its clinical implications.* Amer J Gastroenterol. 2008; 103: 190-5. PubMed PMID: 18184122. http://dx.doi.org/10.1111/j.1572-0241.2007.01471.x

17. Bodd M, Tollefsen S, Bergseng E, Lundin KEA, Sollid LM. *Evidence that HLA-DQ9 confers risk to Celiac Disease by presence of DQ-9 restricted gluten specific T cells.* Human Inmunol. 2012; 73: 376-81. http://dx.doi.org/10.1016/j.humimm.2012.01.016

18. Polvi AS, Arranz E, Fernandez-Arquero M, Collin P, Maki M, Sanz A, et al. *HLA DQ-2 negative C.D. in Finland and Spain.* Human Inmunol. 1998; 59: 165-75. http://dx.doi.org/10.1016/S0198-8859(98)00008-1

19. Louka AS, Sollid LM. *HLA in coeliac disease: unravelling the complex genetics of a complex disorder.* Tissue antigens. 2003; 61: 105-17. PubMed PMID: 12694579. http://dx.doi.org/10.1034/j.1399-0039.2003.00017.x

20. Karell K, Louka AS, Moodie SJ, Ascher H, Clot F, Greco L et al. *HLA types in celiac disease patients not carrying the DQA1*05-DQB1*02 (DQ2) heterodimer: results from the European Genetics Cluster on Celiac Disease.* Human Immunol. 2003; 64: 469-77. PubMed PMID: 12651074. http://dx.doi.org/10.1016/S0198-8859(03)00027-2

21. Arranz E, Telleria JJ, Sanz A, Martin JF, Alonso M, Calvo C et al. *HLA-DQA1*0501 and DQB1*02 homozygosity and disease susceptibility in Spanish coeliac patients.* Exp Clin Immunogen. 1997; 14: 286-90. PubMed PMID: 9523165.

22. Herrera M, Theiler G, Augustovski F, Chertkoff L, Fainboim L, DeRosa S et al. *Molecular characterization of HLA class II genes in celiac disease patients of Latin American Caucasian origin.* Tissue antigens. 1994; 43: 83-7. PubMed PMID: 8016846. http://dx.doi.org/10.1111/j.1399-0039.1994.tb02305.x

23. Cintado A, Sorell L, Galvan JA, Martinez L, Castaneda C, Fragoso T et al. *HLA DQA1*0501 and DQB1*02 in Cuban celiac patients.* Hum Immunol. 2006; 67: 639-42. PubMed PMID: 16916661. http://dx.doi.org/10.1016/j.humimm.2006.04.009

24. Arrieta-Bolanos E, Maldonado-Torres H, Dimitriu O, Hoddinott MA, Fowles F, Shah A et al. *HLA-A, -B, -C, -DQB1, and -DRB1,3,4,5 allele and haplotype frequencies in the Costa Rica Central Valley Population and its relationship to worldwide populations.* Hum Immunol. 2011; 72: 80-6. PubMed PMID: 20937338. http://dx.doi.org/10.1016/j.humimm.2010.10.005

25. Araya M, Mondragon A, Perez-Bravo F, Roessler JL, Alarcon T, Rios G et al. *Celiac disease in a Chilean population carrying Amerindian traits.* J Ped Gastroenterol and Nutr. 2000; 31: 381-6. PubMed PMID: 11045834. http://dx.doi.org/10.1097/00005176-200010000-00010

26. Poggio Favotto R, Mimbacas A et al. *Alelos HLA DQB1 y DRB1 asociados con la Enfermedad Celíaca en pacientes hospitalarios.* Rev Med. Uruguay; 2001; 17: 107-11.

27. Rodrigo L. *Libro Blanco de la Enfermedad Celíaca.* Editorial ICM. Madrid; 2008.

Capítulo 5

No solo el gluten, sino otras proteínas de los alimentos, podrían afectar algunos enfermos celíacos

A.M. Calderón de la Barca[1] y F. Cabrera-Chávez[2]

[1]Coordinación de Nutrición. Centro de Investigación en Alimentación y Desarrollo AC. Carretera a la Victoria km 0.6 Hermosillo 83000, Sonora, México. Teléfono +52 (662) 289 2400 ext. 288.

[2]Unidad Académica de Ciencias de la Nutrición y Gastronomía. Universidad Autónoma de Sinaloa. Culiacán, Sinaloa, México.

amc@ciad.mx, fcabrera@uas.edu.mx

Doi: http://dx.doi.org/10.3926/oms.51

Referenciar este capítulo

Calderón de la Barca AM, Cabrera-Chávez F. *No solo el gluten, sino otras proteínas de los alimentos, podrían afectar algunos enfermos celíacos.* En Rodrigo L y Peña AS, editores. *Enfermedad celíaca y sensibilidad al gluten no celíaca.* Barcelona, España: OmniaScience; 2013. p. 89-101.

Resumen

Los síntomas de algunos pacientes con enfermedad celíaca no mejoran con una dieta sin gluten, después del diagnóstico. En esos casos, los médicos y especialistas en nutrición podrían considerar que es porque los pacientes no siguieron estrictamente la recomendación dietética. Sin embargo, en algunos casos esto se debe a que los pacientes presentan una enfermedad celíaca refractaria para la cual la dieta sin gluten por sí sola, no es la solución adecuada. Curiosamente, algunos de los casos considerados como refractarios, mejoran si además del gluten, se eliminan otras proteínas de la dieta, tales como las prolaminas de la avena (aveninas) o del maíz (zeinas) y ocasionalmente, las caseínas de la leche de vaca. Aunque hay pocas publicaciones sobre estos casos, hay experiencias clínicas y prácticas, así como experimentos *in vivo* e *in silico* publicados, soportando la idea de que otras proteínas inducen una respuesta inmune similar a las del gluten en los pacientes celíacos. En este capítulo, se comenta la evidencia clínica de estos casos especiales de enfermedad celíaca, así como la información relacionada con modelos experimentales y su posible relación a una respuesta inmune contra antígenos de las proteínas en alimentos diferentes al gluten del trigo.

Abstract

Some patients with celiac disease do not improve even when following a gluten-free diet after diagnosis; therefore, nutritionists and physicians could consider that it is because the dietary recommendation was not strictly followed. However, in some cases, it is due to that patients present a refractory celiac disease in which dietary treatment is not the solution. Some of the cases considered as refractory, are able to improve if in addition to gluten, other dietary proteins are withdrawn such as oat (avenins) or maize (zeins) prolamins, and sometimes caseins from bovine milk. Although there are scarce published papers about these cases, there are clinical and practical experiences as well as published experiments *in vitro* and *in silico*, supporting the idea that other proteins induce an immune response similar to the gluten in celiac patients. In this chapter, the clinical evidence of the special cases of celiac disease is discussed, as well as the information related to experimental models and their possible relationship to an immune response against antigens of dietary proteins different from wheat gluten.

1. Introducción

Por definición, la enfermedad celíaca (EC) es un trastorno sistémico mediado inmunológicamente, inducido por el gluten (es la fracción de proteínas del trigo insolubles en agua) y prolaminas (es la fracción proteica soluble en alcohol, de cualquier cereal) relacionadas, que aparece en individuos genéticamente predispuestos.[1] Así no se quedarían fuera de la definición, las prolaminas de la avena o del maíz, que podrían afectar a algunos celíacos, aunque por lo común no se consideran "prolaminas relacionadas". Las que sí se reconocen como tales, son las del centeno y cebada, ya que taxonómicamente son más cercanas, porque pertenecen al mismo subgrupo y grupo, que el trigo respectivamente. Mientras tanto, la avena y el maíz son de la misma subfamilia y familia de las gramíneas, que el trigo.[2] Lo que parece bastante más extraño, es que las caseínas de la leche bovina, puedan exacerbar la EC.

El punto es que algunos celíacos continúan con síntomas y signos típicos de la enfermedad, aun suprimiendo el gluten en su dieta; aunque la adherencia efectiva a la dieta, falla entre el 9 y el 58%.[3-5] Otra causa para que la enfermedad se mantenga activa, puede ser que los celíacos ingieran gluten de forma inadvertida. Esto se debe a que la indicación para etiquetado "libre de gluten" o "sin gluten", del máximo de 20 ppm,[6] no siempre se cumple. De hecho, casi la mitad de los pacientes que no responden a la dieta libre de gluten, es porque consumen alimentos que no están debidamente etiquetados[7] y la cuarta parte, no advierte que lo consume (3). Aunque algunos de los síntomas se alivian al reducir la ingestión de gluten, si no es completa la supresión, el daño en la mucosa intestinal persiste.

Cuando los síntomas de la EC se mantienen a pesar de un seguimiento estricto de la dieta libre de gluten, puede haber otras causas de origen no inmunológico, tales como la insuficiencia pancreática exocrina o el sobrecrecimiento bacteriano intestinal.[2] En el mismo sentido, la intolerancia a la fructosa y lactosa, como consecuencia del daño en la mucosa intestinal mientras la EC estuvo activa, pueden inducir algunos de los síntomas de la enfermedad.[8]

Sin embargo, hay casos de EC en los que realmente no hay buena respuesta a la dieta sin gluten. Por esto, diversos estudios y la experiencia práctica, consideran la posibilidad de que otras proteínas, además de las del trigo, cebada y centeno, aumenten la respuesta inmune en la EC. Así, se evidencia que hay aspectos de la enfermedad celíaca poco estudiados. Aún es novedosa la entidad denominada "hipersensibilidad al gluten no celíaca"[9] y es relativamente reciente la caracterización de la EC no respondedora, o celiaquía refractaria.

La EC refractaria, se define por sus síntomas de malabsorción persistentes o recurrentes y presencia de atrofia de las vellosidades intestinales, a pesar de la dieta estricta sin gluten durante 6-12 meses.[10] Aunque no hay datos epidemiológicos, se considera que un 5-10% de los celíacos no se recupera con la dieta sin gluten.[3] En el tipo 1 de la celiaquía refractaria, los pacientes no responden a la dieta sin gluten, pero sus linfocitos intraepiteliales son normales. El tipo 2, se caracteriza por la presencia de clones de linfocitos intraepiteliales anormales, que no presentan los marcadores CD3, CD8 y receptor de células T, pero expresan CD3 intracelularmente, y se asocia con un mal pronóstico, debido a que puede evolucionar al desarrollo de un linfoma intestinal de células T.[11] Por ello se recomienda el seguimiento continuo, tanto del immunofenotipo, como de la clonalidad de los linfocitos, en estos casos.[10]

En la celiaquía refractaria, especialmente la del tipo 1, habría que considerar la posible influencia de otras proteínas dietarias. La cuestión no es si hay mucha cercanía taxonómica, porque con ello se presume alta homología de las prolaminas con las del gluten, sino hasta qué punto presentan las mismas secuencias de los péptidos inmunogénicos del gluten. Esta es la clave en la patogénesis de la EC.

La EC se desencadena en personas predispuestas genéticamente, debido a las propiedades de las proteínas del gluten, que contienen un 15% de prolina y un 35% de glutamina. La prolina por su estructura cíclica, impide que las enzimas proteolíticas intestinales, rompan el enlace peptídico que la conforma. Así, deja completos algunos péptidos entre 10 y 50 residuos de aminoácidos, con alto potencial inmunogénico, una vez que cruzan la barrera intestinal. En la lámina propria intestinal entra en juego la glutamina, cuyos grupos amino laterales son removidos por la transglutaminasa tisular, dejando a los péptidos cargados negativamente. Esto aumenta la afinidad por los antígenos leucocitarios humanos (HLA) de clase II, específicamente los HLA-DQ2 y DQ8 de las células presentadoras de antígenos. Estas células presentan dichos epítopos a las células T, que se activan y proliferan, produciendo citocinas proinflamatorias y estimulando a las células B a producir anticuerpos contra el gluten y contra la propia transglutaminasa tisular.[12]

Así, cualquier proteína dietaria que una vez digerida en el tracto gastrointestinal, produzca péptidos con las secuencias y/o las cargas en arreglo similar a las de los péptidos del gluten, podría exacerbar la EC establecida. En este capítulo se comentan algunos casos de EC y experimentos complementarios que tratan de una posible reacción a proteínas dietarias diferentes a las de trigo.

2. Respuesta a proteínas generalmente consideradas como seguras

La persistencia de síntomas en la EC a pesar de la dieta sin gluten, debe llevar a buscar otras causas de malabsorción. Entre éstas, las más comunes son las intolerancias a proteínas de otros alimentos, diferentes de las del gluten.[13] Lo interesante sería probar si esas proteínas exacerban la EC desencadenada previamente por las proteínas del gluten o fueron las inductoras primarias.

En la Tabla 1 se resume una serie de ensayos con anticuerpos, células o líneas celulares provenientes de celíacos, casos clínicos, retos dietarios y de contacto con proteínas de alimentos y estudios *in silico*. Todos estos trabajos, además de algunas experiencias clínicas, tienen en común el análisis del efecto de proteínas dietéticas diferentes a las prolaminas del trigo, cebada y centeno, en la EC. En general, en las publicaciones referenciadas, se prueban tres tipos de proteínas dietarias, generalmente no reconocidas, de las que se sospecha puedan tener algún efecto en esta enfermedad: las prolaminas de la avena (aveninas), las del maíz (zeínas) y las caseínas bovinas.

Proteínas	Ensayo realizado	Resultado del ensayo	Referencia
Proteínas de avena	Estímulo de células lisosomales y K562.	Respuesta positiva de las células lisosomales, como porcentaje de actividad y aglutinación de K562 como indicadores de actividad citotóxica.	Silano et al.[14]
	Proliferación y activación con linfocitos de celíacos.	Proteínas de 3 variedades de avena con capacidad proliferativa y estimulante de células mononucleares de sangre periférica, liberando IFN-γ.	Silano et al.[15]
	Seguimiento de casos de niños celíacos durante dos años.	Los niños (4/9) presentaron síntomas por la ingestión de avena. Se identificaron péptidos de avena en el contexto de HLA-DQ2.	Arentz-Hansen et al.[20]
Proteínas de maíz	Caso Clínico. Registro de síntomas y marcadores en estimulación con maíz.	Sin respuesta a remoción de gluten y positividad a maíz en un reto oral (prueba doble ciego, con arroz y maíz). Remisión de la EC en dieta sin gluten ni maíz.	Accomando et al.[13]
	Reactividad de anticuerpos anti-proteínas de maíz.	La prueba con un ELISA competitivo mostró especificidad de los anticuerpos de celíacos por proteínas del maíz y no hubo reactividad cruzada.	Skerritt et al.[28]
	Identificación de la reactividad frente a IgA de celíacos y análisis *in silico*.	Títulos positivos en 5/24 celíacos para IgA anti-prolaminas de maíz. Péptidos digeridos con secuencias potencialmente inmunogénicas identificadas *in sílico* para unir a HLA-DQ2/DQ8.	Cabrera-Chávez et al.[33]
	Respuesta de células T.	Producción de IFN-γ en línea de células intestinales de 1/7 celíacos después de la estimulación con prolaminas de maíz.	Bergamo et al.[32]
	Provocación en mucosa rectal con prolaminas de maíz y análisis de inflamación.	Los celíacos (6/13) desarrollaron signos de reacción inflamatoria (producción de óxido nítrico y marcadores de granulocitos).	Kristjansson et al.[27]
	Análisis *in silico*.	Presentación de secuencias de péptidos de distintas proteínas con homología a los péptidos tóxicos de trigo.	Darewickz et al.[24]
Caseínas bovinas	Provocación en mucosa rectal con caseínas bovinas y análisis de inflamación.	Las caseínas indujeron una respuesta inflamatoria similar a la inducida por el gluten en celíacos en remisión (producción de óxido nítrico, mieloperoxidasa y proteína catiónica de eosinófilos).	Kristjansson et al.[43]
	Reactividad de anticuerpos IgA de 150 pacientes celíacos (ELISA).	39% de inmunoreactividad a caseínas hidrolizadas, considerando 100% de inmunoreatividad de las gliadinas.	Berti et al.[38]
	Identificación de proteínas con reactividad de IgA de celíacos.	En algunos celíacos (9/14) hubo reactividad de IgA contra caseínas bovinas que también fueron inmunodetectadas en membrana, no así las caseínas de leche humana.	Cabrera-Chávez, et al.[30]

Tabla I. Estudios sobre la posible participación de prolaminas de avena, de maíz y de leche bovina en la enfermedad celíaca.

3. Las prolaminas de la avena y su controvertido efecto en la EC

La avena, usada en diversos alimentos para los celíacos, puede no ser tan segura, incluso aunque no esté contaminada con gluten de trigo. Sus proteínas pueden afectar a la regeneración de la mucosa intestinal de los celíacos en recuperación, ya que pueden promover una respuesta de las células T por su capacidad inmunogénica, así como de las células lisosomales y K562, lo que indica sus propiedades citotóxicas.[14,15] La avena contiene una prolamina muy especial, que una vez digerida aporta un péptido rico en estructura de giros beta, soluble y muy inmunoreactivo, al que reconocen con alta sensibilidad y especificidad los anticuerpos IgA de niños celíacos.[16]

Por el contrario, otros estudios muestran que la avena es completamente segura para los celíacos. De acuerdo a Kilmartin et al.,[17] las prolaminas de la avena no participan en la patogénesis de la enfermedad celíaca ya que no inducen una respuesta Th1 en biopsias intestinales de una cohorte de celíacos. También se ha publicado que estas proteínas no desencadenan la característica de autoinmunidad en la EC; es decir, no inducen la producción de anticuerpos anti- transglutaminasa tisular.[18]

Para mediar en esta controversia, diversos autores reconocen que si bien muchos de los pacientes con EC pueden consumir avena sin manifestar síntomas, algunos de ellos no pueden tolerarla.[19-21] Esto, debe ser tomado en cuenta cuando se considere la introducción de este cereal en la dieta del celíaco. Es un hecho que la cebada, el centeno y la avena contienen proteínas con diversos grados de homología a las prolaminas del trigo, debido a su relación taxonómica. La respuesta inmune a las prolaminas del trigo, cebada y centeno está basada en la respuesta de las células T a sus péptidos homólogos.[22,23] La homología de las aveninas con las gliadinas es menor que la de estas últimas con la cebada y el centeno,[24] por no ser tan estrecha la relación taxonómica con el trigo. Esto daría lugar a péptidos no inmunodominantes en la avena, que inducirían respuesta sólo en algunos celíacos.

En cuanto a la respuesta inmune celular, se conocen al menos dos péptidos de aveninas que estimulan a las células T de los celíacos, en el contexto de la presentación de antígenos que involucra a los HLA-DQ2.[20,25]

Por último, la forma en que se consume la avena como cereal para el desayuno, tiene menor contenido de prolaminas que los productos análogos del trigo, cebada y centeno. Esto da lugar a una menor exposición a péptidos inmunogénicos de avena, que a los de trigo.

4. Las intrigantes prolaminas del maíz y su efecto en la EC

El maíz es un cereal ampliamente aceptado como un sustituto seguro del trigo, en los alimentos para celíacos. Así, para evaluar el efecto en los celíacos de la transglutaminasa microbiana (TGm) en panificación, comparamos un pan de trigo convencional con uno sin gluten, formulado con harinas de arroz y maíz. En ambos casos se preparó el pan sin y con tratamiento de TGm. Al final, se extrajeron las prolaminas de los cuatro panes y se probaron como antígenos para IgA de celíacos. Inesperadamente, la IgA de uno de los sueros presentó un título mucho más alto para las prolaminas del pan de arroz y maíz tratado con TGm, que para las prolaminas del trigo. Se trataba del suero de un joven celíaco que no respondía a la dieta libre de gluten. Después de probar inmunodetección en membrana, con las prolaminas aisladas, inferimos que su celiaquía se exacerbaba con las prolaminas del maíz desaminadas, como ocurre con las gliadinas del trigo en la patogénesis de la EC.[26]

En un caso muy similar al descrito en el párrafo anterior, Accomando et al.[13] describen el seguimiento de una paciente celíaca que no respondía a la dieta libre de gluten. Durante dicho seguimiento, en la paciente disminuyeron los títulos de IgA anti-gliadinas pero los síntomas de la EC clásica continuaron, incluido el daño en la mucosa intestinal. Al hacer una provocación doble ciego con maíz y con arroz, observaron intolerancia al maíz, pero no al arroz. Después de prescribir una dieta libre de gluten y maíz, los síntomas fueron desapareciendo, junto con la recuperación del daño en la mucosa intestinal.

En los dos casos antes comentados, se trató de jóvenes de 16 años de edad, con manifestaciones atípicas de celiaquía. El varón presentaba emaciación, retraso del desarrollo, anemia, malabsorción, pero principalmente problemas neurológicos (datos no publicados). La mujer por su parte, presentó cansancio y pérdida de conocimiento recurrente, debido a la anemia. En ambos casos también, los títulos de IgA contra gliadinas y contra transglutaminasa decrecieron con la dieta sin gluten, pero los síntomas de malabsorción, diarrea y dolor abdominal, permanecieron.[13] Solo se redujeron cuando se eliminó el maíz de la dieta. En ninguno de los dos casos, se tienen datos sobre la edad de aparición de la EC; posiblemente ya tenía tiempo de desarrollo cuando se trataron y quizá las prolaminas del maíz indujeron un efecto secundario a las del trigo.

En la Tabla 1, además de los casos clínicos relacionados con el maíz, se resume un estudio de provocación con zeínas, directamente en contacto con la mucosa rectal de celíacos. Se trata de una cohorte de trece pacientes adultos con EC, seis de los cuales mostraron signos de reacción inflamatoria, aunque la respuesta fue menor que la obtenida en una estimulación con gluten de trigo.[27] En este mismo estudio, un grupo de individuos sanos, no presentó respuesta ni al gluten del trigo, ni a las proteínas del maíz. Aunque en el estudio de Kristjansson et al.[27] se evaluó la respuesta innata involucrada en la EC, sus resultados ponen de manifiesto la activación de neutrófilos y eosinófilos involucrados en las primeras etapas de la reacción inflamatoria en celíacos.

Respecto a la respuesta humoral, diversos autores han expuesto que algunos pacientes celíacos presentan títulos de anticuerpos contra antígenos del maíz.[28-31] Los inmunoensayos ELISA competitivos han mostrado que las IgAs de algunos celíacos reconocen específicamente secuencias proteicas del maíz y no se trata de una simple reactividad cruzada. En el paso previo a la producción de anticuerpos, las células T colaboradoras deben activarse, para que a su vez, estimulen las células B.

Aunque no hay mucha información al respecto, en un estudio donde se estimularon células T intestinales de celíacos, una línea celular de un paciente (de una cohorte de siete) con EC, produjo interferón gamma (IFN-γ) después de la estimulación con prolaminas de maíz.[32]

Para explicar la presentación de antígenos del maíz en la EC, se han realizado diversos tipos de estudios de modelaje *in vitro* e *in silico*. De los resultados se infiere que algunas secuencias en las prolaminas de maíz, son buenas candidatas para ligarse eficientemente a las moléculas HLA-DQ2 y HLA-DQ8,[33] un paso clave en la patogénesis de la EC. También se ha mostrado que algunas secuencias en el maíz, permanecen inmunoreactivas para la IgA de celíacos, después de una digestión gastrointestinal simulada con pepsina y tripsina. Además, una vez tratadas exhaustivamente con proteasas, permanecen secuencias peptídicas de zeínas con capacidad de unirse a las moléculas HLA de clase II, involucradas en la patogénesis de la EC.[33]

Las cadenas laterales de aminoácidos que se unen a los receptores HLA de clase II, hacen contacto con sitios específicos de la molécula. Para los del tipo HLA-DQ8, los residuos de aminoácidos requeridos en el antígeno son de glutamina (que se convierte en ácido glutámico por acción de la transglutaminasa tisular) en las posiciones P1 y P9 del péptido. Para los del tipo HLA-DQ2, se requiere la glutamina en las posiciones P4, P6 y P7 del péptido.[34]

Entre los productos de una digestión de zeínas exhaustiva, está LQQAIAASNIPLSPLLFQQSPALSLVQSLVQTIR, un péptido con residuos de glutamina en las posiciones adecuadas para unirse eficientemente a los HLA-DQ8.[33]

Según Köning,[35] en las etapas tempranas del desarrollo de la EC, se origina una amplia respuesta de células T específicas para el gluten, que puede estar dirigida hacia cualquiera de los péptidos inmunogénicos. Por su parte la secreción de IFN-γ, incrementa la expresión de los HLA-DQ2 en la superficie de las células presentadoras de antígenos, haciendo más eficiente la presentación de péptidos. Eventualmente la respuesta de células T, se enfocará en los péptidos más inmunogénicos y estables. Entre ellos pudiera estar alguno de los péptidos de las prolaminas del maíz.

El hecho de que se hayan publicado escasos estudios sobre el efecto adverso del maíz en los celíacos, requiere de una amplia revisión. Una consideración importante sería el peso del maíz en la dieta, especialmente su consumo antes del desarrollo de la EC. En la población de México y América Central, el maíz es un alimento primordial, de consumo diario; incluso el atole (una bebida espesa, hecha con harina de maíz mezclada con agua o leche) es un producto de introducción temprana en la dieta infantil. Así en un estudio reciente, un total de 5 celíacos de una cohorte de 24, presentaron reactividad positiva de clase IgA frente a las zeínas.[33]

En la población mexicana del Noroeste del país, que es la de nuestros estudios, el maíz se usa tanto como el trigo, en la dieta habitual.[36] En esta forma, las secuencias inmunogénicas de las zeínas estarían presentándose al mismo tiempo, que las secuencias inmunogénicas de las gliadinas, en los individuos con predisposición genética a la EC. Sin embargo, no en todos los casos se da la respuesta inmune contra las zeínas, ya que como en las aveninas, las secuencias inmunogénicas están en menor cantidad que en las gliadinas.

5. Las caseínas bovinas y su sorprendente efecto en la EC

Es común en los enfermos celíacos la intolerancia a la lactosa, especialmente cuando la mucosa intestinal no se ha recuperado por completo al iniciar el tratamiento dietario sin gluten. Sin embargo, hay casos que aun bien recuperados, no toleran la leche de vaca y se puede probar que no es por intolerancia a la lactosa. Hace unos años, se sospechaba que algunos péptidos del gluten podrían pasar a través de la pastura conteniendo trigo, hasta la leche de la vaca. Dekking et al.,[37] demostraron en un experimento muy convincente, que no había péptidos inmunogénicos de las proteínas del gluten en la leche de vaca, aunque hubieran sido alimentadas con pastura conteniendo 100% de trigo. Entonces, los síntomas desencadenados en celíacos después de la ingestión de leche de vaca, no se deben a la contaminación con proteínas del gluten, sino a las propias proteínas de la leche bovina.

La IgA de algunos celíacos reconoce secuencias de alfa y beta caseínas, pero no de kappa caseínas, provenientes de leche de vaca, mientras que no reconoce ninguna de las caseínas de la leche humana.[30] De acuerdo con Berti et al.[38], dicha inmunoreactividad de IgA, se ve reducida notablemente después de la digestión de las caseínas. Sin embargo, el modelo que usaron estos autores para hidrolizar, se aleja mucho de las condiciones fisiológicas de la digestión gastrointestinal. Más aún, debido al procesamiento de la leche (tratamiento térmico), las caseínas bovinas forman agregados, lo que incrementa su resistencia a la digestión.[39]

Por otra parte, la caseína beta tiene secuencias homólogas a las del gluten de trigo.[24] Por ejemplo el 33-mer (LQLQPFPQPQL**PYPQ**PQL**PYPQ**PQL**PYPQ**PQPF) es un péptido ampliamente reconocido como péptido inmunogénico del gluten para la EC, tiene la secuencia PYPQ repetida tres veces.[40] Esta secuencia se obtiene en siete péptidos resultantes de la digestión con pepsina y tripsina de la caseína beta bovina.[41] La razón por la que la IgA de celíacos, no reconoce a la caseína beta humana, puede ser porque presenta pequeñas diferencias en las secuencias con respecto a la caseína bovina y al gluten. Mientras que la digestión de gluten de trigo y caseína bovina posee péptidos con secuencias PYPQ, la hidrólisis de caseína de leche humana arrojaría péptidos como PIPQ o PVPQ.[42] Así, los residuos de aminoácidos ramificados con grupos alifáticos de los péptidos de caseína humana, hacen que sus propiedades difieran considerablemente del péptido con tirosina con grupo aromático, de la caseína beta bovina.

En forma análoga a lo mencionado para las proteínas del maíz, las caseínas bovinas pueden inducir una reacción inflamatoria en una prueba de contacto sobre la mucosa rectal de celíacos.[43] Sin embargo, aún con tales evidencias de respuesta humoral y celular, tal vez no aparezca la característica de autoinmunidad de la EC: los anticuerpos anti-transglutaminasa tisular. Para que se generen anticuerpos anti-transglutaminasa, es necesaria la presentación de la enzima y su sustrato, a los péptidos del gluten. La evidencia muestra que la respuesta humoral es igual para caseínas bovinas sin tratamiento, que para las tratadas previamente con transglutaminasa[29]. Así, los péptidos hipotéticamente inmunogénicos de las caseínas bovinas, no requieren desaminación para unirse eficientemente a las moléculas HLA-DQ2/DQ8. Entonces, con la sola presencia de la caseína beta bovina, la transglutaminasa no sería presentada y no se montaría una respuesta inmune contra ella, con una consecuente falta de autoinmunidad.

La baja proporción de celíacos con síntomas después de ingerir leche de vaca resulta sorprendente en el contexto de la hipótesis de péptidos inmunogénicos en este alimento. En este caso, no se pueden hacer las mismas suposiciones acerca del escaso número de secuencias reactivas o de proporción ingerida por los hábitos dietéticos, como se hicieron para las prolaminas de avena y de maíz. Esto, porque la leche es un alimento ampliamente consumido. Lo que sí se puede decir, es que habría diferencias en el grado de digestión de las caseínas. Algunos celíacos las digerirán menos que otros, especialmente si presentan insuficiencia pancreática exocrina.[44]

6. Celíacos sin respuesta a la dieta libre de gluten que no son refractarios

Cuando no hay una buena respuesta a la dieta libre de gluten, es necesario dar un seguimiento a las posibles respuestas montadas contra otras proteínas dietéticas. Independientemente del mecanismo por el cual se esté activando o no el sistema inmune de estos pacientes, se pueden aplicar pruebas sencillas y poco invasivas como los inmunoensayos ELISA, para obtener información útil sobre el tratamiento. De acuerdo con la evidencia publicada, los tres tipos de proteínas comentados en este capítulo, pudieran estar relacionados con la sintomatología persistente de pacientes con EC. Así, serían los primeros sujetos de análisis de inmunoreactividad por ELISA, seguido por un reto dietario.

Agradecimientos

Este capítulo fue preparado con el apoyo del proyecto CB-2008-1/106227, financiado por el Consejo Nacional de Ciencia y Tecnología (CONACyT, México). Agradecemos a la M.C. Adriana V. Bolaños Villar, su apoyo en la edición y a Dra. Verónica Mata Haro y M.C. Rosa Olivia Méndez, por sus comentarios para enriquecer el manuscrito.

Referencias

1. Husby S, Koletzko S, Korponay-Szabo IR, Mearin ML, Phillips A, Shamir R et al. for the ESPGHAN Working Group on Coeliac Disease Diagnosis, on behalf of the ESPGHAN Gastroenterology Committee. *European Society for Pediatric Gastroenterology, Hepatology, and Nutrition Guidelines for the Diagnosis of Coeliac Disease.* J Pediatr Gastroenterol Nutr. 2012; 54: 136-60.
   http://dx.doi.org/10.1097/MPG.0b013e31821a23d0
2. Kasarda DD, Okita TW, Bernardin JE, Baecker PA, Nimmo CC, Lew EJ et al. *Nucleic acid (cDNA) and amino acid sequences of α-type gliadin from wheat* (Triticumaestivum). Proc Natl Acad Sci USA. 1984; 81: 4712-6. http://dx.doi.org/10.1073/pnas.81.15.4712
3. Dewar DH, Donnelly SC, McLaughlin SD, Johnson MW, Ellis HJ, Ciclitira PJ. *Celiac disease: Management of persistent symptoms in patients on a gluten-free diet.* World J Gastroenterol. 2012; 18: 1348-56. http://dx.doi.org/10.3748/wjg.v18.i12.1348
4. Leffler DA, Edwards-George J, Dennis M, Schuppan D, Cook F, Franko DL et al. *Factors that influence adherence to a gluten-free diet in adults with celiac disease.* Dig Dis Sci. 2008; 53: 1573-81. http://dx.doi.org/10.1007/s10620-007-0055-3
5. Hall NJ, Rubin G, Charnock A. *Systematic review: adherence to a gluten-free diet in adult patients with coeliac disease.* Aliment Pharmacol Ther. 2009; 30: 315-30.
   http://dx.doi.org/10.1111/j.1365-2036.2009.04053.x
6. Codex Alimentarius Commission. *Draft revised standard for gluten-free foods.* 2008. Disponible en: http://www.codexalimentarius.net.
7. Abdulkarim AS, Burgart LJ, See J, Murray JA. *Etiology of nonresponsive celiac disease: results of a systematic approach.* Am J Gastroenterol. 2002; 97: 2016-21.
   http://dx.doi.org/10.1111/j.1572-0241.2002.05917.x

8. Leffler DA, Edwards-George JB, Dennis M, Cook EF, Schuppan D, Kelly CP. *A prospective comparative study of five measures of gluten-free diet adherence in adults with coeliac disease.* Aliment Pharmacol Ther. 2007; 26: 1227-35.
    http://dx.doi.org/10.1111/j.1365-2036.2007.03501.x

9. Carroccio A, Mansueto P, Iacono G, Soresi M, D' Alcamo A, Cavataio F et al. *Non-celiac wheat sensitivity diagnosed by double-blind placebo-controlled challenge: exploring a new clinical entity.* Am J Gastroenterol. 2012; 107: 1898-906.
    http://dx.doi.org/10.1038/ajg.2012.236

10. Rubio-Tapia A, Murray JA. *Classification and management of refractory celiac disease.* Gut. 2010; 59: 547–57. http://dx.doi.org/10.1136/gut.2009.195131

11. Di Sabatino A, Biagi F, Gobbi PG, Corazza GR. *How I treat enteropathy-associated T-cell lymphoma.* Blood. 2012; 119: 2458-68.
    http://dx.doi.org/10.1182/blood-2011-10-385559

12. McAllister CS, Kagnoff MF. *The immunopathogenesis of celiac disease reveals possible therapies beyond the gluten-free diet.* SeminImmunopathol. 2012; 34: 581-600.
    http://dx.doi.org/10.1007/s00281-012-0318-8

13. Accomando S, Albino C, Montaperto D, Amato GM, Corsello G. *Multiple food intolerance or refractory celiac sprue?* Dig Liver Dis. 2006; 38: 784-5.
    http://dx.doi.org/10.1016/j.dld.2005.07.004

14. Silano M, Dessì M, De Vincenzi M, Cornell H. In vitro *tests indicate that certain varieties of oats may be harmful to patients with coeliac disease.* J Gastroenterol Hepatol. 2007; 22: 528-31. http://dx.doi.org/10.1111/j.1440-1746.2006.04512.x

15. Silano M, Di Benedetto R, Maialetti F, De Vincenzi A, Calcaterra R, Cornell HJ et al. *Avenins from different cultivars of oats elicit response by coeliac peripheral lymphocytes.* Scand J Gastroenterol. 2007; 42: 1302-5.
    http://dx.doi.org/10.1080/00365520701420750

16. Ribes-Koninckx C, Alfonso P, Ortigosa L, Escobar H, Suárez L, Arranz E et al. *A beta-turn rich oats peptide as an antigen in an ELISA method for the screening of coeliac disease in pediatric population.* Eur J Clin Invest. 2000; 30: 702-8.
    http://dx.doi.org/10.1046/j.1365-2362.2000.00684.x

17. Kilmartin C, Lynch S, Abuzakouk M, Wieser H, Feighery C. *Avenin fails to induce a Th1 response in coeliac tissue following in vitro culture.* Gut. 2003; 52: 47-52.
    http://dx.doi.org/10.1136/gut.52.1.47

18. Picarelli A, Di Tola M, Sabbatella L, Gabrielli F, Di Cello T, Anania MC et al. *Immunologic evidence of no harmful effect of oats in celiac disease.* Am J Clin Nutr. 2001; 74: 137-40.

19. Lundin KE, Nilsen EM, Scott HG, Løberg EM, Gjøen A, Bratlie J et al. *Oats induced villous atrophy in coeliac disease.* Gut. 2003; 52: 1649-52.
    http://dx.doi.org/10.1136/gut.52.11.1649

20. Arentz-Hansen H, Fleckenstein B, Molberg Ø, Scott H, Koning F, Jung G et al. *The molecular basis for oat intolerance in patients with celiac disease.* PLoS Med. 2004; 1: e1. http://dx.doi.org/10.1371/journal.pmed.0010001

21. Holm K, Mäki M, Vuolteenaho N, Mustalahti K, Ashorn M, Ruuska T et al. *Oats in the treatment of childhood coeliac disease: A 2-year controlled trial and a long-term clinical follow-up study.* Aliment Pharmacol Ther. 2006; 23: 1463-72.
    http://dx.doi.org/10.1111/j.1365-2036.2006.02908.x

22. Tye-Din JA, Stewart JA, Dromey JA, Beissbarth T, van Heel DA, Tatham A et al. *Comprehensive, quantitative mapping of T cell epitopes in gluten in celiac disease.* Sci Transl Med. 2010; 2: 41-51. http://dx.doi.org/10.1126/scitranslmed.3001012

23. Vader LW, Stepniak DT, Bunnik EM, Kooy YM, De HW, Drijfhout JW et al. *Characterization of cereal toxicity for celiac disease patients based on protein homology in grains.* Gastroenterology. 2003; 125: 1105-13. http://dx.doi.org/10.1016/S0016-5085(03)01204-6

24. Darewicz M, Dziuba J, Minkiewicz P. *Computational characterization and identification of peptides for in silico detection of potentially celiac-toxic proteins.* Food Sci Technol Int. 2007; 13: 125-33. http://dx.doi.org/10.1177/1082013207077954

25. Vader W, Stepniak D, Kooy Y, Mearin L, Thompson A, van Rood JJ et al. *The HLA-DQ2 gene dose effect in celiac disease is directly related to the magnitude and breadth of gluten-specific T cell responses.* Proc Natl Acad Sci USA. 2003; 100: 12390-5. http://dx.doi.org/10.1073/pnas.2135229100

26. Cabrera-Chávez F, Rouzaud-Sández O, Sotelo-Cruz N, Calderón de la Barca AM. *Transglutaminase treatment of wheat and maize prolamins of bread increases the serum IgA reactivity of celiac disease patients.* J Agric Food Chem. 2008; 56: 1387-91. http://dx.doi.org/10.1021/jf0724163

27. Kristjánsson G, Högman M, Venge P, Hällgren R. *Gut mucosal granulocyte activation precedes nitric oxide production: Studies in coeliac patients challenged with gluten and corn.* Gut. 2005; 54: 769-74. http://dx.doi.org/10.1136/gut.2004.057174

28. Skerritt JH, Devery JM, Penttila IA, La Brooy JT. *Cellular and humoral responses in coeliac disease. 2. Protein extracts from different cereals.* Clin Chim Acta. 1991; 204: 109-22. http://dx.doi.org/10.1016/0009-8981(91)90222-X

29. Cabrera-Chávez F, Rouzaud-Sández O, Sotelo-Cruz N, Calderón de la Barca AM. *Bovine milk caseins and transglutaminase-treated cereal prolamins are diferentially recognized by IgA of celiac disease patients according to their age.* J Agric Food Chem. 2009; 57: 3754-9. http://dx.doi.org/10.1021/jf802596g

30. Cabrera-Chávez F, Calderón de la Barca AM. *Bovine milk intolerance in celiac disease is related to IgA reactivity to α and β-caseins.* Nutrition. 2009; 25: 715-6. http://dx.doi.org/10.1016/j.nut.2009.01.006

31. Hurtado-Valenzuela JG, Sotelo-Cruz N, López-Cervantes G, de la Barca AM. *Tetany caused by chronic diarrhea in a child with celiac disease: A case report.* Cases J. 2008; 1: 176. http://dx.doi.org/10.1186/1757-1626-1-176

32. Bergamo P, Maurano F, Mazzarella G, Iaquinto G, Vocca I, Rivelli AR et al. *Immunological evaluation of the alcohol-soluble protein fraction from gluten-free grains in relation to celiac disease.* Mol Nutr Food Res. 2011; 55: 1266-70. http://dx.doi.org/10.1002/mnfr.201100132

33. Cabrera-Chávez F, Iametti S, Miriani M, Calderón de la Barca AM, Mamone G, Bonomi F. *Maize prolamins resistant to peptic-tryptic digestion maintain immune-recognition by IgA from some celiac disease patients.* Plant Foods Hum Nutr. 2012; 67: 24-30. http://dx.doi.org/10.1007/s11130-012-0274-4

34. Qiao SW, Sollid LM, Blumberg RS. *Antigen presentation in celiac disease.* Curr Opin Immunol. 2009; 21: 111-7. http://dx.doi.org/10.1016/j.coi.2009.03.004

35. Koning F. *Celiac disease: quantity matters.* Semin Immunopathol. 2012; 34: 541-9. http://dx.doi.org/10.1007/s00281-012-0321-0

36. Ortega MI, Valencia ME. *Measuring the intakes of foods and nutrients of marginal populations in North-West Mexico.* Public Health Nutr. 2002; 5: 907-10.
http://dx.doi.org/10.1079/PHN2002379

37. Dekking L, Koning F, Hosek D, Ondrak TD, Taylor SL, Schroeder JW et al. *Intolerance of celiac disease patients to bovine milk is not due to the presence of T-cell stimulatory epitopes of gluten.* Nutrition. 2009; 25: 122-3.
http://dx.doi.org/10.1016/j.nut.2008.07.009

38. Berti C, Trovato C, Bardella MT, Forlani, F. *IgA anti-gliadin antibody immunoreactivity to food proteins.* Food Agric Immunol. 2003; 15: 217-23.
http://dx.doi.org/10.1080/09540100400003204

39. Dupont D, Mandalari G, Mollé D, Jardin J, Rolet-Répécaud O, Duboz G et al. *Food processing increases casein resistance to simulated infant digestion.* Mol Nutr Food Res. 2010; 54: 1677-89. http://dx.doi.org/10.1002/mnfr.200900582

40. Qiao SW, Bergseng E, Molberg Ø, Xia J, Fleckenstein B, Khosla C et al. *Antigen presentation to celiac lesion-derived T cells of a 33-mer gliadin peptide naturally formed by gastrointestinal digestion.* J Immunol. 2004; 173: 1757-62.

41. Deutsch SM, Molle D, Gagnaire V, Piot M, Atlan D, Lortal S. *Hydrolysis of sequenced beta-casein peptides provides new insight into peptidase activity from thermophilic lactic acid bacteria and highlights intrinsic resistance of phosphopeptides.* Appl Environ Microbiol. 2000; 66: 5360-7. http://dx.doi.org/10.1128/AEM.66.12.5360-5367.2000

42. Greenberg R, Groves ML, Dower HJ. *Human beta-casein. Amino acid sequence and identification of phosphorylation sites.* J Biol Chem. 1984; 259: 5132-8.

43. Kristjánsson G, Venge P, Hällgren R. *Mucosal reactivity to cow's milk protein in coeliac disease.* Clin Exp Immunol. 2007; 147: 449-55.
http://dx.doi.org/10.1111/j.1365-2249.2007.03298.x

44. Malterre T. *Digestive and nutritional considerations in celiac disease: Could supplementation help?* Altern Med Rev. 2009; 14: 247-57.

Capítulo 6

La Enfermedad Celíaca: Marcadores genéticos

Nora Fernández-Jiménez, Leticia Plaza-Izurieta, Jose Ramón Bilbao

Departamento de Genética, Antropología Física y Fisiología Animal, Universidad del País Vasco (UPV-EHU), Instituto de Investigación BioCruces, Bizkaia.

immunogenetics.let@gmail.com

Doi: http://dx.doi.org/10.3926/oms.23

Referenciar este capítulo

Fernandez-Jimenez N, Plaza-Izurieta L, Bilbao JR. *La Enfermedad Celíaca: Marcadores genéticos*. En Rodrigo L y Peña AS, editores. *Enfermedad celíaca y sensibilidad al gluten no celíaca*. Barcelona, España: OmniaScience; 2013. p. 103-121.

Resumen

Aunque el modo de herencia de la enfermedad celíaca (EC) es aún desconocido, existen muchas evidencias a favor de que la genética participe en la predisposición a la enfermedad. Hoy en día, se calcula que la heredabilidad de la EC está cerca del 87%.

Se conoce desde hace mucho tiempo que gran parte del riesgo genético a la EC se debe a la presencia de ciertos alelos HLA. A pesar de su papel determinante en la patogénesis de la enfermedad, su contribución a la herencia de la misma es modesta (<50%) por lo que se especula sobre la existencia de numerosos *loci* de susceptibilidad no ligados al HLA, cada uno de los cuales tendría un efecto muy pequeño sobre el riesgo global.

En consecuencia, durante los últimos años, se han realizado numerosos esfuerzos para localizar e identificar genes de susceptibilidad adicionales que puedan explicar la genética de esta enfermedad. Para ello, se han utilizado los estudios de ligamiento en familias y los estudios de asociación. Además, recientemente, se ha investigado la EC mediante estudios de asociación de genoma completo (GWAS), en los cuales se han analizado miles de Single-Nucleotide Polymorphisms (SNPs). Gracias a estos estudios, se han identificado varios genes asociados a la EC, pero no todas las asociaciones observadas se han confirmado en estudios posteriores. Además, la contribución de los genes identificados sigue siendo modesta, y todavía queda una parte importante de la genética de la EC sin esclarecer.

Abstract

Although the mode of inheritance of celiac disease (CD) is not completely understood, there is abundant evidence supporting the implication of genetic factors in the susceptibility of CD, and the heritability of CD has been estimated to be around 87%.

It has been known for a long time that certain HLA alleles are the major contributor to CD risk. However, despite playing a determinant role in the pathogenesis of the disease, their contribution to inheritance is modest (<50%) and it is believed that there must exist several non-HLA susceptibility *loci*, each one of them with a very small effect on the overall risk.

Consequently, during the last years, a great amount of effort has been made to locate and identify those additional susceptibility genes that might explain the genetics of the disease. Linkage studies in families, candidate gene association studies and more recently, genome wide association studies (GWAS) analyzing hundred of thousand of Single-Nucleotide Polymorphisms (SNPs) have been performed. These approaches have identified several genes that are associated with CD, but not all of them have been confirmed in subsequent studies. Besides, the contribution of the genes identified remains modest, and a large part of the genetics of CD remains to be clarified.

1. Introducción

Aunque el modelo de herencia de la enfermedad celíaca (EC) es aún desconocido, hace tiempo que se conoce que la herencia participa en la predisposición a la enfermedad. Los estudios de prevalencia en familias afectadas, y sobre todo aquellos que comparan parejas de gemelos, han sido de gran utilidad para estimar las proporciones en las que los factores de riesgo genéticos y ambientales contribuyen en el desarrollo de las enfermedades. De acuerdo con estos estudios, la Genética juega un papel importante tanto en el inicio como en el posterior desarrollo de la EC. En general, se acepta que la proporción de parejas de gemelos monocigóticos o idénticos en los que ambos padecen la enfermedad se sitúa en torno al 75-86%, mientras que, entre los gemelos dicigóticos o mellizos (que como todos los hermanos, comparten un promedio del 50% del genoma) esta concordancia se reduce hasta el 16-20%. Esta diferencia entre gemelos mono y dicigóticos sirve para calcular el tamaño del componente genético en la EC, que es mayor que en otras patologías complejas de origen inmunológico, como la diabetes tipo 1 (alrededor de un 30% de concordancia entre gemelos idénticos y un 6% en los mellizos).[1] Además, en la EC, la concordancia entre parejas de hermanos y de mellizos es prácticamente la misma, con lo que el componente ambiental tendría un efecto mínimo sobre el riesgo de desarrollar la enfermedad. Todo lo anterior apoya la idea de que existe un fuerte componente genético en el desarrollo de la celiaquía. Hoy en día, se calcula que la heredabilidad de la EC (proporción del riesgo de padecer una enfermedad que es atribuible a factores genéticos, frente a los ambientales) está cerca del 87%.[2]

Hace tiempo que se sabe que gran parte del riesgo genético a padecer la EC se debe a la presencia de ciertos alelos del antígeno leucocitario humano o HLA. A pesar de su papel determinante en la patogénesis de la enfermedad, su contribución a la herencia de la misma es modesta, por lo que se ha especulado sobre la existencia de numerosos *loci* de susceptibilidad no ligados al HLA, cada uno de los cuales tendría un efecto muy pequeño sobre el riesgo global.

2. La región HLA y la Enfermedad Celíaca

2.1. Región HLA

El Antígeno Leucocitario Humano ó HLA (acrónimo inglés de *Human Leucocyte Antigen*) es el nombre que recibe el Complejo Mayor de Histocompatibilidad (MHC) en humanos. Es un *superlocus* localizado en el brazo corto del cromosoma 6 y contiene un gran número de genes relacionados con el sistema inmune. Los genes HLA son los responsables de codificar las proteínas presentadoras de antígenos que se expresan en la superficie de la mayoría de las células del ser humano y constituyen una pieza fundamental en la capacidad de discernir entre lo propio y lo extraño.

Los genes HLA influyen en la aparición de numerosas enfermedades inflamatorias y autoinmunes, así como en la susceptibilidad a desarrollar enfermedades infecciosas como la malaria o el SIDA. Sin embargo, debido a la complejidad de la región, se desconocen los componentes genéticos y los mecanismos patogénicos concretos para la mayoría de estas enfermedades. La región HLA es una de las regiones con mayor densidad génica del genoma.

Una explicación para este fenómeno sería que en esta región se favorece un nivel alto de expresión.[3]

2.2. Contribución al riesgo genético y genes de susceptibilidad

Como se ha mencionado anteriormente, la región HLA es el *locus* de susceptibilidad más importante en la EC y explica alrededor del 50% de la heredabilidad de la enfermedad. Las primeras evidencias de asociación entre la región HLA y la EC se publicaron en 1972 y se encontraron mediante el uso de métodos serológicos. Debido al alto grado de desequilibrio de ligamiento en la zona, los primeros estudios identificaron las variantes HLA-A1, HLA-B8 y HLA-DR3 como las variantes etiológicas en la región, pero los estudios moleculares han evidenciado que los factores directamente implicados son los genes HLA de clase II que codifican para las moléculas HLA-DQ2 y HLA-DQ8. La asociación de HLA-DQ2 con la enfermedad es la más fuerte y así, alrededor del 90% de los pacientes celíacos presentan al menos una copia del heterodímero HLA-DQ2.5 (formado por la combinación de los alelos DQA1*05 y DQB1*02, encargados de codificar las cadenas α y β del heterodímero, respectivamente). Por otro lado, un 20-30% de la población no celíaca también es portadora de esta variante de riesgo, lo que demuestra que aún siendo muy importante, HLA-DQ2 es por sí solo insuficiente para desarrollar la enfermedad. La gran mayoría de los pacientes con EC que carecen de HLA-DQ2 son portadores de la variante DQ8, presente en el haplotipo formado por los alelos DQA1*0301 y DQB1*0302.[4] Una proporción muy pequeña de los pacientes son negativos tanto para DQ2 como para DQ8, pero se ha observado que en la mayoría de los casos, estos individuos presentan al menos uno de los dos alelos que codifican la molécula DQ2, es decir, DQA1*05 o DQB1*02.[4,5]

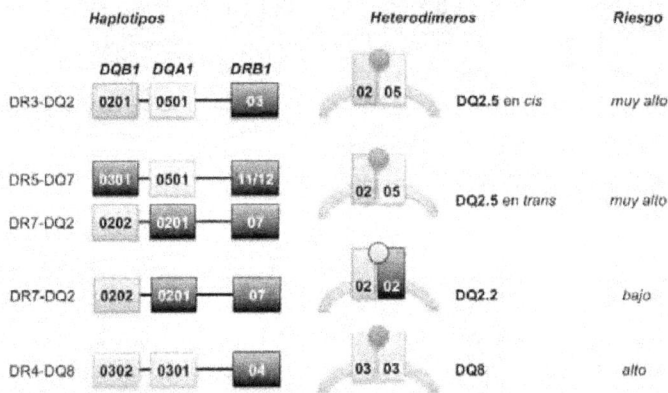

Figura 1. Asociación del locus HLA con la EC. La molécula HLA-DQ2 es el factor principal de riesgo genético a EC. La mayor parte de los individuos celíacos expresan el heterodímero HLA-DQ2.5 codificado por los alelos HLA-DQA1*05 (cadena α) y HLA-DQB1*02 (cadena β), que pueden encontrarse en cis en el haplotipo DR3-DQ2 o en trans en los heterocigotos DR5-DQ7 y DR7-DQ2.2. El dímero HLA-DQ2.2, variante de HLA-DQ2 (codificada por los alelos HLA-DQA1*0201 y HLA-DQB1*02) confiere un riesgo bajo de desarrollar EC. La mayoría de pacientes DQ2-negativos expresan HLA-DQ8, codificado por el haplotipo DR4-DQ8

Las variantes de riesgo DQ2 y DQ8, están en desequilibrio de ligamiento (estrechamente asociadas) con las variantes del gen *HLA-DRB1*, DR3 y DR4, respectivamente. Por ello, al referirse a estas variantes de riesgo, se habla de los haplotipos DR3-DQ2 y DR4-DQ8.[6] Los haplotipos que codifican el heterodímero de riesgo HLA-DQ2.5 se han asociado con la EC en la mayoría de las poblaciones (Figura 1). En algunos haplotipos, como el DR3-DQ2, ambos alelos del heterodímero HLA-DQ2.5 (DQA1*0501 and DQB1*0201) se encuentran en el mismo cromosoma y están codificados en *cis*. En los individuos heterocigotos para los haplotipos DR5-DQ7 y DR7-DQ2, las dos moléculas se codifican en cromosomas diferentes, o en *trans* (Figura 1). Las diferencias entre ambos heterodímeros HLA-DQ2.5 afectan a un aminoácido del péptido señal de las cadenas DQα (DQA1*501 versus DQA1*0505) y otro residuo de la región de membrana de las cadenas DQβ (DQB1*0201 versus DQB1*0202) y no parece tener consecuencias funcionales, por lo que se les atribuye un riesgo similar. No obstante, el riesgo conferido por otra variante de la molécula HLA-DQ2, el dímero HLA-DQ2.2 es muy bajo (Figura 1).[7,8]

El grado de susceptibilidad a EC está relacionado con la abundancia del heterodímero DQ2.5. Los individuos homocigotos para el haplotipo DR3-DQ2 o heterocigotos DR3- DQ2/DR7-DQ2 expresan los niveles más elevados de heterodímeros DQ2.5 y presentan el máximo riesgo genético de desarrollar EC.[8-10] En este sentido, cabe destacar que los pacientes con EC refractaria, que no responde a la dieta sin gluten presentan un grado de homocigosidad DR3-DQ2 (44–62%) mayor que otros pacientes celíacos (20–24%). Un efecto de dosis alélica similar se ha sugerido para las moléculas DQ8.

Junto con los genes que codifican las moléculas DQ, la región HLA contiene otros genes que participan en la respuesta inmune y que podrían influir en la susceptibilidad a EC. Diversos estudios han postulado que polimorfismos en genes como *MICA*, *MICB* o *TNF* podrían contribuir al riesgo de desarrollar la enfermedad. No obstante, la mayoría de los estudios no han tenido en cuenta el elevado desequilibrio de ligamiento entre dichos genes y HLA-DQ y los resultados no son concluyentes. La secuenciación y el mapeo exhaustivo de la región HLA ayudarán a determinar si contiene otros factores de susceptibilidad.

A pesar de la importante contribución de los genes HLA en el riesgo genético, la concordancia de la enfermedad entre hermanos idénticos para HLA es tan solo de alrededor del 30%, por lo que se puede concluir que los genes HLA son importantes pero no suficientes para desarrollar EC.[7]

2.3. Implicación en la patogénesis

La fuerte asociación de los genes HLA de clase II con la EC se explica por el papel fundamental que juegan los linfocitos T CD4+ en la patogénesis de la enfermedad. De hecho, existen células T CD4+ que reconocen los péptidos del gluten en la mucosa intestinal de pacientes celíacos, pero no en la de individuos sanos. Estas células T CD4+ presentes en el intestino de los celíacos, están normalmente caracterizadas por las moléculas HLA-DQ2 o -DQ8.[9]

Cuando individuos genéticamente susceptibles (que expresan las moléculas HLA-DQ2 o -DQ8) son expuestos a ciertos epítopos del gluten, estos epítopos son presentados por las células presentadoras de antígenos, estimulando la proliferación de células T CD4+ gluten-específicas.

Un hito importante en el conocimiento de las bases moleculares de la asociación del HLA con la EC fue el descubrimiento de que la unión de las moléculas HLA-DQ2 y -DQ8 al gluten depende de que dichos péptidos hayan sido modificados enzimáticamente por una enzima denominada transglutaminasa (TG2). Esta enzima cataliza una reacción que provoca que los epítopos del gluten adquieran mayor carga negativa, favoreciendo su unión con las moléculas HLA-DQ2 y -DQ8 y provocando la presentación de los péptidos del gluten a las células T.

Dada la importancia de las moléculas HLA en el proceso de activación de las células T autoreactivas contra el gluten, es lógico pensar que cualquier modificación en la secuencia que las codifica, pueda provocar una alteración en cualquiera de los pasos de este proceso. Así, los polimorfismos en la secuencia que codifica la parte de unión al antígeno podrían provocar un cambio en la afinidad de unión, favoreciendo el reconocimiento de los péptidos del gluten. Por otro lado, ciertos polimorfismos localizados en zonas reguladoras pueden provocar una sub-expresión o sobre-expresión de las moléculas HLA, disminuyendo o aumentando la respuesta inmune contra del gluten.

3. Búsqueda de genes de susceptibilidad genética en EC

Durante los últimos años, se han realizado numerosos esfuerzos para localizar e identificar genes de susceptibilidad no localizados en la región HLA que puedan explicar la genética de la EC. Para ello, se han utilizado fundamentalmente dos métodos de análisis: los estudios de ligamiento en familias y los estudios de asociación. Además, recientemente, se ha investigado la EC mediante estudios de asociación de genoma completo (*Genome Wide Association Studies,* GWAS), en los cuales se han analizado miles de polimorfismos de un único nucleótido o SNPs. Gracias a estos estudios, se han identificado varios genes asociados a la EC, pero no todas las asociaciones observadas se han confirmado en estudios posteriores.

3.1. Regiones de ligamiento y genes candidato posicionales

Los estudios de ligamiento en familias permiten identificar regiones cromosómicas repetida y consistentemente heredadas por los afectados de una enfermedad en varias generaciones de una familia. Mediante este tipo de análisis, podemos acotar las regiones del genoma potencialmente implicadas en la patogénesis de las enfermedades. Los genes localizados en estas regiones constituyen genes candidato posicionales, debido a que es su ubicación la que les confiere la sospecha de estar participando en la patogénesis de la enfermedad.

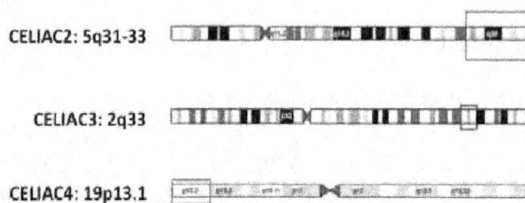

CELIAC2: 5q31-33

CELIAC3: 2q33

CELIAC4: 19p13.1

Figura 2. Regiones de ligamiento replicadas en diferentes estudios familiares

Hasta la fecha, se han identificado cuatro regiones candidatas ligadas a la EC: la primera es la región HLA o CELIAC1, que constituye el componente genético más relevante en EC y que ya ha sido tratada en profundidad anteriormente. Las otras tres regiones se denominan CELIAC2, CELIAC3 y CELIAC4 (Figura 2), pero los análisis de estos *loci* no siempre han sido concluyentes y consistentes.

CELIAC2

La región CELIAC2 está situada en el cromosoma 5q31-33 y fue identificada por primera vez por Greco y colaboradores en 1998.[11] La replicación de este *locus* no ha sido universal, y aún no se ha identificado ningún gen funcionalmente implicado en la enfermedad. Esta región contiene un grupo de genes que codifican para algunas citoquinas, las cuales podrían jugar un papel importante en la regulación del sistema inmune y la inflamación.[12] De todas maneras, aún no se ha identificado ningún gen concreto asociado con EC.

Varios estudios se han centrado en candidatos específicos como por ejemplo *IL12B* o los genes de la familia *SPINK*, pero no se han encontrado asociaciones consistentes en ninguno de ellos.[13] Trece variantes potencialmente funcionales de los genes *IL4, IL5, IL9, IL13, IL17B* y *NR3C1*, todas en el *locus* CELIAC2, fueron genotipadas en población irlandesa, pero ninguna de las variantes ni los haplotipos presentaron asociación con la enfermedad.[14]

Por otro lado, en un estudio en el que se seleccionaron genes diferencialmente expresados en la enfermedad que estaban localizados en regiones de ligamiento, se observó evidencia de asociación con el gen *YIPF5*, también localizado en esta región.[15] En un estudio posterior realizado en poblaciones finlandesa y húngara se confirmó el ligamiento de esta región con la EC y se observó de nuevo evidencia de asociación con el gen *YIPF5* aunque no de forma demasiado consistente.[16]

A pesar de ser un *locus* de riesgo importante que ha sido descrito en varios estudios de ligamiento, no se ha encontrado ningún gen que explique su asociación con la enfermedad.

CELIAC3

CELIAC3 fue identificada por primera vez en 1999 por Holopainen y colaboradores.[17] Esta región está situada en la región cromosómica 2q33 y contiene, entre otros, los genes reguladores de la respuesta linfocitaria *CD28, CTL4* e *ICOS*, que serán discutidos más tarde.

En este primer estudio, se utilizaron 7 marcadores genéticos diferentes que fueron analizados en un total de 100 familias. El microsatélite D2S116 presentó el valor de ligamiento no paramétrico más alto del estudio y se observó, además, que la asociación entre el marcador y la enfermedad es significativa. El ligamiento entre la EC y este *locus* se ha replicado en varios estudios posteriores utilizando diferentes marcadores genéticos (microsatélites y SNPs), además del microsatélite antes mencionado.

El *locus* CELIAC3 contiene los genes *CD28, CTLA4* e *ICOS* que están localizados en un bloque de alrededor de 300kb que controla diferentes aspectos de la respuesta de las células T. La unión de CD28 e ICOS con sus respectivos ligandos crea una señal positiva de proliferación y activación de citoquinas, mientras que la unión de CTLA4 crea una señal negativa que regula la activación de células T. La asociación del gen *CTLA4* con la EC se ha descrito en varias poblaciones, pero los resultados no siempre han sido positivos. Un estudio en el que se analizaron todos los SNPs de este gen sugiere que son los haplotipos, más que los SNPs, los que están más fuertemente asociados a la enfermedad. Sin embargo, se necesitan datos de la función de estas variables y/o haplotipos en la enfermedad para determinar si la asociación es con el gen *CTLA4* o con otro gen vecino.[18]

En el estudio mencionado anteriormente, en el que se analizaron genes diferencialmente expresados en la enfermedad localizados en regiones de ligamiento,[13] el gen que presentó mayor asociación con la enfermedad fue el gen *SERPINE2*. Este gen es importante en los estadios iniciales de la formación de la matriz extracelular, proceso que está alterado en la EC. Un estudio posterior no fue capaz de replicar la asociación del gen *SERPINE2* con la enfermedad, por lo que, a pesar de los múltiples intentos, el factor genético que confiere el riesgo en la región CELIAC3 aun no ha sido identificado.[19]

CELIAC4

El *locus* CELIAC4 está situado en la región cromosómica 19p13.1 y fue identificado en primer lugar por van Belzen y colaboradores en el año 2003.[20] Esta región contiene más de 140 genes y algunos forman parte de la respuesta inmune y la inflamación.

En el estudio en el que CELIAC4 fue identificado, se analizaron 82 familias con miembros afectados. Se observó que el microsatélite D19S899 presenta un pico de ligamiento significativo con EC, con un LOD *score* (logaritmo de la razón de probabilidades) de 4,31. Además, este marcador genético presentó una asociación significativa con la enfermedad cuando, con la intención de confirmar los resultados obtenidos en el estudio de ligamiento, se analizaron 216 pacientes de EC y 216 controles. No obstante, no todos los estudios de replicación posteriores han conseguido resultados positivos sobre el ligamiento de esta región y la enfermedad celíaca.[21]

El mejor candidato de la región CELIAC4 es el gen de la miosina IXB (*MYO9B*), ya que codifica para una molécula de miosina que probablemente participa en la remodelación de actina de los enterocitos. No se conoce la función específica de *MYO9B* pero se sabe que contiene un dominio proteico similar al de los genes involucrados en las uniones estrechas o *tight junction*, por lo que se ha hipotetizado que las variaciones en este gen pueden resultar en la disrupción de la barrera intestinal que permite el paso de péptidos inmunogénicos.[22] Sin embargo, no todos los estudios de asociación realizados han encontrado asociación positiva con *MYO9B*. En esta región hay alrededor de 140 genes adicionales, algunos de los cuales participan en la inmunidad y la inflamación (*CYP4F3*, *HSH2D*, *IL12RB1*, *IFI30* y *KIR*, por ejemplo) y podrían ser buenos candidatos. En un estudio en el que se analizaron diez de los genes de esta región en población holandesa, se encontró evidencia de asociación con los genes *CYP4F3* y *CYP4F2*, ambos involucrados en la inhibición del leucotrieno, potente mediador de la inflamación.[23] El gen *ICAM-1* localizado en esta región e importante en la adhesión intercelular, también presentó asociación en población francesa.[24] Estas asociaciones débiles deben ser replicadas en poblaciones independientes con el fin de determinar la contribución de estos genes al desarrollo de la enfermedad.

3.2. Genes candidato funcionales

Genes de la respuesta inmune innata

Cada vez es más evidente la participación del sistema inmune innato en el desarrollo de la EC, por lo que varios genes de la respuesta innata han sido estudiados en busca de polimorfismos de riesgo. En uno de los estudios se analizaron polimorfismos funcionales localizados en regiones reguladoras de diferentes mediadores proinflammatorios (IL-1alpha, IL-1beta, IL-1RN, IL-18, RANTES y MCP-1). Ninguno de los genes analizados en este estudio, excepto *RANTES*, que presentó una asociación dudosa, fue asociado con riesgo a desarrollar EC.[25]

La familia de genes KIR (*Killer Immunoglobulin-like receptors*) también ha sido estudiada por contener genes candidato de la respuesta inmune innata en EC. Estos receptores están localizados en la región 19q13.4, una de las regiones que ha presentado evidencia de ligamiento con la enfermedad, y codifican para receptores de las células NK (*Natural Killer*) y de ciertas células T que modulan la actividad citolítica mediante las interacciones con los ligandos HLA de clase I, participando en la respuesta immune innata. Se analizó el contenido génico, los genotipos y haplotipos de los genes KIR en población vasca y se observó que la frecuencia de la combinación KIR2DL5B(+)/KIR2DL5A(-) era significativamente mayor en los individuos enfermos. Esta asociación se replicó en población española (riesgo de odd 3,63) sugiriendo una implicación del gen *KIR2DL5B* con un aumento de riesgo a padecer EC, probablemente debido a la falta de una señal inhibitoria eficiente.[26] Por otro lado, en otro estudio, se observó que el gen inhibidor *KIR3DL1* estaba sobreexpresado en mucosa intestinal en la enfermedad activa, probablemente debido al aumento de subpoblaciones linfocitarias con fenotipo NK.[27]

Los receptores tipo *toll* (TLR), cuya función es el reconocimiento del patógeno y la estimulación de la respuesta inmunitaria, también se han analizado en busca de asociación con la enfermedad. Aunque se ha visto que su expresión está alterada en los enfermos, no se ha encontrado asociación entre los polimorfismos de estos genes y la EC. Del mismo modo, tampoco se ha encontrado asociación del número de copias (*Copy Number Variation*, CNV) de los genes *TLR2* y *TLR4* con la enfermedad.[28]

A su vez, las β-defensinas forman un *cluster* con número de copias variable en la población y forman parte de la respuesta inmune innata, actuando como antibiótico natural. Los genes que forman parte de esta familia han sido relacionados anteriormente con enfermedades autoinmunes e inflamatorias, como la psoriasis o la enfermedad de Crohn. Aunque no se ha detectado ninguna asociación entre los SNPs presentes en estos genes y la EC, sí que se ha demostrado una asociación entre el número de copias del clúster y EC, ya que se observó una menor presencia de números de copia altos (>4) en el grupo de los pacientes, sugiriendo un papel protector de las β-defensinas en la enfermedad.[28]

Como se ha comentado con anterioridad, los genes *MICA* y *MICB* que codifican para moléculas de estrés, también han sido estudiados en busca de variantes de riesgo, pero la localización de estos genes en el *locus* CELIAC1 ha dificultado sacar conclusiones sobre la contribución independiente de estos genes, debido al alto desequilibrio de ligamiento del HLA.[29]

Aunque se ha observado una activación del sistema inmune innato en los pacientes celíacos, ninguno de los genes candidato estudiados ha presentado una fuerte asociación con la enfermedad, por lo que se puede pensar que múltiples genes del sistema inmune innato, cada uno de ellos con un efecto débil, contribuyen al desarrollo de la enfermedad mediante la activación de la respuesta innata.

Genes de la respuesta inmune adaptativa

La respuesta Th1 es una de las principales respuestas inflamatorias de la EC y la citoquina más característica de esta respuesta es IFNG. Se ha observado que la producción de esta citoquina está significativamente aumentada en la enfermedad activa, llegando hasta niveles 240 veces mayores en situaciones de atrofia total. Se estudió el gen *IFNG* en tres cohortes holandesas y en población finlandesa pero no se encontraron diferencias entre las distribuciones alélicas de casos y controles. Hasta el momento, no hay evidencias de que *IFNG* sea un gen que predisponga a la enfermedad, a pesar de estar altamente sobreexpresado en la mucosa de los pacientes celíacos.[30]

Las células Th17 han sido involucradas en la patogénesis de la EC. La señalización mediante la IL23 y su receptor (IL23R) es un elemento fundamental en la diferenciación de las células T a células Th17. El gen *IL23R* ha sido asociado a otras enfermedades autoinmunes y/o inflamatorias como psoriasis o colitis ulcerosa. El gen *IL23R* presenta una variante codificante que fue analizada en población holandesa pero que no presentó asociación significativa con la enfermedad.[31] Sin embargo, el análisis de esta misma variante en población española presentó un aumento del alelo menor en los individuos enfermos, de forma opuesta a lo observado en las otras enfermedades.[32] En un estudio posterior se encontró evidencia de ligamiento en la región del gen *IL23R* en poblaciones húngara, finlandesa e italiana, pero no se encontró asociación con los polimorfismos estudiados.[33] De todas formas, un estudio reciente en población española en el que se estudió la asociación de 101 SNPs repartidos por 16 genes relacionados con la respuesta Th17 entre los que se encuentra *IL23R*, señala que no existe asociación con la enfermedad.[34]

Por otro lado, el gen *CIITA* parece ser el mayor regulador de los genes de clase II del HLA. Este gen tiene un patrón de expresión complejo y dos de los polimorfismos localizados en su promotor se han asociado con otras enfermedades autoinmunes. Estos polimorfismos fueron analizados en busca de asociación con la EC en población española pero no se encontraron diferencias significativas entre los enfermos y los controles.[35] Por el contrario, el segundo GWAS muestra asociación entre EC y la región que contiene el gen *CIITA*.

Hasta la fecha ningún gen candidato de la respuesta inmune adaptativa ha sido fuertemente asociado con el riesgo a desarrollar EC.

Genes implicados en la remodelación del epitelio intestinal

Se ha descrito que la permeabilidad del epitelio intestinal está aumentada en los pacientes celíacos en respuesta a la gliadina. Esta alteración en la barrera intestinal se ha asociado a modificaciones estructurales en las uniones intercelulares. El gen *MYO9B* de la región de ligamiento CELIAC4 ha sido analizado en busca de polimorfismos asociados por su posible implicación en la remodelación del epitelio intestinal.[23] En un estudio realizado en el año 2008 se analizaron 197 SNPs de 41 genes implicados en la comunicación intercelular en población holandesa y británica. Dos de los genes analizados, *PARD3* (2 SNPs) y *MAGI2* (2 SNPs) demostraron asociación débil con la enfermedad en población holandesa. La replicación en población británica dio como resultado asociación en uno de los SNPs de *PARD3*. El análisis conjunto de ambas poblaciones corroboró la asociación para ambos genes con valores de riesgo de odds 1,23 para *PARD3* y 1,19 para *MAGI2*. Estos genes también dieron asociación positiva con colitis ulcerosa, sugiriendo un defecto etiológico común en la barrera intestinal en ambas enfermedades.[36]

Rutas de señalización celular

Varias rutas de señalización están alteradas en la EC, entre ellas la ruta de señalización Jak-Stat, la ruta de señalización del factor de transcripción kappa B (NFkB), la ruta de señalización MAPK o la ruta de señalización del factor de crecimiento transformante beta (TGFB).[15] Varios genes de estas rutas han sido analizados en busca de asociación con la enfermedad.

Uno de los genes es el gen *STAT1*, cuya expresión está alterada en la enfermedad y además es también un candidato posicional ya que está localizado en el *locus* CELIAC3. Se analizaron cinco polimorfismos *tag* que cubren todo el gen en población holandesa, pero no se encontró ningún indicio de asociación de los polimorfismos con la enfermedad.[37]

El gen *NFkB1* también ha sido estudiado en busca de asociación genética con la EC, pero a pesar de que este factor de transcripción está constitutivamente activo en la mucosa de los enfermos, no se han encontrado polimorfismos que expliquen su aumento de actividad en la enfermedad. Se ha sugerido que los efectos patogénicos atribuidos a este factor de transcripción pueden estar causados por un defecto regulador en lugar de por un polimorfismo en el factor de transcripción mismo. Genes localizados aguas arriba en la cascada biológica pueden ser los responsables del riesgo genético provocando mayor actividad transcripcional dependiente de NFkB. Dos de los genes identificados en un estudio de seguimiento de GWAS (*REL* y *TNFAIP3*) están localizados en esta cascada, pudiendo ser responsables de su desregulación. Recientemente un polimorfismo regulador del gen *UBD* implicado en la activación de NFkB, ha sido asociado a la enfermedad en un estudio realizado en población española. Este gen está sobreexpresado en los enfermos activos y la distribución alélica del polimorfismo asociado presenta una correlación significativa con los niveles de expresión génica.[38]

Las modificaciones observadas en estas rutas biológicas complejas pueden alterar la expresión de genes que están localizados más abajo en la ruta, por lo que el análisis de genes individuales puede dar lugar a error. Un análisis exhaustivo de estas rutas puede ser crucial para la selección de candidatos para estudios de asociación.

Matriz extracelular

La matriz extracelular se encuentra degradada en el epitelio intestinal de los pacientes celíacos. Las metaloproteinasas son enzimas degradadoras de los componentes de la matriz, y se ha visto que su expresión está incrementada en los estadios activos de la enfermedad, contribuyendo a las alteraciones morfológicas de la mucosa intestinal. Por ello, estos genes han sido estudiados en diversas ocasiones en busca de variantes de susceptibilidad. De todas maneras, polimorfismos funcionales del gen *MMP-1* no han podido ser asociados a la enfermedad.[39]

4. Estudios de asociación de genoma completo en enfermedad celíaca

Los GWAS, permiten un rápido escaneo de marcadores en completos *sets* de DNA, o genomas de muchos individuos, con el objetivo de encontrar variaciones genéticas asociadas a una enfermedad en particular. Una vez identificadas estas asociaciones genéticas, los investigadores pueden usar esta información para desarrollar nuevas y mejores tecnologías para detectar, tratar y prevenir enfermedades. Estos estudios son especialmente útiles a la hora de encontrar variaciones genéticas que contribuyen al desarrollo de enfermedades comunes y complejas, como podrían ser asma, cáncer, diabetes, y en este caso la EC.

Para realizar un estudio de asociación de genoma completo, los investigadores utilizan dos grupos de participantes: individuos que padecen la enfermedad a estudio e individuos con características similares a los anteriores pero que no padecen dicha enfermedad. Se trata de un estudio de asociación a escala genómica.

El ADN completo o genoma de cada individuo es purificado a partir de una muestra de sangre. Este ADN se coloca en chips y es escaneado automáticamente en el laboratorio. Estos aparatos inspeccionan la muestra de forma estratégica en busca de marcadores de variación genética, tratándose en este caso de SNPs.

Si se descubre que ciertas variaciones genéticas resultan ser significativamente más frecuentes en individuos enfermos que en sanos, se dice que estas variaciones están asociadas a la enfermedad. Estas variaciones genéticas asociadas pueden ser marcadores importantes, ya que podrían indicarnos una región del genoma humano donde podría residir la variación causante de la enfermedad. La variante asociada en sí no tendría por qué ser la causa directa de la enfermedad, podría simplemente estar apuntando a la región en la que seguir buscando la verdadera variante causal. Por esta razón, en la mayoría de los casos se necesita seguir adelante en la investigación, como por ejemplo secuenciando el ADN en esa región en particular, con el objetivo de identificar el cambio genético exacto involucrado en la enfermedad, o haciendo estudios funcionales para encontrar asociación entre las variantes concretas y los niveles de expresión génica.

Los GWAS representan un método para capturar una nueva clase de variantes genéticas asociadas a las enfermedades. Los estudios de asociación basados en pedigríes utilizan familias en las que los *clústers* asociados a la enfermedad son útiles para identificar variantes raras con un gran efecto. Mientras tanto, los GWAS dependen de muestras basadas en poblaciones, por lo que requieren variantes comunes con un efecto más modesto (ya que las variantes raras no se podrán observar), que no se podría observar utilizando un enfoque tradicional basado en el ligamiento.

4.1. Resultados del primer GWAS

En el primer estudio de genoma completo realizado en EC, se estudiaron 778 individuos enfermos de EC y 1.422 controles sanos. Se realizaron análisis de asociación en 310.605 SNPs que demostraron tener una frecuencia mayor de 1% para el alelo menor.[40]

Como era de esperar, la mayor asociación se encontró en torno al *locus* del HLA. El alelo rs2187668-A demostró ser un eficiente marcador para el HLA-DQ2.5*cis*. Este es el haplotipo HLA-DQ2 más común asociado a la EC. En este primer estudio se vio que en el 89,2% de los enfermos del Reino Unido estaban presentes una o dos copias del HLA-DQ2.5*cis*, frente al 25,5% de presencia en la población control.

Fuera de la región HLA se observó un mayor número de SNPs asociados de lo que se podría esperar por azar, 56 SNPs presentaban una asociación con una $p<10^{-4}$. Algunos de estos SNPs se encuentran próximos entre sí, lo que sugiere que el exceso de SNPs con valores de p bajos podría ocurrir debido a una verdadera asociación de los SNPs que se encuentran en desequilibrio de ligamiento con variantes causales de la enfermedad.

El único SNP fuera del HLA en demostrar asociación significativa fue rs13119723, en la región 4q27, localizada en un bloque de desequilibrio de ligamiento que contiene los genes *IL2* e *IL21*. Estos resultados se repitieron en colecciones de pacientes y controles holandeses e irlandeses.

Se estimó que la región *IL2-IL21* tan solo podría explicar un 1% del incremento de riesgo familiar para EC, lo que sugiere la existencia de otros genes de susceptibilidad aún no identificados. Por esta razón, se procedió al estudio de los 1.164 SNPs más significativos del primer estudio, en otros 1.643 casos celíacos y 3.406 controles sanos de tres colecciones europeas independientes[41]. Las regiones asociadas tras este nuevo estudio se analizaron en busca de genes candidato que pudieran cumplir alguna función en el desarrollo de la EC, fundamentalmente aquellos genes implicados de alguna forma en la respuesta del sistema inmune (Figura 3).

Es muy importante la replicación de los resultados de descubrimientos genéticos en diferentes poblaciones a la hora de establecer un efecto genético en la predisposición a padecer una enfermedad. Por esta razón, los resultados obtenidos en el primer GWAS se han intentado replicar en varias poblaciones independientes, obteniendo resultados diversos, debidos posiblemente a variaciones poblacionales y al tamaño muestral de cada uno de estos estudios.

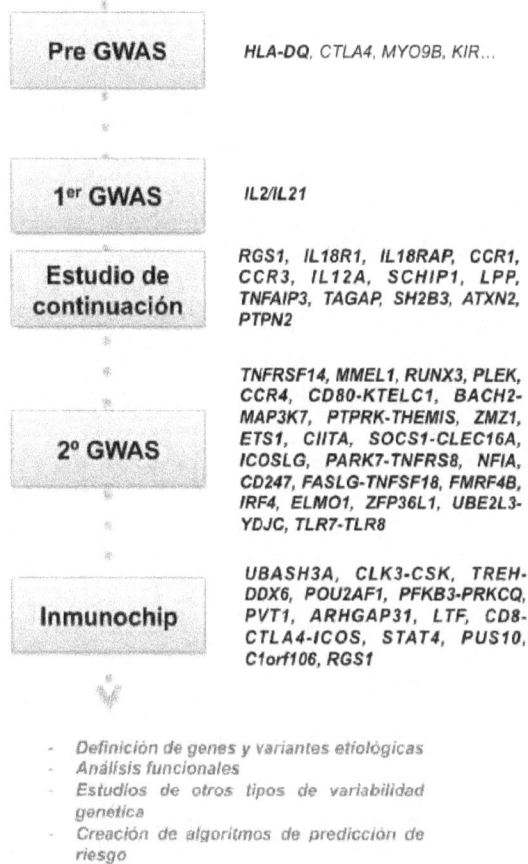

Pre GWAS	*HLA-DQ, CTLA4, MYO9B, KIR...*
1er GWAS	*IL2/IL21*
Estudio de continuación	*RGS1, IL18R1, IL18RAP, CCR1, CCR3, IL12A, SCHIP1, LPP, TNFAIP3, TAGAP, SH2B3, ATXN2, PTPN2*
2º GWAS	*TNFRSF14, MMEL1, RUNX3, PLEK, CCR4, CD80-KTELC1, BACH2-MAP3K7, PTPRK-THEMIS, ZMZ1, ETS1, CIITA, SOCS1-CLEC16A, ICOSLG, PARK7-TNFRS8, NFIA, CD247, FASLG-TNFSF18, FMRF4B, IRF4, ELMO1, ZFP36L1, UBE2L3-YDJC, TLR7-TLR8*
Inmunochip	*UBASH3A, CLK3-CSK, TREH-DDX6, POU2AF1, PFKB3-PRKCQ, PVT1, ARHGAP31, LTF, CD8-CTLA4-ICOS, STAT4, PUS10, C1orf106, RGS1*

- *Definición de genes y variantes etiológicas*
- *Análisis funcionales*
- *Estudios de otros tipos de variabilidad genetica*
- *Creación de algoritmos de predicción de riesgo*

Figura 3. Avances en la Genética de la EC. Tras el estudio del Immunochip, son 40 los loci identificados que contribuyen al riesgo de EC. Ahora es el momento de abordar los estudios funcionales para descubrir las variantes etiológicas y determinar las aplicaciones prácticas de los resultados de asociación (en azul).

4.2. Resultados segundo GWAS

El segundo GWAS en EC se realizó en el año 2009. Para ello se analizaron 292.387 SNPs fuera de la región HLA en muestras de ADN de 4.533 individuos celíacos y 10.750 controles sanos de origen Europeo. Además, se analizaron también 231.362 SNPs adicionales fuera del HLA en 3.796 individuos enfermos de celiaquía y 8.154 controles sanos.[42]

Se identificaron 13 nuevas regiones de riesgo con evidencias significativas de asociación (Figura 3). En estas regiones se encuentran varios genes con funciones inmunológicas: *BACH2, CCR4, CD80, CIITA-SOCS1-CLEC16A, ETS1, ICOSLG, RUNX3, THEMIS, TNFRSF14* y *ZMIZ1*. Otras 13 regiones no llegaron a la asociación significativa pero si apuntaron una tendencia. Estas regiones también contienen genes con funciones inmunológicas, incluyendo *CD247, FASLG-TNFSF18-TNFSF4, IRF4, TLR7-TLR8, TNFRSF9* e *YDJC*.

4.3. Immunochip

El último proyecto llevado a cabo con el objetivo de identificar un mayor número de variantes asociadas a la EC y otras enfermedades autoinmunes ha sido el denominado proyecto Immunochip. En lo que respecta a la EC se han analizado más de 200.000 variantes en 12.000 pacientes celíacos y 12.000 controles, en muestras que provienen de 7 regiones geográficas.[43]

Se analizaron 183 *loci* relacionados con el sistema inmune y que se encuentran fuera de la región HLA, y 36 mostraron una asociación significativa con EC, las 26 regiones identificadas en los GWAS más 13 nuevos *loci*. Todas las variantes asociadas tienen una frecuencia del alelo menor superior al 5%, es decir, todas ellas son variantes comunes. Tan solo se han detectado variantes de baja frecuencia asociadas a la enfermedad en 4 *loci*. La ventaja del Immunochip respecto a los GWAS consiste en la posibilidad de realizar un mapeo fino (*fine-mapping*) que nos permita localizar e identificar señales causales, ya que el genotipado en el Immunochip es mucho mas denso. Una muestra de ello es que de las 54 señales independientes fuera del HLA que se encuentran en los 36 *loci* genotipados en alta densidad, 29 localizan en torno a un único gen (Figura 3).

Tras la anotación funcional de las regiones asociadas, una de las conclusiones principales a las que se ha llegado ha sido que existen muy pocos marcadores en regiones codificantes de los genes, si bien algunos marcadores se encuentran cerca de lugares de inicio de transcripción, y otros en regiones 3´UTR.

Algunos de los posibles genes causales propuestos, por poseer señales cerca de regiones reguladoras en 5' o 3' son: *THEMIS/PTPRK, TAGAP, ETS1, RUNX3* y *RGS1*. Algunos de ellos ya habían sido propuestos previamente tras los GWAS.

4.4. Replicación de los estudios de asociación y análisis funcionales de los genes candidato

En 2011, se replicaron los ocho picos de asociación más significativos del primer GWAS en EC en población española, identificando cuatro genes (*IL12A, LPP, SCHIP1* y *SH2B3*) cuya expresión en la mucosa intestinal variaba según el estatus de la enfermedad y el genotipo de la variante asociada.[44] Estos resultados sugieren que estos genes podrían estar alterados de forma constitutiva en los celíacos, probablemente desde antes de padecer los síntomas observables de la patología, y que, por tanto, podrían tener un papel primario en la patogénesis de la enfermedad.

Un trabajo aún sin publicar da un paso adelante en la materia, ya que identifica dos genes (*RUNX3* y *THEMIS*), situados en la misma región asociada, que se coexpresan tanto en la enfermedad activa como en respuesta a la estimulación in vitro por medio de gliadina de biopsias intestinales de celíacos inactivos que han seguido la dieta durante al menos dos años. Por lo tanto, parece que las variantes asociadas en esta región influyen en la expresión de diferentes genes, pero no de forma constitutiva, desde el nacimiento del futuro celíaco, sino tras el estímulo tóxico que desencadena la respuesta inmune.

Las implicaciones de este hallazgo son de gran importancia, ya que señalan la existencia de mecanismos reguladores comunes para distintos genes en la secuencia de ADN que sólo tienen efecto ante el estímulo inmunogénico que provoca la enfermedad.

Estos y otros trabajos subrayan la necesidad de realizar estudios funcionales y de evitar la elección de hipotéticos genes de susceptibilidad por medio de criterios arbitrarios. Del mismo modo, revelan que queda mucho por descubrir sobre la inmensa complejidad reguladora del genoma y abre las puertas al análisis exhaustivo de las variantes del genoma no codificante, al estudio de las moléculas de ARN no mensajero y al de los niveles de expresión de sus dianas situadas en *trans*, en posiciones alejadas del genoma.

4.5. Conclusiones

A pesar de los enormes esfuerzos de las últimas décadas, los mecanismos genético-moleculares que subyacen a esta enfermedad aún no se han explicado completamente. Los GWAS y estudios posteriores han comenzado a desentrañar la contribución de la genética a la patogénesis de la EC. A pesar de que desde el punto de vista genético, las enfermedades de etiología inmune muestran amplias diferencias en cuanto al número de *loci* implicados, el efecto de cada uno de éstos y los factores ambientales implicados, es cierto que existe un marcado solapamiento entre este tipo de patologías. Este solapamiento debe implicar la participación de rutas biológicas comunes y sugiere que las estrategias para su tratamiento también podrían ser compartidas. No obstante, la interpretación de los estudios de asociación debe realizarse con cautela ya que es cierto que cada uno de los *loci* identificados contiene más de un gen. Las estrategias para identificar las posibles variantes etiológicas se señalan en la figura 3, y podrán en un futuro identificar las alteraciones funcionales que subyacen a las enfermedades autoinmunes. Con el tiempo estas variantes patogénicas podrán ser incluidas en algoritmos de predicción de riesgo y permitirán un diagnóstico de individuos con una alta predisposición genética antes de la aparición de los síntomas, lo que redundará en una mejora en su calidad de vida y en una disminución de los costes sanitarios. Además se podrán abrir las puertas a nuevas dianas terapéuticas para la propia EC y para otras enfermedades de etiología autoinmune.

Referencias

1. Sollid LM. Thorsby E. *HLA susceptibility genes in celiac disease: genetic mapping and role in pathogenesis.* Gastroenterol. 1993; 105: 910-22.

2. Greco L. Romino R. Coto I. et al. *The first large population based twin study of coeliac disease.* Gut. 2002; 50: 624-8. http://dx.doi.org/10.1136/gut.50.5.624

3. Horton R. Wilming L. Rand V. Lovering RC. Bruford EA. Khodiyar VK. et al. *Gene map of the extended human MHC.* Nat Rev Genet. 2004; 5: 889-99. http://dx.doi.org/10.1038/nrg1489

4. Karell K. Louka AS. Moodie SJ. Ascher H. Clot F. Greco L. et al. *HLA types in celiac disease patients not carrying the DQA1*05-DQB1*02 (DQ2) heterodimer: results from the European Genetics Cluster on Celiac Disease.* Hum Immunol. 2003; 64: 469-77. http://dx.doi.org/10.1016/S0198-8859(03)00027-2

5. Spurkland A. Sollid LM. Polanco I. Vartdal F. Thorsby E. *HLA-DR and -DQ genotypes of celiac disease patients serologically typed to be non-DR3 or non-DR5/7.* Hum Immunol. 1992; 35: 188-92. http://dx.doi.org/10.1016/0198-8859(92)90104-U

6. Sollid LM. Thorsby E. *Evidence for a primary association of celiac disease to a particular HLA-DQ alpha/beta heterodimer.* J Exp Med. 1989; 169: 345–50. http://dx.doi.org/10.1084/jem.169.1.345

7. Sollid LM. *Coeliac disease: dissecting a complex inflammatory disorder.* Nat Rev Immunol. 2002; 2: 647–55. http://dx.doi.org/10.1038/nri885

8. Van Belzen MJ. Koeleman BP. Crusius JB. et al. *Defining the contribution of the HLA region to cis DQ2-positive coeliac disease patients.* Genes Immun. 2004; 5: 215-20. http://dx.doi.org/10.1038/sj.gene.6364061

9. Ploski R. et al. *HLA-DQ (alpha 1*0501, beta 1*0201) associated susceptibility in celiac disease: a possible gene dosage effect of DQB1*0201.* Tissue Antigens 1993; 41: 173-7. http://dx.doi.org/10.1111/j.1399-0039.1993.tb01998.x

10. Lundin KE. Scott, H. Hansen T. Paulsen G. Halstensen TS. Fausa O. et al. *Gliadin-specific, HLA-DQ (alpha 1*0501, beta 1*0201) restricted T cells isolated from the small intestinal mucosa of celiac disease patients.* J Exp Med. 1993; 178: 187-96. http://dx.doi.org/10.1084/jem.178.1.187

11. Greco L. Corazza GR. Babron MC. Clot F. Fulchignoni-Lataud MCV. Percopo S. et al. *Genome search in celiac disease.* Am J Hum Genet. 1998; 62: 35-41. http://dx.doi.org/10.1086/301754

12. Greco L. Babron MC. Corazza GR. Percopo S. Sica R. Clot F. et al. *Existence of a genetic risk factor on chromosome 5q in Italian coeliac disease families.* Ann Hum Genet. 2001; 65: 35-41. http://dx.doi.org/10.1046/j.1469-1809.2001.6510035.x

13. Seegers D. Borm ME. Van Belzen MJ. et al. *IL12B and IRF1 gene polymorphisms and susceptibility to celiac disease.* Eur J Immunogenet. 2003; 30: 421-5. http://dx.doi.org/10.1111/j.1365-2370.2003.00428.x

14. Ryan AW. Thornton JM. Brophy K. Daly JS. McLoughlin RM. O'Morain C. et al. *Chromosome 5q candidate genes in coeliac disease: genetic variation at IL4, IL5, IL9, IL13, IL17B and NR3C1.* Tissue Antigens. 2005; 65: 150-5. http://dx.doi.org/10.1111/j.1399-0039.2005.00354.x

15. Castellanos-Rubio A. *Combined functional and positional gene information for the identification of susceptibility variants in celiac disease.* Gastroenterol. 2008; 134: 738-46. http://dx.doi.org/10.1053/j.gastro.2007.11.041

16. Koskinen LL. Einarsdottir E. Korponay-Szabo IR. et al. *Fine mapping of the CELIAC2 locus on chromosome 5q31-q33 in the Finnish and Hungarian populations.* Tissue Antigens. 2009; 74: 408-16. http://dx.doi.org/10.1111/j.1399-0039.2009.01359.x

17. Holopainen P. Naluai AT. Moodie S. Percopo S. Coto I. Clot F. et al. *Candidate gene region 2q33 in European families with coeliac disease.* Tissue Antigens. 2004; 63: 212-22. http://dx.doi.org/10.1111/j.1399-0039.2004.00189.x

18. Brophy K. Ryan AW. Thornton JM. et al. *Haplotypes in the CTLA4 region are associated with coeliac disease in the Irish population.* Genes Immun. 2006; 7: 19-26. http://dx.doi.org/10.1038/sj.gene.6364265

19. Dema B. Martínez A. Fernández-Arquero M. Maluenda C. Polanco I. De la Concha EG. et al. *Lack of replication of celiac disease risk variants reported in a Spanish population using an independent Spanish sample.* Genes Immun. 2009; 10: 659-61. http://dx.doi.org/10.1038/gene.2009.54

20. Van Belzen MJ. Meijer JWR. Sandkuijl LA. Bardoel AFJ. Mulder CJJ. et al. *A major non-HLA locus in celiac disease maps to chromosome 19.* Gastroenterol. 2003; 125: 1032-41. http://dx.doi.org/10.1016/S0016-5085(03)01205-8

21. Capilla A. Donat E. Planelles D. Espinós C. Ribes-Koninckx C. Palau F. *Genetic analyses of celiac disease in a Spanish population confirm association with CELIAC3 but not with CELIAC4.* Tissue Antigens. 2007; 70: 324-9. http://dx.doi.org/10.1111/j.1399-0039.2007.00899.x

22. Monsuur AJ. De Bakker PIW. Alizadeh BZ. Xhernakova A. Bevova MR. Strengman E. et al. *Myosin IXB variant increases the risk of celiac disease and points toward a primary intestinal barrier defect.* Nat Genet. 2005; 37: 1341-4. http://dx.doi.org/10.1038/ng1680

23. Curley CR. Monsuur AJ. Wapenaar MC. Rioux JD. Wijmenga C. *A functional candidate screen for coeliac disease genes.* Eur J Hum Genet. 2006; 14: 1215-22. http://dx.doi.org/10.1038/sj.ejhg.5201687

24. Abel M. Cellier C. Kumar N. Cerf-Bensussan N. Schmitz J. Caillat-Zucman S. *Adulthood-onset celiac disease is associated with intercellular adhesion molecule-1 (ICAM-1) gene polymorphism.* Hum Immunol. 2006; 67: 612-7.
http://dx.doi.org/10.1016/j.humimm.2006.04.011

25. Rueda B. Zhernakova A. López-Nevot MA. Martín J. Koeleman BPC. *Association study of functional genetic variants of innate immunity related genes in celiac disease.* BMC Med Genet. 2005; 3: 6-29. http://dx.doi.org/10.1186/1471-2350-6-29

26. Santin I. Castellanos-Rubio A. Perez de Nanclares G. Vitoria JC. Castaño L. Bilbao JR. *Association of KIR2DL5B gene with celiac disease supports the susceptibility locus on 19q13.4.* Genes Immun. 2007; 8: 171-6. http://dx.doi.org/10.1038/sj.gene.6364367

27. Fernandez-Jimenez N. et al. *Upregulation of KIR3DL1 gene expression in intestinal mucosa in active celiac disease.* Hum Immunol. 2011; 72: 617-20. http://dx.doi.org/10.1016/j.humimm.2011.04.008

28. Fernandez-Jimenez N. Santín I. Irastorza I. Plaza-Izurieta L. Castellanos-Rubio A. Vitoria JC. Bilbao JR. *Analysis of beta-defensin and Toll-like receptor gene copy number variation in celiac disease.* Hum Immunol. 2010; 71: 833-6. http://dx.doi.org/10.1016/j.humimm.2010.05.012

29. Martín-Pagola A. Pérez-Nanclares G. Ortiz L. Vitoria JC. Hualde I. Zaballa R. et al. *MICA response to gliadin in intestinal mucosa from celiac patients.* Immunogenetics. 2004; 56: 549-54. http://dx.doi.org/10.1007/s00251-004-0724-8

30. Wapenaar MC. Van Belzen MJ. Fransen JH. Fariña Sarasqueta A. Houwen RHJ. Meijer JWR. et al. *The interferon gamma gene in celiac disease: augmented expression correlates with tissue damage but no evidence for genetic susceptibility.* J. Autoimmun. 2004; 23: 183-90. http://dx.doi.org/10.1016/j.jaut.2004.05.004

31. Weersma RK. Zhernakova A. Nolte IM. Lefebvre C. Rioux JD. Mulder F. et al. *ATG16L1 and IL23R are associated with inflammatory bowel diseases but not with celiac disease in the Netherlands.* Am J Gastroenterol. 2008; 103: 621-7. http://dx.doi.org/10.1111/j.1572-0241.2007.01660.x

32. Núñez C. Dema B. Cénit MC. Polanco I. Maluenda C. Arroyo R. et al. *IL23R: a susceptibility locus for celiac disease and multiple sclerosis?* Genes Immun. 2008; 9: 289-93. http://dx.doi.org/10.1038/gene.2008.16

33. Einarsdottir E. Koskinen LLE. Dukes E. Kainu K. Suomela S. Lappalainen M. et al. *IL23R in the Swedish, Finnish, Hungarian and Italian populations: association with IBD and psoriasis, and linkage to celiac disease.* BMC Med Genet. 2009; 28: 10-8. http://dx.doi.org/10.1186/1471-2350-10-8

34. Medrano LM. García-Magariños M. Dema G. Espino L. Polanco I. Figueredo MA. et al. *Th17-related genes and celiac disease susceptibility.* PLoS One. 2012; 7: e31244. http://dx.doi.org/10.1371/journal.pone.0031244

35. Dema B. Martínez A. Fernández-Arquero M. Maluenda C. Polanco I. Figueredo MA. et al. *Autoimmune disease association signals in CIITA and KIAA0350 are not involved in celiac disease susceptibility.* Tissue Antigens. 2009; 73: 326-9. http://dx.doi.org/10.1111/j.1399-0039.2009.01216.x

36. Wapenaar MC. Monsuur AJ. Van Bodegraven AA. Weersma RK. Bevova MR. Linskens RK. et al. *Associations with tight junction genes PARD3 and MAGI2 in Dutch patients point to a common barrier defect for coeliac disease and ulcerative colitis.* Gut. 2008; 57: 463-7. http://dx.doi.org/10.1136/gut.2007.133132

37. Diosdado B. Monsuur AJ. Mearin ML. Mulder C. Wijmenga C. *The downstream modulator of interferon-gamma, STAT1 is not genetically associated to the Dutch coeliac disease population.* Eur J Hum Genet. 2006; 14: 1120-4. http://dx.doi.org/10.1038/sj.ejhg.5201667

38. Castellanos-Rubio A. Santin I. Irastorza I. Sanchez-Valverde F. Castaño L. Vitoria JC. et al. *A regulatory single nucleotide polymorphism in the ubiquitin D gene associated with celiac disease.* Hum Immunol. 2010; 71: 96-9. http://dx.doi.org/10.1016/j.humimm.2009.09.359

39. Ciccocioppo R. Di Sabatino A. Bauer M. Della Riccia DN. Bizzini F. Biagi F. et al. *Matrix metalloproteinase pattern in celiac duodenal mucosa.* Lab. Invest. 2005; 85: 397-407. http://dx.doi.org/10.1038/labinvest.3700225

40. Van Heel DA. et al. *A genome-wide association study for celiac disease identifies risk variants in the region harboring IL2 and IL21.* Nat Genet. 2008; 39: 827-9. http://dx.doi.org/10.1038/ng2058

41. Hunt, KA. Zhernakova A. Turner G. Heap GAR. Franke L. Bruinenberg M. et al. *Newly identified genetic risk variants for celiac disease related to the immune response.* Nat Genet. 2008; 40: 395-402. http://dx.doi.org/10.1038/ng.102

42. Dubois PC. Trynka G. Franke L. Hunt KA. Romanos J. Curtotti A. et al. *Multiple common variants for celiac disease influencing immune gene expression.* Nat Genet. 2010; 42: 295-302. http://dx.doi.org/10.1038/ng.543

43. Trynka G. Hunt KA. Bockett NA. Romanos J. Mistry V. Szperl A. et al. *Dense genotyping identifies and localizes multiple common and rare variant association signals in celiac disease.* Nat Genet. 2011; 43: 1193-201. http://dx.doi.org/10.1038/ng.998

44. Plaza-Izurieta L. Castellanos-Rubio A, Irastorza I, Fernandez-Jimenez N, Gutierrez G, Bilbao JR. *Revisiting genome wide association studies (GWAS) in coeliac disease: replication study in Spanish population and expression analysis of candidate genes.* J Med Genet. 2011; 48: 493-6. http://dx.doi.org/10.1136/jmg.2011.089714

Capítulo 7

Inmunopatogenia de la enfermedad celíaca

E. Arranz[1], E. Montalvillo[1], J.A. Garrote[2]

[1]Laboratorio de Inmunología de las mucosas, IBGM, Universidad de Valladolid-CSIC. Valladolid, España.

[2]Laboratorio de Genética y Biología Molecular. Servicio de Análisis Clínicos. Hospital Universitario Río Hortega. Valladolid, España.

earranz@med.uva.es, jagarrote@saludcastillayleon.es, enalmonn@hotmail.com

Doi: http://dx.doi.org/10.3926/oms.22

Referenciar este capítulo

Arranz E, Montalvillo E, Garrote JA. *Inmunopatogenia de la enfermedad celíaca*. En Rodrigo L y Peña AS, editores. *Enfermedad celíaca y sensibilidad al gluten no celíaca*. Barcelona, España: OmniaScience; 2012. p. 123-149.

Resumen

La enfermedad celíaca es un trastorno inflamatorio crónico del intestino delgado mediado por el sistema inmune que afecta a individuos genéticamente susceptibles tras la ingestión de prolaminas de trigo y otros cereales. La interacción de factores genéticos y ambientales lleva a la pérdida de tolerancia al gluten y al desarrollo de una lesión intestinal, con repercusión clínica y funcional variable, que se caracterizada por aumento de linfocitos en el epitelio y lámina propia, pérdida de vellosidades, apoptosis de enterocitos y remodelación de la mucosa, y la presencia de anticuerpos anti-transglutaminasa. El modelo patogénico más aceptado incluye alteraciones de la digestión y al transporte transepitelial del gluten, y se centra en los mecanismos de la inmunidad adaptativa dependientes de la estimulación de linfocitos T CD4$^+$ reactivos que reconocen péptidos de gluten deamidados por el enzima transglutaminasa tisular (TG2) junto a moléculas HLA-DQ2/DQ8, y la producción de citocinas pro-inflamatorias, en especial IFNγ. El gluten tiene además un efecto *tóxico* directo sobre el epitelio, dependiente de la inmunidad innata y cuyo principal mediador es la IL-15, que se manifiesta por la expresión de moléculas de estrés en los enterocitos, y la activación de la función citotóxica de los linfocitos intraepiteliales. La interacción de IL-15 con su receptor, expresado en el epitelio, puede ser relevante en la inducción de la inmunidad adaptativa. Se necesita aún clarificar algunos aspectos, como el paso de péptidos hasta la lámina propria, la activación de la TG2, o los mecanismos que regulan la activación de la IL-15, entre otros.

Abstract

Celiac disease is a chronic inflammatory process of the small intestine mediated by the immune system which affects to generically susceptible individuals following the ingestion of prolamins from wheat and other cereals. The interaction between genetic and environmental factors determines the loss of tolerance to gluten and the development of the intestinal lesion, with a variable clinical and functional repercussion, characterized by an increased number of lymphocytes within the epithelium and the lamina propria, enterocyte apoptosis, the transformation of the mucosa, and the presence of anti-transglutaminase antibodies. The most accepted model of pathogenesis of Celiac disease includes changes in the digestion and transepithelial transport of gluten, and it is focussed in the mechanisms of adaptive immunity triggered by the stimulation of CD4$^+$ T cells after recognition of gluten peptides deaminated by the enzyme tissue transglutaminase (tTG) in the context of HLA-DQ2/DQ8 molecules, and the production of proinflammatory cytokines, specially IFNγ. Furthermore, gluten has also a direct *toxic* effect on the epithelium, which depends on the innate immunity with IL15 as the central mediator, and manifested by the epithelial expression of stress molecules and the activation of cytotoxic functions by intraepithelial lymphocytes. The interaction between IL15 and its receptor, expressed by epithelial cells, may be also relevant for the induction of adaptive immunity to gluten. Further clarification is needed on several issues, like the passage of gluten into the lamina propria, the activation of free tTG, or the mechanisms regulating the activity of IL15, among others.

1. Introducción

La Enfermedad Celíaca (EC) es una enfermedad inflamatoria crónica del intestino delgado debida a una respuesta inmunológica inadecuada frente al gluten de trigo y proteínas relacionadas de otros cereales[1-3] que afecta a individuos genéticamente predispuestos en cualquier época de la vida. Es un trastorno frecuente con una prevalencia estimada cercana al 1% en la mayoría de las poblaciones estudiadas[3-5], aunque sólo 1 de cada 7-10 casos ha sido diagnosticado[6]. La interacción desfavorable entre genes de predisposición y factores ambientales desencadena esta respuesta frente al gluten en la mucosa intestinal que incluye un componente innato, responsable de la lesión epitelial, y otro adaptativo mediado por linfocitos T CD4+ específicos de la lámina propria, y determinan la remodelación mucosa. Junto a la pérdida de la tolerancia oral al gluten, se han identificado también alteraciones que afectan a la digestión intraluminal[7,8], a la acción directa de los péptidos de gluten sobre el epitelio, y al transporte transepitelial a la lámina propria mucosa[9,10].

La activación de linfocitos T CD4+ de la lámina propria mucosa tras el reconocimiento de péptidos de gliadinas modificados por la enzima transglutaminasa 2 (TG2), en el contexto de las moléculas HLA-DQ2/DQ8, desencadena una respuesta inflamatoria dominada por citocinas de perfil Th1, en el que predomina el IFNγ, y otras citocinas proinflamatorias (TNFα, IL-15 e IL-18), pero con ausencia de IL-12, y un descenso proporcional de la expresión de citocinas inmunorreguladoras como IL-10 y TGFβ[11-14]. Como consecuencia, se produce una lesión de la mucosa del intestino delgado que afecta a la absorción y utilización de nutrientes y cuya repercusión clínica y funcional varía según el grado de atrofia o remodelación mucosa (Figura 1).

A **B**

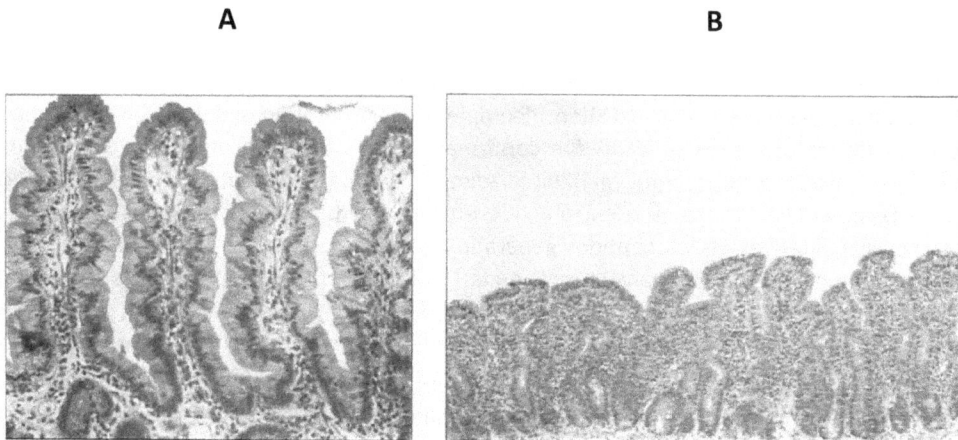

Figura 1. Mucosa duodenal de un paciente control no-EC (A) y de un paciente con enfermedad celíaca al diagnóstico (B) donde se muestra la lesión con atrofia vellositaria e hiperplasia de las criptas al microscopio óptico.

En la EC, la lesión característica del intestino delgado puede reconocerse en varias fases interrelacionadas, descritas por Marsh[15]. La lesión de Tipo 0, preinfiltrativa, se caracteriza por una mucosa de morfología normal, aunque la inmunidad humoral local está alterada; Tipo I, o lesión infiltrativa, muestra una arquitectura mucosa normal, pero el número de LIE está aumentado (>25/100 enterocitos); Tipo II, lesión hiperplásica, se caracteriza por criptas alargadas o hiperplásicas, y se mantiene la altura de las vellosidades y la infiltración de LIE; Tipo III, lesión destructiva, puede ser parcial (3a), subtotal (3b) o total (3c); es la lesión típica diagnóstica, con pérdida de vellosidades y reorganización tisular; y Tipo IV, lesión hipoplásica, es una verdadera lesión atrófica, con formación de depósitos de colágeno, observada en un pequeño grupo de pacientes que no responden a la dieta sin gluten (EC Refractaria)[16].

La sensibilización al gluten y la activación de una respuesta específica frente a estas proteínas en la mucosa intestinal, es un rasgo invariable de la EC; sin embargo, el factor precipitante puede ser otro y sería responsable de la expresión completa de la lesión mucosa, por ejemplo, en la forma de una lesión destructiva con pérdida de vellosidades intestinales. Según la hipótesis planteada hace años por Anne Ferguson[17], factores candidatos pueden ser un aumento de la permeabilidad intestinal, defectos nutricionales, un aumento de la cantidad de gluten en la dieta, alteraciones o defectos de la digestión intraluminal del gluten ingerido, efectos adyuvantes de una infección gastrointestinal, o algún gen no asociado al HLA, todavía por identificar.

2. Teorías patogénicas de la enfermedad celíaca

La teoría metabólica consideraba que la EC era consecuencia de un defecto enzimático o de cualquier otro mecanismo que, en última instancia, implicaba una digestión incompleta del gluten, o de las gliadinas de trigo. Entre los estudios realizados para confirmar esta hipótesis, cabe señalar el que confirmó que los homogeneizados de la mucosa del intestino delgado de los pacientes celíacos no tratados, eran menos eficientes a la hora de degradar el producto de la digestión de gliadina con pepsina y-tripsina (PT), comparado con los homogenizados de los pacientes no celíacos. Estos resultados llevaron a proponer que la digestión incompleta de la gliadina, era la desencadenante de la respuesta inmunológica, mediante la llamada "hipótesis de la peptidasa perdida" o "hipótesis metabólica"[18].

Esta hipótesis basada en una digestión incompleta de las proteínas del gluten en la mucosa intestinal de los pacientes celíacos, fue confirmada posteriormente utilizando digestiones PT tanto de alfa, beta, como gamma-gliadinas, además de otros muchos péptidos inmunodominantes[19]. Llama la atención, que en ninguno de estos estudios, se encontraban diferencias cualitativas en los péptidos generados entre la mucosa de pacientes celíacos y no-celíacos, y la única diferencia parecía estar en la cantidad, ya que en ambos casos se generaban los mismos péptidos, aunque en diferentes cantidades. En otros estudio no se observaron diferencias[20], sino que por el contrario, los enzimas del borde en cepillo de los enterocitos de los pacientes celíacos, hidrolizaban PT-gliadina con la misma efectividad que los de los no-celíacos.

En la actualidad, la hipótesis enzimática, considerada como un posible factor contribuyente en la inmunopatogenia de la EC ha quedado prácticamente olvidada, debido a una mejor caracterización molecular de la fisiopatología de esta enfermedad, que ha permitido desentrañar gran parte de los mecanismos inmunológicos, implicados en el desarrollo de la lesión del intestino delgado, así como al descubrimiento del haplotipo HLA-DQ2/DQ8 como un factor clave en la predisposición genética.

3. Teoría inmunológica como explicación de la enfermedad celíaca

3.1 Inmunidad frente a los antígenos de la dieta. Tolerancia oral

En condiciones normales, la respuesta frente a las proteínas de la dieta es de tolerancia oral, que se define como la falta de respuesta inmunológica sistémica frente a determinados antígenos ingeridos, tras su administración posterior por vía sistémica[21]. Sin embargo, en la EC hay una pérdida de tolerancia frente al gluten y proteínas similares. La capacidad del sistema inmunológico del tracto digestivo para distinguir entre antígenos de la dieta y microorganismos patógenos podría explicarse porque éstos proporcionan un estímulo persistente, asocian otras señales de peligro, o invaden tejidos linfoides alejados de la mucosa. Se han descrito varios mecanismos responsables de la tolerancia oral: deleción (apoptosis), anergia clonal (inactivación funcional de las células efectoras), e inducción de linfocitos T reguladores, que actúan mediante citocinas (TGFβ o IL-10)[22,23].

La regulación de la respuesta frente a antígenos de la dieta, está determinada por la forma en la que los linfocitos T reconocen estos antígenos, el tipo y estado funcional de las células presentadoras de antígeno (CPA), como las células dendríticas (CDs). Datos de modelos animales y observaciones en humanos, han llevado a explicar la tolerancia oral, como el resultado de las condiciones inmunorreguladoras del intestino, que llevarían a la diferenciación de células T reguladoras (Treg)[24,25], y de otras células de función homeostática, como las células Tγδ+ y células NKT invariantes (iNKT). Otra posibilidad es que el intestino normal pueda responder con un perfil Th1, dominado por IFNγ, incluso frente a antígenos de la dieta, que sería el resultado de un balance entre diferentes factores (integridad del epitelio, desarrollo de células T, inmunorregulación, etc.) La diferenciación Th1 no asociaría lesión tisular, debido al control de los linfocitos efectores por CPA inmaduras, que tienen una vida media corta, y a la supresión inducida por células T reguladoras[25].

Las Células Dendríticas (CDs) son las principales CPA, especialmente para las células T vírgenes, y tienen un papel clave en los fenómenos de homeostasis intestinal[26-28], además de servir de nexo entre la respuesta inmunológica innata y adaptativa[29,30]. En ausencia de otras señales coestimuladoras, la presentación de antígenos por estas células favorece la inducción de tolerancia oral, al mostrar un descenso de su capacidad estimuladora y/o promover la diferenciación de células T reguladoras[31], caracterizadas por el fenotipo CD4+CD25high[24,32], y por el factor de transcripción FoxP3, clave en el desarrollo y maduración funcional de estas células[33]. Sin embargo, estudios recientes sugieren que aunque FoxP3 es un factor de transcripción ligado al fenotipo regulador, no es exclusivo de un único tipo celular y no sería el mejor marcador para identificar las células T de función reguladora[34]. Las CDs parecen tener también un papel importante en la inmunopatogénesis de la EC, debido a su capacidad de madurar en respuesta a señales de peligro, derivadas de la inmunidad innata, y favorecer la inducción de respuestas de la inmunidad adaptativa[22,35].

Las células T reguladoras (Treg) son las principales células homeostáticas del sistema inmunológico, con un papel central en el control de la inflamación local. Estas células realizan su función al bloquear la expansión clonal de los linfocitos T, tanto CD4+ como CD8+, además de inhibir la producción de IL-2. Mediante la producción de citocinas moduladoras como IL-10 y TGFβ, las células Treg pueden modular la inflamación local al inhibir las respuestas Th1 y la producción de IFNγ, a través de la cooperación con las células B en la síntesis de IgA[36,37]. Otras células implicadas en la homeostasis intestinal, son las células CD4+ Th3, que realizan su función a través de la producción de TGFβ[38]. Recientemente, se ha determinado que esta población celular, depende en algún momento, de la presencia de FoxP3, por lo que se ha sugerido que las células Th3 y Treg podrían ser la misma población celular[38].

Existe otra población CD4+ que no expresa el factor de transcripción FoxP3, ni la molécula CD25 en superficie y que tienen una función central en el control de la respuesta inflamatoria frente a los antígenos de la dieta[39], como son los linfocitos Tr1, principales productores de la IL10 en el intestino. Bajo ciertas condiciones, los linfocitos Th1, Th2 o Th17, pueden convertirse en productores de IL10, por lo que las células Tr1 no serían más que linfocitos CD4+ estimulados de forma crónica, para la reducción de la producción de citocinas pro-inflamatorias y el mantenimiento de los niveles de IL10[40]. Dentro del intestino, la actividad de estas células no-Treg es más importante que la de las Treg en la tolerancia oral, ya que su número es mucho mayor que el representado por las células CD4+CD25+FoxP3+.

Además de las células Treg, hay otras células que pueden intervenir en el mantenimiento y regulación de la homeostasis intestinal y la tolerancia oral, son los linfocitos intraepiteliales (IEL) Tγδ+, que contribuyen significativamente a la población de células TCR+ circulantes[41], y su número se encuentra aumentado en el intestino de los pacientes con EC[42]. Tras su interacción con el antígeno vía TCR, las células Tγδ+ expresan de forma rápida y transitoria el receptor CCR7, que permite su migración a los nódulos linfáticos donde podrían actuar como CPA e inducir la diferenciación de células Treg específicas[43].

Las células NKT invariantes (iNKT) muestran marcadores de células NK, como CD161 (NK1.1), y un TCR invariante Vα24β11 que reconoce antígenos junto a moléculas CD1d (MHC-1), muy expresado en el epitelio intestinal[44], y representan el 0,5-20% del total celular[45,46]. En el epitelio, además, se ha descrito una población CD3- con fenotipo NK-like, que disminuye drásticamente en los pacientes con EC[47,48]. Las células iNKT activadas tienen un carácter dual, la subpoblación iNKT CD4-CD8- produce citocinas de perfil Th1 (IFNγ, TNFα), mientras que las células iNKTs CD4+ sintetizan citocinas tanto Th1 como Th2 (IL-4, IL-13)[32,49,50]. La adquisición de un perfil Th1 o Th2, depende de la fuerza de interacción entre el antígeno y la molécula CD1d, las citocinas predominantes en el microambiente local y otras señales co-estimuladoras[45]. Esta capacidad para producir de forma rápida grandes cantidades de citocinas Th1/Th2, confiere a las células iNKT un papel relevante en la tolerancia oral, al poder modular la maduración de las CDs hacia la vía tolerogénica, que interviene en la diferenciación de células Treg (IL-10 y TGFβ)[44,51], además de inducir la depleción clonal de células T específicas de antígeno[32].

El origen de las células inmunológicas presentes en la mucosa duodenal no está aclarado del todo. En condiciones fisiológicas, durante su activación, los linfocitos adquieren propiedades para la recirculación que dependen de la expresión de moléculas de adhesión y receptores para quimiocinas que dirigen su migración a tejidos y microambientes específicos[52,53]. Los linfocitos activados en el tejido linfoide intestinal tienden a volver al intestino. Esta migración selectiva está dirigida por la integrina α4β7, cuyo ligando es la adresina mucosal (MadCAM-1) de las vénulas de endotelio alto, placas de Peyer y ganglios linfáticos mesentéricos del intestino[53]. El receptor de quimiocinas CCR9 interviene en el reclutamiento de células T efectoras al intestino vía interacción con su ligando CCL25 (TECK), expresada selectivamente en parte del intestino[54]. Por el contrario, los ligandos de carbohidrato de selectinas P y E, son conocidos colectivamente como antígenos leucocitarios humanos (CLA)[55]. Otros receptores de quimiocinas como CCR4, CCR8 y CCR10 han sido implicados también en la migración selectiva a la piel[55,56].

Por tanto, en enfermedades donde se conoce la implicación patogénica de una respuesta inmunológica mediada por linfocitos específicos de antígeno, como es el caso de la EC[2,57], cabe esperar que el perfil de marcadores de migración selectiva de las poblaciones celulares circulantes en los pacientes celíacos esté aumentado. Sin embargo, hay poca información disponible sobre la expresión de estos marcadores celulares no solo en los pacientes con EC, sino también en la población general. Resultados preliminares[31,58], en voluntarios adultos sanos sin enfermedades autoinmunes o malignas conocidas, sugieren que las CDs circulantes en sangre son doble positivas para los marcadores de migración a intestino y piel, mientras que los monocitos circulantes expresan preferentemente marcadores de intestino y los linfocitos T, expresan marcadores de intestino o de piel. Sin embargo, falta por confirmar esta información en el caso de los pacientes con EC.

3.2. El modelo patogénico de las 2 señales

En la actualidad, la teoría inmunológica es la que mejor explica la patogenia de la EC. Tradicionalmente, se consideraba que lo ocurrido en la lámina propria mucosa, en el contexto de una respuesta mediada por linfocitos T CD4+, con restricción HLA-DQ2/8, y liberación de IFNγ, era fundamental en el desarrollo de la enteropatía. Recientemente, se ha observado que la inmunidad innata, que actúa principalmente en el compartimento intraepitelial, es también determinante en la respuesta inmunológica frente al gluten. El modelo inmunopatogénico más aceptado establece que el gluten tiene un efecto doble mediado por la inmunidad innata (efecto tóxico directo del gluten sobre el epitelio) y la inmunidad adaptativa o específica (a través de los linfocitos T CD4+ de la lámina propria o tejido subyacente)[59].

Este modelo inmunopatogénico integra varios elementos necesarios en la mucosa del intestino delgado[1, 60, 61], como la presencia de péptidos de gluten (tóxicos e inmunogénicos), el efecto de alguno de estos péptidos sobre el epitelio, la actividad del enzima TG2, la presencia de CPA que expresan moléculas HLA-DQ, y de linfocitos T CD4+ reactivos al gluten. Los péptidos tóxicos, no reconocidos por las células T, tienen un efecto rápido e inespecífico sobre el epitelio, mientras que la respuesta a los péptidos inmunogénicos es más tardía, después de atravesar el epitelio para llegar a la lámina propria mucosa donde sufren deamidación por la TG2 para unirse con alta afinidad a las moléculas HLA-DQ2 o DQ8. Los linfocitos T específicos de gluten reconocen estos epítopos T modificados en el contexto de moléculas DQ2 o DQ8 de membrana en CPA locales, como las CDs. Estas respuestas inmunológicas (innata y adaptativa) desencadenan distintos mecanismos de lesión, con citotoxicidad epitelial, y reestructuración de la matriz extracelular (la denominada transformación mucosa).

El gluten de trigo contiene 2 familias de proteínas, gliadinas y gluteninas (insoluble en alcohol), con fragmentos lesivos para los enfermos con EC, y que se encuentran también en las proteínas del centeno (secalinas), cebada (hordeinas), y avena (aveninas). Las proteínas de la gliadina pueden subdividirse en α-, γ- y ω-gliadinas, y en subunidades de alto peso molecular (HMW, siglas en inglés), peso molecular medio (MMW) y bajo peso molecular (LMW) para las gluteninas[62]. Todas estas proteínas reciben el nombre genérico de prolaminas por compartir una secuencia de aminoácidos muy similar y un alto contenido de los aminoácidos hidrofóbicos glutamina y prolina[63,64]. Los péptidos denominados tóxicos inducen daño intestinal en cultivo de biopsias de duodeno[65], o tras ser administrados in vivo sobre el intestino proximal o distal[66]; y los inmunogénicos, estimulan líneas celulares T, con restricción DQ2/DQ8, obtenidas del intestino o sangre periférica de pacientes con EC[67].

3.3. Respuesta innata frente al gluten

Algunos fragmentos del gluten, como p31-49 o 31-43 de la α-gliadina, inducen una respuesta inmunológica inmediata de tipo innato, no relacionada con los linfocitos T, ni con la presentación antigénica dependiente de moléculas HLA-DQ2/8, aunque los mecanismos aún no están completamente dilucidados[68]. En un modelo de cultivo ex vivo de biopsia de pacientes con EC, se ha observado que la respuesta inmediata inducida por el péptido 31-49 se asocia a la expresión de IL-15, ciclooxigenasa (COX-2) y los marcadores de activación CD25 y CD83 por células mononucleares de la lámina propria[69]. Además, se desencadena estrés oxidativo mediado por la formación de óxido nítrico, que proviene principalmente de la inducción de iNOS en los enterocitos [70,71], y que induce a su vez la expresión en estas células de ligandos como MICA[72]. La gliadina es capaz también de debilitar las uniones de tipo tight-junctions localizadas entre las células del epitelio intestinal[9].

Los Linfocitos Intraepiteliales (LIEs) se localizan en la zona basolateral de las células epiteliales y desempeñan un papel importante en la vigilancia inmunológica del epitelio intestinal. La población de LIEs en el intestino delgado es una mezcla de células T TCRαβ+, células TCRγδ+ T, y

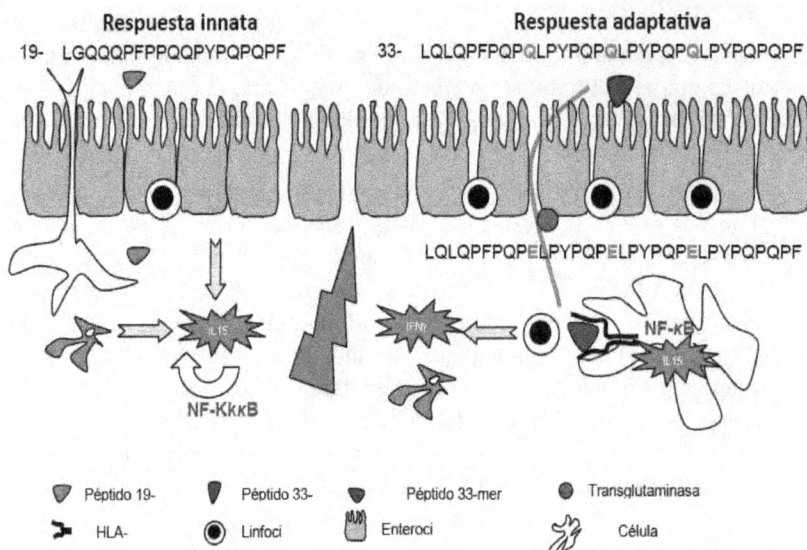

Figura 2. El gluten tiene un efecto dual en la mucosa del intestino delgado. Péptidos tóxicos, como el 19-mer, inducen una respuesta inmunológica innata inespecífica caracterizada por la presencia de IL-15, producida por los enterocitos. La IL-15 activa a su vez al factor de transcripción NF-κB en las células adyacentes, que aumenta la producción de IL-15, y la inducción de iNOS, responsables de una situación de estrés oxidativo, y de la retroalimentación de la respuesta innata. La expresión de moléculas como MICA y/o HLA-E está aumentada en los enterocitos y la IL-15 desencadena fenómenos de citotoxicidad (apoptosis) sobre estas células, al inducir la expresión de moléculas NKG2D y NKG2C (ligandos de MICA y HLA-E respectivamente) en los linfocitos intraepiteliales. Finalmente, la IL-15 puede debilitar las uniones tight-junctions entre los enterocitos. La respuesta adaptativa se ve facilitada por el aumento de la permeabilidad intestinal que permite el paso de péptidos inmunogénicos como el 33-mer hasta la lámina propria, donde son deaminados por la enzima transglutaminasa tisular (TG2). Además, la IL-15 activa a las células dendríticas, que aumenta la expresión en superficie de moléculas co-estimuladora, necesarias para una presentación antigénica eficaz y restringida por HLA-DQ2/8, a los linfocitos T. Estos linfocitos desencadenan una respuesta Th1, con predominio de IFNγ y ausencia de IL-10, y la liberación por células del estroma, de factores de crecimiento keratinocítico y metaloproteasas, El perfil Th1 de citocinas es responsable de la lesión, caracterizada por linfocitosis intraepitelial, hiperplasia de las criptas y aplanamiento de las vellosidades, pero también puede atraer nuevas células pro-inflamatorias a la lámina propria.

células NK, aunque gran parte de ellos son linfocitos TCRαβ+CD8+ T[2]. Además, la mayoría de los LIEs TCR+ expresan diversos receptores de tipo NK que son distintos de los expresados por las células T circulantes en sangre periférica[73]. Estos receptores NK actúan no sólo como moléculas coestimuladoras, sino también como activadores de linfocitos T en situaciones de estrés[74]. En la EC activa, el número de LIEs CD8+ TCRαβ+ and TCRγδ+ está muy elevado. No está claro si esta situación depende de cambios en la homeostasis del epitelio o es una consecuencia del entorno proinflamatorio creado por la respuesta mediada por los linfocitos T CD4+ de la lámina propria mucosa.

El principal mecanismo que desencadena la respuesta innata depende de la liberación de IL-15 por los enterocitos[75]. En la EC, se observa expresión de IL-15 tanto en los enterocitos del epitelio superficial como en las células mononucleares de la lámina propria mucosa[76,77]. La IL-15 favorece la supervivencia, activación y proliferación de los LIEs, con independencia de la interacción vía TCR, además de controlar la expansión clonal de los LIE TCRγδ y de células con receptores NKG2D[78,79], cuyos ligandos son las moléculas MICA (MHC-I-no clásica) expresadas por los enterocitos[76,77,80]. Además, la IL-15 favorece una reprogramación tipo NK de los LIE al activar las cascadas de señalización intracelular de perforinas/granzimas y de Fas/FasL que contribuyen a desencadenar la inflamación y la citotoxicidad sobre los enterocitos[75,78,81]. La IL-15 favorece la retroalimentación de la respuesta inmunológica al inducir la secreción de mediadores de inflamación no específicos, como ácido araquidónico y leucotrienos, por los LIE. También induce la formación del enzima Óxido Nítrico Sintasa inducible (iNOS)[67, 71] por células del estroma de la lámina propria, mediante un mecanismo dependiente del factor de transcripción NF-κB, que favorece la presencia de especies reactivas del oxígeno y el estrés oxidativo. Finalmente, IL-15 contribuye a debilitar las uniones tight-junctions[9], con el aumento de la permeabilidad intestinal y el paso del gluten a la lámina propria mucosa. En la inmunopatogenia de la EC, la IL-15 actúa como mediador de la respuesta innata y la lesión epitelial, además de promover la supervivencia de los linfocitos T específicos y el mantenimiento de la respuesta inflamatoria[82] (Figura 2).

En la EC Refractaria (ECR), la supervivencia, expansión y adquisición del fenotipo NK por parte de los LIEs es mucho más pronunciada que en la EC clásica, posiblemente como resultado de la presencia de grandes cantidades de IL-15. En la ECR de tipo II, los pacientes presentan una población clonal aberrante de LIEs que pierden la expresión en superficie del TCR CD3. En estudios que utilizan líneas de LIEs aberrantes de pacientes con ECR tipo II, se ha observado que bajo estimulación con IL-15 , estas células expresan granzima B y son capaces de lisar la línea celular epitelial HT29, lo que sugiere un papel de los LIEs aberrantes en el daño epitelial continuo presente en la ECR II[83]. Por lo tanto, la transformación NK que sufren los LIEs vía IL-15 es un paso esencial en la inmunopatogenia de la ECR.

La gliadina podría tener un efecto tóxico directo sobre el intestino y la inducción de una respuesta de la inmunidad innata en el duodeno dependiente de gliadina no sería exclusiva de los pacientes con EC. En líneas celulares Caco-2, la estimulación con gliadina induce un aumento de la apoptosis y la permeabilidad transepitelial[84]. Se ha descrito que la gliadina induce la maduración de CDs en el ratón, además de la liberación de quimiocinas[85]. En líneas celulares de enterocitos, la gliadina y los péptidos derivados 13- y 33-mer aumentan la permeabilidad intestinal, dependiente de zonulina[9], pero también la expresión de genes proinflamatorios y la secreción de citocinas en líneas de macrófagos[86]. Al contrario de otras proteínas de la dieta, la gliadina puede inducir también la expresión de marcadores de maduración y la liberación de citocinas y quimiocinas en las CDs, a través de un mecanismo dependiente de NFkB[85]. En este contexto, se ha sugerido que la gliadina podría ser un inductor inespecífico de la IL-15 en el duodeno tanto de pacientes con EC como de individuos no-EC[87]. Estudios recientes indican que la membrana apical de los enterocitos puede reconocer fragmentos de gluten a través del receptor de quimiocinas CXCR3[88]. Además, algunas CPA como monocitos, macrófagos y CDs, pueden reconocer al gluten a través del receptor de reconocimiento de patrones TLR4[86,89]. Curiosamente, la cascada de señalización intracelular en ambos mecanismos (CXCR3 y TLR4) converge en el factor de diferenciación mieloide 88 (MyD88). Queda por conocer, sin embargo, cuál es el papel de estos receptores en el contexto de la respuesta innata en el intestino, e identificar si son los únicos receptores implicados en esta respuesta.

3.4. Más allá de la respuesta innata: Interacción IL-15 /IL-15 Rα

Pese a que los efectos de la IL-15 se consideran tradicionalmente asociados la inmunidad innata, también tienen importancia en la inducción de la inmunidad adaptativa, lo que se hace especialmente patente en la EC, donde, además de los efectos innatos como la reprogramación NK-like de los LIE[78,79,81] o la inducción de moléculas de estrés/MICA en los enterocitos[72], puede actuar también como un claro nexo de unión entre ambos tipos de respuestas inmunológicas al ser un potente activador de las CDs[90,91] y, con ello, de los linfocitos T CD4+ específicos. La IL-15 se convierte así en iniciador de la expansión clonal y de la respuesta inmunológica de tipo Th1 que se manifestará por linfocitosis intraepitelial, hiperplasia de las criptas y aplanamiento de las vellosidades.

El receptor de la IL-15 comparte dos subunidades con el de la IL-2: IL-2Rβ e IL-2Rβ e IL-2Rγ/γc[91,92]. El receptor γc es también es compartido con otras citocinas (IL-4, IL-7, IL-9 e IL-21) cada una de las cuales disponen de otras sub-unidades específicas responsables de la especificidad de unión y, por tanto, de la señalización posterior[93]. Sin embargo, pese a esta similitud en el receptor, IL-15 e IL-2 juegan papeles muy diferentes. Así, la IL-2 parece ser un modulador clave en los procesos inmunológicos adaptativos dependientes de células T, mientras que la IL-15 presenta un rango de actuación mucho más amplio, aunque centrado principalmente en la respuesta innata[90]. La sub-unidad del receptor, IL-15Rα, es la encargada de conferir la especificad de ligando(92, 94). De hecho, la IL-15 presenta una alta especificidad de unión al receptor IL-15Rα, proteína trasnsmembra tipo I, incluso en ausencia de las subunidades IL-15Rβ e IL-15Rγ/γc[92]. Se han detectado niveles de mRNA de IL-15Rα en una amplia variedad de sistemas celulares, immunológicos como no inmunológicos,[92,94] lo que sugiere tanto un complejo mecanismo regulador, como que la señalización IL-15/IL-15Rα pueda interrelacionar diferentes sistemas celulares entre sí[95]. Además, la IL-15 es capaz de modular positivamente a la IL-21, otra citocina implicada en la EC[96].

Estudios recientes han encontrado que el duodeno de los pacientes con EC presenta niveles aumentados del receptor de la IL-15 (IL-15 R) comparados con el intestino de pacientes sin EC. El hecho de que los niveles más elevados del IL-15R se mantengan incluso tras la normalización histológica completa de la mucosa en los pacientes tratados con dieta sin gluten sugiere que se trata de un factor pre-disponente al desarrollo de la patología. Dichos niveles elevados del IL-15R confieren en los pacientes con EC un menor umbral de respuesta inmunológica frente a la IL-15[97,98]. Este mecanismo basado en un menor umbral inmunológico a la IL-15 por parte de los pacientes con EC podría ser clave en la patogénesis, ya que facilita la conexión entre el establecimiento de una respuesta inmunológica innata frente al gluten, y de una respuesta inmunológica adaptativa frente a esta proteína, que impide el desarrollo de los mecanismos de la tolerancia oral.

3.5. Respuesta adaptativa frente al gluten

La transglutaminasa tisular (TG2) es un enzima de amplia distribución en el organismo, cuya principal función es catalizar la modificación de proteínas mediante transamidación o deamidación. En la EC, la TG2 tiene un papel fundamental en el mecanismo patogénico mediante la modificación enzimática de los péptidos inmunodominantes de gliadina, que aumenta su afinidad por la molécula HLA-DQ[99] pero, además, es el principal (auto)antígeno de los anticuerpos séricos específicos que tienen gran valor en el diagnóstico[100]. En los pacientes con EC en actividad, la TG2 se expresa en el borde en cepillo epitelial y en la zona subepitelial de la lámina propria mucosa[101]. El principal substrato exógeno de la TG2 es la gliadina, que contiene aminoácidos de carga positiva. La TG2 induce la sustitución ordenada y específica de residuos de glutamina por otros de ácido glutámico con carga negativa[100], lo que favorece la interacción con otros aminoácidos básicos localizados en posiciones de anclaje de las moléculas HLA-DQ2 y DQ8, y aumenta su capacidad de estimular a los linfocitos T CD4+[101,102]. La modificación enzimática que desenmascara los epítopos más inmunogénicos de la gliadina y otras prolaminas, o da lugar a otros nuevos por interacción con proteínas de la matriz extracelular, podría ser responsable de la pérdida de la tolerancia y la aparición de enfermedades autoinmunes[103,104].

Las gliadinas son una mezcla heterogénea de más de 40 componentes que contienen varios péptidos inmunogénicos, frente a los que los pacientes muestran distinta sensibilidad e incluso, un mismo paciente podría responder a más de uno. Los péptidos inmunodominantes, como los de la región[57-75] de la α-gliadina, inducen respuestas inmunológicas específicas en casi todos los pacientes[105-107]. Se han identificado los principales epítopos en las α- y γ-gliadinas, y también en las gluteninas, muchos se unen a HLA-DQ2, y otros a DQ8 y, en la mayoría, la deamidación por la TG2 aumenta su antigenicidad, excepto en los derivados de las gluteninas[101,102,108]. La riqueza de glutamina y prolina, y su localización en la estructura primaria influye en la inmunogenicidad de los péptidos, al determinar la conformación molecular y servir de residuo de anclaje preferente en los motivos de unión a la molécula HLA-DQ, además de controlar la especificidad de la TG2, que actúa sobre los residuos de glutamina en posiciones adyacentes a los de prolina, en secuencias del tipo QXP, pero no QP o QXXP (Q=glutamina, P=prolina, X=otro)[1,107,108]. Mediante algoritmos basados en la separación entre estos residuos, y en la presencia/ausencia de otros aminoácidos, se ha podido predecir la existencia de más de 50 péptidos inmunogénicos en el gluten de trigo, hordeinas y secalinas, y casi ausentes en las aveninas[108].

En la EC activa, se ha observado un aumento del transporte a través del epitelio tanto de fragmentos tóxicos como inmunogénicos[109]. La digestión intraluminal incompleta del gluten puede originar fragmentos residuales, como el péptido de 33 aminoácidos de la α-gliadina[71,110], cuyo contenido en glutamina y prolina confiere la resistencia a la proteólisis por los enzimas digestivos, favoreciendo la formación de grandes fragmentos con varios epítopos T inmunodominantes, que son los substratos preferidos de la TG2[111]. El enzima de origen bacteriano prolilendopeptidasa (PEP) induce la rápida degradación de este fragmento e impide la formación de epítopos T capaces de activar la respuesta inmunológica lesiva para el intestino[110].

La inmunidad adaptativa mediada por linfocitos T específicos requiere que la presentación antigénica a los linfocitos T de la lámina propia sea llevada a cabo por CPA portadoras del elemento de restricción HLA-DQ2/DQ8. Las moléculas HLA-DQ2 y DQ8 confieren susceptibilidad mediante su principal función que es la de presentar pequeños péptidos de gluten a los linfocitos T CD4+ del intestino en la membrana de las CPA, aunque también podrían modular el desarrollo del repertorio de los linfocitos T en el timo[112]. Los linfocitos T CD4+ reconocen péptidos de gliadina en el contexto de moléculas DQ2/DQ8, que unen fragmentos peptídicos con aminoácidos de carga negativa en posiciones determinadas de los motivos estructurales de unión, localizados en posición central (4º,6º,7º) para HLA-DQ2, y más externa (1º,4º,9º) para HLA-DQ8[104,112]. El hecho de que en cada péptido, los residuos deaminados estén en posiciones diferentes sugiere que la respuesta inmunológica específica para el gluten podría generarse frente a varios motivos patogénicos.

Las principales CPAs de la lámina propria mucosa son los macrófagos (20%) y, sobre todo, las CDs (80%). Las CDs proceden en su mayoría de monocitos extravasados que son reclutados a la mucosa inflamada, donde se diferencian in situ[30,35]. En la lesión celíaca en fase activa, se observa un aumento de las CPA, principalmente CDs, que expresan marcadores de activación en su superficie. Estas CDs, con fenotipo HLA-DQ2+ CD11c+ CD68- CD1c- BDCA3-, juegan un papel central en la activación de los linfáticos T de memoria reactivos al gluten que se acumulan en el intestino delgado de los pacientes con EC, y que son responsables en última instancia de la lesión tisular[35,113]. Las CPAs pueden ser activadas también como consecuencia de la IL-15 liberada durante la respuesta innata inducida por el gluten[114,115]. En un modelo animal, se ha observado que el gluten de trigo digerido induce la maduración de las CDs, junto a la expresión de moléculas coestimuladoras, y la secreción de quimiocinas[85]. En la EC, se observa una rápida acumulación de CDs CD14+CD11c+ que precede a los cambios estructurales, indicando que este subtipo está directamente relacionado con la inmunopatología de la enfermedad. La expresión de CCR2 y CD14 en estas células podría indicar que son monocitos extravasados de sangre periférica[116].

Los linfocitos T CD4+ de la lámina propria mucosa reconocen péptidos de gliadina como el 33-mer (fragmento 56-88 de la α-gliadina), modificados por la TG2 y presentados junto a moléculas HLA-DQ2 o DQ8 por las CDs[22, 35, 106, 115, 117], dando lugar a una respuesta dominada por citocinas de perfil Th1, con predominio de IFNγ y otras citocinas pro-inflamatorias (TNFα, IL18, entre otras) y un descenso proporcional de citocinas reguladoras o de función anti-inflamatoria (IL-10 y TGFβ)[118,119]. Este perfil pro-inflamatorio será el implicado en última instancia en los mecanismos de remodelación tisular.

La presencia de linfocitos T CD4+ específicos de gluten ha sido confirmada en la lámina propria mucosa del intestino delgado de pacientes con EC, de los que se obtuvieron clones celulares específicos de gluten[118]. Estas células expresan el Receptor de Células T (TCR)αβ y un fenotipo CD45RO+ de células memoria y, tras su estimulación, producen citocinas de tipo Th0/Th1, con predominio de IFNγ pero ausencia de Interleucina-12 (IL-12), patrón que desaparece en fase de remisión[11,115,120]. El aumento de la producción de citocinas Th1 se relaciona con reacciones de hipersensibilidad retardada y fenómenos autoinmunes y, en estudios funcionales, se ha observado que la activación de estas células se asocia con alteraciones de la matriz extracelular de la lámina propria y la proliferación epitelial[120].

La diferenciación de los linfocitos T CD4+ hacia un fenotipo predominantemente Th1 o Th2 de producción de citocinas, depende de la naturaleza y concentración del antígeno, el tipo de CPA, y de la concentración local de citocinas[26]. Una alteración en el balance de citocinas podría explicar los hallazgos en el intestino celíaco, donde una respuesta Th anormal o descontrolada frente al gluten conduciría a la inflamación y la lesión intestinal. Sin embargo, la ausencia del principal factor inductor Th1 (IL-12) sugiere que la diferenciación de las células Th1 efectoras podría estar relacionada con otras citocinas, entre ellas, el Interferón-α (IFNα), o la Interleuquina-18 (IL-18), que comparten con aquella alguna de sus funciones[104]. Además, otras enteropatías mediadas por respuestas Th1 e IL-12, como la enfermedad de Crohn, muestran lesiones más severas con pérdida tisular, y el grado de lesión se relaciona con los niveles de Factor de Necrosis Tumoral-α (TNFα).

En el intestino celíaco podría haber un aumento de IFNγ en paralelo con la alteración del balance entre citocinas pro- y anti-inflamatorias, como IFNγ y TGFβ. El epitelio y lámina propria del intestino sano expresan TGFβ, pero en la EC, disminuye en el epitelio superficial y desaparece de las criptas, aumentando en la lámina propria alrededor de macrófagos y linfocitos T activados, donde no hay destrucción tisular. El IFNα puede intervenir en la diferenciación de células Th1, promoviendo la producción de IFNγ, y se ha observado que la administración de IFNα en individuos susceptibles puede promover respuestas Th1 asociadas con una lesión de tipo hiperplásico[115]. Aunque falta por confirmar, el IFNα podría ser secretado por fibroblastos y macrófagos activados o incluso por CDs de la lámina propria[75] tras un episodio de infección intestinal, y contribuiría a la inflamación rescatando células T activadas de la apoptosis, manteniendo las células T memoria tras desaparecer el estímulo, y aumentando la expresión de moléculas coestimuladoras en las CPA locales. Al contrario de la IL-12, la IL-18, producida por macrófagos y CDs, y células del epitelio, no actúa sobre células vírgenes sino sobre células memoria y células efectoras, potenciando la expresión de IFNγ dependiente de IL-12 o de IFNα. En condiciones normales, el intestino expresa IL-18, sin embargo ésta aumenta en la EC a expensas de su forma madura que requiere la intervención del Enzima Conversor de la IL-1β (ICE) o de proteasas locales[12].

En la EC en fase activa, hay un aumento del número células plasmáticas de la lámina propria, con una densidad dos a tres veces superior en la lesión celíaca[121], y la EC se caracteriza por la presencia de una variedad de anticuerpos séricos frente a moléculas propias y extrañas[122]. En 1997, la TG2 fue identificada como el principal autoantígeno reactivo con los anticuerpos antiendomisio[122]. Se han descrito también otros autoanticuerpos diferentes, que incluyen anticuerpos frente a proteínas de tipo actina, distintos tipos de colágeno y varios miembros de la familia de la transglutaminasa: TG3, TG6, y Factor XII[124]. Es importante mencionar que han se han encontrado complejos formados por IgA/TG3 en la piel de pacientes con dermatitis herpetiforme[57,123], y se ha asociado la presencia de anticuerpos frente a la enzima neuronal TG6 con la ataxia[124]. Estos hallazgos podrían explicar el desarrollo de manifestaciones extraintestinales en la EC.

Los linfocitos B son también CPA profesionales vía receptor BCR. Hay pocos linfocitos B vírgenes o de memoria, y la mayoría son blastos plasmáticos o células plasmáticas de la lámina propria con escasa expresión de moléculas HLA de clase II[125]. Es probable que los linfocitos B jueguen un papel más importante como CPA en los nódulos linfoides mesentéricos para la amplificación de la respuesta de células T frente al gluten. Los linfocitos B específicos para TG2 estimularían preferentemente a los linfocitos T reactivos frente a péptidos específicos de la gliadina deaminada, lo que explicaría por qué los anticuerpos frente a estos péptidos son buenos predictores de EC.

4. Interacción entre la inmunidad innata y la inmunidad adaptativa

La inducción de la respuesta adaptativa en la EC está estrechamente controlada por la inmunidad innata. Las CDs no sólo reconocen patógenos invasores sino que deciden qué tipo de respuesta efectora debe desplegarse. Está claro que sin señales provenientes de las CDs intestinales, la respuesta de linfocitos T específica de gluten no podría desencadenarse. Recientemente, utilizando la línea celular de macrófagos humanos THP-1[126], se ha demostrado que la gliadina es capaz de estimular la producción de citocinas e inducir la maduración de CD derivadas de monocitos[127]. En otros estudios con cultivos de tejido ex vivo se observó que la gliadina y el fragmento p31-43 derivado de la gliadina pueden inducir la secreción de IL-15[67] y aumentar la citotoxicidad de los LIEs[78,79]. La IL-15 es producida especialmente por CDs activadas, y otras CPAs, de forma que las CDs intervienen simultáneamente en dos respuestas efectoras, adaptativa (mediada por linfocitos T CD4+ específicos de gluten) e innata (mediada por LIEs)[128,129].

La producción de IL-15 por las CDs dependiente de la respuesta de linfocitos T específicos podría explicar por qué la respuesta innata frente a la gliadina se produce únicamente en el duodeno de los pacientes celíacos y no en el resto de individuos. Un estado proinflamatorio de la mucosa sería un pre-requisito indispensable para que la gliadina desencadene la inmunidad innata. Se desconoce aún cuál es el mecanismo por el que la gliadina, y en especial el fragmento p31-43, es capaz de estimular directamente la producción de IL-15, aunque estudios recientes sugieren que la TG2 podría tener un importante papel en el proceso[68].

5. Transporte del gluten a través del epitelio

En condiciones normales, los péptidos proteicos son hidrolizados en la luz del intestino dando lugar a otros más pequeños o a aminoácidos aislados mediante peptidasas gástricas, pancreáticas y del borde en cepillo intestinal antes del transporte transepitelial a la lámina propria mucosa. La digestión intraluminal incompleta del gluten origina fragmentos residuales, como el de posición 57-75 de la α-gliadina, resistente a la proteólisis enzimática debido a su contenido en glutamina y prolina, que incluye varios epítopos T inmunodominantes[8]. Debido a su gran tamaño, los péptidos de gluten como el llamado 33mer no se absorben fácilmente a través de los mecanismos normales que siguen las proteínas de la dieta. Las principales teorías establecen que la gliadina podría alcanzar la lámina propria donde tiene lugar la respuesta inmunológica adaptativa a través de 2 rutas principales: ruta transcelular a través de los enterocitos y ruta paracelular a través de las tight-junctions (TJs), entre los enterocitos. Una tercera posibilidad implica el acceso directo del gluten a la lámina propria gracias a la captación directa realizada por las CDs. Sin embargo, la ausencia de estudios que aborden esta cuestión en un modelo de biopsias humanas dificulta el esclarecimiento del tema.

La gran mayoría de las proteínas de la dieta son absorbidas, en forma de aminoácidos sencillos o como pequeños péptidos, a través del epitelio intestinal mediante transporte transcelular. Este proceso implica mecanismos de endocitosis en la membrana apical y, durante su tránsito a la membrana basal, los endosomas son generalmente conjugados con lisosomas que portan a su vez más proteasas, lo que facilita la degradación completa de los péptidos[130]. Sin embargo, la estructura antigénica de la gliadina favorece un transporte diferencial dentro de los enterocitos[10,109] que podría asociar la evasión de los lisosomas, alcanzando la lámina propria en un contexto inmunogénico. Varios estudios avalan esta posibilidad y se ha observado que en los pacientes con EC existe un transporte elevado desde la membrana apical de los enterocitos hasta la basal mediante un mecanismo dependiente de IFNγ[131,132]. El IFNγ debilita la barrera intestinal, favoreciendo la internalización de las uniones TJ, y en un modelo de células Caco-2, se ha observado que la estimulación con IFNγ se asocia con un incremento de la translocación del péptido 33mer[10].

Recientemente, se ha identificado otro posible mecanismo de transporte transepitelial de la gliadina que estaría mediado por el receptor de la trasferrina CD7[109]. Este receptor CD71 está sobreexpresado en la superficie apical de los enterocitos en la EC activa y se une a la IgA secretada. Experimentos de transcitosis realizados ex vivo sugieren que CD71 puede mediar el trasporte de complejos IgA-gliadina, y en los pacientes con EC activa se han encontrado también complejos IgG-gliadina. Dado que el receptor neonatal Fc (FcRn) es expresado en las células epiteliales del intestino humano y pueden mediar la transcitosis apical a basolateral de los inmunocomplejos IgG-antígeno[109], FcRn podría también transportar antígenos a través de la barrera epitelial por transcitosis de inmunocomplejos formados por IgG anti-gliadina y gliadina.

El péptido P31-43 puede tener 2 efectos importantes en la alteración del tráfico vesicular intracelular: modifica el reciclaje del complejo IL-15/IL-15Rα, que favorece su sobreexpresión y la activación de la inmunidad innata; y aumenta la proliferación de los enterocitos en las criptas a través de la cooperación entre la IL-15 y el receptor del factor de crecimiento epidérmico (EGFR), con la consecuente remodelación de la mucosa duodenal. Además, la acumulación del péptido en los lisosomas de los enterocitos produce la activación de la respuesta innata vía ROS-TG2, actuando la TG2 como activadora de la ubiquitinación y la degradación proteosómica que conduce a la inflamación mucosa, disminuyendo la expresión de la molécula PPARγ[132].

Las proteínas de la luz intestinal pueden pasar al interior por transporte paracelular entre los enterocitos. La permeabilidad intestinal está aumentada en los pacientes celíacos por alteración de las uniones estrechas o TJs entre los enterocitos, comparado con los individuos control no celíacos. Este hallazgo parece tener un componente genético ya que también se observa en familiares no afectos de los pacientes[9]. Sin embargo, por sí misma no explica el tráfico masivo de péptidos que se produce en la EC activa. Otra posibilidad implica un efecto activo de la gliadina sobre la permeabilidad intestinal favoreciendo su debilitamiento. El gluten es reconocido en la membrana apical de los enterocitos a través del receptor de quimiocinas CXCR3, lo que favorece la secreción paracrina de la proteína zonulina[88]. Cuando es reconocida por los enterocitos adyacentes, la zonulina dispara una cascada de señalización intracelular que implica la reorganización de todo su citoesqueleto, y favorece el desacoplamiento de las uniones TJs entre los enterocitos[9,10,133]. Por tanto, la gliadina, además de actuar de forma indirecta a través del efecto de la IL-15, puede inducir también una apertura de las TJs, que destruye la integridad de la barrera epitelial y favorece que los péptidos de mayor tamaño alcancen más fácilmente la lámina propria.

6. Mecanismos de inflamación en la enfermedad celíaca

La presencia en la lámina propria de mediadores pro-inflamatorios no es suficiente para desencadenar el daño tisular. Ninguna de las citocinas que se conocen implicadas en la EC es responsable en última instancia de los mecanismos de lesión, ya que son moléculas mediadoras liberadas como consecuencia de las respuestas innata y adaptativa, o como parece más probable, de la interacción entre las dos. La inflamación y la lesión intestinal suelen ser el resultado de la interacción entre células linfoides y no-linfoides, que liberan distintos mediadores, muchos son inespecíficos, capaces de relacionarse y amplificar las señales que culminan en la lesión tisular de la mucosa intestinal. Los mecanismos no específicos están mediados por una respuesta inmunológica innata que no requiere de presentación antigénica y, por tanto, de la intervención de los linfocitos T. El factor de trascripción NF-kB[134,135] juega un papel principal en este tipo de respuestas, y entre sus numerosos efectos, se incluye la secreción de IL-15 por los enterocitos, como en el caso de la EC[75]. La IL-15, principal citocina de la respuesta inmunológica innata, es a su vez un factor de retroalimentación positiva para la señal que induce la expresión de NF-kB en las células adyacentes[135]. Otro de los efectos del NFkB es la inducción del enzima iNOS (óxido nítrico sintasa inducible)[67,71] cuya presencia en la lámina propria constituye un factor de estrés oxidativo, que repercute en la re-inducción del NF-kB y el mantenimiento de la respuesta inflamatoria.

EL NF-kB juega también un papel clave en la conexión entre la inmunidad innata y la inmunidad adaptativa. Las CDs, que inician la inmunidad adaptativa en la lámina propria mediante la presentación antigénica a los linfocitos T CD4+ reactivos al gluten[136] necesitan de la activación de este factor de transcripción para poder aumentar la expresión en membrana de moléculas HLA (DQ2/8) y coestimuladoras (CD80/B7.1, CD86/B7.2, CD83) y, con ello, la función de presentación de antígeno[137]. Además, estas células pueden ser activadas por poblaciones celulares de la inmunidad innata, como NK, iNKT y/o Tγδ, activadas a su vez por las señales de estrés inducidas en el contexto de la inmunidad innata[44,136]. Por tanto, las CDs actuarían como un sensor capaz de unir las respuestas innata y adquirida y, una vez activadas, estimularían también la expansión y función de estas células de la inmunidad innata, y la producción rápida de perforinas y granzimas, además de ser una fuente de IFNγ[44,45]. Ambos bucles de retroalimentación, formados por la interacción entre linfocitos innatos/CDs y la activación del sistema NFkB/IL-15 -iNOS, contribuirían a mantener la situación de estrés en la mucosa intestinal.

Los fibroblastos del estroma son también susceptibles al microambiente local de estrés (presencia de óxido nítrico, IFNγ, IL-15, etc.) Como resultado, estas células secretan el factor de crecimiento de queratinocitos (KGF) a la lámina propria[120], que parece estar implicado en la hiperplasia de las criptas, característica de una lesión tipo Marsh II. Aumenta también la expresión de moléculas de adhesión en el endotelio vascular y la síntesis de quimiocinas, que contribuyen al reclutamiento de células inflamatorias, y se estimula la síntesis de metaloproteasas (MMPs), junto al bloqueo de sus inhibidores tisulares (TIMP-1). Las MMPs son una familia de endopeptidasas cuya principal función es la degradación de componentes de la matriz extracelular (como proteoglicanos y glicoproteínas), y la destrucción de la mucosa[25,138], que se manifiesta según su severidad en las formas de lesión destructiva tipo III de Marsh. En el intestino inflamado aumenta la expresión de algunas MMPs, y en la EC se ha descrito una correlación entre los mecanismos de inflamación inespecíficos, como los niveles de expresión de MMP-12, y la presencia de IFNγ; con el grado de lesión mucosa[139].

7. Enfermedad celíaca y microbiota intestinal

En los pacientes con EC se han detectado alteraciones en la microbiota intestinal caracterizadas por un incremento de bacterias Gram-negativas y una reducción de bifidobacterias[140]. Estudios recientes han encontrado diferencias en la microbiota fecal de los pacientes con EC no tratada, que vuelve a restaurarse parcialmente tras la dieta sin gluten[141]. Componentes específicos de la microbiota intestinal pueden influenciar fenotípicamente y funcionalmente la maduración de las células dendríticas y sus interacciones con las células epiteliales. Esto podría definir el papel de las células dendríticas en la progresión de la enfermedad[142]. Sin embargo, se necesitan más estudios para explicar cómo puede afectar estos cambios en la flora intestinal sobre la patogénesis y el pronóstico de la EC.

Resultados preliminares de nuestro grupo sugieren la presencia en el extracto proteico intestinal de 7 bandas con actividad gliadinasa específica que son de naturaleza metaloproteasa y podrían derivar de la actividad microbiana. Este podría ser un factor diferencial que permitiría identificar con más de un 90% de fiabilidad el origen del explante duodenal sea de un paciente celíaco (en actividad o en remisión), o de un paciente control no-EC. Los datos conocidos no permiten asegurar que las diferentes poblaciones bacterianas recientemente descritas en el duodeno de pacientes celíacos[143,144] sean las portadoras de estas gliadinasas. Sin embargo, el que esta actividad enzimática no se haya revelado prácticamente en ningún individuo no-celíaco parece apuntar a que la población bacteriana y la actividad derivada puedan participar en la patogénesis de la EC[145].

8. Algunas cuestiones sin resolver

Primero, falta por aclarar cómo entran los péptidos inmunogénicos de gliadina desde la luz intestinal hasta la lámina propria en los primeros estadios de la EC. Se ha sugerido que los péptidos pueden ser transportados durante un incremento de la permeabilidad intestinal secundaria a una infección vírica del intestino[109, 146], o por retrotranscitosis mediada por IgA[147, 148].

Segundo, el péptido p31-49 de la α-gliadina tiene un efecto directo sobre el epitelio intestinal. Sin embargo, aunque este efecto tóxico parece claro, se desconoce cómo se produce y cómo contribuye al desarrollo de la EC.

Tercero, la TG2 es un factor crucial en la presentación antigénica de péptidos derivados del gluten. En condiciones basales, la TG2 se expresa de forma inactiva intracelularmente o en la superficie celular. Falta por conocer como se activa la TG2 y se libera en la EC. Se ha propuesto que la TG2 es liberada tras producirse el daño tisular inducido por la respuesta inicial de células T frente a péptidos no procesados del gluten. Otra alternativa no excluyente es que la activación del TLR3 por sus ligandos durante una infección enteroviral pueda resultar en la activación de la TG2[148].

Cuarto, en la EC activa, la ruptura en la regulación de la IL-15 lleva a la sobreexpresión masiva de IL-15, aunque se desconoce cómo ocurre. La dieta sin gluten tiene un efecto directo sobre el descenso de la expresión de IL-15 junto a la disminución de la respuesta adaptativa mediada por linfocitos T CD4+; por tanto, estas células podrían tener un efecto directo sobre la expresión de IL-15. Otra posibilidad es que las señales derivadas de la respuesta innata a través de TLRs puedan ser responsables de los niveles elevados de IL-15[83].

Referencias

1. Sollid LM. *Coeliac disease: dissecting a complex inflammatory disorder*. Nat Rev Immunol. 2002; 2(9): 647-55. http://dx.doi.org/10.1038/nri885
2. Jabri B, Sollid LM. *Tissue-mediated control of immunopathology in coeliac disease*. Nat Rev Immunol. 2009; 9(12): 858-70. http://dx.doi.org/10.1038/nri2670
3. Abadie V, Sollid LM, Barreiro LB, Jabri B. *Integration of genetic and immunological insights into a model of celiac disease pathogenesis*. Annu Rev Immunol. 2011; 29: 493-525. http://dx.doi.org/10.1146/annurev-immunol-040210-092915
4. Dube C, Rostom A, Sy R, Cranney A, Saloojee N, Garritty C, et al. *The prevalence of celiac disease in average-risk and at-risk Western European populations: a systematic review*. Gastroenterology. 2005; 128(4 Suppl 1): S57-67. http://dx.doi.org/10.1053/j.gastro.2005.02.014
5. Koning F. *Celiac disease: caught between a rock and a hard place*. Gastroenterology. 2005; 129(4): 1294-301. http://dx.doi.org/10.1053/j.gastro.2005.07.030
6. Catassi C, Ratsch IM, Fabiani E, Rossini M, Bordicchia F, Candela F, et al. *Coeliac disease in the year 2000: exploring the iceberg*. Lancet. 1994; 343(8891): 200-3. http://dx.doi.org/10.1016/S0140-6736(94)90989-X
7. Hausch F, Shan L, Santiago NA, Gray GM, Khosla C. *Intestinal digestive resistance of immunodominant gliadin peptides*. Am J Physiol Gastrointest Liver Physiol. 2002; 283(4): G996-G1003.
8. Shan L, Molberg O, Parrot I, Hausch F, Filiz F, Gray GM, et al. *Structural basis for gluten intolerance in celiac sprue*. Science. 2002; 297(5590): 2275-9. http://dx.doi.org/10.1126/science.1074129
9. Clemente MG, De Virgiliis S, Kang JS, Macatagney R, Musu MP, Di Pierro MR, et al. *Early effects of gliadin on enterocyte intracellular signalling involved in intestinal barrier function*. Gut. 2003; 52(2): 218-23. http://dx.doi.org/10.1136/gut.52.2.218
10. Menard S, Lebreton C, Schumann M, Matysiak-Budnik T, Dugave C, Bouhnik Y, et al. *Paracellular versus transcellular intestinal permeability to gliadin peptides in active celiac disease*. Am J Pathol. 2012; 180(2): 608-15. http://dx.doi.org/10.1016/j.ajpath.2011.10.019
11. Forsberg G, Hernell O, Melgar S, Israelsson A, Hammarstrom S, Hammarstrom ML. *Paradoxical coexpression of proinflammatory and down-regulatory cytokines in intestinal T cells in childhood celiac disease*. Gastroenterology. 2002; 123(3): 667-78. http://dx.doi.org/10.1053/gast.2002.35355
12. Salvati VM, MacDonald TT, Bajaj-Elliott M, Borrelli M, Staiano A, Auricchio S, et al. *Interleukin 18 and associated markers of T helper cell type 1 activity in coeliac disease*. Gut. 2002; 50(2): 186-90. http://dx.doi.org/10.1136/gut.50.2.186
13. Leon AJ, Garrote JA, Blanco-Quiros A, Calvo C, Fernandez-Salazar L, Del Villar A, et al. *Interleukin 18 maintains a long-standing inflammation in coeliac disease patients*. Clin Exp Immunol. 2006; 146(3): 479-85. http://dx.doi.org/10.1111/j.1365-2249.2006.03239.x
14. Leon AJ, Gomez E, Garrote JA, Arranz E. *The pattern of cytokine expression determines the degree of mucosal damage*. Gut. 2007; 56(3): 441-3. http://dx.doi.org/10.1136/gut.2006.110361
15. Marsh MN. *Gluten, major histocompatibility complex, and the small intestine. A molecular and immunobiologic approach to the spectrum of gluten sensitivity ('celiac sprue')*. Gastroenterology. 1992; 102(1): 330-54.

16. Malamut G, Meresse B, Cellier C, Cerf-Bensussan N. *Refractory celiac disease: from bench to bedside*. Semin Immunopathol. 2012; 34(4): 601-13. http://dx.doi.org/10.1007/s00281-012-0322-z

17. Ferguson A, Arranz E, O'Mahony S. *Clinical and pathological spectrum of coeliac disease--active, silent, latent, potential*. Gut. 1993; 34(2): 150-1. http://dx.doi.org/10.1136/gut.34.2.150

18. Carchon H, Serrus M, Eggermont E. *Digestion of gliadin peptides by intestinal mucosa from control or coeliac children*. Digestion. 1979; 19(1): 1-5. http://dx.doi.org/10.1159/000198315

19. Cornell HJ, Wills-Johnson G. *Structure-activity relationships in coeliac-toxic gliadin peptides*. Amino Acids. 2001; 21(3): 243-53. http://dx.doi.org/10.1007/s007260170010

20. Bruce G, Woodley JF, Swan CH. *Breakdown of gliadin peptides by intestinal brush borders from coeliac patients*. Gut. 1984; 25(9): 919-24. http://dx.doi.org/10.1136/gut.25.9.919

21. Chehade M, Mayer L. *Oral tolerance and its relation to food hypersensitivities*. J Allergy Clin Immunol. 2005; 115(1): 3-12; quiz 3. http://dx.doi.org/10.1016/j.jaci.2004.11.008

22. Mowat AM. *Anatomical basis of tolerance and immunity to intestinal antigens*. Nat Rev Immunol. 2003; 3(4): 331-41. http://dx.doi.org/10.1038/nri1057

23. Faria AM, Weiner HL. *Oral tolerance*. Immunol Rev. 2005;206:232-59. http://dx.doi.org/10.1111/j.0105-2896.2005.00280.x

24. Mills KH. *Regulatory T cells: friend or foe in immunity to infection?* Nat Rev Immunol. 2004; 4(11): 841-55. http://dx.doi.org/10.1038/nri1485

25. Macdonald TT, Monteleone G. *Immunity, inflammation, and allergy in the gut*. Science. 2005; 307(5717): 1920-5. http://dx.doi.org/10.1126/science.1106442

26. Mowat AM, Donachie AM, Parker LA, Robson NC, Beacock-Sharp H, McIntyre LJ, et al. *The role of dendritic cells in regulating mucosal immunity and tolerance*. Novartis Found Symp. 2003; 252: 291-302; discussion -5.

27. Rimoldi M, Chieppa M, Salucci V, Avogadri F, Sonzogni A, Sampietro GM, et al. *Intestinal immune homeostasis is regulated by the crosstalk between epithelial cells and dendritic cells*. Nat Immunol. 2005; 6(5): 507-14. http://dx.doi.org/10.1038/ni1192

28. Niess JH, Reinecker HC. *Dendritic cells: the commanders-in-chief of mucosal immune defenses*. Curr Opin Gastroenterol. 2006; 22(4): 354-60. http://dx.doi.org/10.1097/01.mog.0000231807.03149.54

29. Rossi M, Young JW. *Human dendritic cells: potent antigen-presenting cells at the crossroads of innate and adaptive immunity*. J Immunol. 2005; 175(3): 1373-81.

30. Beacock-Sharp H, Donachie AM, Robson NC, Mowat AM. *A role for dendritic cells in the priming of antigen-specific CD4+ and CD8+ T lymphocytes by immune-stimulating complexes in vivo*. Int Immunol. 2003; 15(6): 711-20. http://dx.doi.org/10.1093/intimm/dxg067

31. Mann ER, Bernardo D, Al-Hassi HO, English NR, Clark SK, McCarthy NE, et al. *Human gut-specific homeostatic dendritic cells are generated from blood precursors by the gut microenvironment*. Inflamm Bowel Dis. 2012; 18(7): 1275-86. http://dx.doi.org/10.1002/ibd.21893

32. La Cava A, Van Kaer L, Fu Dong S. *CD4+CD25+ Tregs and NKT cells: regulators regulating regulators*. Trends Immunol. 2006; 27(7): 322-7. http://dx.doi.org/10.1016/j.it.2006.05.003

33. Shevach EM, McHugh RS, Piccirillo CA, Thornton AM. *Control of T-cell activation by CD4+ CD25+ suppressor T cells*. Immunol Rev. 2001; 182: 58-67. http://dx.doi.org/10.1034/j.1600-065X.2001.1820104.x

34. Bernardo D, Al-Hassi HO, Mann ER, Tee CT, Murugananthan AU, Peake ST, et al. *T-cell proliferation and forkhead box P3 expression in human T cells are dependent on T-cell density: physics of a confined space?* Hum Immunol. 2011; 73(3): 223-31. http://dx.doi.org/10.1016/j.humimm.2011.12.017

35. Raki M, Tollefsen S, Molberg O, Lundin KE, Sollid LM, Jahnsen FL. *A unique dendritic cell subset accumulates in the celiac lesion and efficiently activates gluten-reactive T cells*. Gastroenterology. 2006; 131(2): 428-38. http://dx.doi.org/10.1053/j.gastro.2006.06.002

36. Mowat AM, Parker LA, Beacock-Sharp H, Millington OR, Chirdo F. *Oral tolerance: overview and historical perspectives*. Ann N Y Acad Sci. 2004; 1029: 1-8. http://dx.doi.org/10.1196/annals.1309.001

37. Hadis U, Wahl B, Schulz O, Hardtke-Wolenski M, Schippers A, Wagner N, et al. *Intestinal tolerance requires gut homing and expansion of FoxP3+ regulatory T cells in the lamina propria*. Immunity. 2012; 34(2): 237-46. http://dx.doi.org/10.1016/j.immuni.2011.01.016

38. Sun CM, Hall JA, Blank RB, Bouladoux N, Oukka M, Mora JR, et al. *Small intestine lamina propria dendritic cells promote de novo generation of Foxp3 T reg cells via retinoic acid*. J Exp Med. 2007; 204(8): 1775-85. http://dx.doi.org/10.1084/jem.20070602

39. Gianfrani C, Levings MK, Sartirana C, Mazzarella G, Barba G, Zanzi D, et al. *Gliadin-specific type 1 regulatory T cells from the intestinal mucosa of treated celiac patients inhibit pathogenic T cells*. J Immunol. 2006; 177(6): 4178-86.

40. O'Garra A, Vieira P. *T(H)1 cells control themselves by producing interleukin-10*. Nat Rev Immunol. 2007; 7(6): 425-8. http://dx.doi.org/10.1038/nri2097

41. Thielke KH, Hoffmann-Moujahid A, Weisser C, Waldkirch E, Pabst R, Holtmeier W, et al. *Proliferating intestinal gamma/delta T cells recirculate rapidly and are a major source of the gamma/delta T cell pool in the peripheral blood*. Eur J Immunol. 2003; 33(6): 1649-56. http://dx.doi.org/10.1002/eji.200323442

42. Arranz E, Bode J, Kingstone K, Ferguson A. *Intestinal antibody pattern of coeliac disease: association with gamma/delta T cell receptor expression by intraepithelial lymphocytes, and other indices of potential coeliac disease*. Gut. 1994; 35(4): 476-82. http://dx.doi.org/10.1136/gut.35.4.476

43. Locke NR, Stankovic S, Funda DP, Harrison LC. *TCR gamma delta intraepithelial lymphocytes are required for self-tolerance*. J Immunol. 2006; 176(11): 6553-9.

44. Yu KO, Porcelli SA. *The diverse functions of CD1d-restricted NKT cells and their potential for immunotherapy*. Immunol Lett. 2005; 100(1): 42-55. http://dx.doi.org/10.1016/j.imlet.2005.06.010

45. van der Vliet HJ, Molling JW, von Blomberg BM, Nishi N, Kolgen W, van den Eertwegh AJ, et al. *The immunoregulatory role of CD1d-restricted natural killer T cells in disease*. Clin Immunol. 2004; 112(1): 8-23. http://dx.doi.org/10.1016/j.clim.2004.03.003

46. Zeissig S, Kaser A, Dougan SK, Nieuwenhuis EE, Blumberg RS. *Role of NKT cells in the digestive system. III. Role of NKT cells in intestinal immunity*. Am J Physiol Gastrointest Liver Physiol. 2007; 293(6): G1101-5. http://dx.doi.org/10.1152/ajpgi.00342.2007

47. Eiras P, Leon F, Camarero C, Lombardia M, Roldan E, Bootello A, et al. *Intestinal intraepithelial lymphocytes contain a CD3- CD7+ subset expressing natural killer markers and a singular pattern of adhesion molecules*. Scand J Immunol. 2000; 52(1): 1-6. http://dx.doi.org/10.1046/j.1365-3083.2000.00761.x

48. Leon F, Roldan E, Sanchez L, Camarero C, Bootello A, Roy G. *Human small-intestinal epithelium contains functional natural killer lymphocytes*. Gastroenterology. 2003; 125(2): 345-56. http://dx.doi.org/10.1016/S0016-5085(03)00886-2

49. Cardell SL. *The natural killer T lymphocyte: a player in the complex regulation of autoimmune diabetes in non-obese diabetic mice*. Clin Exp Immunol. 2006; 143(2): 194-202. http://dx.doi.org/10.1111/j.1365-2249.2005.02942.x

50. Seino K, Taniguchi M. *Functionally distinct NKT cell subsets and subtypes*. J Exp Med. 2005; 202(12): 1623-6. http://dx.doi.org/10.1084/jem.20051600

51. Munz C, Dao T, Ferlazzo G, de Cos MA, Goodman K, Young JW. *Mature myeloid dendritic cell subsets have distinct roles for activation and viability of circulating human natural killer cells*. Blood. 2005; 105(1): 266-73. http://dx.doi.org/10.1182/blood-2004-06-2492

52. Johansson-Lindbom B, Agace WW. *Generation of gut-homing T cells and their localization to the small intestinal mucosa*. Immunol Rev. 2007; 215: 226-42. http://dx.doi.org/10.1111/j.1600-065X.2006.00482.x

53. Butcher EC, Williams M, Youngman K, Rott L, Briskin M. *Lymphocyte trafficking and regional immunity*. Adv Immunol. 1999; 72: 209-53. http://dx.doi.org/10.1016/S0065-2776(08)60022-X

54. Zabel BA, Agace WW, Campbell JJ, Heath HM, Parent D, Roberts AI, et al. *Human G protein-coupled receptor GPR-9-6/CC chemokine receptor 9 is selectively expressed on intestinal homing T lymphocytes, mucosal lymphocytes, and thymocytes and is required for thymus-expressed chemokine-mediated chemotaxis*. J Exp Med. 1999; 190(9): 1241-56. http://dx.doi.org/10.1084/jem.190.9.1241

55. Ohmori K, Fukui F, Kiso M, Imai T, Yoshie O, Hasegawa H, et al. *Identification of cutaneous lymphocyte-associated antigen as sialyl 6-sulfo Lewis X, a selectin ligand expressed on a subset of skin-homing helper memory T cells*. Blood. 2006; 107(8): 3197-204. http://dx.doi.org/10.1182/blood-2005-05-2185

56. Clark RA, Chong B, Mirchandani N, Brinster NK, Yamanaka K, Dowgiert RK, et al. *The vast majority of CLA+ T cells are resident in normal skin*. J Immunol. 2006; 176(7): 4431-9.

57. Qiao SW, Iversen R, Raki M, Sollid LM. *The adaptive immune response in celiac disease*. Semin Immunopathol. 2012; 34(4): 523-40. http://dx.doi.org/10.1007/s00281-012-0314-z

58. Ng SC, Benjamin JL, McCarthy NE, Hedin CR, Koutsoumpas A, Plamondon S, et al. *Relationship between human intestinal dendritic cells, gut microbiota, and disease activity in Crohn's disease*. Inflamm Bowel Dis. 2011; 17(10): 2027-37. http://dx.doi.org/10.1002/ibd.21590

59. Brandtzaeg P. *The changing immunological paradigm in coeliac disease*. Immunol Lett. 2006; 105(2): 127-39. http://dx.doi.org/10.1016/j.imlet.2006.03.004

60. Gianfrani C, Auricchio S, Troncone R. *Adaptive and innate immune responses in celiac disease*. Immunol Lett. 2005; 99(2): 141-5. http://dx.doi.org/10.1016/j.imlet.2005.02.017

61. Koning F, Gilissen L, Wijmenga C. *Gluten: a two-edged sword. Immunopathogenesis of celiac disease*. Springer Semin Immunopathol. 2005; 27(2): 217-32. http://dx.doi.org/10.1007/s00281-005-0203-9

62. Sollid LM, Qiao SW, Anderson RP, Gianfrani C, Koning F. *Nomenclature and listing of celiac disease relevant gluten T-cell epitopes restricted by HLA-DQ molecules*. Immunogenetics. 2012; 64(6): 455-60. http://dx.doi.org/10.1007/s00251-012-0599-z

63. Sturgess RP, Ellis HJ, Ciclitira PJ. *Cereal chemistry, molecular biology, and toxicity in coeliac disease*. Gut. 1991; 32(9): 1055-60. http://dx.doi.org/10.1136/gut.32.9.1055

64. Shewry PR, Halford NG, Tatham AS, Popineau Y, Lafiandra D, Belton PS. *The high molecular weight subunits of wheat glutenin and their role in determining wheat processing properties*. Adv Food Nutr Res. 2003; 45: 219-302. http://dx.doi.org/10.1016/S1043-4526(03)45006-7

65. Howdle PD, Corazza GR, Bullen AW, Losowsky MS. *Gluten sensitivity of small intestinal mucosa in vitro: quantitative assessment of histologic change*. Gastroenterology. 1981; 80(3): 442-50.

66. Ellis HJ, Ciclitira PJ. *In vivo gluten challenge in celiac disease*. Can J Gastroenterol. 2001; 15(4): 243-7.

67. Maiuri L, Ciacci C, Ricciardelli I, Vacca L, Raia V, Auricchio S, et al. *Association between innate response to gliadin and activation of pathogenic T cells in coeliac disease*. Lancet. 2003; 362(9377): 30-7. http://dx.doi.org/10.1016/S0140-6736(03)13803-2

68. Maiuri L, Ciacci C, Ricciardelli I, Vacca L, Raia V, Rispo A, et al. *Unexpected role of surface transglutaminase type II in celiac disease*. Gastroenterology. 2005; 129(5): 1400-13. http://dx.doi.org/10.1053/j.gastro.2005.07.054

69. Londei M, Ciacci C, Ricciardelli I, Vacca L, Quaratino S, Maiuri L. *Gliadin as a stimulator of innate responses in celiac disease*. Mol Immunol. 2005; 42(8): 913-8. http://dx.doi.org/10.1016/j.molimm.2004.12.005

70. Beckett CG, Dell'Olio D, Shidrawi RG, Rosen-Bronson S, Ciclitira PJ. *Gluten-induced nitric oxide and pro-inflammatory cytokine release by cultured coeliac small intestinal biopsies*. Eur J Gastroenterol Hepatol. 1999; 11(5): 529-35. http://dx.doi.org/10.1097/00042737-199905000-00011

71. De Stefano D, Maiuri MC, Iovine B, Ialenti A, Bevilacqua MA, Carnuccio R. *The role of NF-kappaB, IRF-1, and STAT-1alpha transcription factors in the iNOS gene induction by gliadin and IFN-gamma in RAW 264.7 macrophages*. J Mol Med (Berl). 2006; 84(1): 65-74. http://dx.doi.org/10.1007/s00109-005-0713-x

72. Martin-Pagola A, Perez-Nanclares G, Ortiz L, Vitoria JC, Hualde I, Zaballa R, et al. *MICA response to gliadin in intestinal mucosa from celiac patients*. Immunogenetics. 2004; 56(8): 549-54. http://dx.doi.org/10.1007/s00251-004-0724-8

73. Jabri B, de Serre NP, Cellier C, Evans K, Gache C, Carvalho C, et al. *Selective expansion of intraepithelial lymphocytes expressing the HLA-E-specific natural killer receptor CD94 in celiac disease*. Gastroenterology. 2000; 118(5): 867-79. http://dx.doi.org/10.1016/S0016-5085(00)70173-9

74. Cheroutre H, Lambolez F, Mucida D. *The light and dark sides of intestinal intraepithelial lymphocytes*. Nat Rev Immunol. 2011; 11(7): 445-56. http://dx.doi.org/10.1038/nri3007

75. Di Sabatino A, Ciccocioppo R, Cupelli F, Cinque B, Millimaggi D, Clarkson MM, et al. *Epithelium derived interleukin 15 regulates intraepithelial lymphocyte Th1 cytokine production, cytotoxicity, and survival in coeliac disease*. Gut. 2006; 55(4): 469-77. http://dx.doi.org/10.1136/gut.2005.068684

76. Maiuri L, Ciacci C, Auricchio S, Brown V, Quaratino S, Londei M. *Interleukin 15 mediates epithelial changes in celiac disease*. Gastroenterology. 2000; 119(4): 996-1006. http://dx.doi.org/10.1053/gast.2000.18149

77. Mention JJ, Ben Ahmed M, Begue B, Barbe U, Verkarre V, Asnafi V, et al. *Interleukin 15: a key to disrupted intraepithelial lymphocyte homeostasis and lymphomagenesis in celiac disease*. Gastroenterology. 2003; 125(3): 730-45. http://dx.doi.org/10.1016/S0016-5085(03)01047-3

78. Meresse B, Chen Z, Ciszewski C, Tretiakova M, Bhagat G, Krausz TN, et al. *Coordinated induction by IL15 of a TCR-independent NKG2D signaling pathway converts CTL into lymphokine-activated killer cells in celiac disease*. Immunity. 2004; 21(3): 357-66. http://dx.doi.org/10.1016/j.immuni.2004.06.020

79. Hue S, Mention JJ, Monteiro RC, Zhang S, Cellier C, Schmitz J, et al. *A direct role for NKG2D/MICA interaction in villous atrophy during celiac disease*. Immunity. 2004; 21(3): 367-77. http://dx.doi.org/10.1016/j.immuni.2004.06.018

80. Maiuri L, Ciacci C, Vacca L, Ricciardelli I, Auricchio S, Quaratino S, et al. *IL-15 drives the specific migration of CD94+ and TCR-gammadelta+ intraepithelial lymphocytes in organ cultures of treated celiac patients.* Am J Gastroenterol. 2001; 96(1): 150-6.

81. Ebert EC. *IL-15 converts human intestinal intraepithelial lymphocytes to CD94 producers of IFN-gamma and IL-10, the latter promoting Fas ligand-mediated cytotoxicity.* Immunology. 2005; 115(1): 118-26. http://dx.doi.org/10.1111/j.1365-2567.2005.02132.x

82. Fehniger TA, Caligiuri MA. *Interleukin 15: biology and relevance to human disease.* Blood. 2001; 97(1): 14-32. http://dx.doi.org/10.1182/blood.V97.1.14

83. Mention JJ, Ben Ahmed M, Begue B, Barbe U, Verkarre V, Asnafi V, et al. *Interleukin 15: a key to disrupted intraepithelial lymphocyte homeostasis and lymphomagenesis in celiac disease.* Gastroenterology. 2003; 125(3): 730-45. http://dx.doi.org/10.1016/S0016-5085(03)01047-3

84. Giovannini C, Sanchez M, Straface E, Scazzocchio B, Silano M, De Vincenzi M. *Induction of apoptosis in caco-2 cells by wheat gliadin peptides.* Toxicology. 2000; 145(1): 63-71. http://dx.doi.org/10.1016/S0300-483X(99)00223-1

85. Nikulina M, Habich C, Flohe SB, Scott FW, Kolb H. *Wheat gluten causes dendritic cell maturation and chemokine secretion.* J Immunol. 2004; 173(3): 1925-33.

86. Thomas KE, Sapone A, Fasano A, Vogel SN. *Gliadin stimulation of murine macrophage inflammatory gene expression and intestinal permeability are MyD88-dependent: role of the innate immune response in Celiac disease.* J Immunol. 2006; 176(4): 2512-21.

87. Bernardo D, Garrote JA, Fernandez-Salazar L, Riestra S, Arranz E. *Is gliadin really safe for non-coeliac individuals? Production of interleukin 15 in biopsy culture from non-coeliac individuals challenged with gliadin peptides.* Gut. 2007; 56(6): 889-90. http://dx.doi.org/10.1136/gut.2006.118265

88. Lammers KM, Lu R, Brownley J, Lu B, Gerard C, Thomas K, et al. *Gliadin induces an increase in intestinal permeability and zonulin release by binding to the chemokine receptor CXCR3.* Gastroenterology. 2008; 135(1): 194-204 e3. http://dx.doi.org/10.1053/j.gastro.2008.03.023

89. Freitag TL, Rietdijk S, Junker Y, Popov Y, Bhan AK, Kelly CP, et al. *Gliadin-primed CD4+CD45RBlowCD25- T cells drive gluten-dependent small intestinal damage after adoptive transfer into lymphopenic mice.* Gut. 2009; 58(12): 1597-605. http://dx.doi.org/10.1136/gut.2009.186361

90. Ohteki T, Suzue K, Maki C, Ota T, Koyasu S. *Critical role of IL-15-IL-15R for antigen-presenting cell functions in the innate immune response.* Nat Immunol. 2001; 2(12): 1138-43. http://dx.doi.org/10.1038/ni729

91. Mattei F, Schiavoni G, Belardelli F, Tough DF. *IL-15 is expressed by dendritic cells in response to type I IFN, double-stranded RNA, or lipopolysaccharide and promotes dendritic cell activation.* J Immunol. 2001; 167(3): 1179-87.

92. Abadie V, Discepolo V, Jabri B. *Intraepithelial lymphocytes in celiac disease immunopathology.* Semin Immunopathol. 2012; 34(4): 551-66. http://dx.doi.org/10.1007/s00281-012-0316-x

93. Anderson DM, Kumaki S, Ahdieh M, Bertles J, Tometsko M, Loomis A, et al. *Functional characterization of the human interleukin-15 receptor alpha chain and close linkage of IL15RA and IL2RA genes*. J Biol Chem. 1995; 270(50): 29862-9.
http://dx.doi.org/10.1074/jbc.270.50.29862

94. Waldmann TA, Tagaya Y. *The multifaceted regulation of interleukin-15 expression and the role of this cytokine in NK cell differentiation and host response to intracellular pathogens*. Annu Rev Immunol. 1999; 17: 19-49.
http://dx.doi.org/10.1146/annurev.immunol.17.1.19

95. Budagian V, Bulanova E, Paus R, Bulfone-Paus S. *IL-15/IL-15 receptor biology: a guided tour through an expanding universe*. Cytokine Growth Factor Rev. 2006; 17(4): 259-80.
http://dx.doi.org/10.1016/j.cytogfr.2006.05.001

96. Sarra M, Cupi ML, Monteleone I, Franze E, Ronchetti G, Di Sabatino A, et al. *IL-15 positively regulates IL-21 production in celiac disease mucosa*. Mucosal Immunol. 2013; 6(2): 244-55.

97. Bernardo D, Garrote JA, Allegretti Y, Leon A, Gomez E, Bermejo-Martin JF, et al. *Higher constitutive IL15R alpha expression and lower IL-15 response threshold in coeliac disease patients*. Clin Exp Immunol. 2008; 154(1): 64-73.
http://dx.doi.org/10.1111/j.1365-2249.2008.03743.x

98. Harris KM, Fasano A, Mann DL. *Monocytes differentiated with IL-15 support Th17 and Th1 responses to wheat gliadin: implications for celiac disease*. Clin Immunol. 2010; 135(3): 430-9. http://dx.doi.org/10.1016/j.clim.2010.01.003

99. Arentz-Hansen H, Korner R, Molberg O, Quarsten H, Vader W, Kooy YM, et al. *The intestinal T cell response to alpha-gliadin in adult celiac disease is focused on a single deamidated glutamine targeted by tissue transglutaminase*. J Exp Med. 2000; 191(4): 603-12. http://dx.doi.org/10.1084/jem.191.4.603

100.Dieterich W, Ehnis T, Bauer M, Donner P, Volta U, Riecken EO, et al. *Identification of tissue transglutaminase as the autoantigen of celiac disease*. Nat Med. 1997; 3(7): 797-801. http://dx.doi.org/10.1038/nm0797-797

101.Molberg O, McAdam SN, Korner R, Quarsten H, Kristiansen C, Madsen L, et al. *Tissue transglutaminase selectively modifies gliadin peptides that are recognized by gut-derived T cells in celiac disease*. Nat Med. 1998; 4(6): 713-7.
http://dx.doi.org/10.1038/nm0698-713

102.van de Wal Y, Kooy Y, van Veelen P, Pena S, Mearin L, Papadopoulos G, et al. *Selective deamidation by tissue transglutaminase strongly enhances gliadin-specific T cell reactivity*. J Immunol. 1998; 161(4): 1585-8.

103.Schuppan D. *Current concepts of celiac disease pathogenesis*. Gastroenterology. 2000; 119(1): 234-42. http://dx.doi.org/10.1053/gast.2000.8521

104.Sollid LM. *Coeliac disease: dissecting a complex inflammatory disorder*. Nat Rev Immunol. 2002; 2(9): 647-55. http://dx.doi.org/10.1038/nri885

105.Arentz-Hansen H, McAdam SN, Molberg O, Fleckenstein B, Lundin KE, Jorgensen TJ, et al. *Celiac lesion T cells recognize epitopes that cluster in regions of gliadins rich in proline residues*. Gastroenterology. 2002; 123(3): 803-9.
http://dx.doi.org/10.1053/gast.2002.35381

106.Anderson RP, Degano P, Godkin AJ, Jewell DP, Hill AV. *In vivo antigen challenge in celiac disease identifies a single transglutaminase-modified peptide as the dominant A-gliadin T-cell epitope*. Nat Med. 2000; 6(3): 337-42. http://dx.doi.org/10.1038/73200

107. Vader W, Kooy Y, Van Veelen P, De Ru A, Harris D, Benckhuijsen W, et al. *The gluten response in children with celiac disease is directed toward multiple gliadin and glutenin peptides*. Gastroenterology. 2002; 122(7): 1729-37. http://dx.doi.org/10.1053/gast.2002.33606

108. Koning F, Vader W. *Gluten peptides and celiac disease*. Science. 2003; 299(5606): 513-5; author reply -5. http://dx.doi.org/10.1126/science.299.5606.513

109. Matysiak-Budnik T, Candalh C, Dugave C, Namane A, Cellier C, Cerf-Bensussan N, et al. *Alterations of the intestinal transport and processing of gliadin peptides in celiac disease*. Gastroenterology. 2003; 125(3): 696-707. http://dx.doi.org/10.1016/S0016-5085(03)01049-7

110. Piper JL, Gray GM, Khosla C. *Effect of prolyl endopeptidase on digestive-resistant gliadin peptides in vivo*. J Pharmacol Exp Ther. 2004; 311(1): 213-9. http://dx.doi.org/10.1124/jpet.104.068429

111. Shan L, Molberg O, Parrot I, Hausch F, Filiz F, Gray GM, et al. *Structural basis for gluten intolerance in celiac sprue*. Science. 2002; 297(5590): 2275-9. http://dx.doi.org/10.1126/science.1074129

112. Sollid LM. *Molecular basis of celiac disease*. Annu Rev Immunol. 2000;18:53-81. http://dx.doi.org/10.1146/annurev.immunol.18.1.53

113. Beitnes AC, Raki M, Lundin KE, Jahnsen J, Sollid LM, Jahnsen FL. *Density of CD163+ CD11c+ dendritic cells increases and CD103+ dendritic cells decreases in the coeliac lesion*. Scand J Immunol. 2011; 74(2): 186-94. http://dx.doi.org/10.1111/j.1365-3083.2011.02549.x

114. Ouaaz F, Arron J, Zheng Y, Choi Y, Beg AA. *Dendritic cell development and survival require distinct NF-kappaB subunits*. Immunity. 2002; 16(2): 257-70. http://dx.doi.org/10.1016/S1074-7613(02)00272-8

115. Monteleone G, Pender SL, Alstead E, Hauer AC, Lionetti P, McKenzie C, et al. *Role of interferon alpha in promoting T helper cell type 1 responses in the small intestine in coeliac disease*. Gut. 2001; 48(3): 425-9. http://dx.doi.org/10.1136/gut.48.3.425

116. Beitnes AC, Raki M, Brottveit M, Lundin KE, Jahnsen FL, Sollid LM. *Rapid accumulation of CD14+CD11c+ dendritic cells in gut mucosa of celiac disease after in vivo gluten challenge*. PLoS One. 7(3): e33556. http://dx.doi.org/10.1371/journal.pone.0033556

117. Arentz-Hansen H, McAdam SN, Molberg O, Fleckenstein B, Lundin KE, Jorgensen TJ, et al. *Celiac lesion T cells recognize epitopes that cluster in regions of gliadins rich in proline residues*. Gastroenterology. 2002; 123(3): 803-9. http://dx.doi.org/10.1053/gast.2002.35381

118. Nilsen EM, Jahnsen FL, Lundin KE, Johansen FE, Fausa O, Sollid LM, et al. *Gluten induces an intestinal cytokine response strongly dominated by interferon gamma in patients with celiac disease*. Gastroenterology. 1998; 115(3): 551-63. http://dx.doi.org/10.1016/S0016-5085(98)70134-9

119. Leon F, Sanchez L, Camarero C, Roy G. *Cytokine production by intestinal intraepithelial lymphocyte subsets in celiac disease*. Dig Dis Sci. 2005; 50(3): 593-600. http://dx.doi.org/10.1007/s10620-005-2480-5

120. Salvati VM, Bajaj-Elliott M, Poulsom R, Mazzarella G, Lundin KE, Nilsen EM, et al. *Keratinocyte growth factor and coeliac disease*. Gut. 2001; 49(2): 176-81. http://dx.doi.org/10.1136/gut.49.2.176

121. Farstad IN, Halstensen TS, Kvale D, Fausa O, Brandtzaeg P. *Topographic distribution of homing receptors on B and T cells in human gut-associated lymphoid tissue: relation of L-selectin and integrin alpha 4 beta 7 to naive and memory phenotypes*. Am J Pathol. 1997; 150(1): 187-99.

122. Dieterich W, Storch WB, Schuppan D. *Serum antibodies in celiac disease*. Clin Lab. 2000; 46(7-8): 361-4.

123. Sardy M, Karpati S, Merkl B, Paulsson M, Smyth N. *Epidermal transglutaminase (TGase 3) is the autoantigen of dermatitis herpetiformis*. J Exp Med. 2002; 195(6): 747-57. http://dx.doi.org/10.1084/jem.20011299

124. Hadjivassiliou M, Aeschlimann P, Strigun A, Sanders DS, Woodroofe N, Aeschlimann D. *Autoantibodies in gluten ataxia recognize a novel neuronal transglutaminase*. Ann Neurol. 2008; 64(3): 332-43. http://dx.doi.org/10.1002/ana.21450

125. Farstad IN, Carlsen H, Morton HC, Brandtzaeg P. *Immunoglobulin A cell distribution in the human small intestine: phenotypic and functional characteristics*. Immunology. 2000; 101(3): 354-63. http://dx.doi.org/10.1046/j.1365-2567.2000.00118.x

126. Jelinkova L, Tuckova L, Cinova J, Flegelova Z, Tlaskalova-Hogenova H. *Gliadin stimulates human monocytes to production of IL-8 and TNF-alpha through a mechanism involving NF-kappaB*. FEBS Lett. 2004; 571(1-3): 81-5. http://dx.doi.org/10.1016/j.febslet.2004.06.057

127. Palova-Jelinkova L, Rozkova D, Pecharova B, Bartova J, Sediva A, Tlaskalova-Hogenova H, et al. *Gliadin fragments induce phenotypic and functional maturation of human dendritic cells*. J Immunol. 2005; 175(10): 7038-45.

128. Stepniak D, Koning F. *Celiac disease--sandwiched between innate and adaptive immunity*. Hum Immunol. 2006; 67(6): 460-8. http://dx.doi.org/10.1016/j.humimm.2006.03.011

129. Meresse B, Malamut G, Cerf-Bensussan N. *Celiac disease: an immunological jigsaw*. Immunity. 2012; 36(6): 907-19. http://dx.doi.org/10.1016/j.immuni.2012.06.006

130. Visser J, Rozing J, Sapone A, Lammers K, Fasano A. *Tight junctions, intestinal permeability, and autoimmunity: celiac disease and type 1 diabetes paradigms*. Ann N Y Acad Sci. 2009; 1165: 195-205. http://dx.doi.org/10.1111/j.1749-6632.2009.04037.x

131. Zimmer KP, Fischer I, Mothes T, Weissen-Plenz G, Schmitz M, Wieser H, et al. *Endocytotic segregation of gliadin peptide 31-49 in enterocytes*. Gut. 2010; 59(3): 300-10. http://dx.doi.org/10.1136/gut.2008.169656

132. Luciani A, Villella VR, Vasaturo A, Giardino I, Pettoello-Mantovani M, Guido S, et al. *Lysosomal accumulation of gliadin p31-43 peptide induces oxidative stress and tissue transglutaminase-mediated PPARgamma downregulation in intestinal epithelial cells and coeliac mucosa*. 2010; Gut. 59(3): 311-9. http://dx.doi.org/10.1136/gut.2009.183608

133. Drago S, El Asmar R, Di Pierro M, Grazia Clemente M, Tripathi A, Sapone A, et al. *Gliadin, zonulin and gut permeability: Effects on celiac and non-celiac intestinal mucosa and intestinal cell lines*. Scand J Gastroenterol. 2006; 41(4): 408-19. http://dx.doi.org/10.1080/00365520500235334

134. Ali S, Mann DA. *Signal transduction via the NF-kappaB pathway: a targeted treatment modality for infection, inflammation and repair*. Cell Biochem Funct. 2004; 22(2): 67-79. http://dx.doi.org/10.1002/cbf.1082

135. Bonizzi G, Karin M. *The two NF-kappaB activation pathways and their role in innate and adaptive immunity*. Trends Immunol. 2004; 25(6): 280-8. http://dx.doi.org/10.1016/j.it.2004.03.008

136. Munz C, Steinman RM, Fujii S. *Dendritic cell maturation by innate lymphocytes: coordinated stimulation of innate and adaptive immunity*. J Exp Med. 2005; 202(2): 203-7. http://dx.doi.org/10.1084/jem.20050810

137. Calder VL, Bondeson J, Brennan FM, Foxwell BM, Feldmann M. *Antigen-specific T-cell downregulation by human dendritic cells following blockade of NF-kappaB*. Scand J Immunol. 2003; 57(3): 261-70. http://dx.doi.org/10.1046/j.1365-3083.2003.01228.x

138. Pender SL, MacDonald TT. *Matrix metalloproteinases and the gut - new roles for old enzymes*. Curr Opin Pharmacol. 2004; 4(6): 546-50. http://dx.doi.org/10.1016/j.coph.2004.06.005

139. Ciccocioppo R, Di Sabatino A, Bauer M, Della Riccia DN, Bizzini F, Biagi F, et al. *Matrix metalloproteinase pattern in celiac duodenal mucosa*. Lab Invest. 2005; 85(3): 397-407. http://dx.doi.org/10.1038/labinvest.3700225

140. Sanz Y, De Pama G, Laparra M. *Unraveling the ties between celiac disease and intestinal microbiota*. Int Rev Immunol. 2011; 30(4): 207-18. http://dx.doi.org/10.3109/08830185.2011.599084

141. Nistal E, Caminero A, Vivas S, Ruiz de Morales JM, Saenz de Miera LE, Rodriguez-Aparicio LB, et al. *Differences in faecal bacteria populations and faecal bacteria metabolism in healthy adults and celiac disease patients*. Biochimie. 94(8): 1724-9. http://dx.doi.org/10.1016/j.biochi.2012.03.025

142. De Palma G, Kamanova J, Cinova J, Olivares M, Drasarova H, Tuckova L, et al. *Modulation of phenotypic and functional maturation of dendritic cells by intestinal bacteria and gliadin: relevance for celiac disease*. J Leukoc Biol.

143. Forsberg G, Fahlgren A, Horstedt P, Hammarstrom S, Hernell O, Hammarstrom ML. *Presence of bacteria and innate immunity of intestinal epithelium in childhood celiac disease*. Am J Gastroenterol. 2004; 99(5): 894-904. http://dx.doi.org/10.1111/j.1572-0241.2004.04157.x

144. Nadal I, Donat E, Ribes-Koninckx C, Calabuig M, Sanz Y. *Imbalance in the composition of the duodenal microbiota of children with coeliac disease*. J Med Microbiol. 2007; 56(Pt 12): 1669-74. http://dx.doi.org/10.1099/jmm.0.47410-0

145. Bernardo D, Garrote JA, Nadal I, Leon AJ, Calvo C, Fernandez-Salazar L, et al. *Is it true that coeliacs do not digest gliadin? Degradation pattern of gliadin in coeliac disease small intestinal mucosa*. Gut. 2009; 58(6): 886-7. http://dx.doi.org/10.1136/gut.2008.167296

146. Stene LC, Honeyman MC, Hoffenberg EJ, Haas JE, Sokol RJ, Emery L, et al. *Rotavirus infection frequency and risk of celiac disease autoimmunity in early childhood: a longitudinal study*. Am J Gastroenterol. 2006; 101(10): 2333-40. http://dx.doi.org/10.1111/j.1572-0241.2006.00741.x

147. Matysiak-Budnik T, Moura IC, Arcos-Fajardo M, Lebreton C, Menard S, Candalh C, et al. *Secretory IgA mediates retrotranscytosis of intact gliadin peptides via the transferrin receptor in celiac disease*. J Exp Med. 2008; 205(1): 143-54. http://dx.doi.org/10.1084/jem.20071204

148. Siegel M, Strnad P, Watts RE, Choi K, Jabri B, Omary MB, et al. *Extracellular transglutaminase 2 is catalytically inactive, but is transiently activated upon tissue injury*. PLoS One. 2008; 3(3): e1861.

Capítulo 8

Utilidad de la serología en el cribado, diagnóstico y seguimiento de los pacientes con enfermedad celíaca

Carme Farré

Hospital Universitario Sant Joan de Déu

farre@hsjdbcn.org

Doi: http://www.dx.doi.org/10.3926/oms.21

Referenciar este capítulo

Farré C. *Utilidad de la serología en el cribado, diagnóstico y seguimiento de los pacientes con enfermedad celíaca.* En Rodrigo L y Peña AS, editores. *Enfermedad celíaca y sensibilidad al gluten no celíaca.* Barcelona, España: OmniaScience; 2013. p. 151-170.

Resumen

Los marcadores serológicos son fundamentales en el engranaje diagnóstico de la enfermedad celíaca. Se pueden detectar a cualquier edad bajo formas clínicas diversas en individuos genéticamente susceptibles que consumen gluten.

Los anticuerpos anti-transglutaminasa tisular de clase IgA son los marcadores recomendados para la detección serológica de la enfermedad, representando la forma cuantitativa y automatizada de los clásicos anticuerpos antiendomisio determinados por inmunofluorescencia indirecta. Los anticuerpos anti-péptido-deaminados de gliadina mejoran la especificidad de los desaconsejados anticuerpos antigliadina, sin alcanzar la eficacia diagnóstica de los anticuerpos antitransglutaminasa.

Los anticuerpos antitransglutaminasa se deben determinan en pacientes con sospecha clínica, en grupos de riesgo y en pacientes con enfermedades asociadas a la EC.

El laboratorio debe garantizar: 1.- La participación en programas de control de calidad. 2.- El uso de valores de referencia adecuados. 3.- Resultados cuantitativos que faciliten el seguimiento serológico de la dieta sin gluten. 4.- La transferibilidad con resultados de otros tests comerciales, dada la inexistencia de un patrón de calibración.

La elección de un test comercial debe tener en consideración: La naturaleza del antígeno/s, el tipo de calibración, la imprecisión, los límites de linealidad y detección, así como las posibles interferencias.

En la práctica asistencial, desaconsejamos el uso de tests mixtos que determinan simultáneamente anticuerpos y/o isotipos con significado y cinéticas diferentes, así como los tests rápidos por inmuno cromatografía, dada la confusión diagnóstica que pueden generar.

Finalmente, constatar la utilidad limitada de los anticuerpos antitransglutaminasa en adultos, así como en pacientes con lesiones parciales de la histología intestinal.

Abstract

Serological markers are essential in the diagnosis algorithm of coeliac patients. Celiac disease (CD) can be diagnosed at any age under various clinical forms in genetically predisposed individuals when consuming a gluten containing diet.

At present, the quantitative and automated IgA anti-tissue transglutaminase antibodies tests are the serological marker recommended to detect CD. This marker replaces its homologous anti-endomysial antibodies test (anti-EMA), obtained by manual and qualitative indirect immunofluorescence tests. Antibodies directed against deaminated gluten peptides improve the specificity of the classical anti-gliadin antibodies. However, they are as screening test slightly inferior to the presence of anti-tissue transglutaminase antibodies.

Anti-tissue transglutaminase antibodies should be determined in patients with clinical suspicion to suffer from CD, in well-known risk groups, and in patients with diseases known to be associated with CD. Laboratories performing these tests must ensure: 1. - Participation in quality assurance programs. 2. - The use of appropriate reference values. 3. - Quantitative results that allow the follow-up of gluten-free diet. 4. - Transferability studies between commercial tests, because of the lack of a universal calibration pattern.

The criteria to be considered for the selection of commercial test should include: Definition of the nature of antigen or antigens, the type of calibration, the degree of imprecision, linearity and detection limits as well as the interferences studies.

In clinical practice, we discourage to use screening test detecting simultaneously various antibodies or isotypes, due to different significance and kinetics. We also discourage the use of rapid point-of-care tests, since they can generate confusion.

Finally, it needs to be remarked that anti-tissue transglutaminase antibodies utility is limited both in adults and in patients with partial intestinal lesions.

1. Introducción

Los autoanticuerpos específicos o marcadores serológicos son una pieza fundamental del engranaje para el diagnóstico de la enfermedad celíaca (EC), que se obtiene por una valoración conjunta de la serología, los síntomas clínicos, los estudios en biopsia intestinal, los factores de riesgo y la predisposición genética. Cada vez más, la solicitud de estos marcadores no solo procede de los consultorios de pediatría y de gastroenterología, sino también de los de endocrino, hematología, reumatología, neurología y otras especialidades médicas.

La EC se diferencia de otras enfermedades autoinmunes específicas de órgano por tener identificado el gluten como desencadenante, por la característica gradación reversible de la lesión inflamatoria intestinal y por disponer de unos marcadores serológicos excelentes. La celiaquía se puede manifestar a cualquier edad en individuos genéticamente susceptibles, el carácter DQ2 positivo y el consumo de gluten son condiciones necesarias, pero no suficientes, para la actividad clínica de la enfermedad, de la que se desconocen aspectos tan importantes como: 1.- Las bases moleculares que regulan la respuesta inmune; 2.- Los mecanismos relacionados con la gravedad de la presentación clínica y 3.- El curso natural de la EC clínicamente asintomática no tratada.

Los marcadores serológicos son útiles para la detección y el seguimiento de la EC, mientras que el diagnóstico de certeza se obtiene por estudio histológico intestinal. La biopsia intestinal se solicita cuando hay una sospecha clínica y/o cuando los marcadores serológicos son positivos. La respuesta clínica, serológica y/o histológica al tratamiento con dieta sin gluten (DSG) confirman el diagnóstico, que viene reforzado por la presencia de los marcadores de susceptibilidad genética HLA-DQ2 (o DQ8).

Los marcadores serológicos han sido de gran utilidad para poner de manifiesto la heterogeneidad de las formas de presentación clínica y han sido la base de los estudios de prevalencia en la población general. Además, han permitido identificar las poblaciones de riesgo y las enfermedades asociadas a la celiaquía.

2. Evolución de los marcadores serológicos

La EC se descubre en los años 50, cuando el pediatra holandés Dike[1] relaciona la "diarrea intratable" con la presencia de harina de trigo en la dieta infantil. A partir de ahí identifica la atrofia intestinal reversible y el gluten como componente de las proteínas de reserva de algunos cereales y antígeno desencadenante de la enfermedad.

El año 1970, la Sociedad Europea de Gastroenterología y Nutrición Pediátrica (ESPGAN) publica los primeros criterios[2] diagnósticos que implican la realización de un mínimo de tres biopsias intestinales, al inicio, tras retirada del gluten y tras su reintroducción como prueba de provocación.

Los Anticuerpos Antigliadina de clase IgA (AAG-IgA) se describen[3] a principios de los años 80. Son los primeros marcadores serológicos de la EC y su disponibilidad permite un cribado serológico previo a la biopsia intestinal, facilitando la detección de formas clínicas de la EC, diferentes a la clásica diarrea con distensión abdominal. Los AAG-IgA no son específicos de la EC, son anticuerpos contra componentes del gluten de la dieta, que reflejan probablemente un aumento de la permeabilidad intestinal ya que también aparecen en otras enteropatías.

La sensibilidad y la especificidad[4] de los AAG-IgA oscila alrededor del 70-80%. En la práctica clínica, la falta de sensibilidad, o riesgo de falsos negativos, es más temida que la falta de especificidad. Los AAG-IgA fueron falsamente negativos en 10 de los 31 casos diagnosticados de EC entre familiares de primer grado[5] de pacientes celíacos, así como en 4 de los 15 casos diagnosticados de EC en una serie de pacientes con Síndrome de Down[6], todos ellos con EC asintomática, en coherencia con una mayor relación entre los AAG-IgA y la clínica digestiva.

Los AAG-IgA, por sus ventajas técnicas como el inmunoensayo cuantitativo, han sido ampliamente usados en estudios serológicos de la EC y en la práctica clínica. De hecho, están en la oferta de firmas comerciales y forman parte del perfil de marcadores serológicos de la EC usado en algunos laboratorios.

En pacientes con déficit aislado de IgA (DAIgA), se determinan los marcadores de clase IgG, siendo conocida la inespecificidad de los AAG de clase IgG, muy frecuentes entre la población general.

Los Anticuerpos Antiendomisio (AEm-IgA), se identifican[7] a través de su relación con la dermatitis herpetiforme. Los AEm-IgA, con una sensibilidad y especificidad superior al 95%, revolucionan la detección serológica de la EC, facilitando estudios epidemiológicos que demuestran la alta prevalencia de la EC en población general y la diversidad de sus formas de presentación clínica. El protocolo diagnóstico con tres biopsias intestinales de los años 70, se simplifica a una sola biopsia inicial según los criterios revisados de la ESPGAN[8] de los 90.

Los AEm-IgA se determinan por Immnofluorescencia Indirecta (IFI), técnica utilizada para determinar anticuerpos de los que se desconoce el antígeno. La reacción inmunológica tiene lugar sobre un porta que tiene fijados cortes de tejido que contiene el antígeno. El tejido más usado es el esófago distal de mono, también se han usado cortes de cordón umbilical humano (HUC), de yeyuno (AYA, anticuerpos antiyeyuno), o de riñón de rata (ARA, anticuerpos antireticulina). La IFI es una técnica cualitativa o semicuantitativa con diluciones progresivas del suero, de procesamiento manual o semiautomatizado, con una lectura final al microscopio de fluorescencia, que es dependiente del observador entrenado. Los portas de esófago distal de mono tienen un coste económico y ecológico considerable, siendo una alternativa razonable, el uso de portas de cordón umbilical humano comerciales o preparados en el mismo laboratorio, aunque el patrón fluorescente sobre cordón umbilical es más difícil de visualizar.

En pacientes con DAIgA, se determinan los AEm de clase IgG, cuya imagen al microscopio suele presentar fluorescencia inespecífica, ofreciendo un patrón más difícil de interpretar que el de los de clase IgA.

Los anticuerpos antitransglutaminasa (ATGT-IgA) aparecen el año 1997, cuando Dieterich[9] identifica la transglutaminasa tisular (TG2) como el autoantígeno reconocido por los AEm.

La TG2 es una proteína enzimática que modifica los péptidos no digeribles del gluten de la dieta en la lámina propia intestinal, de forma que son reconocidos por la molécula HLA-DQ2 y presentados a la célula T CD4+, activando una respuesta inflamatoria y humoral, con la producción de autoanticuerpos específicos en pacientes con EC.

Con el antígeno TG2 disponible, los AEm se pueden determinar como ATGT usando técnicas de inmunoanálisis cuantitativo y automatizable, resolviendo los problemas técnicos de la IFI.

Los ATGT-IgA cuantitativos facilitan el seguimiento serológico de la DSG y la detección de concentraciones pequeñas de anticuerpos, indetectables por IFI, útiles en población adulta, como veremos mas adelante. Se han descrito casos aislados de ATGT-IgA falsamente elevados en pacientes con enfermedades agudas o graves[10,11], así como pequeñas elevaciones independientes del gluten de la dieta en pacientes con enfermedades autoinmunes[12], consideradas inespecíficas y achacadas a impurezas del antígeno TG2.

El año 2005, las sociedades científicas[13] recomiendan los ATGT y/o AEm de clase IgA (con IgA total) para la detección sérica de la EC, desaconsejando por primera vez el uso de los AAG.

Los anticuerpos antipéptido deamidado de gliadina (APDG-IgA) surgen con el objetivo de mejorar la eficiencia de los clásicos AAG, usando como antígeno péptidos de gliadina modificados, que emulan los péptidos de gluten de la lámina propia intestinal. Los APDG de clase IgA discriminan mejor que los AAG entre pacientes con EC y controles en población pediátrica[14], por lo que crecen las expectativas[15] sobre la utilidad de estos nuevos marcadores.

El año 2008, el documento de consenso[16] de las Sociedades de Gastroenterologia, Hepatologia y Nutrición Pediátricas, no incorpora los APDG-IgA, en el protocolo para la detección serológica de la EC y propone estudiar mejor su especificidad.

Los APDG-IgA pueden ser positivos en niños menores de 2 años con sospecha clínica de EC cuyos ATGT-IgA son negativos. Analizando la historia natural de los ATGT-IgA y los APDG-IgA en la primera infancia[17], se observa que los marcadores APDG-IgA y ATGT-IgA tienen cinéticas diferentes, los APDG-IgA aparecen antes que los ATGT-IgA, y también desaparecen antes con la instauración de la DSG.

La sensibilidad de los APDG-IgA en la primera infancia contrasta con su inespecificidad; así, los APDG-IgA desaparecen[18] espontáneamente tomando gluten en la mayoría de niños sospechosos de EC de menos de 2 años de edad, cuyos ATGT-IgA fueron negativos, siendo finalmente la sospecha clínica lo que conducirá al estudio histológico intestinal. Por otro lado, se publica un estudio[19]que sorprendentemente, equipara el rendimiento diagnóstico de los APDG de clase IgG con el de los ATGT de clase IgA.

En este contexto, un metanálisis[20] que incluye 11 estudios con un total de 937 pacientes y 1328 controles publicados entre 1998 y 2008, pone de manifiesto el mayor poder discriminatorio y la mejor eficiencia diagnóstica de los ATGT-IgA respecto a los APDG-IgA.

3. Criterios para la elección de un reactivo comercial

La oferta de test comerciales para determinar los marcadores serológicos de la EC es amplia y variada, tanto por el anticuerpo analizado (AAG, AEm, ATGT, APDG, mixto ATGT/APDG, etc.), como por el isotipo de cada anticuerpo (IgA, IgG, polivalente IgA/IgG), como por la tecnología utilizada (IFI, ELISA, Fluoroenzimoinmunoensayo, Quimioluminiscencia, etc.).

La elección del test debe ser coherente con las recomendaciones internaciones y con la literatura reciente basada en la evidencia científica. Cada laboratorio debe elegir el test más eficaz en función del contexto asistencial (adultos, niños, solo detección, detección y seguimiento, etc.) con un coste razonable, evitando imposiciones por razones puramente presupuestarias.

El laboratorio debe consensuar con los clínicos cualquier mejora en el protocolo serológico en la EC; en este sentido, un cambio de test o la incorporación de uno nuevo debe estar justificado, ya que supone un tiempo de adaptación y un cambio de valores de referencia.

La concentración de anticuerpos en suero se determina mediante técnicas de inmunoanálisis cuantitativas o cualitativas, manuales o automatizadas, en analizadores generalmente conectados *on-line* al sistema informático del laboratorio. Son técnicas de ELISA (Enzyme Linked Immnunosorbent Assay) con lectura final espectrofotométrica o a las que se han adaptado sistemas de amplificación de señal con fluorescencia (Ej: fluoroenzimoinmunoensayo en ATGT EliA™ de Phadia) o luminiscencia (Ej: quimioluminiescencia en ATGT Bioflash^R) para aumentar la sensibilidad.

Técnicamente, para la elección de un test es importante conocer:

- La naturaleza del antígeno o antígenos del inmunoensayo; el tipo de calibración (con 2, 3 o 6 puntos)
- Los valores de referencia establecidos por el fabricante (*cut-off*)
- La zona de indeterminación ó concentraciones dudosas, si las tiene definidas
- La sensibilidad y la especificidad, respecto a la histología y en población general, respectivamente
- La imprecisión de la técnica a distintas concentraciones (CV% intraserie e interserie), sobre todo a bajas concentraciones
- El límite de linealidad y el de detección, así como las posibles interferencias o limitaciones del test.

El tipo de presentación comercial (Ej: test para 50 o test para 500 determinaciones) y la estabilidad de los reactivos deben ser coherentes con la carga asistencial, dado que el laboratorio debe ofrecer un tiempo de respuesta razonable con un coste asumible. Si el test requiere una calibración para cada serie analítica, será conveniente agrupar muestras para reducir costes de calibración, en cambio, si la calibración esta almacenada en la memoria del analizador, se pueden determinar muestras aisladas sin coste adicional. Los controles de calidad deben estar incluidos en cada serie analítica.

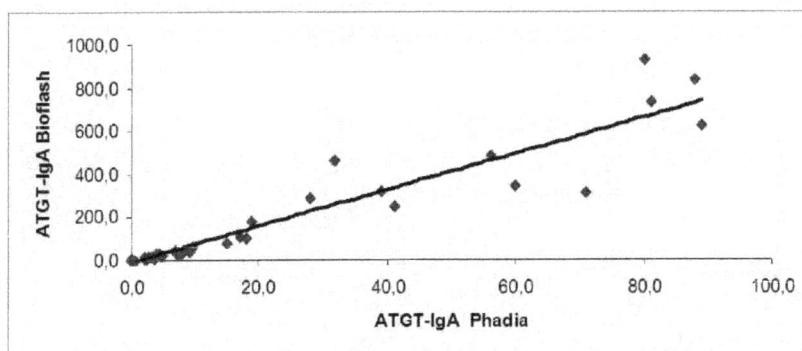

La incorporación de un nuevo test debe ir precedida de un estudio de la imprecisión (CV% intra e interserie) y de la transferibilidad de resultados con otro test bien establecido para el mismo anticuerpo. La falta de un patrón universal de calibración es una limitación considerable dado que cada fabricante establece sus propios patrones con unidades arbitrarias.

La figura 1 ilustra los resultados de la concentraciones séricas de ATGT-IgA en 70 muestras de pacientes con EC activa o con DSG, obtenidos con dos tests comerciales automatizados de última generación: Un fluoroenzimoinmunoensayo (EliA™ de Phadia) y una quimioluminiscencia (Bioflash[R]). El test de Passing-Bablock utilizado para el estudio de transferibilidad de resultados muestra que entre los tests no hay un error constante [intercept: -0,15 (-0,45 to 0.12)] pero si un error proporcional [slope: 6.190 (5.537 to 7.010)]. Los resultados obtenidos por ambas técnicas mantienen una buena correlación (r=0.952), a pesar de mantener una diferencia proporcional, justificada por las diferencias entre calibradores de cada firma comercial.

La figura 2 focaliza la misma comparación en la zona de concentraciones dudosas (entre 2 y 10 U/ml fluoroenzimoinmunoensayo ATGR-IgA Phadia tomado como referencia; n=27). En este rango de concentraciones, los test se relacionan con la recta de regresión: [ATGT Bioflash] = 5.2846 [ATGT Phadia] - 0.4173 con la que se podría estimar un rango de concentraciones dudosas para el test de quimioluminiscencia entre 10-60 U/ml aproximadamente [Passing-Bablock. slope: 6.000(4.923 to 7.527); intercept: -3.40 (-8.53 to 0.85)] . En la práctica asistencial, es importante que el laboratorio tenga bien identificado este rango de concentraciones dudosas y que la imprecisión analítica a estas concentraciones sea la adecuada.

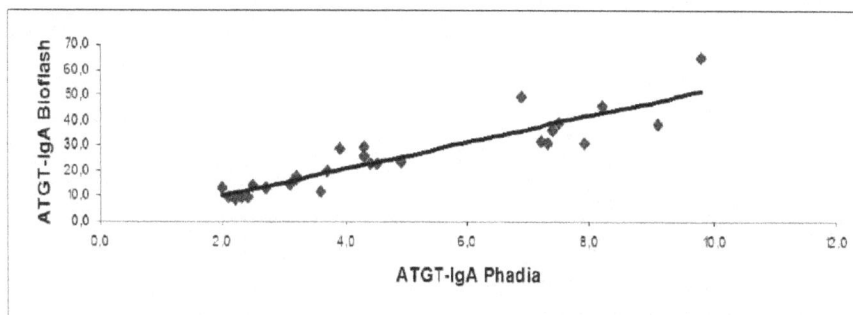

Con el objetivo de comparar la sensibilidad (S) y la especificidad (E) de tests representativos de distintas estrategias serológicas para la detección de la EC, se analizan dos colecciones de muestras expresamente seleccionadas por su riesgo de dar resultados falsamente negativos (S) o falsamente positivos (E), según experiencias anteriores. Son 23 sueros con ATGT-IgA elevados de pacientes con EC asintomática diagnosticada por biopsia intestinal (S) y 22 sueros con ATGT-IgA negativos de niños de 1-2 años de edad con diarrea resuelta con tratamiento convencional (E).

Los antígenos de los test evaluados son:

1.- TG2 humana recombinante (test usado como referencia);

2.- Gliadina nativa

3.- Péptido de gliadina sintético

4.- Mixto de TG2 purificada de hematíes y PDG (Screen)

5.- TG2 recombinante humana ligada a PDG

6 y 7.- Péptido GAF3F obtenido por clonación que emula PDG

La tabla 1 ilustra los resultados de los tests en cada grupo. Mostrando como efectivamente, los AAG y los APDG son menos sensibles que los ATGT para la detección de la EC asintomática. Los AAG y los APDG también son más inespecíficos que los ATGT en este seleccionado grupo de niños con diarrea que se resuelve con tratamiento convencional.

	EC asintomática Marsh III n = 23		Niños de 1-2 a. con diarrea n = 22	
	Positivo	Falso Negativo	Falso Positivo	Negativo
ATGT-IgA	n=23	-	-	n=22
AAG-IgA	n=12	n=11	n=3	n=19
APDG-IgA	n=17	n=6	n=1	n=21
Screen ATGT/APDG-A/IgG	n=23	-	n=1	n=21
Anti-neo ATGT-PDG -IgA	n=23	-	n=2	n=20
Anti GAF3X-IgA	n=19	n=4	n=1	n=21
Anti GAF3X-IgG	n=17	n=6	n=2	n=20

Tabla 1. Resultados de distintas estrategias serológicas para la detección de la EC en casos seleccionados

Los tests mixtos (Screen) con más de un antígeno (TG2 y PDG) y conjugados polivalentes detectan simultáneamente ATGT y APDG de clase IgA y IgG, son tests sensibles para la detección de la EC pero no son útiles como punto de partida para el seguimiento serológico de la DSG, ya que suman anticuerpos y isotipos con cinéticas diferentes. En esta línea, debe tomarse precaución con los tests para ATGT a cuyo antígeno TG2 se le ha añadido péptidos de gliadina, pueden dar falsos positivos por la inespecificidad de los AAG o de los APDG.

Los marcadores de la EC se pueden determinar también mediante tests rápidos (POC *"point of care"*), también llamados APC (análisis a la cabecera del paciente). Son tests inmunocromatográficos diseñados en formato individual, generalmente disponibles en farmacias, para la detección rápida de ATGT y/o APDG de clase IgA y/o IgG en una gota de sangre obtenida por punción en el dedo. Estos tests, eventualmente ofertados directamente a los usuarios, facilitan un primer acercamiento a la detección de la EC con la comodidad de la inmediatez del resultado, pudiendo efectuarse en la consulta médica o en el domicilio. El mayor inconveniente es que siempre debe ser sucedido por un análisis convencional, dado que si el resultado es positivo se debe confirmar por la vía clásica y si es negativo pero la sospecha clínica persevera, también. Además, son tests que tienen un coste económico elevado y conllevan el riesgo implícito de ejercer un posible autotratamiento que enmascararía un posterior diagnóstico de certeza.

4. Recomendaciones para el uso de los marcadores serológicos

Son candidatos a marcadores serológicos de la EC las personas de cualquier edad con los signos o síntomas resumidos en la tabla 2 confeccionada[21] en base al documento del Grupo de Trabajo sobre "Diagnóstico precoz de la enfermedad celíaca". Publicado el año 2008 por el Ministerio de Sanidad y Consumo.

Grupo de edad	Síntomas	Signos
Niños	Diarrea crónica Dolores abdominales Vómitos Anorexia Apatía Mal humor	Malnutrición Distensión abdominal Retraso pondero-estatural Hipotrofia muscular Ferropenia Hipoproteinemia
Preadolescentes y adolescentes	Oligosintomáticos Dolor abdominal Diarrea-estreñimiento Retraso desarrollo puberal Alteraciones menstruales Cefaleas Altralgias	Talla baja Ferropenia Aftas orales Debilidad muscular Osteopenia Alteraciones de piel y de la dentición

Adultos	Sintomatología digestiva inespecífica:
	  Dispepsia
	  Diarrea
	  Estreñimiento
	  Vómitos
	Pérdida de peso
	Sintomatología osteomuscular
	Infertilidad-abortos de repetición
	Alteraciones neurológicas:
	  Parestesias
	  Tetania
	  Ataxia
	  Epilepsia
	Alteraciones psiquiátricas:
	  Depresión
	  Irritabilidad
	  Astenia
		Malnutrición
		Ferropenia
		Hipoalbuminemia
		Alteraciones de la
		coagulación
		Déficits vitamínicos
		Hipertransaminasemias
		Neuropatía periférica
		Miopatías
		Hipoesplenismo
		Aftas bucales
		Osteoporosis y osteopenia

Basada en el documento del Grupo de Trabajo sobre "Diagnóstico precoz de la enfermedad celíaca". Ministerio de Sanidad y Consumo. Abril 2008.

Tabla 2. Síntomas y signos de la enfermedad celíaca

También son candidatos a marcadores serológicos los individuos pertenecientes a poblaciones de riesgo. Son de riesgo aquellos grupos de personas con una frecuencia de EC superior a la que le correspondería por azar, considerando que la prevalencia estimada de EC en la población general oscila alrededor del 1%. Entre los grupos de riesgo se destacan[22] los familiares de primer grado (10 -20%) de pacientes con EC, y los pacientes con enfermedades asociadas a la EC, como[22]: diabetes tipo1 (DM1) (2-12%), Síndrome de Down (5-12%), tiroiditis autoinmune (hasta un 7%), Síndrome de Turner (2-5%), Síndrome de Williams (hasta un 9%), déficit selectivo de IgA (DAIgA) (2-8%) o pacientes con hepatitis autoinmune (12-13%).

Los marcadores de la EC no son análisis de carácter urgente en el laboratorio clínico. La EC es una patología que se instaura y retrocede gradual y progresivamente, por lo que el laboratorio puede procesar el análisis con un tiempo de respuesta razonable de 1 a 7 días, en función de la organización de las consultas médicas o las expectativas de los clínicos solicitantes. Los resultados deben ser valorados en su contexto clínico-dietético-histórico, y el responsable del laboratorio puede añadir comentarios o contactar con el clínico, si fuera necesario. Es recomendable que desde el laboratorio se realice una cierta regularización de la demanda, a la vez que se registren los casos con ATGT positivos en una base de datos.

Los ATGT y/o AEm de clase IgA (si la IgA sérica total es normal) se consolidan como marcadores de elección para la EC en las últimas recomendaciones de la ESPGHAN[22], mientras que los APDG-IgA son considerados marcadores adicionales de posible utilidad en niños menores de 2 años de edad con sospecha de EC en los que los ATGT-IgA son negativos. Los niños con EC diagnosticados antes de los 2 años de edad, son candidatos al test de provocación con gluten, dado el desconocimiento del curso natural de la intolerancia en esta fase precoz de la enfermedad.

Para un buen funcionamiento[22], el laboratorio asistencial debe ofrecer garantías de:

1.- La participación en programas de Control de Calidad interno y externo.

2.- Usar tests validados frente a *reference estándar of EMA* o frente a la histología, con una concordancia superior al 95%

3.- Usar tests cuyo *cut-off* o LSN (límite superior de normalidad) establecido por el fabricante se ha adaptado según la experiencia personal o en función de la población estudiada.

4.- Expresar los resultados con cifras numéricas indicando la clase de inmunoglobulina, siendo insuficiente informar "positivo" o "negativo", desperdiciando el potencial informativo de la cifra numérica como punto de partida para monitorizar el seguimiento serológico de la DSG.

5.- Los informes de AEm indiquen la clase de inmunoglobulina i la dilución sérica, presentandoo el resultado como negativo o positivo acompañado de la dilución.

6.- No malinterpretar un resultado negativo en casos como: Pacientes con déficit de IgA, niños de menos de 2 años de edad, pacientes con dieta pobre o exenta de gluten considerando que unas semanas sin gluten invalidan un resultado negativo, y en pacientes con tratamiento inmunosupresor.

Los marcadores serológicos de la EC presentan cifras y unidades diferentes en función del test utilizado. Los estudios de transferibilidad son útiles para conocer la intercambiabilidad de resultados entre distintos tests, que pueden estar expresados como múltiplos del LSM (límite superior de normalidad) o acompañados de sus respectivos *cut-off* .

El establecimiento de una colaboración activa entre la clínica y el laboratorio mejora, sin duda, la calidad asistencial. En esta línea, resulta útil la creación y mantenimiento de una base de datos que contenga la información demográfica, clínica, serológica, genética, histológica y familiar. Esta base de datos puede estar creada a partir de los pacientes con ATGT-IgA elevados, como primer motivo de inclusión. La explotación de la información acumulada en esta base de datos puede ser interesante para el conocimiento de la EC y la mejora de protocolos asistenciales.

El laboratorio debe ocuparse de responder a la solicitud de "marcadores serológicos de la EC" con el mejor autoanticuerpos/s disponible, evitando que esta solicitud se traduzca en la determinación de una batería de anticuerpos e isotipos que no aportan información adicional soportada por evidencia científica, y que suponen una inversión importante de recursos.

La serología es un paso previo a la histología en todos los algoritmos para el diagnóstico de la EC. Las últimas recomendaciones de la ESPGHAN[22] incorporan, como principal novedad, la posibilidad de diagnosticar la EC sin necesidad de biopsia intestinal, en niños con clínica compatible y susceptibilidad genética, cuyas concentraciones séricas de ATGT-IgA sean 10 diez veces el *cut-off* o LSN.

La aceptación de este protocolo es controvertida[23,24] y, entre los opositores, se exponen argumentos como el interés por conocer la lesión intestinal de partida ante un eventual curso imprevisto de la enfermedad, así como las posibles discordancias entre la serología y la histología. Entre los inconvenientes de tipo técnico, destaca la falta de estudios de transferibilidad de resultados entre tests comerciales, la ya explicitada falta de un patrón universal de calibración y la consideración de que el valor predictivo positivo (VPP) de los ATGT-IgA depende de la prevalencia de la EC en la población de origen.

5. La relación entre la serología y la histología

Aunque la concentración de autoanticuerpos específicos en sangre se interpreta globalmente como un reflejo del grado de lesión histológica intestinal, la serología no siempre esta en consonancia con la histología.

La sensibilidad de los marcadores ATGT/AEm-IgA disminuye en pacientes con alteraciones parciales de la pared intestinal, así, se ha observado que los marcadores ATGT y AEm-IgA pueden ser negativos en el 60% de pacientes con lesiones Marsh IIIa[25,26]. Además, la negativización de los ATGT/AEm- IgA con la DSG no implica necesariamente la recuperación histológica de la pared intestinal, sobre todo en adultos[27,28].

La respuesta serológica a la DSG es particular para cada paciente, el tiempo de DSG estimado como necesario para la desaparición de los autoanticuerpos específicos es de 12 meses (ESPGHAN), pudiendo oscilar entre 3 meses y 3 o 4 años, en función del grado de sensibilidad al gluten. De la misma manera, el tiempo de provocación con gluten (unos 15 gr. diarios en niños) necesario para una respuesta serológica es muy variable, estableciéndose controles cada 3-6 meses si no hay una respuesta clínica clara, siendo la recaída serológica generalmente suficiente para la confirmación diagnóstica.

En la práctica asistencial, la detección serológica de las transgresiones dietéticas consiste muchas veces en la detección de una elevación, mas o menos importante, de los ATGT-IgA, en pacientes con DSG establecida que disponen de sucesivos controles serológicos previos con marcadores indetectables. Es un hallazgo frecuente en adolescentes y se atribuye a transgresiones de la dieta voluntarias o involuntarias y reconocidas o no. Los AEm determinados por IFI son menos sensibles a estas pequeñas variaciones serológicas. Los APDG-IgA han sido recomendados[29] para la detección de transgresiones dietéticas, aunque su inespecificidad lo convierte en un marcador con un balance coste/beneficio desfavorable.

6. Los marcadores serológicos en la EC del adulto

La EC se puede manifestar en la edad adulta de individuos genéticamente susceptibles bajo dieta con gluten. En estos casos, el hallazgo de unos ATGT-IgA elevados puede confirmar la sospecha clínica previa al diagnóstico histológico. En algunos casos, esta activación tardía de la enfermedad se relaciona con desencadenantes como el embarazo, infecciones, traumatismos o situaciones de estrés, pudiendo suceder también en la tercera edad.

Por otro lado, la EC del adulto puede pasar desapercibida por la heterogeneidad de sus signos y síntomas. Los marcadores serológicos son poco sensibles debido a que la lesión histológica intestinal puede ser parcial. Un interesante estudio[30] de casos consecutivos diagnosticados de EC de todas las edades, pone de manifiesto que la EC en la población adulta tiene una clínica, una serología y una lesión histológica intestinal, atenuada respecto a la observada en la edad pediátrica. Estos hechos alargan el tiempo requerido conseguir el diagnóstico definitivo en la población adulta respecto a la población infantil.

Mientras que una lesión intestinal de bajo grado se asocia con una sintomatología clínica leve, un estudio de búsqueda activa de EC en familiares[31] de pacientes celíacos demuestra que los síntomas clínicos (anemia, dolor o distensión abdominal o alteraciones de la densidad osea) son tan importantes en pacientes Marsh I como en pacientes Marsh III. Son los resultados de un estudio en familiares de celíacos cuyo protocolo propone la biopsia intestinal a todos los familiares DQ2 positivos, al margen de la serología. El estudio demuestra que de haber adoptado un protocolo basado en un cribado serológico convencional (ATGT y/o AEm de clase IgA con *cut-off* habitual), se hubieran detectado el 15.6% de los casos con lesión Marsh I y el 84.6% de los casos con lesión Marsh III. Confirmándose la poca sensibilidad de los ATGT-IgA en celíacos adultos con lesión intestinal de bajo grado, donde la elevación de los ATGT-IgA puede estar por debajo del *cut-off* establecido.

Con estos resultados y con el objectivo de aumentar la sensibilidad de los ATGT-IgA en la población adulta, se busca un nuevo *cut-off* a la baja, en base a la concentración de ATGT-IgA por debajo de la cual se encuentran el 98% de los resultados de la población general adulta[32], resultando un *cut-off* para adultos cuatro veces inferior al pediátrico.

Aplicando este nuevo *cut-off* para adultos en una búsqueda activa de EC en población laboral[32], la sensibilidad de los ATGT-IgA es del 89% en pacientes con lesión intestinal Marsh I, mientras que la de los AEm-IgA es del 11%, siendo ambos 100% sensibles en pacientes con lesión Marsh III.

La lesión Marsh I no es específica de la EC, pudiendo encontrarse en otras patologías como la infección por *Helicobacter pylori* , en cuadros de parasitosis u otras enteropatías. La idoneidad de la DSG en pacientes con lesión Marsh I en ausencia de síntomas clínicos es controvertida[33], en estos casos, tienen especial interés los estudios de inmunocitometría en mucosa intestinal capaces de detectar patrones compatibles con EC al margen de los cambios histológicos.

7. Los marcadores serológicos en poblaciones de riesgo

El cribado serológico para la detección de la EC asintomática en poblaciones de riesgo, se puede optimizar con una previa selección de los casos DQ2 positivos. El valor predictivo negativo del DQ2 (VPN > 99%) hace prácticamente imposible el diagnóstico de EC en individuos DQ2 negativos.

Por otro lado, son DQ2 positivos[34] el 64% de los familiares de primer grado de pacientes celíacos, el 57% de los pacientes con DM1 o el 29% de los pacientes con Síndrome de Down, así como el 25% de la población general. Así, en un paciente DQ2 positivo con Síndrome de Down (6% prevalencia EC), la probabilidad de serología positiva es de 1/5, mientras que en un individuo DQ2 positivo de la población general (1% prevalencia EC), esta probabilidad es de 1/25. Por tanto, el DQ2 es útil para la selección de candidatos a vigilancia serológica en poblaciones de riesgo. En estos casos, la frecuencia con la que se debería aplicar el cribado serológico en ausencia de síntomas no esta protocolizada y, en el mejor de los casos, los marcadores serológicos se determinan con una periodicidad anual.

7.1. Los ATGT-IgA en pacientes con DM1

Para la búsqueda activa de la EC asintomática en la población DM1, se determinan los ATGT-IgA en el debut con controles serológicos anuales en los negativos. Con esta estrategia[35], se diagnosticó la EC en el 6.4% (13/202) de los pacientes que debutaron con DM1 durante 6 años consecutivos. Según este estudio, la EC se asocia preferentemente con los pacientes DM1 de debut más precoz y el orden en que aparecen ambas enfermedades es aleatorio, de forma que, en la mitad de los casos, la EC (asintomática) se detecta por serología en el debut diabético, mientras que en la otra mitad, la EC se detecta en los controles serológicos de los tres primeros años. El hallazgo de una serología dudosa o débilmente positiva en el debut diabético, debe ser interpretado con precaución a la espera de ver su evolución.

7.2. Los ATGT-IgA en pacientes con DAIgA

La EC esta asociada al déficit aislado de IgA (DAIgA). El DAIgA (IgA sérica < 10 mg/L) es la inmunodeficiencia primaria más frecuente, afectando al 0.2% de la población general y de curso generalmente asintomático.

Ante el hallazgo inesperado de un déficit sérico de IgA, el laboratorio puede analizar sistemáticamente los ATGT de clase IgG. Con esta estrategia[36], se ha diagnosticado el 6.6% (22/330) de los pacientes pediátricos con una deficiencia total, parcial o transitoria de IgA sérica (IgA < 50 mg/L).

Analizando el comportamiento serológico de esta población[37], se observa que en el 70% de los casos, el DAIgA es total y los ATGT son exclusivamente de clase IgG. En cambio, en el 30% restante, el déficit de IgA es parcial o transitorio y coexisten los ATGT de clase IgA con los de clase IgG en el 80% de los casos.

Es conocido que los anticuerpos de clase IgG tienen una vida media más larga que los IgA, y por tanto, desaparecen más lentamente con la DSG. Así, los ATGT de clase IgG siguen positivos tras 2-11 años de DSG en el 75% de los casos, mientras que los ATGT de clase IgA desaparecen tras 1-4 años de DSG en el 100% de los casos.

8. Los marcadores serológicos en la población general

La EC es una alteración frecuente, que puede pasar inadvertida por la heterogeneidad de sus formas de presentación clínica, que dispone de unos excelentes marcadores serológicos, que tiene un tratamiento eficaz y libre de efectos secundarios, y que la falta de tratamiento se relaciona con efectos adversos.

Con estos antecedentes, la EC reuniría las condiciones para ser estudiada en la población general[38,39]. Los inconvenientes para el estudio masivo de la EC son principalmente, el desconocimiento del curso natural de la EC asintomática no tratada, la falta de motivación por el cumplimiento de la dieta en pacientes asintomáticos, la posible manifestación de la EC a cualquier edad que obligaría a repetir el cribado serológico periódicamente, y la falta de estudios coste/beneficio.

Por las mismas razones, se desestima la inclusión de los ATGT-IgA a los perfiles de análisis aplicados a grupos de población general presuntamente sana, como los controles de salud laboral, los de donantes de sangre o los perfiles preoperatorios de cirugía menor. En cambio, ante el hallazgo inesperado de una anemia microcítica o de un leve aumento de la actividad sérica ALT[40] en los resultados de estos análisis, la determinación sistemática de ATGT-IgA facilita la detección de EC asintomática. La anemia y la hipertransaminasemia sin causa aparente, son conocidas manifestaciones extradigestivas de la EC asintomática.

La prevalencia de la EC aceptada en la población general oscila alrededor del 1:100, a pesar de ello, existe la percepción de que es una alteración más propia de la edad pediátrica. Los estudios epidemiológicos realizados en población española de distintas edades, muestran prevalencias que van desde 1:118 en niños menores de 3 años[41], a 1:220 en escolares[42] hasta 1:389 en población general[43] de 35 años de edad media. Esta aparente caída de la prevalencia con la edad, ha sido recientemente confirmada en un estudio epidemiológico[44] que incluye 4230 personas de 1 a 90 años de la población general de Cataluña. Los resultados de este estudio demuestran que la EC es 5 veces más frecuente en niños que en adultos y, que este aumento, es a costa de los más pequeños. Esta evidente caída de la prevalencia con la edad es difícil de explicar si se considera el carácter permanente de la enfermedad. La hipótesis de una evolución espontánea a la latencia solo puede investigarse mediante estudios longitudinales de historia natural.

Referencias

1. Dicke WK. Coeliac disease. *Investigation of the harmful effects of certain types of cereal on patients suffering from coeliac disease*. MD thesis. Utrecht: University of Utrecht, 1950.

2. Meeuwisse G. *Diagnosis criteria in coeliac disease*. Acta Paediatr Scand 1970; 59: 461-3.

3. Savilahty E, Viander M, Perkkio M, Vainio E, Kalimo K, Reunala T. *IgA antigliadin antibodies: a marker of mucosal damage in childhood coeliac disease*. Lancet. 1983: 1(8320): 320-2. http://dx.doi.org/10.1016/S0140-6736(83)91627-6

4. Rostom A, Dube C, Cranney A, Saloojee N, Sy R, Garritty C, et al. *The diagnostic accuracy of serologic tests for celiac disease: a systematic review*. Gastroenterology. 2005; 128: S38-46. http://www.ncbi.nlm.nih.gov/pubmed/15825125

5. Farré C, Humbert P, Vilar P, Varea V, Carballo M, Aldeguer X, Carnicer J, Gasull MA and Catalonian Coeliac Disease Study Group. *Serological Markers and HLA-DQ2 Haplotype Among First-Degree relatives of Celiac Patients*. Dig Dis Sci. 1999; 44(11): 2344-49. http://dx.doi.org/10.1023/A:1026685527228

6. Carnicer J, Farré C, Varea V, Vilar P, Moreno J, Artigas J. *Prevalence of coeliac disease in Down's syndrome*. Eur J Gastroenterol Hepatol. 2001; 13: 263-7. http://dx.doi.org/10.1097/00042737-200103000-00008

7. Chorzelsky TP, Beutner EH, Sulej J, Tchorzewska H, Jablonska S, Kumar V, et al. IgA anti-endomysium antibody. *A new immunological marker of dermatitis herpetiformis and coeliac disease*. Br J Dermatol. 1984: 111(4): 395-402. http://dx.doi.org/10.1111/j.1365-2133.1984.tb06601.x

8. Revised criteria for diagnosis of coeliac disease. Report of Working Group of European Society of Paediatric Gastroenterology and Nutrition. Arch Dis Child. 1990: 65(8): 909-11. http://dx.doi.org/10.1136/adc.65.8.909

9. Dieterich W, Ehnis T, Bauer M, Donner P, Volta U, Riecken EO, et al. *Identification of tissue transglutaminase as the autoantigen of celiac disease*. Nat Med. 1997; 3(7): 797-801. http://dx.doi.org/10.1038/nm0797-797

10. Bizzaro N, Tampoia M, Villalta, D, Platzgummer S, Liguori, M, Tozzoli, R, Tonutti, E. *Low Specificity of Anti-Tissue Transglutaminase Antibodies in Patients With Primary Biliary Cirrhosis*. J Clin Lab Anal. 2006; 20: 184–9. http://dx.doi.org/10.1002/jcla.20130

11. Ferrara, F, Quaglia S, Caputo I, Esposito, C, Lepretti, M, Pastore, S, Giorgi, R, Martelossi, S, Dal Molin G, Di Toro M, Ventura, A, Not, T. *Anti-transglutaminase antibodies in non-coeliac children suffering from infectious diseases* Clin Exp Immunol. 2010; 159(2): 217–23. http://dx.doi.org/10.1111/j.1365-2249.2009.04054.x

12. Sárdy M, Csikós M, Geisen C, Preisz K, Kornseé Z, Tomsits E, Töx U, Hunzelmann N, Wieslander J, Kárpáti S, Paulsson M, Smyth N. *Tissue transglutaminase ELISA positivity in autoimmune disease independent of gluten-sensitive disease*. Clinica Chimica Acta. 2007; 376: 126–35. http://dx.doi.org/10.1016/j.cca.2006.08.006

13. Hill ID, Dirks MH, Liptak GS, Colletti RB, Fasano A, Guandalini S, et al. North American Society for Pediatric Gastroenterology, Hepatology and Nutrition. *Guideline for the diagnosis and treatment of celiac disease in children: recommendations of the North American Society for Pediatric Gastroenterology, Hepatology and Nutrition*. J Pediatr Gastroenterol Nutr. 2005 Jan; 40(1): 1-19. http://dx.doi.org/10.1097/00005176-200501000-00001

14. Schwertz E, Kahlenberg F, Sack U, Richter T, Stern M, Conrad K, Zimmer KP, Mothes T. *Serologic Assay Based on Gliadin-Related Nonapeptides as a Highly Sensitive and Specific Diagnostic Aid in Celiac Disease*. Clinical Chemistry. 2004; 50(12): 2370–5. http://dx.doi.org/10.1373/clinchem.2004.036111

15. Kaukinen K, Collin P, Laurila K, Kaartinen T, Partanen J, Mäki M. *Resurrection of gliadin antibodies in coeliac disease. Deamidated gliadin peptide antibody test provides additional diagnostic benefit*. Scand J Gastroenterol. 2007; 42(12): 1428-33. http://dx.doi.org/10.1080/00365520701452217

16. Fasano A, Araya M, Bhatnagar S, et al. Consensus guidelines. J. Pediatr Gastroenterol Nutr. 2008; 47(2):214-9. http://dx.doi.org/10.1097/MPG.0b013e318181afed

17. Edwin Liu et al. *Natural History of Antibodies ti Deaminated Gliadin Peptides and Transglutaminase in Early Childhood Celiac Disease*. J Pediatr Gastroenterol Nutr. 2007; 45: 293-300. http://dx.doi.org/10.1097/MPG.0b013e31806c7b34

18. Parizade M, Shainberg B. P*ositive Deamidated Gliadin Peptide Antibodies and Negative Tissue Transglutaminase IgA Antibodies in a Pediatric Population: To Biopsy or Not To Biopsy*. Clin Vaccine Immunol. 2010; 17(5): 884–6. http://dx.doi.org/10.1128/CVI.00425-09

19. Vermeersch P, Geboes K, Mariën G, Hoffman I, Hiele M, Bossuyt X. *Diagnostic performance of IgG anti-deamidated gliadin peptide antibody assays is comparable to IgA anti-tTG in celiac disease*. Clinica Chimica Acta. 2010; 411: 931–5. http://dx.doi.org/10.1016/j.cca.2010.02.060

20. Levis NR, Scott BB. *Meta-analysis: Deamidated gliadin peptide antibody and tissue transglutaminase antibody compared as screening tests for coeliac disease*. Aliment Pharmacol Ther. 2010; 31: 73–81. http://www.ncbi.nlm.nih.gov/pubmed/19664074

21. Garrote Adrados JA, Fernandez Salazar L. Protocolos de diagnóstico. Cribado de enfermedad celíaca y grupos de riesgo. *Enfermedad Celíaca*. (Cap 10, pp 145). Ergon 2011. ISBN: 978-8473-958-6.

22. Husby S, Koletzko S, Korponay-Szabo IR, Mearin ML, Phillips A, Shamir R, et al. *For the ESPGHAN Working Group on Coeliac Disease Diagnosis*, on behalf of the ESPGHAN Gastroenterology Committee. J Pediatr Gastroenterol Nutr. 2012; 54: 136–60. http://dx.doi.org/10.1097/mpg.0b013e31821a23d0

23. Evans KE, Sanders DS. *What is the use of biopsy and antibodies in coeliac disease diagnosis?* J Intern Med. 2011; 269(6): 572-81. http://dx.doi.org/10.1111/j.1365-2796.2011.02380.x

24. Fernández-Bañares F, Rosinach M, Esteve M. *Comment to "High tissue-transglutaminase antibody level predicts small intestinal villous atrophy in adult patients at high risk of coeliac disease"*.Dig Liver Dis. 2012 Oct; 44(10): 885-6. http://dx.doi.org/10.1016/j.dld.2012.04.025

25. Rostami K, Kerckhaert JP, Tiemessen R, Meijer JW, Mulder CJ. *The relationship between anti-endomisium antibodies and villous atrophy in celiac disease using both monkey and human substrate*. Eur J Gastroenterol Hepatol. 1999; 11(4): 439-42. http://dx.doi.org/10.1097/00042737-199904000-00013

26. Abrams JA, Brar P, Diamond B, Rotterdam H, Green PH. *Utility in clinical practice of immunoglobulin a anti-tissue transglutaminase antibody for the diagnosis of celiac disease*. Clin Gastroenterol Hepatol. 2006; 4(6): 726-30. http://dx.doi.org/10.1016/j.cgh.2006.02.010

27. Wahab PJ, Meijer J, Mulder J. *Histologic Follow-up of People With Celiac Disease on a Gluten-Free Diet. Slow and Incomplete Recovery*. Am J Clin Pathol. 2002; 118: 459-63. http://dx.doi.org/10.1309/EVXT-851X-WHLC-RLX9

28. Dickey W, Hughes DF, McMillan SA. *Disappearance of endomysial antibodies in treated celiac disease does not indicate indicate histological recovery*. Am J Gastroenterol. 2000; 95(3): 712-4. http://dx.doi.org/10.1111/j.1572-0241.2000.01838.x

29. Agardh D. *Antibodies against synthetic deamidated gliadin peptides and tissue transglutaminase for the identification of childhood celiac disease*. Clin Gastroenterol Hepatol. 2007; 5: 1276–81. http://dx.doi.org/10.1016/j.cgh.2007.05.024

30. Vivas S, Ruiz de Morales JM, Fernandez M, Hernando M, Herrero B, Casqueiro J, Gutierrez S. Age-Related Clinical, *Serological, and Histopathological Features of Celiac Disease.* Am J Gastroenterol. 2008; 103(9): 2360-5. http://dx.doi.org/10.111/j.1572-0241.2008.01977.x

31. Esteve M, Rosinach M, Fernández-Bañares F, Farré C, Salas A, Alsina M, Vilar P, Abad-Lacruz A, Forné M, Mariné M, Santaolalla R, Espinós JC, Viver JM. Barcelona Coeliac Disease Study Group. *Spectrum of gluten-sensitive enteropathy in first degree relatives of patients with coeliac disease: clinical relevance of lymphocytic enteritis.* Gut. 2006; 55: 1739–45. http://dx.doi.org/10.1136/gut.2006.095299

32. Mariné M, Fernández-Bañares F, Alsina M, Farré C, Cortijo M, Santaolalla R, Salas A, Tomàs M, Abugattas E, Loras C, Ordás I, Viver JM, Esteve M. *Impact of mass screening for gluten sensitive enteropathy in a working population*. World J Gastroenterol. 2009; 15 (11): 1331-8. http://dx.doi.org/10.3748/wjg.15.1331

33. Esteve M, Carrasco A, Fernandez-Bañares F. I*s a gluten-free diet necessary in Marsh I intestinal lesions in patients with HLADQ2, DQ8 genotype and without gastrointestinal symptoms?* Curr Opin Clin Nutr Metab Care. 2012; 15: 505–10. http://dx.doi.org/10.1097/MCO.0b013e3283566643

34. Farré C. *Malaltia Celíaca: marcadors serològics i de predisposició genètica, aspectes clínics i poblacions de risc*. Tesi Doctoral. Universitat de Barcelona 2002.

35. Marquès T, Molero M, Tondo M, Hernández M, Vilar P, Cusi V, et al. *Asociación entre la diabetes mellitus de tipo 1 y la enfermedad celíaca: 6 años de cribado serológico sistemático*. Rev Lab Clin. 2009; 2(2): 65–72.

36. Domínguez O, Giner MT, Alsina L, Martín MA, Lozano J, Plaza AM. *Fenotipos clínicos asociados a la deficiencia selectiva de IgA: revisión de 330 casos y propuesta de un protocolo de seguimiento.* An Pediatr. 2012; 76(5): 261-7. http://dx.doi.org/10.1016/j.anpedi.2011.11.006

37. Altimira L, Marquès T, Molero M, Tondo M, Hernández M, Farré C. *¿Como se comportan los pacientes celíacos con déficit aislado de IgA?* V Congreso Nacional del Laboratorio Clínico. SEQC. Malaga 2011.

38. Fasano A. *European and North American populations should be screened for coeliac disease*. Gut. 2003; 52(2): 168-9. http://dx.doi.org/10.1136/gut.52.2.168

39. Kumar PJ. E*uropean and North American populations should be screened for coeliac disease*. Gut. 2003; 52(2): 170-1. http://dx.doi.org/10.1136/gut.52.2.170

40. Farré C, Esteve, M, Curcoy, A, Cabre E, Arranz E, Amat, Ll, et al. *Hypertransaminasemia in Pediatric Celiac Disease Patients and Its Prevalence as a Diagnostic Clue*. Am J Gastroenterol. 2002; 97: 3176–81. http://dx.doi.org/10.1111/j.1572-0241.2002.07127.x

41. Castaño L, Blarduni E, Ortiz L, et al. *Prospective population screening for celiac disease: high prevalence in the first 3 years of life*. J Pediatr Gastroenterol Nutr. 2004; 39: 80–4. http://dx.doi.org/10.1097/00005176-200407000-00016

42. Cilleruelo Pascual ML, Román Riechmann E, Jiménez Jiménez J, et al. *Silent celiac disease: exploring the iceberg in the school-aged population*. An Esp Pediatr. 2002; 57: 321–6.
http://www.unboundmedicine.com/evidence/ub/citation/12392666/
[Silent_celiac_disease:_exploring_the_iceberg_in_the_school_aged_population]

43. Riestra S, Fernández E, Rodrigo L, et al. *Prevalence of coeliac disease in the general population of northern Spain. Strategies of serologic screening*. Scand J Gastroenterol. 2000; 35: 398–402. http://dx.doi.org/10.1080/003655200750023967

44. Marine M, Farré C, Alsina M, Vilar P, Cortijo M, Salas A, et al. *The prevalence of coeliac disease is significantly higher in children compared with adults*. Aliment Pharmacol Ther. 2011; 33: 477–486. http://dx.doi.org/10.1111/j.1365-2036.2010.04543.x

Capítulo 9

Papel de la endoscopia en la enfermedad celíaca y sus complicaciones. Avances en las técnicas de imagen y computarización

Adolfo Parra-Blanco,[1] Carlos Agüero,[1] Daniel Cimmino,[2] Nicolás González,[3] Patricio Ibáñez,[1] Silvia Pedreira[4]

[1] Departamento de Gastroenterología, Pontificia Universidad Católica de Chile, Santiago, Chile.
[2] Servicio de Endoscopia del Hospital Alemán, Buenos Aires, Argentina.
[3] Departamento de Gastroenterología (Prof. Henry Cohen), Hospital de Clínicas, Montevideo, Uruguay.
[4] Servicio de Gastroenterología del Hospital Alemán, Buenos Aires, Argentina.

parrablanco@gmail.com, carlosagueroluengo@gmail.com, danielcimmino@gmail.com, nicolasendoscopia@yahoo.es, patricio.ibanezlazo@gmail.com, spedreira@intramed.net

Doi: http://dx.doi.org/10.3926/oms.177

Referenciar este capítulo

Parra-Blanco A, Agüero C, Cimmino D, González N, Ibáñez P, Pedreira S. *Papel de la endoscopia en la enfermedad celíaca y sus complicaciones. Avances en las técnicas de imagen y computarización.* En Rodrigo L y Peña AS, editores. *Enfermedad celíaca y sensibilidad al gluten no celíaca.* Barcelona, España: OmniaScience; 2013. p. 171-202.

A. Parra-Blanco, C. Agüero, D. Cimmino, N. González, P. Ibáñez, S. Pedreira

Resumen

La endoscopia por diferentes razones representa una técnica importante en el diagnóstico de la enfermedad celíaca. En primer lugar, es actualmente el método más ampliamente utilizado para la biopsia duodenal. Por otra parte, ciertos cambios en la mucosa duodenal deben advertir al endoscopista sobre una posible enfermedad celíaca. Esto sería relevante, ya que es bien sabido que la mayoría de las personas con esta enfermedad no se diagnostican.

Con el desarrollo de la endoscopia, diferentes marcadores pueden predecir la existencia de atrofia de las vellosidades, pero un alto índice de sospecha es necesario. La correcta aplicación de directrices a la hora de tomar biopsias para el diagnóstico de la enfermedad celíaca, especialmente si se tiene un número suficiente de muestras, es importante para llegar a un diagnóstico. Además, debido a que el espectro de problemas de salud relacionados con la enfermedad celíaca es muy amplio, tener en cuenta su posible asociación y la toma de biopsias duodenales debe fomentarse. Los avances tecnológicos en la última década han facilitado en gran medida el estudio del intestino delgado por endoscopia. Si bien estas técnicas avanzadas generalmente no son necesarias en la mayoría de los casos, existen situaciones en las que especialmente la videocápsula y/o enteroscopia permite llegar a un diagnóstico, especialmente en casos de enfermedad celíaca refractaria. Otras técnicas de vanguardia, como cromoendoscopia digital, tomografía de coherencia óptica, endocitoscopía, y endomicroscopía confocal podrían ser útiles para predecir la existencia de atrofia de las vellosidades, y algunas de ellas incluso podría asistir el endoscopista para reconocer grados más leves de la enfermedad celíaca. La relevancia de estas técnicas en la práctica cotidiana todavía debe ser aclarada.

Abstract

Endoscopy for different reasons represents an important technique in the diagnosis of Celiac Disease. First, it is currently the most widely used method for duodenal biopsy. Moreover, certain changes in the duodenal mucosa should warn the endoscopist about a possible celiac disease. This would be relevant as it is well known that most people with this disease remain undiagnosed.

With the development of endoscopy, different markers may predict the existence of villous atrophy, but a high index of suspicion is required. The correct application of guidelines when taking biopsies for the diagnosis of celiac disease, especially taking enough number of samples, is important for reaching a diagnosis. Additionally, because the spectrum of medical conditions related to celiac disease is very wide, having in mind their possible association and taking duodenal biopsies should be encouraged. Technological advances in the last decade have facilitated greatly the study of the small bowel by endoscopy. While these advanced techniques are usually not necessary in most cases, there are situations in which especially the video capsule and/or enteroscopy allows reaching a diagnosis, especially in cases of refractory celiac disease. Other cutting edge techniques, such as digital chromoendoscopy, optical coherence tomography, endocitoscopy, and confocal endomicroscopy could be useful to predict the existence of villous atrophy, and some of them could even assist the endoscopist to recognize milder grades of celiac disease. The relevance of these techniques in everyday practice should still be clarified.

1. Hallazgos endoscópicos en la enfermedad celíaca (EC)

La endoscopia representa por diferentes motivos una técnica importante en el diagnóstico de la EC. En primer lugar, actualmente constituye el método más empleado para la toma de biopsias duodenales. Por otra parte, existen cambios en la mucosa duodenal que pueden hacer sospechar la existencia de EC, lo cual podría permitir el diagnóstico en casos en los que no se haya considerado esta patología. Esto sería relevante, ya que como es bien sabido la mayoría de personas con EC no son diagnosticadas.

Con el desarrollo de la endoscopia, se fueron describiendo diferentes marcadores que permiten predecir la presencia de atrofia vellositaria asociada a la EC. Para su detección, especialmente cuando la indicación del examen no es el estudio de una posible EC, es necesario un elevado índice de sospecha por parte del endoscopista.

Los avances tecnológicos en la última década han permitido que el intestino delgado deje de ser un territorio vetado a la endoscopia. Si bien estas técnicas avanzadas no suelen ser imprescindibles en la mayoría de los casos, sí existen situaciones en las que especialmente la videocápsula y/o la enteroscopia permiten llegar a un diagnóstico, especialmente en casos de EC refractaria.

Numerosos autores han descrito hallazgos endoscópicos en el duodeno, y los han relacionado con la existencia de atrofia vellositaria en las biopsias duodenales, y por lo tanto podrían teóricamente permitir predecir la existencia de EC. Los más citados son: la disminución de los pliegues en la segunda porción del duodeno, los pliegues festoneados, el patrón en mosaico de la mucosa, la nodularidad de la mucosa y la visualización de los vasos submucosos.

Las características y definiciones de cada una de estas alteraciones en la mucosa se detallan a continuación.

1.1. Disminución de pliegues duodenales (Figuras 1 y 2)

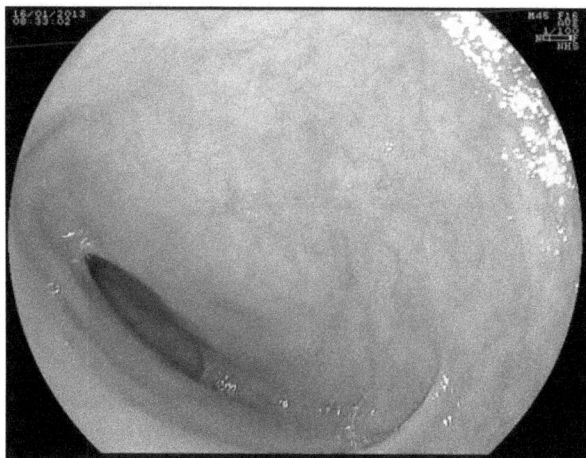

Figura 1. Mucosa duodenal con práctica desaparición de pliegues.

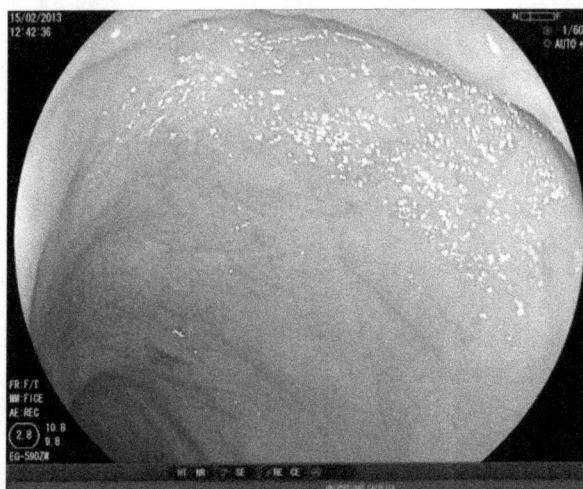

Figura 2. Mucosa duodenal con reducción de pliegues y granularidad
(se observa una pequeña úlcera en relación con toma de biopsia reciente).

La pérdida de los pliegues duodenales fue descrita por primera vez en los años 70 por Nicollet y Tully en estudios radiológicos de intestino delgado con bario[1] siendo publicada por primera vez su descripción endoscópica el año 1988 por Brochi et al.[2] quienes describieron la perdida de pliegues en el duodeno, definiéndolo como la visión de sólo tres pliegues en la segunda porción duodenal, con máxima insuflación. Evaluado en pacientes con enfermedad celíaca describieron sensibilidad de 88% y especificidad del 83 %.

Estudios posteriores que definieron este hallazgo de forma más subjetiva como una alteración evidente a la inspección, mostraron una sensibilidad del 73% y una especificidad del 97%.[3]

1.2. Patrón en mosaico y pliegues festoneados (Figuras 3 a 6)

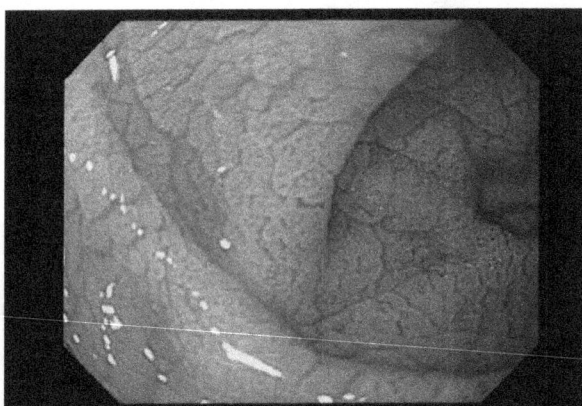

Figura 3. Mucosa duodenal con patrón en mosaico (patrón tenue).

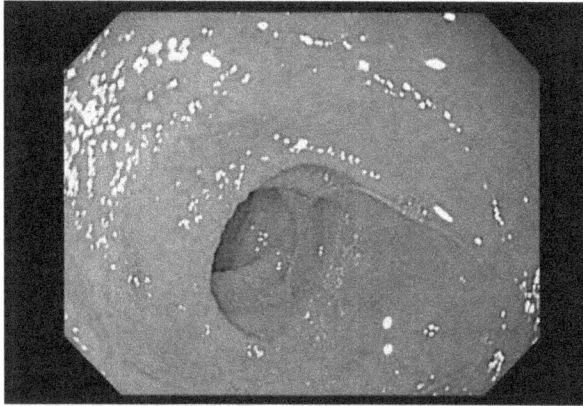

Figura 4. Mucosa duodenal con patrón en mosaico evidente.

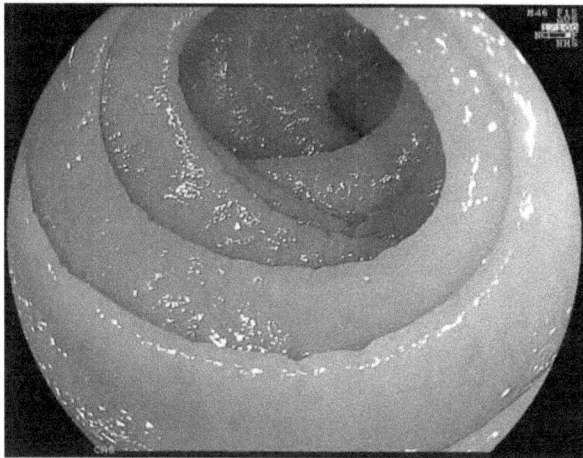

Figura 5. Aspecto festoneado de la mucosa duodenal.

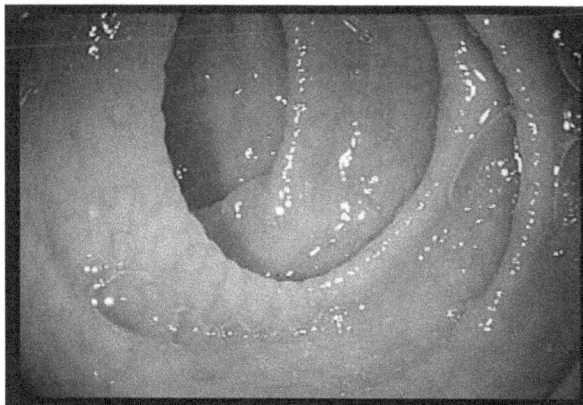

Figura 6. Aspecto festoneado de la mucosa duodenal.

En 1988 se describió por primera vez el aspecto festoneado de los pliegues (en inglés, *scalloping*), en los enfermos con enfermedad celíaca;[4] la inspección correcta fue descrita como aquella que se realiza con insuflación máxima. En población pediátrica tuvo una sensibilidad de 88% y especificidad del 87% para el diagnóstico de atrofia vellositaria.[5]

Los surcos en la mucosa duodenal que aparentan un patrón en mosaico entre los pliegues también han sido asociados a esta enfermedad y son probablemente manifestaciones del mismo proceso, que provoca el festoneado de los pliegues cuando los surcos avanzan.

Los pliegues festoneados por sí solos no son específicos de enfermedad celíaca, y se pueden observar en pacientes con inmunodeficiencia, esprúe tropical, giardiasis y gastroenteritis eosinofílica.[6]

1.3. Nodularidad de la mucosa (Figuras 7 y 8)

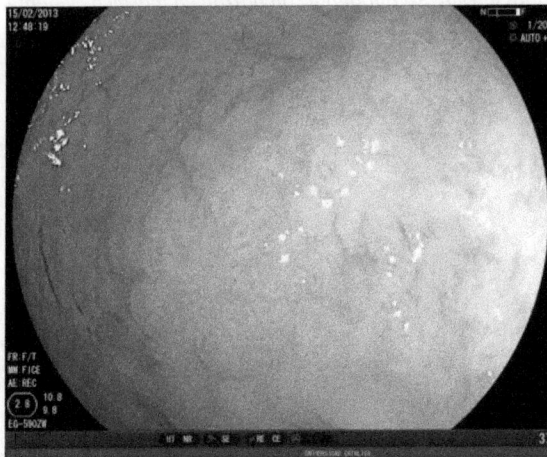

Figura 7. Aspecto nodular de la mucosa del bulbo.

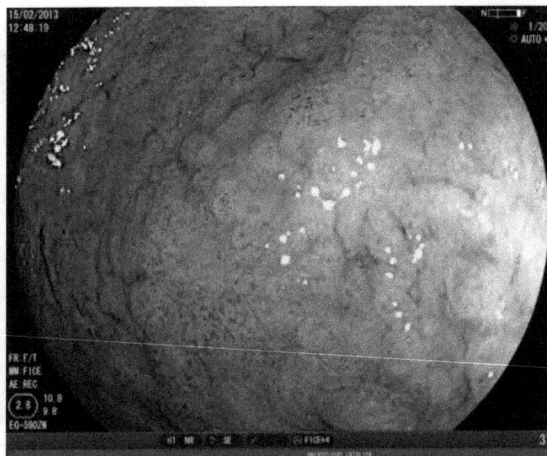

Figura 8. Misma imagen que 7, con cromoendoscopia virtual computarizada obtenida con tecnología de mejora de color de Fuji (FICE).

En la gran mayoría de los pacientes celíacos estudiados por vía endoscópica, los hallazgos característicos (mencionados previamente) han sido encontrados en el duodeno descendente. Sin embargo Brocchi et al.,[7] describieron la nodularidad en el bulbo en un paciente de 14 años con enfermedad celíaca y sin alteraciones en la segunda porción del duodeno.

1.4. Visualización de vasos submucosos (Figuras 9 y 10)

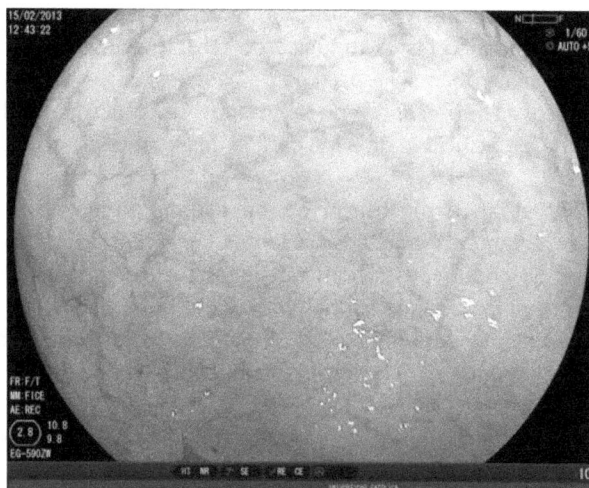

Figura 9. Vasos prominentes en el bulbo.

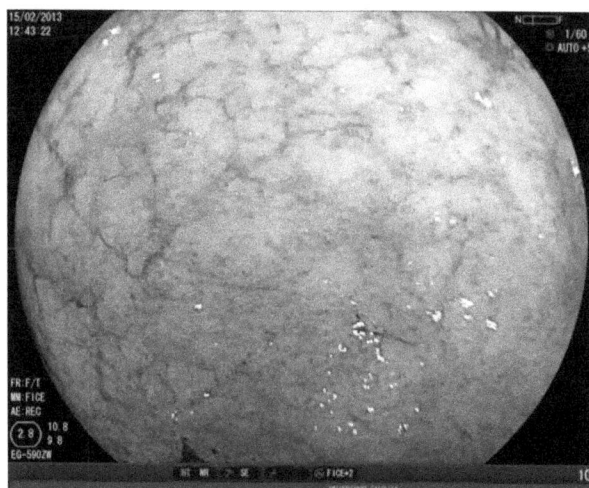

Figura 10. Misma imagen que 9, con cromoendoscopia virtual computarizada obtenida con tecnología de mejora de color de Fuji (FICE).

La primera descripción de este hallazgo corresponde a Stevens y McCarthy en el año 1976;[8] posteriormente Jabbari[4] describió la prominencia de los vasos submucosos duodenales en pacientes con enfermedad celíaca. Estudios posteriores encontraron para este hallazgo endoscópico una sensibilidad de 2%, 5% y 14% respectivamente en pacientes que eran sometidos a biopsia de duodeno.[9-11] Por lo tanto, este signo parece el menos relevante y confiable de los revisados.

El primer estudio sistemático que evaluó globalmente las características endoscópicas en la enfermedad celíaca incluyó 100 pacientes referidos específicamente a endoscopia para obtener biopsia intestinal.[9] Los hallazgos endoscópicos evaluados fueron patrón en mosaico, pliegues festoneados, perdida de los pliegues y visualización de vasos sanguíneos. Del total de pacientes evaluados 36 tuvieron diagnostico histopatológico de atrofia vellosa severa, de los que el 39% presentaron patrón mucoso atrófico, 75% pérdida de pliegues, 33% pliegues festoneados, y 14% visualización de los vasos. La presencia de al menos un hallazgo endoscópico tuvo una sensibilidad de 94% y una especificidad de 92 % para el diagnóstico de enfermedad celíaca.

Posteriormente Niveloni et al. demostraron en un estudio prospectivo que la endoscopia permitía determinar correctamente aquellos pacientes con enfermedad celíaca en 94% de los casos, y que la cromoendoscopia con tinciones delineaba mejor el aspecto festoneado de los pliegues y el patrón en mosaico aunque sin haber impacto en el diagnóstico.[10] La concordancia "interobservador" fue excelente para los hallazgos pliegues festoneados (kappa 0.83) y patrón en mosaico (kappa 0.76), y regular para la pérdida de pliegues (kappa 0.41)

En los pacientes que se sometieron a endoscopia para tomar biopsia de duodeno, el hallazgo de al menos un marcador en la endoscopia tiene una sensibilidad que varía entre 77 y 94 % siendo los pliegues festoneados y el patrón en mosaico los que se encuentran con mayor frecuencia en las diferentes series.[10,11]

Como se revisa en otros capítulos de este libro, escenarios clínicos muy diversos nos enfrentan a pacientes con sospecha de celiaquía (Tabla 1).

Escenarios Clínicos	Sensibilidad	Especificidad
Pacientes con sospecha de celiaquía[10]	94%	99%
Pacientes con dispepsia[12]	50%	99%
Pacientes sin síntomas de celiaquía[11]	87%	100%
Pacientes con anemia ferropénica[15]	59 %	92%

Tabla 1. Rendimiento de los hallazgos endoscópicos para predecir atrofia vellositaria en diferentes escenarios clínicos de Enfermedad celíaca.

En el diagnóstico diferencial de anemia por déficit de hierro se debe evaluar la posibilidad de encontrarnos frente a la EC. Cerca del 5-12 % de los pacientes con anemia ferropénica tiene marcadores endoscópicos de enfermedad celíaca y cuando éstos están presentes, la sensibilidad se ha mostrado cercana al 60% con especificidad de 92%-100%. Los hallazgos más frecuentes varían según las publicaciones sin lograr demostrar le hegemonía de uno sobre otro.[12-15] Cuando se realiza endoscopia digestiva alta en pacientes con anemia ferropénica, y no se han estudiado con anterioridad marcadores serológicos de celiaquía, se recomienda tomar biopsias del duodeno.[16] Cuando los marcadores son negativos, en general no se recomienda tomar biopsias excepto en pacientes muy sintomáticos.[16] Sin embargo existe discrepancia sobre este punto.[17]

Un área de controversia es la necesidad de tomar biopsias duodenales en pacientes con dispepsia (especialmente de tipo dismotilidad), sin hallazgos en el estudio endoscópico. Existe marcada variabilidad en las series publicadas sobre la proporción de pacientes con estos síntomas en los que puede confirmarse la EC, con un rango entre 1-19%.[18,19]

El hallazgo de un marcador endoscópico en forma inesperada en un paciente sin indicación a priori de biopsia duodenal también ha sido evaluado; los resultados en este escenario han mostrado concordancias dispares entre la identificación de los marcadores endoscópicos y su correlación anatomopatológica, con sensibilidad de 50 % y especificidad de 99.6%.[12,20]

En resumen, diferentes estudios han mostrado un alto grado de correlación entre los hallazgos mencionados y la presencia de atrofia vellositaria por enfermedad celíaca. La elevada especificidad de estos signos endoscópicos justifican la toma de biopsias en su presencia, y por lo tanto el endoscopista debería buscarlos activamente en el curso de las exploraciones que realice, incluso en pacientes no referidos por sospecha de EC.

2. Técnicas avanzadas de diagnóstico: cromoendoscopia, magnificación, cromoendoscopia virtual computarizada obtenida con tecnología de mejora de color de Fuji (FICE=Computed virtual chromoendoscopy obtatined with Fuji Intelligent Color Enhancement), Imagen de Banda Estrecha (NBI: *Narrow Band Imaging*), tomografía de coherencia óptica, endomicroscopía confocal y endocitoscopia

Con el objetivo de mejorar la detección endoscópica de atrofia vellositaria, se han implementado varios métodos diagnósticos, entre ellos la endoscopia de magnificación con o sin cromoendoscopia, cromoendoscopia virtual computarizada obtenida con tecnología de mejora de color de Fuji, la Imagen de Banda Estrecha (NBI: *Narrow Band Imaging*), la tomografía de coherencia óptica, y técnicas de ultra magnificación como la endocitoscopia y la endomicroscopia confocal.

Estas innovaciones tecnológicas serían potencialmente útiles para identificar sitios de atrofia con distribución parcheada, permitiendo por tanto, la toma de biopsias dirigidas de zonas sospechosas, mejorando así la rentabilidad diagnóstica en comparación con las biopsias aleatorias. Otra utilidad potencialmente relevante, con las técnicas endoscópico-microscópicas, sería su posible capacidad para discriminar los grados de lesión histológica más leves (Marsh 1 y 2).

2.1. Endoscopia de magnificación y cromoendoscopia (Tabla 2 y Figuras 11 a 14)

Badreldin et al. incluyeron pacientes con EC en tratamiento, y pretendieron evaluar esta técnica no en su capacidad de predecir la existencia atrofia vellositaria, sino para determinar su grado. [22] La concordancia entre la clasificación endoscópica y la histológica en el grado de atrofia fue regular-buena (kappa 0.631), el valor predictivo positivo y negativo para predecir atrofia vellositaria fue de 83% y 77% respectivamente .

La endoscopia de magnificación ha sido considerada en el diagnóstico y evaluación del grado de atrofia vellositaria en la EC, existiendo algunas clasificaciones que intentan caracterizar los distintos patrones endoscópicos de las vellosidades (Tabla 2). Como se conoce, esta técnica permite aumentar el tamaño de la imagen, accionando un botón en los controles del endoscopio, siendo una ayuda para predecir el diagnóstico histológico. Sin embargo, en lo que respecta a la EC, el número de estudios es reducido, y los resultados obtenidos son contradictorios.

En un trabajo prospectivo descriptivo, Cammarota et al. estudiaron pacientes referidos para toma de biopsias duodenales, en los que se aplicó endoscopia de magnificación.[21] La evaluación se realizó sin y con técnica de inmersión en agua. Los resultados fueron excelentes, con sensibilidad, especificidad, valor predictivo positivo y negativo para predecir atrofia vellositaria de 95%, 99%, 95%, y 99%, respectivamente, valores que no mejoraron en el examen con agua.

	Técnica	Pacientes (n)	Sensibilidad	Especificidad
Maurino 1993[9]	EC	100	94%	92%
Dickey 2001[11]	EC	129	77%	-
Cammarota 2004[21]	EM	191	95%	99%
Badreldin 2005[22]	EM	53	77%	63%
Iovino 2010[24]	EM + IC	50	98%	100%
Singh 2010[25]	EM+ NBI	21	93%	98%

EC: Endoscopia convencional; EM: Endoscopia de Magnificación; IC: Índigo carmín; NBI (Narrow Band Imaging): imagen de banda estrecha.

Tabla 2. Sensibilidad y especificidad de la endoscopia convencional y de la magnificación para el diagnóstico de atrofia duodenal.

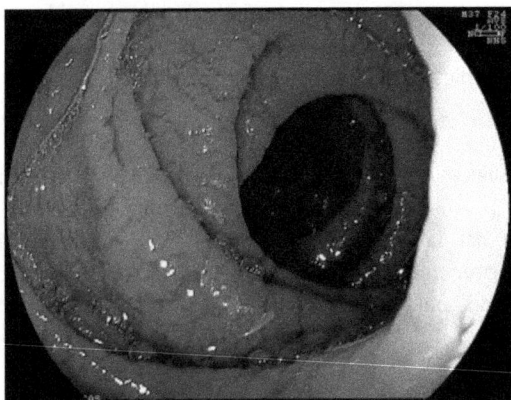

Figura 11. Patrón en mosaico, con índigo carmín.

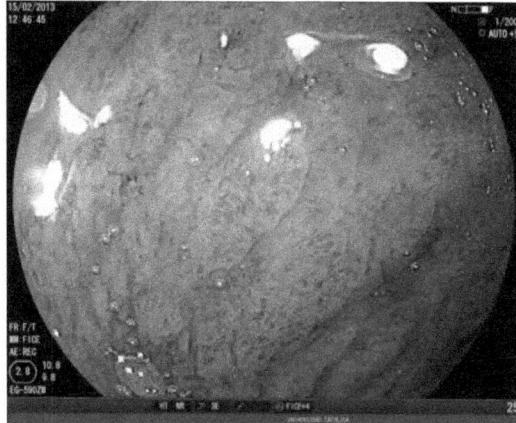

Figura 12. Patrón en mosaico en bulbo, observado con cromoendoscopia virtual computarizada obtenida con tecnología de mejora de color de Fuji (FICE).

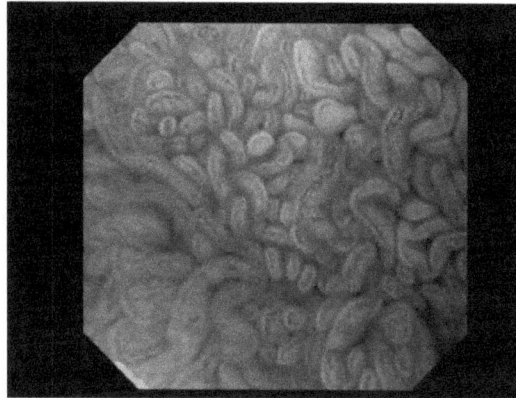

Figura 13. Imagen con imagen de banda estrecha y magnificación de mucosa duodenal normal.

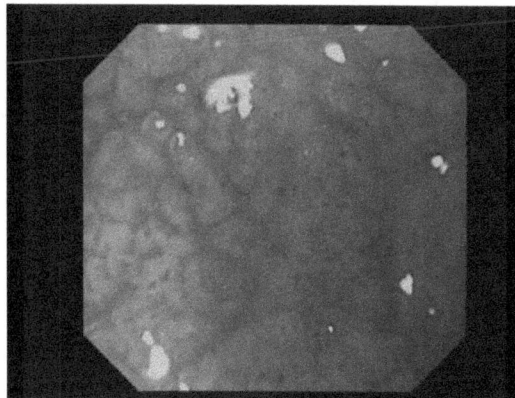

Figura 14. Imagen con imagen de banda estrecha y magnificación de mucosa duodenal con atrofia vellosa parcial a total.

En un estudio efectuado en 12 pacientes con EC, que comparó el uso de la magnificación asociada a ácido acético al 3% versus endoscopia convencional, la sensibilidad fue mayor para la técnica combinada comparado con la standard (100% versus 58%).[23] Además, la endoscopia de magnificación identificó zonas parcheadas de atrofia vellositaria en 5 pacientes, mientras que la endoscopia convencional no los identificó en ningún caso.

En otro estudio reciente se evaluó la utilidad de la endoscopia de magnificación (EG 490 ZW; Fujinon, Omiya, Japan) asociada a tinción con índigo carmín para reconocer alteraciones en el patrón de las vellosidades duodenales en pacientes con diagnóstico dificultoso de EC.[24] Esto se definió como la falta de concordancia entre pruebas diagnósticas, o inicio del estudio en una etapa en la que el gluten ya había sido retirado. En el grupo control 100% de los casos fueron diagnosticados con exactitud, y en aquellos con EC en 97%. Sin embargo, en el grupo de difícil diagnóstico, la sensibilidad fue sólo del 67%.

Se ha propuesto un sistema para clasificar la atrofia vellositaria mediante endoscopia de magnificación asociada a la imagen de banda estrecha.[25] Se incluyeron 21 pacientes (3 con EC y 18 controles), y se utilizó una clasificación simple: 1) patrón normal (vellosidades normales con proyecciones digitiformes), 2) patrón de atrofia (vellosidades con patrón cerebroide/acortadas o ausencia de vellosidades). La sensibilidad y especificidad para distinguir correctamente la presencia o ausencia de vellosidades fue de 93,3% y 97,8% respectivamente, siendo además la sensibilidad y especificidad para diferenciar atrofia parcial o total del 83,3% y 100% respectivamente .

A pesar de que la endoscopia de magnificación proporciona imágenes de alta calidad, y de que los resultados de estudios disponibles son prometedores, son necesarios estudios amplios y bien diseñados que confirmen que es más eficaz que el examen endoscópico convencional.

2.2. Tomografía de coherencia óptica (Tabla 3)

Autor, año	TOC	EMC	Endocistoscopia	Pacientes (n)	Sensibilidad	Especificidad
Leong, 2008[34]	-	Sí	-	31	94%	92%
Masci, 2009[28]	Sí	-	-	134	82%	100%
Venkatesh, 2010[32]	-	Sí	-	19	100%	80%
Günther, 2010[33]	-	Sí	-	60	74%	100%
Matysiak-Budnik, 2010[37]	-	-	Sí	23	83%	100%

TOC: Tomografía coherencia óptica, EMC: Endomicroscopia confocal.

Tabla 3. Sensibilidad y especificidad de la tomografía de coherencia óptica, endomicroscopia confocal y endocistoscopia para el diagnóstico de atrofia duodenal.

La tomografía de coherencia óptica es una técnica de imagen, que permite el estudio histológico de los tejidos *"in vivo"* e *"in situ"*, utilizando una sonda que se introduce por el canal de trabajo del endoscopio, lo que ha llevado a utilizar el término de "Biopsia Óptica".[26] La técnica fue demostrada por primera vez en 1991 con una resolución axial de ~30 μm. En cada generación esta técnica ha evolucionado con mayor resolución, en 2001 la tomografía de coherencia óptica alcanzó una resolución submicrométrica debido a la introducción de fuentes de luz de banda amplia (fuentes que emiten longitudes de onda sobre un rango de ~100 nm), existiendo actualmente equipos de ultra-resolución. En el momento actual, la tomografía de coherencia óptica está ampliamente aceptada, ofreciendo una penetración 2-3 mm de profundidad con resolución axial y lateral de escala micrométrica (1 y 3 micras).

En el 2006, Masci et al , realizaron un reporte preliminar sobre la utilidad de la tomografía de coherencia óptica (Pentax; Lightlab Imaging, Westford, Massachusetts, USA) en la EC.[27] Incluyeron 18 pacientes con EC y 22 controles, se realizó tomografía de coherencia óptica en todos los casos y se tomaron biopsias en el mismo momento. Posteriormente se evaluaron a ciegas las imágenes y los hallazgos histológicos de manera independiente por un gastroenterólogo con experiencia en tomografía de coherencia óptica, que desconocía los datos clínicos y el aspecto endoscópico de la mucosa duodenal, y por un anatomopatólogo. Hubo 100% de concordancia entre la tomografía de coherencia óptica y la histología para determinar la morfología vellositaria en ambos grupos.

En otro estudio más reciente del mismo grupo, se incluyeron de manera prospectiva 134 pacientes pediátricos, 67 con una sospecha serológica de EC (grupo 1) y 67 con histología negativa para atrofia (grupo 2).[28] También se realizó en todos los casos tomografía de coherencia óptica de la segunda porción duodenal y se tomaron biopsias de la zona donde la tomografía de coherencia óptica se había hecho. Se consideraron 3 patrones de las vellosidades : el patrón 1 sin atrofia; patrón 2 atrofia leve, y patrón 3 atrofia marcada. La concordancia de la TCO con la histología fue de 100%, 94% y 92% respectivamente para los patrones 1,2 y 3. La sensibilidad y especificidad fueron del 82% y 100% respectivamente. En el grupo control, hubo un 100% de concordancia entre la tomografía de coherencia óptica y la histología.

De acuerdo a estos resultados, la tomografía de coherencia óptica parece ser un método prometedor para identificar correctamente atrofia de las vellosidades, pudiendo ayudar en la selección de pacientes para la toma de biopsias intestinales.

2.3. Endomicroscopía confocal (Tabla 3)

La endomicroscopía confocal es una nueva técnica de imagen que permite la observación de la morfología celular en el momento del examen endoscópico (histología in vivo). La microscopía confocal se refiere al uso de un rayo láser fino que escanea el espécimen. Actualmente, un microscopio confocal miniaturizado fue desarrollado para integrarse en la punta distal de un endoscopio convencional (empresa conjunta entre Pentax, Japón y Optiscan, Australia).[29] Esta tecnología permite realizar endoscopia con luz blanca convencional y microscopía confocal simultánea. Más importante aún, el canal de trabajo permite realizar biopsias guiadas por endomicroscopía y/o terapia endoscópica inmediata y específica.

Los endoscopios convencionales proporcionan una magnificación óptica de 50x, mientras que la endomicroscopía confocal permite una magnificación de 1000x.[30] Por lo tanto, para el uso de esta tecnología, es necesario que el endoscopista tenga conocimientos anatomopatológicos básicos de la mucosa para poder reconocer e interpretar los hallazgos. Con esta técnica, se pueden obtener imágenes en profundidad hasta la lámina propia, 250 µm aproximadamente.[31] La endomicroscopía confocal requiere del uso de un agente de contraste fluorescente que es excitable y tiene espectros de emisión en el rango de luz azul (longitud de onda de excitación de 488 nm). El agente de contraste más utilizado es la fluoresceína sódica, la cual se administra por vía intravenosa, no es tóxica y se distribuye a través de los tejidos en pocos segundos.[30]

Los resultados de la endomicroscopía confocal en la EC fueron descritas en un ensayo pediátrico de 9 pacientes con sospecha de EC comparando los hallazgos con controles pareados.[32] Endoscopistas y anatomopatólogos fueron cegados para el diagnóstico. Se obtuvieron 1384 imágenes de los pacientes, y 5 imágenes por paciente fueron seleccionadas y se compararon con una muestra de biopsia del mismo sitio. Según los datos aportados por este estudio, la sensibilidad de la endomicroscopía confocal fue del 100%, la especificidad del 80% y el valor predictivo positivo del 81%; la relativamente baja especificidad se relacionó con el score que se empleó para definir el diagnóstico de sospecha de EC según los hallazgos en la endomicroscopía confocal. Con criterios más estrictos, la especificidad hubiera sido del 100%.

En un ensayo clínico efectuado en 30 pacientes adultos con EC, incluyendo 6 con enfermedad refractaria a la dieta libre de gluten, la sensibilidad de la endomicroscopía confocal fue buena para la detección de aumento linfocitos intraepiteliales (81%), pero disminuyó a 74% para el diagnóstico de atrofia vellositaria (74%) y para la hiperplasia de las criptas (52%).[33] En este mismo estudio, 30 pacientes sin EC, a los que se les realizó endomicroscopía confocal y biopsias mostraron una arquitectura duodenal normal en la endomicroscopía confocal y en la histología en todos los casos, resultando en una especificidad del 100%. Hay que destacar que para la determinación (semicuantitativa) de linfocitos intraepiteliales, es necesario aplicar un segundo contraset (acriflavina tópica).

En el estudio más amplio, se evaluaron 31 pacientes (17 con EC, 14 controles) y se compararon más de 7000 imágenes de endomicroscopía confocal con 326 pares de muestras de biopsia.[34] La sensibilidad para el diagnóstico de EC fue de 94% con una especificidad del 92% y con buena correlación con el sistema de puntuación Marsh. Este estudio concluye además, que por dirigir las biopsias a regiones microscópicamente anormales, la endomicroscopía confocal puede ser una modalidad prometedora para investigar pacientes con sospecha clínica de EC pero con resultado de biopsias negativo .

De acuerdo a los resultados aportados por los escasos estudios publicados, la endomicroscopía confocal parece ser una técnica con elevada sensibilidad y especificidad para el diagnóstico de atrofia vellositaria, pudiendo además valorar los linfocitos intraepiteliales y las características de las criptas, si bien el rendimiento diagnóstico para este último fin no es tan elevado.

2.4. Endocitoscopia (Tabla 3)

La endocitoscopia es una modalidad de ultra-alta magnificación, que permite la visualización de la arquitectura de la superficie epitelial a nivel celular y subcelular, pudiendo establecer anomalías celulares y otras características como la densidad celular, el tamaño y organización celular, forma de los núcleos, patrón de tinción, así como también, la relación núcleo citoplasma. Se trata de una técnica de microscopía, donde se requiere el contacto físico con la superficie de la mucosa para obtener las imágenes (Figuras 15 a 18).[35]

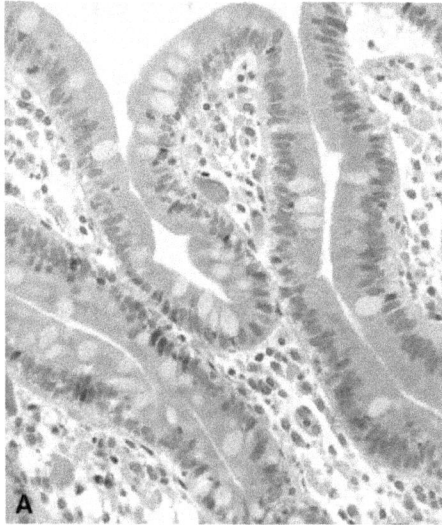

Figura 15. Imagen de microscopía de duodeno normal con tinción de Hematoxilina Eosina (reproducido con permiso de Elsevier, de referencia 38).

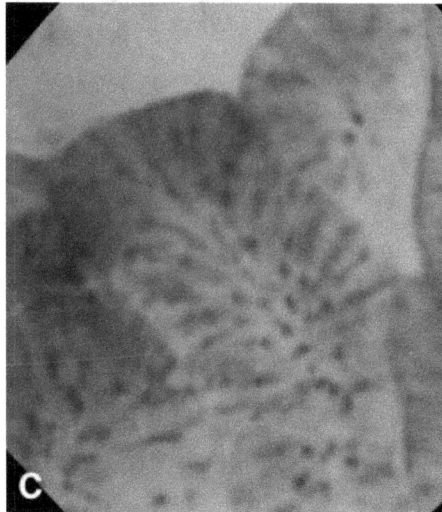

Figura 16. Imagen de endocitoscopia de duodeno normal (mismo caso que W)(x450). La capa mucosa muestra vellosidades largas, finas y epitelio con baja relación estroma/epitelio, y capilares v ellositarios de aspecto normal (reproducido con permiso de Elsevier, de referencia 38)

Es necesario el uso de un agente de contraste para la visualización de las entidades subcelulares. Para un adecuado rendimiento de esta técnica, la mucosa debe de estar previamente tratada con un agente mucolítico, tal como N-acetilcisteína, y luego directamente se puede realizar tinción con azul de metileno al 0,5%-1% o 0,25% de azul de toluidina.[36]

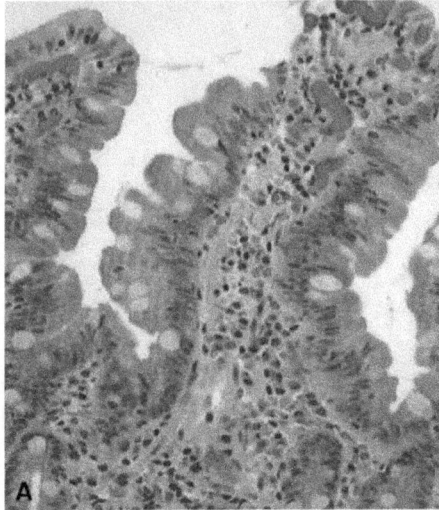

Figura 17. Mucosa duodenal con atrofia villositaria compatible con Marsh III (tinción de Hematoxilina-eosina) (reproducido con permiso de Elsevier, de referencia 38).

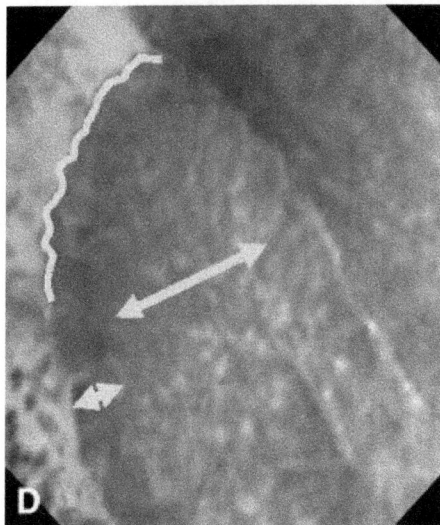

Figura 18. Imagen de endocitoscopia (x450). La mucosa muestra vellosidades atróficas, irregulares, ausencia de vellosidades amplias, epitelio irregular (flecha corta), con una alta relación estroma/epitelio (flecha larga), y ausencia de capilares vellositarios (reproducido con permiso de Elsevier, de referencia 38).

La endocitoscopia está limitada por su capacidad de imagen sólo para la capa superficial de la mucosa y por tanto no es una técnica adecuada para el análisis de la profundidad de las lesiones.

Existen dos tipos de instrumentos de endocitoscopia, si bien actualmente no se encuentran comercialmente disponibles: uno basado en sondas (Olympus. Tokyo, Japan; modelos XEC-300 y

XEC-120) y otro basado en el endoscopio (Olympus models XGIF-Q260EC1 y XCF-Q260EC1). Los dos modelos basados en sondas son capaces de proporcionar magnificación de 450 ×, lo que representa un campo de visión de 300 µm × 300 µm. Los modelos basados en el endoscopio, tienen un endocitoscopio integrado al endoscopio y proveen magnificación de 580 ×.

Para su aplicación en la EC, la endocistoscopia ha demostrado la presencia de tres patrones histopatológicos "in vivo" distintos : patrón normal, patrón de atrofia vellositaria subtotal, y patrón de atrofia duodenal total.[37]

En un ensayo clínico de 40 pacientes, (32 con EC conocida, y con 8 sospecha de esta enfermedad) 166 grabaciones de endocitoscopia fueron prospectivamente obtenidas y se compararon con la histopatología (clasificación de Marsh).[38] Se utilizó un endocitoscopio con un aumento de 450×, la predicción fue precisa para la atrofia moderada a severa (Marsh Ⅲ), sin embargo, no fue fiable en la detección de atrofia en las etapas iniciales (Marsh I). El uso del endocitoscopio con magnificación 1100 × no proporcionó ningún valor adicional para el diagnóstico.

En otro reciente trabajo , en el que se utilizó un endocitoscopio con aumento de 450x, se incluyeron 16 pacientes con diagnóstico de EC y 7 controles.[39] En este trabajo se identificaron también los 3 patrones mencionados anteriormente. La sensibilidad y especificidad para el diagnóstico de atrofia vellositaria, calculada por pacientes fue de 88% y 100% respectivamente. sin embargo, no fue posible determinar la presencia de los linfocitos intraepiteliales.

Por lo tanto, según los resultados de los trabajos existentes, la endocitoscopia permite la visualización en tiempo real de la mucosa duodenal y la caracterización de la arquitectura de las vellosidades, pudiendo considerarse un método promisorio en la evaluación in vivo de la mucosa duodenal para el diagnóstico de atrofia vellositaria. Sin embargo tiene limitaciones para la visualización de los linfocitos intraepiteliales y la hiperplasia de las criptas, en consecuencia, el diagnóstico en etapas iniciales de la enfermedad celíaca mediante endocitoscopia actualmente no es posible.

Técnicas	Linfocitos intraepiteliales	Hiperplasia críptica	Atrofia vellositaria
Magnificación	-	-	+++
EMC	++	+	+++
TOC	Sin datos	Sin datos	+++
Endocitoscopia	-	-	++

EMC: Endomicroscopia confocal; TOC: Tomografía coherencia óptica; (-) Mala; (+) Regular; (++) Buena; (+++) Muy buena.

Tabla 4. Utilidad diagnóstica de las diferentes técnicas para la visualización de linfocitos intraepiteliales, hiperplasia de las criptas y atrofia vellositaria.

En resumen, las nuevas técnicas apoyadas en la endoscopia permiten predecir con elevada exactitud la existencia de atrofia vellositaria, aunque son menos precisas para determinar el grado histológico de lesión (Tabla 4). Aunque en casos de diagnóstico difícil o sin confirmación histológica serían potencialmente útiles para dirigir la toma de biopsias, son necesarios estudios que avalen su utilidad y coste eficacia en el diagnóstico general y manejo de la EC.

3. La toma de biopsias: ¿cómo, dónde y a quién biopsiar?

Para confirmar el diagnóstico de EC se deben tomar biopsias del duodeno mientras el paciente ingiere una dieta que contiene gluten. Se estableció que deben tomarse 4 a 6 biopsias para hacer el diagnóstico, incluyendo muestras del bulbo duodenal.[40]

Históricamente las biopsias se obtenían mediante técnicas de succión peroral (cápsula de Watson, de Crosby y tubo multipropósito). Varios estudios demostraron que la biopsia endoscópica del duodeno era comparable a la de la cápsula para detectar atrofia vellositaria.[41-45] El lugar recomendado para la biopsia era la segunda porción del duodeno, distal al bulbo, dada la presencia de glándulas de Brunner o duodenitis, que pueden interferir con el reconocimiento de atrofia vellositaria.[46]

Investigaciones posteriores demostraron que pueden ocurrir cambios atribuidos a la enfermedad celíaca en el bulbo duodenal[7] e incluso éste ser el único sitio de atrofia.[47,48]

Se sugiere una estrategia de múltiples biopsias para disminuir el riesgo de falsos negativos, dado que la afectación de la mucosa puede ser salteada, lo que se conoce como "atrofia vellositaria en parches". Es por ello que, como se dijo, la recomendación es tomar entre 4 a 6 biopsias, una o dos del bulbo y el resto de la segunda porción duodenal para obtener los mejores resultados (Tabla 5).[49-53]

Estudios posteriores demostraron que utilizando técnicas de inmersión y endoscopia de magnificación es posible tomar biopsias dirigidas;[54,55] en este sentido los avances tecnológicos mencionados antes (imagen de banda estrecha, Cromoendoscopia virtual computarizada obtenida con tecnología de mejora de color de Fuji (FICE), endomicroscopía confocal) nos guían en la toma de muestras endoscópicas, mejorando el rendimiento diagnóstico. Estudios futuros deberán confirmar la utilidad práctica de dichas técnicas frente a la toma aleatoria.[56,57]

La orientación de la biopsia duodenal es fundamental para un adecuado estudio histopatológico. La colocación de la superficie luminal de la biopsia hacia arriba y la superficie cruenta sobre un papel de filtro, facilita la orientación correcta del espécimen evitando el corte tangencial de las vellosidades y permitiendo el diagnóstico certero de atrofia vellositaria.[58]

Con respecto a quién biopsiar, el concepto fue cambiando en el tiempo. Hace más de dos décadas, la biopsia solo se efectuaba en pacientes con síntomas floridos (diarrea, pérdida de peso o distensión abdominal) o con alteraciones de laboratorio significativas (déficit de minerales, proteínas o lípidos), o con anticuerpos positivos. En los últimos años, con la aparición de nuevos anticuerpos más sensibles, y la difusión de la enfermedad en otras especialidades, la indicación de la biopsia duodenal fue aumentando. La biopsia intestinal debe realizarse siempre que se sospeche la enfermedad celíaca y antes de retirar el gluten de la dieta.[59,60] Aunque se menciona en otros capítulos, recordaremos las situaciones en que deberíamos considerar la toma de biopsias para descartar EC: diarrea crónica (síntoma más común), pérdida de peso, anemia, distensión abdominal. En presencia de síntomas/alteraciones no gastrointestinales: dermatitis herpetiformis, neuropatía periférica, densidad ósea reducida e infertilidad no explicada. Deficiencia de ácido fólico, hierro, vitamina B12 , reducción de la albuminemia, hipertransaminasemia sin causa hepática. En pacientes con riesgo aumentado: familiares de primer y segundo grado (5-15%), portadores de HLA-DQ2 o HLA-DQ8 (10-30 %), síndrome de Down (12%), enfermedad tiroidea autoinmune (5%), hepatitis crónica activa , diabetes mellitus tipo 1 (5-6%), colitis linfocítica (15-27%), síndrome de fatiga crónica (2%) y síndrome de intestino irritable. También es indispensable la biopsia, cuando como hallazgo casual el endoscopista detecta signos de sospecha descritos previamente.

En conclusión son muchas las situaciones que nos llevan a la biopsia duodenal en busca de la celiaquía, y a pesar de ser ésta el "patrón oro" en el diagnóstico, no debemos de olvidarnos de la existencia de la enfermedad en parches, por lo que debemos efectuar el muestreo múltiple del duodeno distal y la obtención de muestras del bulbo duodenal, ya que de esta forma evitaremos el subdiagnóstico (Tabla 5).

Autor	Pacientes (n)	Anticuerpos	HLA	Biopsias	Atrofia Vellositaria parcheada	Atrofia sólo en Bulbo	Sensibilidad
Bonámico, 2004[48]	95	EMA + tTGA +	DQ 2+ DQ 8 +	Bulbo (1) Duodeno distal (4)	13/95 (13.7%)	4/95 (4.2%)	–
Ravelli, 2005[49]	112	EMA + tTGA +	110 DQ 2+ DQ8 +	Bulbo (1) Duodeno (3) proximal - intermedio - distal)	8/110 (7.2%)	–	–
Hopper, 2007[51]	56	EMA + tTGA +	–	Bulbo (1) Duodeno proximal (4) Duodeno distal (4)	10/53 (18.8%)	1/53 (1.8%)	100% (3 biopsias)
Gonzalez, 2010[53]	40	–	–	Bulbo (2) Duodeno proximal (4)	5/40 (12.5%)	5/40 (12.5%)	72%

EMA (anticuerpos antiendomisio), tTGA (anticuerpos antitransglutaminasa), DQ 2 (gen HLA-DQ 2), DQ 8 (gen HLA-8).

Tabla 5. Rendimiento de la toma de biopsias con diferentes protocolos.

4. Papel de la cápsula endoscópica en la enfermedad celíaca

La Cápsula Endoscópica ha permitido la exploración del intestino delgado, que por sus características anatómicas y de localización, previamente ha sido limitada y menos accesible a los estudios endoscópicos tradicionales, constituyéndose la cápsula endoscópica en una útil herramienta diagnóstica para las patologías que afectan este segmento del tubo digestivo.[61-63] Numerosas publicaciones muestran que la capacidad de la cápsula endoscópica es superior a las técnicas de imagen tradicionalmente empleadas para detectar lesiones en el intestino delgado.[64-66] La cápsula endoscópica fue utilizada por primera vez en seres humanos en 1999 y en el 2001 fue aprobada para su uso clínico por la FDA (Federal Drug Administration).[67] La cápsula endoscópica permite la obtención de 2 fotos por segundo y cuenta con un lente de magnificación de 8 veces y un domo óptico en contacto estrecho con la mucosa, lo que permite una muy buena evaluación del patrón vellositario. La principal indicación para el estudio por es la hemorragia digestiva de origen oscuro, sin embargo hay numerosos estudios que buscan conocer el valor de la en otras patologías del intestino delgado.[68]

Los marcadores serológicos para la EC, como los anticuerpos Antiendomisio y Anti-Transglutaminasa, han mostrado un muy buen rendimiento, con valores predictivos positivo y negativo cercanos al 96%. Sin embargo, la objetivación de la atrofia vellositaria identificada por medio del estudio histopatológico en las muestras de duodeno constituyen el estándar para el diagnóstico.[50,69]

La cápsula endoscópica en el contexto de la EC ha tenido un creciente interés por ser investigada, existiendo varios escenarios de posible utilización, por lo que analizaremos cada uno de ellos a continuación.

4.1. Diagnóstico de EC (Tabla 6)

Publicación	n	Sensibilidad %	Especificidad %	VPN %	VPP %
Petroniene, 2005[74]	10	70	100	77	100
Hopper, 2007[75]	21	85	100	89	100
Rondonotti, 2007[76]	32	87	90	71	96
Biagi, 2006[77]	26	90	63	77	100
Maiden, 2009[78]	19	67	100	60	100
Lidums, 2011[79]	22	93	100	89	100
Total	130	82	92.1	77.1	99

Tabla 6. Resumen de estudios de sensibilidad, especificidad, VPN y VPN de cápsula endoscópica para la enfermedad celíaca.

Como se mencionó con anterioridad, la determinación de la presencia de atrofia de las vellosidades es un hecho central para el diagnóstico de EC. Los métodos endoscópicos han avanzado en la calidad de la imagen, pudiendo distinguirse alteraciones que sugieren EC y que permiten al endoscopista decidir la toma de biopsias frente a ciertos hallazgos. La cápsula endoscópica al contar con una magnificación de 8 veces y un domo óptico que entrega una visión directa de la mucosa, permite distinguir alteraciones que tienen una alta correlación con el diagnóstico de EC, referidas previamente en este capítulo.[70]

Los hallazgos de la cápsula endoscópica, muestran una buena correlación con el diagnóstico serológico e histológico, sin embargo existen variaciones inter-observador que pueden ser una limitante del método en términos de su fiabilidad y reproducibilidad. Un estudio de cohorte de pacientes con EC evaluó la utilidad de la cápsula endoscópica realizada en pacientes con diagnóstico equívoco de EC (definido como la presencia de atrofia vellositaria con anticuerpos negativos o bien con alteraciones histológicas no concluyentes (Marsh 1 o 2), comparado con el rendimiento diagnóstico de la cápsula endoscópica en una cohorte de pacientes con diagnóstico confirmado de EC pero con persistencia de síntomas. Los autores encontraron en el primer grupo de pacientes una utilidad diagnóstica de un 28% (9/32) en el subgrupo de atrofia y marcadores negativos, y de un 7% (2/30) en el subgrupo de pacientes con hallazgos histológicos leves.[71,72]

En una serie retrospectiva de 8 pacientes evaluados con cápsula endoscópica por sospecha de EC, pero con biopsia no diagnóstica o bien con imposibilidad de realizar estudio endoscópico, los hallazgos característicos de la cápsula endoscópica fueron seguidos del inicio de una dieta sin gluten, demostrándose mejoría clínica y/o de los marcadores serológicos en 7 de los 8 pacientes.[73]

En general los estudios publicados en este sentido cuentan con un número limitado de pacientes y tienen un alto grado de sospecha diagnóstica, muestran en promedio una sensibilidad de 82% especificidad de 92%, y valores predictivos positivo 99% y negativo de 77% (Tabla 6).[74-79]

4.2. Evaluación de la extensión de la afectación de la EC

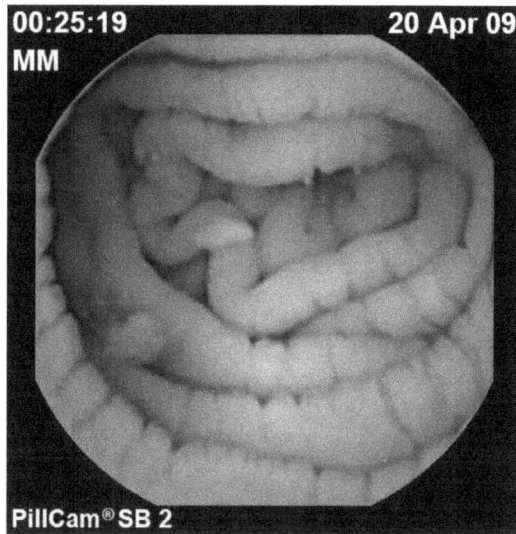

Figura 19. Imagen de cápsula (GIVEN): patrón en mosaico.

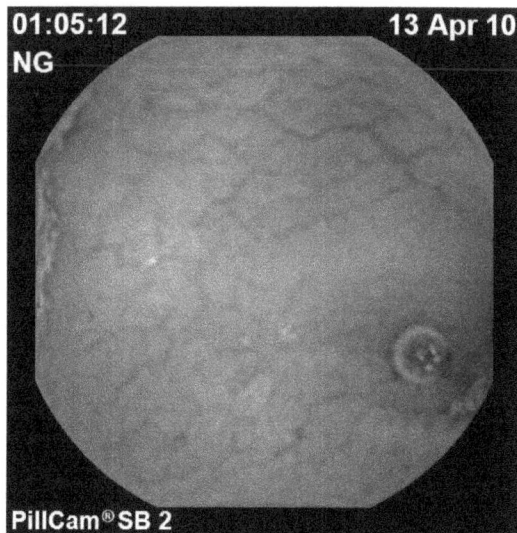

Figura 20. Imagen de cápsula (GIVEN): mucosa festoneada.

La cápsula endoscópica al permitir una evaluación completa del intestino delgado, puede distinguir si la extensión de la afectación de la mucosa está limitada al duodeno, alcanza el yeyuno o involucra todo el intestino delgado, y puede además identificar áreas o parches de afectación con atrofia que puedan explicar o sostener el diagnóstico. Las implicaciones clínicas de la extensión aún no están bien definidas, existiendo controversia entre diferentes estudios, algunos indicarían que existe una correlación entre la severidad o intensidad de los síntomas de EC y la extensión en la mucosa, mientras que la publicación de Murray no apoya ese hecho. [80] En el trabajo publicado por Barret et al., encontraron una positiva correlación entre la extensión de la EC y los niveles de albúmina (Figuras 19 y 20). [73,80-82]

4.3. Evaluación en pacientes con una EC refractaria o con pobre respuesta a la dieta libre de Glúten (Tabla 7)

Autor	País	n	Hallazgo tumores
Maiden 2009[85]	Reino Unido	19	No
Kurien 2013[86]	Reino Unido	69	2
Daum 2007[84]	Alemania	14 (7 tipo I,7 tipo II)	1 Linfoma T
Barret 2012[73]	Francia	37 (11tipo I y 26 tipo II)	2 Linfoma T

Tabla 7. Utilidad de la cápsula endoscópica en pacientes con EC refractaria o sin respuesta a dieta sin gluten.

En este escenario clínico la principal sospecha es la aparición de complicaciones de la EC como son la presencia de adenocarcinoma de intestino delgado, el desarrollo de linfomas de células T y la yeyunitis ulcerativa. Un estudio retrospectivo en 14 pacientes con EC refractaria (en particular 7 con EC refractaria tipo 2) la cápsula endoscópica identificó 2 pacientes con linfomas de células T (Figura 21).

En un estudio donde se evaluaron 47 pacientes con alta sospecha de una complicación de la EC, basada en síntomas como baja de peso o dolor abdominal, se encontró hasta en un 50% pacientes lesiones por medio de la cápsula endoscópica. [83] En una publicación reciente en 37 pacientes con EC refractaria, la cápsula endoscópica tuvo una mayor correlación con la histología en comparación con los estudios endoscópicos convencionales (Tabla 7). [84-86]

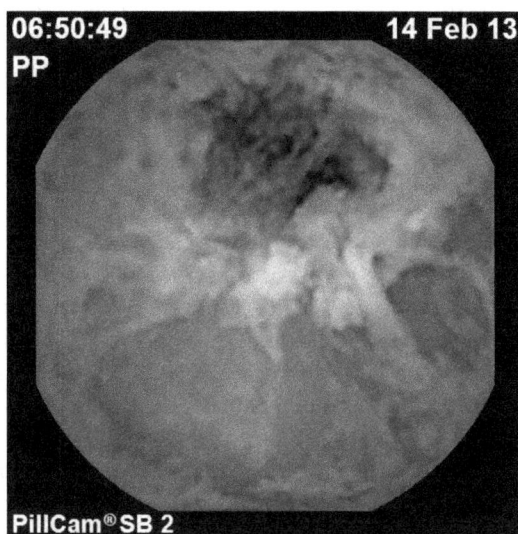

Figura 21. Imagen de cápsula (GIVEN): yeyunitis ulcerativa (con linfoma T)
en paciente con enfermedad celíaca refractaria.

4.4. Vigilancia del desarrollo de neoplasias en pacientes con EC establecida

No está claro en qué pacientes con EC y en qué momento deben hacerse exámenes de vigilancia del desarrollo de neoplasias. Es posible pensar que pacientes con EC de larga evolución o con un control irregular podrían beneficiarse de la detección de neoplasias en estadios tempranos.

4.5. Limitaciones de los estudios por cápsula endoscópica en pacientes con EC

Las limitaciones de la cápsula endoscópica en el contexto de pacientes con EC están dadas en primer lugar por las variaciones o discrepancias inter observadores que hacen del examen un examen operador dependiente, si quienes realizan la evaluación de la cápsula endoscópica no están familiarizados con las alteraciones que se pueden encontrar en la EC. Otra de las limitaciones es la incapacidad de evaluar la totalidad del intestino delgado.[84]

Los estudios publicados muestran que hay una buena correlación con el diagnóstico de enfermedad celíaca. Sin embargo, éstos en su mayoría han sido realizados en pacientes con una probabilidad pre test alta, como lo son pacientes con síntomas sugerentes y/o marcadores serológicos positivos o contrastado con pacientes con EC con estadios histológicos avanzados (Marsh III). Es en etapas de alteración vellositaria leve (Marsh I o II) donde la dificultad diagnóstica puede ser mayor. En este sentido se está investigando la posible utilidad de sistemas de evaluación computarizada, que buscan diferencias en los patrones de brillo de la superficie mucosa de los pacientes con EC respecto de normales, o bien del análisis espectral de las imágenes obtenidas por cápsula endoscópica.[73,87]

Finalmente podemos señalar que la cápsula endoscópica es por ahora, un examen complementario que puede utilizarse en la evaluación de pacientes con EC en los escenarios comentados previamente.

5. La enteroscopia en el diagnóstico de la enfermedad celíaca

Hace poco más de una década, el método endoscópico más empleado para el estudio del intestino delgado era la enteroscopia de pulsión (longitud 2000 mm, diámetro 9.8 mm). Sin embargo el procedimiento era frecuentemente frustrante, incluso a pesar de usar sobretubos, por la incapacidad para progresar suficientemente en el intestino delgado. Con el nuevo milenio se desarrollaron la cápsula endoscópica y la enteroscopia de doble balón (2001).[88]

La enteroscopia de doble balón emplea enteroscopios de 2000 mm y 8.5 mm (diagnóstico) o 9.3 mm (terapéutico), y un sobretubo de 12.2-13.2 mm de diámetro, y permite progresar más profundamente que la enteroscopia de pulsión.[89] La enteroscopia de un solo balón consigue resultados similares; sin embargo la enteroscopia espiral, que emplea un sobretubo con esa forma, no consigue progresar con tanta profundidad.[90]

Existen pocos estudios que hayan evaluado la eficacia de la enteroscopia en el estudio de la enfermedad celíaca, y se trata de series no extensas. Una revisión sistemática reciente mostró que de las publicaciones sobre enteroscopia de doble balón existentes hasta 2010, sólo en 51 (0.4%) de más de 12.000 exploraciones la indicación había sido enfermedad celíaca.[91]

La utilidad de la enteroscopia en la EC residiría por una parte en la posibilidad de tomar biopsias intestinales múltiples de porciones distales a la segunda porción duodenal, en pacientes con sospecha clínica pero con resultado negativo de las biopsias. En un estudio (publicado en forma de resumen) se realizó enteroscopia de pulsión a 20 pacientes pediátricos con sospecha serológica de enfermedad celíaca, con toma de biopsias de bulbo, segunda y cuarta porción de duodeno, y yeyuno proximal (30 cm desde el ángulo de Treitz) y distal (60 cm desde el ángulo de Treitz).[92] El objetivo era mapear la lesión histológica evaluando así la distribución parcheada. Hubo lesión histológica de celiaquía en 90%, 90%, 95%, 90% y 90% respectivamente en las diferentes localizaciones. La afectación en bulbo nunca fue la localización exclusiva. En un paciente (5%) el diagnóstico sólo pudo ser confirmado con biopsias del yeyuno proximal.

Otro estudio evaluó la utilidad de la enteroscopia de pulsión para conseguir un diagnóstico confirmatorio de EC en pacientes con serología positiva, pero resultado negativo de biopsias.[93] De 31 pacientes incluidos, 23 tenían positividad para anticuerpos antigliadina y la enteroscopia con nuevas biopsias de duodeno y yeyuno no aportaron diagnóstico histológico de EC. Sin embargo en 5/8 con antiendomisio hubo diagnóstico de EC en las nuevas biopsias, y en 3/5 sólo hubo positividad en las muestras yeyunales.

Otra utilidad potencial de la enteroscopia, y probablemente la más importante, sería en el estudio de la enfermedad celíaca refractaria. La enteroscopia de pulsión fue útil en pacientes con EC refractaria en un estudio; de los 8 pacientes incluidos, la enteroscopia mostró yeyunitis ulcerativa en cinco, en 7/8 había atrofia vellositaria severa en el duodeno, y en todos en el yeyuno.[94]

En otro estudio se realizó enteroscopia de doble balón y toma de biopsias a 21 pacientes con la indicación de enfermedad celíaca refractaria.[95] En 5 pacientes (24%) se detectaron ulceraciones yeyunales cuyo estudio histológico reveló linfoma T, en uno de ellos con estenosis asociada. En 3/5 casos la mucosa próxima mostró lesión grado Marsh III. En otros 2 pacientes (9%) hubo úlceras sin linfoma, siendo diagnosticadas como yeyunitis ulcerativa. En los 14 (66%) pacientes restantes, se objetivaron cambios mucosos compatibles con enfermedad celíaca, y fueron diagnosticados como enfermedad refractaria; en todos ellos las biopsias duodenales revelaron lesión Marsh III, pero sólo en 8/14 había lesión histológica en tramos más distales. En dos de los pacientes con linfoma se hicieron enteroscopia de doble balón de seguimiento. En base a estos estudios, la enteroscopia debe considerarse una técnica de primera línea en el estudio de la enfermedad celíaca refractaria por aunar posibilidad de imagen y biopsia.

Por otra parte, la enteroscopia de doble balón se ha empleado en pacientes con malabsorción de causa no aclarada, y el procedimiento con toma de biopsias permitió un nuevo diagnóstico en 33% de los casos (enfermedad de Crohn, amiloidosis, y linfangiectasia intestinal primaria).[96]

Agradecimientos

Los autores desean agradecer por aportar sus excelentes imágenes al Profesor Asociado Rajvinder Singh (Universidad de Adelaida, Australia), al Profesor Kenshi Yao (Universidad de Fukuoka, Japón) y al Dr. Krish Ragunath (Universidad de Nottingham, Reino Unido) (Figuras 13 y 14). Al Profesor Daniel Baumgardt (Departamento de Gastroenterología, Charité Medical Center - Virchow Hospital, Berlin, Alemania)(Figuras 15 a 18, de la ref 38; reproducidas con permiso de Elsevier). A la Profesora Agregada Carolina Olano Gossweiler, Departamento de Gastroenterología ("Prof. Henry Cohen"), Hospital de Clínicas de Montevideo, Uruguay (Figuras 19 a 21).

Referencias

1. Nicolette CC, Tully TE. *The duodenum in celiac sprue.* Am J Roentgenol Radium Ther Nucl Med. 1971; 113: 248-54. http://dx.doi.org/10.2214/ajr.113.2.248

2. Brocchi E, Corazza G, Caletti G, Treggiari EA, Barbara L, Gasbarrini U. *Endoscopic demonstration of loss of duodenal folds in the diagnosis of celiac disease.* N Engl J Med. 1988; 319: 741-4. http://dx.doi.org/10.1056/NEJM198809223191202

3. McIntyre AS, Ng DP, Smith JA, Amoah J, Long RG. *The endoscopic appearance of duodenal folds is predictive of untreated adult celiac disease.* Gastrointest Endosc. 1992; 38: 148-51. http://dx.doi.org/10.1016/S0016-5107(92)70380-0

4. Jabbari M, Wild G, Goresky CA et al. *Scalloped valvulae conniventes: an endoscopic marker of celiac sprue.* Gastroenterology. 1988; 95: 1518-22.

5. Corazza GR, Caletti GC, Lazzari R, Collina A, Brocchi E, Di Sario A, et al. *Scalloped duodenal folds in childhood celiac disease.* Gastrointest Endosc. 1993; 29: 543-5. http://dx.doi.org/10.1016/S0016-5107(93)70167-4

6. Hazar M, Brandt LJ, Tanaka KE, Berkowitz D, Cardillo M, Weidenheim K. *Congo-red negative amyloid with scalloping of the valvulae conniventes.* Gastrointestinal Endosc. 2001; 53: 653-5. http://dx.doi.org/10.1067/mge.2001.113581

7. Brocchi E, Corazza GR, Brusco G, Mangia L, Gasbarrini G. *Unsuspected celiac disease diagnosed by endoscopic visualization of duodenal bulb micronodules.* Gastrointest Endosc. 1996; 44: 610-1. http://dx.doi.org/10.1016/S0016-5107(96)70020-2

8. Stevens FM, McCarthy CF. *The endoscopic demonstration of coeliac disease.* Endoscopy. 1976; 8: 177-80. http://dx.doi.org/10.1055/s-0028-1098406

9. Maurino E, Capizzano H, Niveloni S, Kogan Z, Valero J, Boerr L et al. *Value of endoscopic markers in celiac disease.* Dig Dis Sci. 1993; 38: 2028-33. http://dx.doi.org/10.1007/BF01297080

10. Niveloni S, Fiorini A, Dezi R, Pedreira S, Smecuoi E, Vazquez H et al. *Usefulness of videoduodenoscopy and vital dye staining as indicators of mucosal atrophy of celiac disease: assess- ment of interobserver agreement.* Gastrointest Endosc. 1998; 47: 223-9. http://dx.doi.org/10.1016/S0016-5107(98)70317-7

11. Dickey W, Hughes D. *Disappointing sensitivity of endoscopic markers for villous atrophy in a high-risk population: implications for celiac disease diagnosis during routine endoscopy.* Am J Gastroenterol. 2001; 96: 2126-8. http://dx.doi.org/10.1111/j.1572-0241.2001.03947.x

12. Dickey W, Hughes D. *Prevalence of celiac disease and its endoscopic markers among patients having routine upper gastrointestinal endoscopy.* Am J Gastroenterol. 1999; 94: 2182-6. http://dx.doi.org/10.1111/j.1572-0241.1999.01348.x

13. Dickey W. *Diagnosis of coeliac disease at open-access endoscopy.* Scand J Gastroenterol. 1998; 33: 612-5. http://dx.doi.org/10.1080/00365529850171882

14. Bardella MT, Minoli G, Radaelli F, Quatrini M, Bianchi PA, Conte D. *Reevaluation of duodenal endoscopic markers in the diagnosis of celiac disease.* Gastrointest Endosc. 2000; 51: 714-6. http://dx.doi.org/10.1067/mge.2000.104653

15. Oxentenko AS, Grisolano SW, Murray JA, Burgart LJ, Dierkhising RA, Alexander JA. *The Insensitivity of Endoscopic Markers in Celiac Disease.* Am J Gastroenterol. 2002; 97: 933-8. http://dx.doi.org/10.1111/j.1572-0241.2002.05612.x

16. Goddard AF, James MW, McIntyre AS, Scott BB. *Guidelines for the management of iron deficiency anemia.* Gut. 2011; 60: 1309-16. http://dx.doi.org/10.1136/gut.2010.228874

17. Ishaq S, Mahmood R, Vilannacci V, Bassotti G, Rostami K. *Avoiding biopsy in iron deficiency anemia is not a cost-effective approach.* Rev Esp Enferm Dig. 2012; 104: 334-5. http://dx.doi.org/10.4321/S1130-01082012000600013

18. Santolaria S, Alcedo J, Cuartero B et al. *Spectrum of gluten-sensitive enteropathy in patients with dysmotility-like dyspepsia.* Gastroenterol Hepatol. 2013; 36: 11-20. http://dx.doi.org/10.1016/j.gastrohep.2012.07.011

19. Santolaria-Piedrafita S, Fernández-Bañares F. *Enteropatía sensible al gluten y dispepsia funcional.* Gastroenterol Hepatol. 2012; 35: 78-88.
http://dx.doi.org/10.1016/j.gastrohep.2011.10.006

20. Radaelli F, Minoli G, Bardella MT, Conte D. *Celiac Disease Among Patients Referred for Routine Upper Gastrointestinal Endoscopy: Prevalence and Diagnostic Accuracy of Duodenal Endoscopic Markers.* Am J Gastroenterol. 2000; 95: 1089-90.
http://dx.doi.org/10.1111/j.1572-0241.2000.01948.x

21. Cammarota G, Martino A, Pirozzi G, Cianci R, et al. *Direct visualisation of intestinal villi by high resolution magnifying upper endoscopy: a validation study.* Gastrointest Endosc. 2004; 60: 732-8. http://dx.doi.org/10.1016/S0016-5107(04)02170-4

22. Badreldin R, Barrett P, Woolf DA, Mansfield J, Yiannakou Y. *How good is zoom endoscopy for assessment of villous atrophy in coeliac disease?* Endoscopy. 2005; 37: 994-8. http://dx.doi.org/10.1055/s-2005-870245

23. Lo A, Guelrud M, Essenfeld H, Bonis P. *Classification of villous atrophy with enhanced magnification endoscopy in patients with celiac disease and tropical sprue.* Gastrointest Endosc. 2007; 66: 377-82. http://dx.doi.org/10.1016/j.gie.2007.02.041

24. Iovino P, Pascariello P, Russo I, Galloro G, Pellegrini L, Ciacci C. *Difficult diagnosis of celiac disease: diagnostic accuracy and utility of chromo-zoom endoscopy.* Gastrointestinal Endoscopy. 2013; 77: 233-40.
http://dx.doi.org/10.1016/j.gie.2012.09.036

25. Singh R, Nind G, Tucker G, Nguyen N, Holloway R, Bate J, et al. *Narrow-band imaging in the evaluation of villous morphology: a feasibility study assessing a simplified classification and observer agreement.* Endoscopy. 2010; 42: 889-94.
http://dx.doi.org/10.1055/s-0030-1255708

26. Zysk AM, Nguyen FT, Oldenburg AL, Marks DL, Boppart SA. *Optical coherence tomography: a review of clinical development from bench to bedside.* J Biomedical Optics. 2007; 12: 051403. http://dx.doi.org/10.1117/1.2793736

27. Masci E, Mangiavillano B, Albarello L, Mariani A, Doglioni C, Testoni PA. *Optical coherence tomography in the diagnosis of coeliac disease: a preliminary report.* Gut. 2006; 55: 579-92. http://dx.doi.org/10.1136/gut.2005.081364

28. Masci E, Mangiavillano B, Barera G, Parma B, Albarello L, Mariani A et al. *Optical coherence tomography in pediatric patients: a feasible technique fordiagnosing celiac disease in children with villous atrophy.* Dig Liver Dis. 2009; 4: 639-43.
http://dx.doi.org/10.1016/j.dld.2009.02.002

29. Kiesslich R, Burg J, Vieth M et al. *Confocal laser endoscopy for diagnosing intraepithelial neoplasias and colorectal cancer in vivo.* Gastroenterology. 2004; 127: 706-13.
http://dx.doi.org/10.1053/j.gastro.2004.06.050

30. Wallace MB, Kiesslich R. *Advances in endoscopic imaging of colorrectal neoplasia.* Gastroenterology. 2010; 138: 2140-50. http://dx.doi.org/10.1053/j.gastro.2009.12.067

31. Leong RW, Chang D, Merrett ND, Biankin AV. *Taking optical biopsies with confocal endomicroscopy.* J Gastroenterol Hepatol. 2009; 24: 1701-3.
http://dx.doi.org/10.1111/j.1440-1746.2009.06011.x

32. Venkatesh K, Abou-Taleb A, Cohen M et al. *Role of confocal endomicroscopy in the diagnosis of celiac disease.* J Pediatr Gastroenterol Nutr. 2010; 51: 274-9.

33. Günther U, Daum S, Heller F et al. *Diagnostic value of confocal endomicroscopy in celiac disease.* Endoscopy. 2010; 42: 197-202. http://dx.doi.org/10.1055/s-0029-1243937

34. Leong RW, Nguyen NQ, Meredith CG et al. *In vivo confocal endomicroscopy in the diagnosis and evaluation of celiac disease.* Gastroenterology. 2008; 135: 1870-6.
http://dx.doi.org/10.1053/j.gastro.2008.08.054

35. Dekker E, Fockens P. *Advances in colonic imaging: new endoscopic imaging methods.* Eur J Gastroenterol Hepatol. 2005; 17: 803-8.
http://dx.doi.org/10.1097/00042737-200508000-00004

36. Kwon RS, Wong Kee Song LM, Adler DG, Conway JD, Diehl DL, Farraye FA et al. *Endocytoscopy.* Gastrointest Endosc. 2009; 70: 610-3.
http://dx.doi.org/10.1016/j.gie.2009.06.030

37. Matysiak-Budnik T, Coron E, Mosnier JF, Le Rhun M, Inoue H, Galmiche JP. *In vivo real-time imaging of human duodenal mucosal structures in celiac disease using endocytoscopy.* Endoscopy. 2010; 42: 191-6.
http://dx.doi.org/10.1055/s-0029-1243838

38. Pohl H, Rösch T, Tanczos BT, Rudolph B, Schlüns K, Baumgart DC. *Endocytoscopy for the detection of microstructural features in adult patients with celiac sprue: a prospective, blinded endocytoscopy-conventional histology correlation study.* Gastrointest Endosc. 2009; 70: 933-41. http://dx.doi.org/10.1016/j.gie.2009.04.043

39. Matysiak-Budnik T, Coron E, MosnierJF, Le Rhun M, Inoue H, Galmiche JP. *In vivo real-time imaging of human duodenal mucosal structures in celiac disease using endocytoscopy.* Endoscopy. 2010; 42: 191-6.
http://dx.doi.org/10.1055/s-0029-1243838

40. Ludvigsson JF, Leffler DA, Bai JC et al. *The Oslo definitions for coeliac disease and related terms.* Gut. 2013; 62: 43-52. http://dx.doi.org/10.1136/gutjnl-2011-301346

41. Achkar E, Carey WD, Petras R et al. *Comparison of suction capsule and endoscopic biopsy of small bowel mucosa.* Gastrointest Endosc. 1986; 32: 278-81.
http://dx.doi.org/10.1016/S0016-5107(86)71846-4

42. Gillberg R, Ahren C. *Coeliac disease diagnosed by means of duodenoscopy and endoscopic duodenal biopsy.* Scand J Gastroenterol. 1977; 12: 911-6.
http://dx.doi.org/10.3109/00365527709181349

43. Mee AS, Burke M, Vallon AG et al. *Small bowel biopsy for malabsorption: comparison of the diagnostic adequacy of endoscopic forceps and capsule biopsy specimens.* BMJ. 1985; 291: 769-72. http://dx.doi.org/10.1136/bmj.291.6498.769

44. Meijer JW, Wahab PJ, Mulder CJ. *Small intestinal biopsies in celiac disease: duodenal or jejunal?* Virchows Arch. 2003; 442: 124-8.
http://dx.doi.org/10.1007/s00428-002-0709-7

45. Thijs WJ, van Baarlen J, Kleibeuker JH, Kolkman JJ. *Duodenal versus jejunal biopsies in suspected celiac disease.* Endoscopy. 2004; 36: 993-6.
http://dx.doi.org/10.1055/s-2004-825954

46. Shidrawi RG, Przemioslo R, Davies DR et al. *Pitfalls in diagnosing coeliac disease.* J Clin Pathol. 1994; 47: 693-4. http://dx.doi.org/10.1136/jcp.47.8.693

47. Vogelsang H, Hanel S, Steiner B, Oberhuber G. *Diagnostic duodenal bulb biopsy in celiac disease.* Endoscopy. 2001; 33: 336-40. http://dx.doi.org/10.1055/s-2001-13702

48. Bonamico M, Mariani P, Thanasi E et al. *Patchy villous atrophy of the duodenum in childhood celiac disease.* J Pediatr Gastroenterol Nutr. 2004; 38: 204-7. http://dx.doi.org/10.1097/00005176-200402000-00019

49. Ravelli A, Bolognini S, Gambarotti M, Villanacci V. *Variability of histologic lesions in relation to biopsy site in glutensensitive enteropathy.* Am J Gastroenterol. 2005; 100: 177-85. http://dx.doi.org/10.1111/j.1572-0241.2005.40669.x

50. Rostom A, Murray JA, Kagnoff MF. *American Gastroenterological Association (AGA) Institute technical review on the diagnosis and management of celiac disease.* Gastroenterology. 2006; 131: 1981-2002. http://dx.doi.org/10.1053/j.gastro.2006.10.004

51. Hopper AD, Cross SS, Sanders DS. *Patchy villous atrophy in adult patients with suspected glutensensitive enteropathy: is a multiple duodenal biopsy strategy appropriate?* Endoscopy. 2008; 40: 219-24. http://dx.doi.org/10.1055/s-2007-995361

52. Pais WP, Duerksen DR, Pettigrew NM et al. *How many duodenal biopsy specimens are required to make a diagnosis of celiac disease?* Gastrointest Endosc. 2008; 67: 1082-7. http://dx.doi.org/10.1016/j.gie.2007.10.015

53. Gonzalez S, Gupta A, Cheng J et al. *Prospective study of the role of duodenal bulb biopsies in the diagnosis of celiac disease.* Gastrointest Endosc. 2010; 72: 758-65. http://dx.doi.org/10.1016/j.gie.2010.06.026

54. Cammarota G, Martino A, Pirozzi GA et al. *Direct visualization of intestinal villi by high-resolution magnifying upper endoscopy: a validation study.* Gastrointest Endosc. 2004; 60: 732-8. http://dx.doi.org/10.1016/S0016-5107(04)02170-4

55. Gasbarrini A, Ojetti V, Cuoco L et al. *Lack of endoscopic visualization of intestinal villi with the "immersion technique" in overt atrophic celiac disease.* Gastrointest Endosc. 2003; 57: 348-51. http://dx.doi.org/10.1067/mge.2003.116

56. Singh R, Nind G, Tucker G et al. *Narrow-band imaging in the evaluation of villous morphology: a feasibility study assessing a simplified classification and observer agreement.* Endoscopy. 2010; 42: 889-94. http://dx.doi.org/10.1055/s-0030-1255708

57. Cammarota G, Cesaro P, Cazzato A et al. *Optimal band imaging system: a new tool for enhancing the duodenal villous pattern in celiac disease.* Gastrointest Endosc. 2008; 68: 352-7. http://dx.doi.org/10.1016/j.gie.2008.02.054

58. Serra S, Jani PA. *An approach to duodenal biopsies.* J Clin Pathol. 2006; 59: 1133-50. http://dx.doi.org/10.1136/jcp.2005.031260

59. Bai JC, Fried M, Corazza GR et al. *World gastroenterology organisation global guidelines on celiac disease.* J Clin Gastroenterol. 2013; 47(2). http://dx.doi.org/10.1097/MCG.0b013e31827a6f83

60. Husby S, Koletzko S, Korponay-Szabo IR. *European Society for Pediatric Gastroenterology, Hepatology, and Nutrition Guidelines for the Diagnosis of Coeliac Disease.* J Pediatr Gastroenterol Nutr. 2012; 54: 136-60. http://dx.doi.org/10.1097/MPG.0b013e31821a23d0

61. Krevsky B. *Enteroscopy: exploring the final frontier.* Gastroenterology. 1991; 100: 838-9.

62. Appleyard M, Fireman Z, Glukhovsky A et al. *A randomized trial comparing wireless capsule endoscopy with push enteroscopy for the detection of small-bowel lesions.* Gastroenterology. 2000; 119: 1431-8. http://dx.doi.org/10.1053/gast.2000.20844

63. Marmo R., Rotondano G, Rondonotti E, de Franchis R, D Inca R, Vettorato M et al. *Capsule enteroscopy vs. other diagnostic procedures in diagnosing obscure gastrointestinal bleeding: a cost-effectiveness study.* Eur J Gastroenterol Hepatol. 2007; 19: 535-42. http://dx.doi.org/10.1097/MEG.0b013e32812144dd

64. Voderholzer WA, Ortner M, Rogalla P, Beinholzl J, Lochs H. *Diagnostic yield of wireless capsule enteroscopy in comparison with computed tomography enteroclysis.* Endoscopy. 2003; 35: 1009-14. http://dx.doi.org/10.1055/s-2003-44583

65. Costamagna G, Shah SK, Riccioni ME et al. *A prospective trial comparing small bowel radiographs and video capsule endoscopy for suspected small bowel disease.* Gastroenterology. 2002; 123: 999-1005. http://dx.doi.org/10.1053/gast.2002.35988

66. Eliakim R, Fischer D, Suissa A et al. *Wireless capsule video endoscopy is a superior diagnostic tool in comparison to barium follow-through and computerized tomography in patients with suspected Crohn's disease.* Eur J Gastroenterol Hepatol. 2003; 15: 363-7. http://dx.doi.org/10.1097/00042737-200304000-00005

67. Iddan G, Meron G, Glukhovsky A, Swain P et al. *Wireless capsule endoscopy.* Nature. 2000; 405: 417. http://dx.doi.org/10.1038/35013140

68. Sanhueza Bravo E, Ibáñez P, Araya R et al. *Experience with capsule endoscopy diagnostic tool for the small intestine.* Rev Med Chil. 2010; 138: 303-8.

69. Green PH, Cellier C. *Celiac disease.* N Engl J Med. 2007; 357: 1731-43. http://dx.doi.org/10.1056/NEJMra071600

70. Ersoy O, Akin E, Ugras S, Buyukasik S, Selvi E, Guney G. *Capsule Endoscopy Findings in Celiac Disease.* Dig Dis Sci. 2009; 54: 825-9. http://dx.doi.org/10.1007/s10620-008-0402-z

71. Kurien M, Evans KE, Aziz I et al. *Capsule endoscopy in adult celiac disease: a potential role in equivocal cases of celiac disease?* Gastrointest Endosc. 2013; 77: 221-32. http://dx.doi.org/10.1016/j.gie.2012.09.031

72. Chang M, Rubin M, Lewis SK et al. *Diagnosing celiac disease by video capsule endoscopy (VCE) when esophogastroduodenoscopy (EGD) and biopsy is unable to provide a diagnosis: a case series.* BMC Gastroenterology. 2012, 12: 90. http://dx.doi.org/10.1186/1471-230X-12-90

73. Barret M, Malamut G, Rahmi G et al. *Diagnostic Yield of Capsule Endoscopy in Refractory Celiac Disease.* Am J Gastroenterol. 2012; 107: 1546-55. http://dx.doi.org/10.1038/ajg.2012.199

74. Petroniene R, Dubcenco E, Baker JP et al. *Given capsule endoscopy in celiac disease: evaluation of diagnostic accuracy and interobserver agreement.* Am J Gastroenterol. 2005; 100: 685-94. http://dx.doi.org/10.1111/j.1572-0241.2005.41069.x

75. Hopper AD, Sidhu R, Hurlstone DP, McAlindon ME, Sanders DS. *Capsule endoscopy: an alternative to duodenal biopsy for the recognition of villous atrophy in coeliac disease?* Dig Liver Dis. 2007; 39: 140-5. http://dx.doi.org/10.1016/j.dld.2006.07.017

76. Rondonotti E, Spada C, Cave D et al. *Video capsule enteroscopy in the diagnosis of celiac disease: a multicenter study.* Am J Gastroenterol. 2007; 102: 1624-31. http://dx.doi.org/10.1111/j.1572-0241.2007.01238.x

77. Biagi F, Rondonotti E, Campanella J et al. *Video capsule endoscopy and histology for small-bowel mucosa evaluation: a comparison performed by blinded observers.* Clin Gastroenterol Hepatol. 2006; 4: 998-1003. http://dx.doi.org/10.1016/j.cgh.2006.04.004

78. Maiden L, Elliott T, McLaughlin SD, Ciclitira P. *A blinded pilot comparison of capsule endoscopy and small bowel histology in unresponsive celiac disease.* Dig Dis Sci. 2009; 54: 1280-3. http://dx.doi.org/10.1007/s10620-008-0486-5

79. Lidums I, Cummins AG, Teo E. *The role of capsule endoscopy in suspected celiac disease patients with positive celiac serology.* Dig Dis Sci. 2011; 56: 499-505. http://dx.doi.org/10.1007/s10620-010-1290-6

80. Murray JA, Rubio-Tapia A, van Dyke CT et al. *Mucosal atrophy in celiac disease: extent of involvement, correlation with clinical presentation, and response to treatment.* Clin Gastroenterol Hepatol. 2008; 6: 186-93. http://dx.doi.org/10.1016/j.cgh.2007.10.012

81. Petroniene P, Dubcenco E, Baker JP et al. *Given capsule endoscopy in celiac disease.* Gastrointest Endosc Clin N Am. 2004; 14: 115-27. http://dx.doi.org/10.1016/j.giec.2003.10.005

82. Lidums I, Teo E, Field J, Cummins AG. *Capsule Endoscopy: A Valuable Tool in the Follow-Up of People With Celiac Disease on a Gluten-Free Diet.* Clin and Transl Gastroenterol. 2011; 2: e4. http://dx.doi.org/10.1038/ctg.2011.3

83. Culliford A, Daly J, Diamond B, Rubin M, Green PH. *The value of wireless capsule endoscopy in patients with complicated celiac disease.* Gastrointest Endosc. 2005; 62: 55-61. http://dx.doi.org/10.1016/S0016-5107(05)01566-X

84. Daum S, Wahnschaffe U, Glasenapp R, Borchert M, Ullrich R, Zeitz M, et al. *Capsule endoscopy in refractory celiac disease.* Endoscopy. 2007; 39: 455-8. http://dx.doi.org/10.1055/s-2007-966239

85. Maiden L, Elliott T, McLaughlin SD et al. *A blinded pilot comparison of capsule endoscopy and small bowel histology in unresponsive celiac disease.* Dig Dis Sci. 2009; 54: 1280-3. http://dx.doi.org/10.1007/s10620-008-0486-5

86. Kurien M, Evans K, Aziz I, Sidhu R et al. *Capsule endoscopy in adult celiac disease: a potential role in equivocal cases of celiac disease?* Gastrointest Endosc. 2013; 77: 227-32. http://dx.doi.org/10.1016/j.gie.2012.09.031

87. Ciaccio XX et al. *Classification of videocapsule endoscopy image patterns: comparative analysis between patients with celiac disease and normal individuals.* BioMedical Engineering On Line. 2010; 9: 44. http://dx.doi.org/10.1186/1475-925X-9-44

88. Tennyson CA, Lewis BS. *Enteroscopy: an overview.* Gastrointest Endosc Clin N Am. 2009; 19: 315-24. http://dx.doi.org/10.1016/j.giec.2009.04.005

89. Matsumoto T, Moriyama T, Esaki M, Nakamura S, Iida M. *Performance of antegrade double-balloon enteroscopy: comparison with push enteroscopy.* Gastrointest Endosc. 2005; 62: 392-8. http://dx.doi.org/10.1016/j.gie.2005.04.052

90. Messer I, May A, Manner H, Ell C. *Prospective, randomized, single-center trial comparing double-balloon enteroscopy and spiral enteroscopy in patients with suspected small-bowel disorders.* Gastrointest Endosc. 2013; 77: 241-9. http://dx.doi.org/10.1016/j.gie.2012.08.020

91. Xin L, Liao Z, Jiang YP, Li ZS. *Indications, detectability, positive findings, total enteroscopy, and complications of diagnostic double-balloon endoscopy: a systematic review of data over the first decade of use.* Gastrointest Endosc. 2011; 74: 563-70. http://dx.doi.org/10.1016/j.gie.2011.03.1239

92. Di Nardo G, Oliva S, Ferrari F et al. *Usefulness of single balloon enteroscopy in pediatric Crohn's disease.* Gastroenterology. 2011; 140: S-197.

93. Höroldt BS, McAlindon ME, Stephenson TJ, Hadjivassiliou M, Sanders DS. *Making the diagnosis of coeliac disease: is there a role for push enteroscopy?* Eur J Gastroenterol Hepatol. 2004; 16: 1143-6. http://dx.doi.org/10.1097/00042737-200411000-00010
94. Cellier C, Cuillerier E, Patey-Mariaud de Serre N. *Push enteroscopy in celiac sprue and refractory sprue.* Gastrointest Endosc. 1999; 50: 613-7. http://dx.doi.org/10.1016/S0016-5107(99)80007-8
95. Hadithi M, Al-toma A, Oudejans J, van Bodegraven AA, Mulder C, Jacobs M. *The value of double-balloon enteroscopy in patients with refractory celiac disease.* Am J Gastroenterol. 2007; 102: 987-96. http://dx.doi.org/10.1111/j.1572-0241.2007.01122.x
96. Fry LC, Bellutti M, Neumann H, Malfertheiner P, Mönkemüller K. *Utility of double-balloon enteroscopy for the evaluation of malabsorption.* Dig Dis. 2008; 26: 134-9. http://dx.doi.org/10.1159/000116771

OmniaScience

Capítulo 10

La biopsia intestinal y su interpretación. Resultados preliminares en Costa Rica

Fernando Brenes-Pino,[1] Adelita Herrera[2]

[1] Hospital CIMA San José. Laboratorio CENPAT, San José, Costa Rica.

[2] Unidad de Diagnóstico Molecular, Laboratorios Sáenz Renauld, San José, Costa Rica.

ferbrenes@gmail.com, adelitaherrerae@gmail.com

Doi: http://dx.doi.org/10.3926/oms.169

Referenciar este capítulo

Brenes-Pino F, Herrera A. *La biopsia intestinal y su interpretación. Resultados preliminares en Costa Rica*. En Rodrigo L y Peña AS, editores. *Enfermedad celíaca y sensibilidad al gluten no celíaca*. Barcelona, España: OmniaScience; 2013. p. 203-218.

F. Brenes, A. Herrera

Resumen

La enfermedad celíaca es un proceso autoinmune que cursa con diversas alteraciones histopatológicas del intestino delgado que son un pivote fundamental para el diagnóstico de la enfermedad. La alteración principal es la infiltración por linfocitos intraepiteliales de la mucosa duodenal, con o sin atrofia de las vellosidades. El número de biopsias tomadas debe ser adecuado, al menos seis, porque es una enfermedad en la cual a menudo las lesiones histológicas intestinales no son uniformes. La enfermedad puede presentar sólo mínimas alteraciones en conjunto con el infiltrado linfocítico intraepitelial, que pueden ser compartidas con otras entidades. Se recomienda el uso del sistema simplificado de gradación de la enfermedad celíaca de Corazza-Villanicci, ya que se ha demostrado una mejor correlación cuando se analiza entre varios patólogos.

Se presentan los resultados preliminares de estudios de enfermedad celíaca en Costa Rica de 258 pacientes con duodenitis linfocítica con atrofia, correspondiendo a 108 del sexo masculino y 150 del sexo femenino. La edad promedio fue de 48.3 años, con un rango entre los 16 y 90 años. Además, en 35 pacientes se hicieron estudios de HLA-DQ2 y HLA-DQ8, los cuales demostraron positividad en 11 casos de HLA-DQ2, 7 de HLA-DQ8 y 3 de HLA-DQ2 y HLA-DQ8. Quince fueron negativos, pero mostraron duodenitis linfocítica, los cuales deben estudiarse más a fondo.

Abstract

Celiac disease is an autoimmune disease with diverse histopathological changes of the small intestine they are fundamental for the diagnosis of the disease. The main changes are intraepithelial lymphocytic infiltration of the intestinal mucosa, with or without villous atrophy. The number of biopsies has to be adequate, at least six, because often the histopathological abnormalities have a patchy distribution. The disease may present only minimal alterations along with the intraepithelial lymphocytic infiltrate, which can be shared with other non-celiac entities. We recommend the use of the Corazza-Villanicci classification because it has demonstrated a better correlation among pathologists.

We present the results of 258 (108 male and 150 female) patients with celiac disease in Costa Rica with lymphocytic duodenitis with villous atrophy. Mean age was 48.3 years, ranging between 16 and 90 years. Furthermore, in 35 patients, HLA-DQ2 and HLA-DQ8 genotyping was performed 11 cases were positive for HLA-DQ2, 7 for HLA-DQ8, and 3 for HLA-DQ2 and HLA-DQ8. 15 cases were negative, but had only lymphocytic duodenitis, which should be studied further and currently are being followed-up.

1. Introducción

La interpretación de las biopsias para el diagnóstico de enfermedad celíaca ha evolucionado con el conocimiento de marcadores genéticos y serológicos fiables. Un diagnóstico correcto y oportuno de enfermedad celíaca es necesario para iniciar una dieta libre de gluten y reducir el riesgo de aparición de complicaciones crónicas.

Las pruebas serológicas son útiles para detectar la intolerancia al gluten, e incluyen anticuerpos IgA anti transglutaminasa tisular, anticuerpos IgA anti endomisio, anticuerpos IgA e IgG anti gliadina y anticuerpos IgA anti reticulina. De todos estos, los dos primeros tienen sensibilidad y especificidad óptimas, con un alto valor predictivo positivo.[1] Sin embargo, se ha observado que hasta un 5-15% de todos los pacientes con enfermedad celíaca pueden presentar valores normales y hasta en un 30%, en los casos con cambios leves de la mucosa.[2-4] Asociado a que entre un 20-50% de los pacientes no presentan claros síntomas de malabsorción,[5] las biopsias del duodeno y yeyuno continúan siendo por el momento, "el patrón oro" necesario para poder confirmar el diagnóstico de la enfermedad celíaca.

Las alteraciones histopatológicas clásicas de la mucosa del intestino delgado, tales como el aplanamiento de las vellosidades, fueron descritas originalmente por Paulley en 1954, en muestras obtenidas quirúrgicamente.[6] Esta atrofia de las vellosidades fue considerada durante muchos años como el cambio principal para hacer el diagnóstico de enfermedad celíaca. Posteriormente, el reconocimiento de alteraciones más leves, fue importante para entender las características histológicas de la enfermedad, especialmente tanto el infiltrado inflamatorio intraepitelial, como en la lámina propia.[7] Por estas razones, Marsh clasificó los patrones histológicos a partir del daño de la mucosa del intestino delgado.[8] Estos cambios, que representan estados progresivos, incluyeron la infiltración linfocitaria intraepitelial aumentada, inclusive en una mucosa intestinal sin atrofia, siguiendo con los diferentes grados de atrofia en cuatro categorías (1 a 4). En conjunto con el aumento de la inflamación en la lámina propia y una alteración progresiva de la mucosa. Estos fueron modificados por Oberhuber en 1999,[8] quien a su vez dividió la lesión tipo 3, en tres subgrupos, basados en la severidad de la atrofia, eliminando el tipo 4. El tipo 3A corresponde a una atrofia vellositaria de grado leve a moderada; el tipo 3B con una atrofia moderada o subtotal y el tipo 3C con una mucosa totalmente plana. Esta clasificación está siendo actualmente empleada de forma rutinaria por muchos patólogos.

2. Localización y cantidad de las biopsias

Las biopsias del intestino delgado han aumentado en forma importante en los últimos años, principalmente porque los clínicos son conscientes de la existencia de formas menos severas de la enfermedad celíaca, al igual que han aumentado los procedimientos endoscópicos del tracto gastrointestinal superior. Los nuevos endoscopios permiten una visión más detallada de la las vellosidades; sin embargo, en la mayor parte de los pacientes, si no existe una atrofia muy marcada, los cambios no son visibles. La característica de la atrofia vellositaria "parcheada" ha sido debatida en la literatura, en relación con el número de muestras obtenidas y los lugares duodenales óptimos para la toma de las biopsias.[9-12] La Asociación Norteamericana de Gastroenterología (AGA) hizo la recomendación de tomar al menos 6 biopsias de la segunda porción duodenal o más distal, con el fin de hacer el estudio de enfermedad celíaca.[12] En la rutina diaria, se sugiere que se deben tomar un total de 6 biopsias, con 4 biopsias procedentes del duodeno distal y 2 del bulbo duodenal, con el fin de disminuir la posibilidad de error, atribuible a la existencia de una distribución irregular o no homogénea de la enfermedad.[10,13]

3. Mucosa de intestino delgado normal

La mucosa del intestino delgado debe ser valorada en base en la morfología normal, la cual debe ser conocida por el patólogo que vaya a diagnosticar las biopsias de este órgano. Las vellosidades deben ser analizadas en biopsias orientadas adecuadamente, en la cual se puedan observar las vellosidades completas junto con una representación adecuada de la muscular propia. La presencia en la biopsia de muscular propia es fundamental, porque permite una evaluación integral y sin ésta, la biopsia no puede considerarse como suficiente para valoración. En la rutina diaria, las vellosidades no siempre se disponen en forma vertical y altas, sino que tienden a doblarse en diferentes direcciones. Por otro lado, cuando existe hiperplasia linfoide, las vellosidades tienden a aplanarse, por el efecto de lesión ocupante en la lámina propia. Para evitar problemas con la interpretación, se ha propuesto que las biopsias del intestino delgado pueden considerarse representativas, cuando se observan al menos cuatro vellosidades altas y alineadas en cualquier corte seriado de las biopsias.[14]

Las vellosidades normales presentan la región superior con una terminación en punta, lo cual sucede gradualmente en el tercio superior de las vellosidades. Se deben evaluar grupos de 3 a 5 vellosidades bien orientadas para definir su proporción con respecto a las criptas. La altura de las vellosidades es al menos de 3 a 1, hasta 5 a 1, con respecto a las criptas, dependiendo del sitio de la biopsia (Figura 1). Vellosidades más cortas se encuentran proximalmente en el duodeno, mientras que la altura aumenta distalmente del yeyuno al íleon donde vuelven a disminuir.

La orientación de las muestras de biopsias es fundamental para poder llevar a cabo una adecuada interpretación y análisis. Algunos autores han sugerido que se coloquen las biopsias sobre medios de soporte, tales como papel filtro, con el fin de que se logre una adecuada orientación vertical.[15] En los laboratorios de patología, los patólogos deben concientizar y educar a los técnicos sobre la importancia de la orientación de las biopsias, con el fin de obtener una evaluación adecuada. Se debe utilizar de forma rutinaria la lupa para la inclusión de las biopsias gastrointestinales porque ayuda a identificar la base de las biopsias por la presencia de puntos oscuros, que corresponden a los vasos sanguíneos cortados de través, durante el proceso de la toma de muestras. Ello ayuda al técnico para orientar la biopsia en la inclusión de parafina de forma vertical.[16]

El volumen de la criptas también define la existencia de lesión, porque lo normal es que no sobrepasen dos glándulas de espesor, por lo que cualquier aumento debe ser considerado como anormal y por ello deben evaluarse las vellosidades en todos sus aspectos con mucho cuidado. Su aumento implica un alargamiento de las criptas de Lieberkühn, dentro de un proceso evolutivo que generalmente precede a la aparición de la atrofia de las vellosidades.

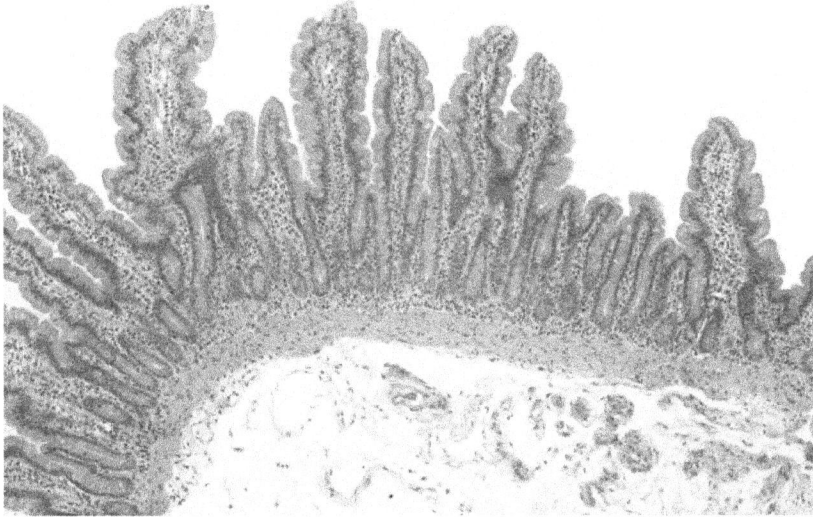

Figura 1. Mucosa duodenal normal bien orientada con adecuada proporción 3:1 – 4:1 entre las vellosidades y las criptas, con linfocitos intraepiteliales que muestran el patrón de disminución progresiva hacia la parte apical.

Los enterocitos que revisten las vellosidades presentan citoplasma ligeramente eosinófilo, de aspecto homogéneo. Especialmente deben valorarse los enterocitos que se encuentran en el tercio superior, porque si hay lesión inmunológica, el citoplasma tiende a presentar vacuolas.

A nivel de la lámina propia, el infiltrado inflamatorio normal es leve, incluyendo linfocitos, células plasmáticas y algunos eosinófilos, sobre un fondo en donde todavía se observan zonas claras, sin inflamación, que abarca aproximadamente el tercio inferior del espacio de la lámina propia.[17] Si el infiltrado inflamatorio aumenta, estas zonas claras tienden a desaparecer y la lámina propia se llena de células inflamatorias. Ocasionalmente se pueden observar neutrófilos, lo que se ha descrito en relación con la existencia de actividad en el proceso inflamatorio de la enfermedad.[18]

4. Alteraciones histológicas de la enfermedad celíaca

La sintomatología de la enfermedad celíaca se piensa que está relacionada más con la extensión del intestino afectado que con la intensidad de la lesión.[19] También la severidad de la lesión es mayor a nivel del intestino delgado proximal que en el distal; sin embargo, en muchas ocasiones los pacientes en estudio por diarrea son sometidos a colonoscopia inicialmente, por lo que es frecuente que se tomen biopsias del ileon terminal para descartar la posible existencia de una enfermedad celíaca. El patólogo tiene que estar atento a la presencia de alteraciones de la mucosa del íleon terminal, porque en la literatura se ha descrito que son leves, pero cambios tales como encontrar un aumento de linfocitos intraepiteliales puede ser un signo importante para sospechar la presencia de una enfermedad celíaca asociada.[20-21]

Las alteraciones morfológicas a evaluar son anormalidades de la arquitectura, tales como el acortamiento de las vellosidades, la hiperplasia de las criptas, la presencia aumentada de linfocitos intraepiteliales y la expansión del infiltrado inflamatorio de la lámina propia. Sin embargo, estas características tanto en forma individual como combinada pueden ser inespecíficas.

5. Infiltrado linfocítico intraepitelial

La enfermedad celíaca es un proceso de origen inmunológico, por lo tanto los linfocitos intraepiteliales son los responsables de la lesión epitelial. Este es el primer cambio y el más sensible indicador de los efectos del gluten sobre la mucosa del intestino delgado y son linfocitos de tipo T, principalmente citotóxicos.[22] Por otro lado, la lámina propia también va a responder inmunológicamente y se observa un importante aumento de linfocitos, células plasmáticas y macrófagos.

El recuento de linfocitos intraepiteliales mayor de 40 por cada 100 enterocitos, se consideró habitualmente como anormal. Con el paso de los años, este valor de corte ha sido variado con una reducción de dicho umbral, hasta considerarse en la actualidad que lo normal debe ser de 20 linfocitos intraepiteliales por cada 100 enterocitos; o sea, una proporción de un linfocito por cada 5 enterocitos.[23] Una de las razones por las que esto ha ocurrido, es que se ha cambiado progresivamente el lugar de toma de las biopsias, observándose que la mucosa yeyunal normal tiene un recuento de linfocitos intraepiteliales mayor que la mucosa duodenal. Cuando se realiza una inmunohistoquímica específica anti-linfocitos CD3, por su mayor sensibilidad que la observada con Hematoxilina-Eosina, se debe considerar un límite de 25 linfocitos intraepiteliales por cada 100 enterocitos.[23] La inmunohistoquímica no debe ser usada de rutina en la evaluación de las biopsias para estudio por enfermedad celíaca, sino que se debe insistir que el patólogo analice la mayor cantidad de biopsias duodenales posibles para familiarizarse con el número normal de linfocitos intraepiteliales. No se debe aumentar el costo de la evaluación de las biopsias en enfermedad celíaca, ni tampoco comprometer el tiempo del patólogo, ni retardar el diagnóstico con esta técnica, sino que sería más aconsejable buscar una segunda opinión o recomendar una prueba serológica.

El recuento de linfocitos intraepiteliales en la rutina diaria puede ser poco práctico, ya que implica contar entre 300 a 500 enterocitos. Se debe hacer en vellosidades muy bien orientadas, excluyendo las criptas de la base. De acuerdo con la experiencia, una vellosidad duodenal de altura media, contiene entre 90 a 110 enterocitos, por lo que al analizar de 3 a 5 vellosidades, se puede obviar el recuento total de los enterocitos y contar solamente los linfocitos intraepiteliales. El patrón de distribución de densidad normal de los linfocitos en las vellosidades es mayor hacia la base y va decreciendo conforme alcanza el extremo luminal (Figura 1).[19]

Se ha propuesto en la literatura reciente, una manera más práctica para realizar el tamizado de enfermedad celíaca en biopsias de intestino delgado, en la cual se hace un recuento de los linfocitos intraepiteliales en cinco puntas de vellosidades bien orientadas, las cuales tienen alrededor de 20 enterocitos cada una (Figura 2). El promedio normal de linfocitos intraepiteliales con el método del recuento de las puntas de las vellosidades, es igual o menor a 5, por cada 20 enterocitos, mientras que un número superior a éste, se considera sugestivo o compatible con la existencia de una intolerancia al gluten.[24,25] Siempre se debe tener en cuenta, que hay una variedad de entidades que pueden dar también origen a un aumento del recuento de los linfocitos intraepiteliales, por lo que este cambio no se puede considerarse como un criterio diagnóstico exclusivo de la enfermedad celíaca, sino que se debe incluir dentro de una serie de diagnósticos diferenciales.

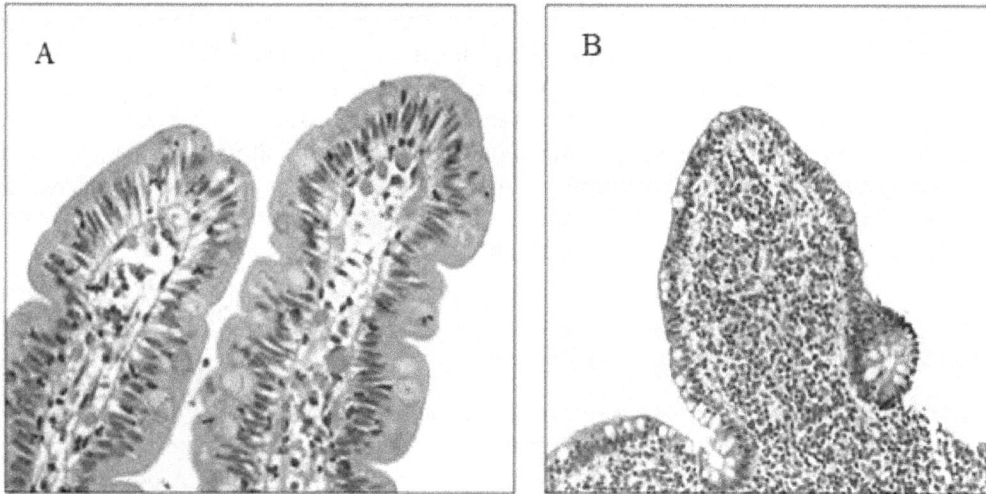

Figura 2. A. Las vellosidades terminan en forma afilada o en punta, con presencia de linfocitos intraepiteliales menor de 5 (Hematoxilina-Eosina, x400). B. La vellosidad presenta un aumento importante de linfocitos intraepiteliales, mayor de 5 (Hematoxilina-Eosina, x400).

Además de la enfermedad celíaca, hay un conjunto de alteraciones que tienen una morfología similar a la enfermedad celíaca temprana, que incluyen arquitectura vellositaria normal, con aumento de linfocitos intraepiteliales (mayor de 5 por cada 20 enterocitos). Estas condiciones se describen a continuación (Tabla 1).[26]

- Sensibilidad al gluten
- Hipersensibilidad a alimentos sin gluten: Proteína de la leche de vaca, arroz, pollo, pescado, otros cereales, etc.
- Infecciones: Helicobacter pylori, giardiasis y criptosporidiosis
- Sobrecrecimiento bacteriano
- Medicamentos: anti inflamatorios no esteroidales (AINE)
- Deficiencias inmunológicas: Inmunodeficiencia común variable, deficiencia de IgA
- Alteraciones inmunológicas: Tiroiditis de Hashimoto, artritis reumatoide y lupus eritematoso sistémico
- Enfermedad inflamatoria intestinal

Tabla 1. Causas de linfocitosis intraepitelial del intestino delgado con arquitectura vellositaria normal (Brown, 2006).[26]

Entre ellas se incluyen la hipersensibilidad a diversos alimentos, entre los que destacan las proteínas de la leche, del arroz, pollo, pescado, otros cereales, etc. Además la presencia de infecciones como por ejemplo el *Helicobacter pylori*, la giardiasis y la criptosporidiosis. La giardiasis produce además, un importante aumento de inflamación mononuclear a nivel de la lámina propia, que incluye la presencia de folículos linfoides, que son relativamente escasos en la enfermedad celíaca. Así como el síndrome de sobrecrecimiento bacteriano intestinal, secundario a diversas enteritis virales o bacterianas.

Un aspecto importante es la lesión entérica relacionada con la toxicidad de diversos medicamentos tales como los anti inflamatorios no esteroidales (AINE), confirmada ya que al suspender el medicamento, los síntomas y las características histológicas se normalizan. Las deficiencias inmunológicas tales como la inmunodeficiencia común variable (IDCV), donde se aprecia una mínima presencia o completa ausencia de células plasmáticas a nivel de la lámina propia, lo cual se puede corroborar con inmunohistoquímica. Otras alteraciones inmunológicas como la tiroiditis de Hashimoto, la artritis reumatoide (AR) y lupus eritematoso sistémico (LES). La enfermedad inflamatoria crónica intestinal (EICI), también puede causar duodenitis linfocítica, especialmente en casos con enfermedad de Crohn.

6. Atrofia de las vellosidades

La evaluación de la atrofia de las vellosidades se debe hacer solamente en cortes histológicos bien orientados. Estos cambios pueden ser focales, por lo que si no se analizan suficientes fragmentos, el resultado puede ser un falso negativo. Si los fragmentos recibidos son escasos (menos de 4), se pueden hacer nuevos cortes, que podrían demostrar áreas con alteraciones. Es importante destacar que la fiabilidad diagnóstica es importante, porque una baja puede significar un número importante de casos mal clasificados.

La atrofia de las vellosidades ha sido considerada como una de las alteraciones más características para el diagnóstico de enfermedad celíaca.[8] Sin embargo, el patólogo debe tener en cuenta que existen también otras enfermedades para incluir dentro del diagnóstico diferencial, que pueden presentar atrofia de diversos grados, las cuales se detallan a continuación (Tabla 2).

- Enteropatía autoinmune
- Enfermedad de inclusión de microvellosidades
- Esprúe tropical
- Esprúe colagenoso
- Radioquimioterapia
- Enfermedad de injerto versus huésped
- Deficiencias nutricionales
- Pancreatitis crónica
- Enteropatía inducida por linfoma de células T

Tabla 2. Causas de atrofia y aplanamiento de las vellosidades (Ensari, 2010).[33]

7. Hiperplasia de las criptas

La hiperplasia de las criptas produce su elongación, un proceso que inicialmente precede a la atrofia de las vellosidades. Este es un cambio secundario a la pérdida de enterocitos en la superficie de las vellosidades, como expresión de la lesión inmunológica generada por la enfermedad celíaca. Las criptas contienen células capaces de renovar enterocitos y es común observar la presencia de una importante actividad mitótica a dicho nivel, lo que en condiciones normales es poco frecuente, pero no es un indicador fiable de hiperplasia de las criptas.[7]

8. Clasificación Histológica de la Enfermedad celíaca

En 1992 Marsh diseñó un sistema de graduación para clasificar los cambios morfológicos secundarios a la enteropatía por sensibilidad al gluten, el cual fue modificado por Oberhauer posteriormente, en 1999.[8] Este sistema integró la fisiopatología de la enfermedad celíaca con las alteraciones histológicas, graduando la presencia de las alteraciones inmunológicas en conjunto con los cambios arquitecturales de la mucosa (Tabla 3).

Clasificación Marsh-Oberhuber		Clasificación Corazza-Villanacci	
Tipo 1	Vellosidad y arquitectura de cripta normal con ≥30 LIEs/100 enterocitos	Grado A	Sin atrofia, con arquitectura vellositaria normal con o sin hiperplasia críptica y ≥25 LIEs/100 enterocitos
Tipo 2	Arquitectura de vellosidad normal, hiperplasia de cripta y ≥30 LIEs/100 enterocitos		
Tipo 3a	Atrofia parcial de vellosidad con proporción de cripta/vellosidad <3:1 o 2:1, hiperplasia de cripta y ≥30 LIEs/100 enterocitos	Grado B1	Atrófica con proporción vellosidad/cripta <3:1, 2:1 o 1:1, vellosidad todavía detectable y ≥25 LIEs/100 enterocitos
Tipo 3b	Atrofia de vellosidad subtotal con proporción vellosidad/cripta <1:1, hiperplasia de cripta y ≥30 LIEs/100 enterocitos		
Tipo 3c	Total atrofia de vellosidad (mucosa plana) con hiperplasia marcada de cripta y y ≥30 LIEs/100 enterocitos	Grado B2	Mucosa atrófica y completamente plana, vellosidades no son observables y ≥25 LIEs/100 enterocitos
Tipo 4	Lesión atrófica hipoplásica (mucosa plana) con sólo unas pocas criptas y conteo de LIEs cercano a lo normal	Eliminada	

Tabla 3. Comparación de la clasificaciones histopatológicas de los cambios de la mucosa asociados con la enfermedad celíaca (Bao, 2012).[34]

Sin embargo, ambas clasificaciones han tenido el problema de que las alteraciones de la mucosa tipo 1 y 2, frecuentemente no son reconocidas y en los subtipos 3, existe una gran variabilidad entre observadores, aún entre expertos patólogos gastrointestinales.[27] Por ello, en 2005 Corazza y Villanaci, propusieron una clasificación simplificada con el fin de reducir la posibilidad de desacuerdo al evaluar las biopsias de enfermedad celíaca.[28] Su propuesta fue reducir las cinco categorías originales de la clasificación Marsh-Oberhauer a tres (Tabla 3). Ello incluye simplemente 2 categorías: 1. Grado A, que comprende la lesión sin atrofia. 2. Grado B, que incluye la lesión atrófica (Figura 3). Las lesiones grado B, se subdividieron posteriormente en dos subtipos B1 y B2, dependientes de la presencia o ausencia de vellosidades. Esta clasificación se ha basado en que el reconocimiento de la lesión de Marsh-Oberhauer tipo 2 y las del tipo 3a y la 3b no son esenciales para el diagnóstico y seguimiento de enfermedad celíaca.[27]

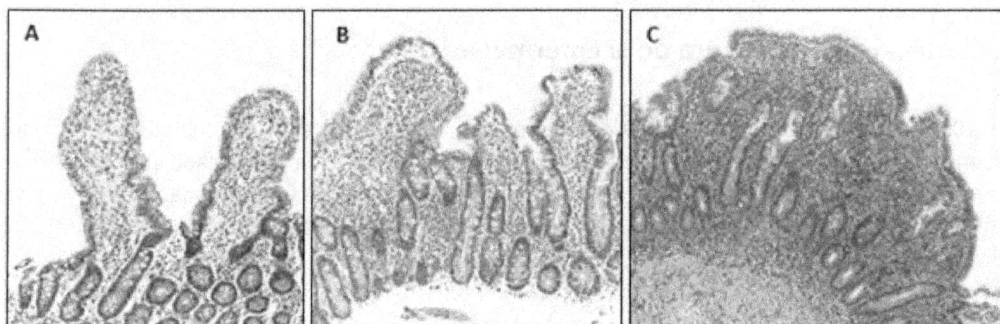

Figura 3. Grados diferentes de lesión duodenal A. Vellosidades de altura y proporción normal, con aumento del infiltrado linfocitario intraepitelial, correspondiente a Corazza-Villanacci Grado A (Marsh Tipo 2) (Hematoxilina-Eosina, x100). B. Vellosidades con moderada atrofia e infiltración linfocitaria intraepitelial difusa, correspondiente a Corazza-Villanacci Grado B1 (Marsh Tipo 3b) (Hematoxilina-Eosina, x100). C. Vellosidades con atrofia marcada con infiltración difusa por linfocitos intraepiteliales, Corazza-Villanacci Grado B2 (Marsh 3c) (Hematoxilina-Eosina, x100).

La simplificación de las clasificaciones histopatológicas ha demostrado que aumenta la concordancia entre los patólogos, como ha sucedido con la clasificación de las displasia en grados bajo y alto.[29]

Cuando se comparó el grado de acuerdo diagnóstico o concordancia entre patólogos sobre la enfermedad celíaca, subió de 0.35 siguiendo la clasificación de Marsh-Oberhauer, a 0.55 con la nueva clasificación de Corazza y Villanacci.[27] Por lo tanto, se recomienda usarla, porque facilita la correcta interpretación de las lesiones histológicas y reduce la posibilidad de desacuerdo en la enteropatía por gluten, beneficiando de esta manera el diagnóstico y manejo de los pacientes.

9. Enfermedad celíaca en Costa Rica

Se presentan los resultados preliminares de estudios de Enfermedad celíaca en Costa Rica, del 2006 al 2012, en un Servicio de Endoscopia abierto en el Hospital CIMA y en Clínicas de Endoscopia privadas enviadas al Laboratorio de Patología. Las biopsias fueron remitidas con una solicitud en donde se indicaron los datos del paciente, que incluyeron edad y sexo, con datos clínicos que incluían estudio por diarrea crónica, enfermedad celíaca o dolor abdominal. Se buscaron los casos en la base de datos de los laboratorios con el diagnóstico de duodenitis linfocítica, para un total de 643 pacientes con sus biopsias. Las biopsias se tomaron del duodeno y fueron analizadas por uno de los autores (F.B.), clasificándolas con el sistema de Corazza-Villanicci para definir los grados de atrofia.[27] Sin embargo, los resultados serológicos en Costa Rica de la anti-transglutaminasa en la práctica diaria han sido frecuentemente negativos, lo cual se demostró en un trabajo previo que utilizó un sistema de detección de anti-transglutaminasa tipo IgA e IgG. Debido a que no se tuvieron los resultados esperados, ya que sólo encontramos un 15% de positividad en biopsias con algún grado de atrofia.[30] se excluyeron del análisis en el presente trabajo preliminar.

Sólo se incluyeron aquellos pacientes con algún grado de atrofia de las vellosidades, incluyendo Corazza-Villanicci B1 y B2 y que respondieron al tratamiento con dieta sin gluten, los cuales fueron un total de 258 pacientes (Tabla 4).

Características	Número (%)
Edad promedio ± DE (rango)	48.3 ± 16.5 (16-90)
Sexo	
• Masculino	108 (41.9)
• Femenino	150 (58.4)
Estadiaje de Corazza	
• B1	246 (95.3)
• B2	12 (4.7)
Promedio de Biopsias ± DE (rango)	4.6 ± 1.7 (2-14)

Tabla 4. Características de 258 pacientes con Enfermedad Celíaca en Costa Rica.

La edad promedio fue de 48.3 años, con ligero predominio del sexo femenino (58.4%) sobre el masculino (41.9%). La mayor parte de los pacientes correspondieron a grado B1 de la clasificación Corazza-Villanicci (atrofia leve a moderada) (95.3%), La atrofia severa (grado B2), sólo se observó en un pequeño grupo de 12 pacientes (4.7%).

Desde que se iniciaron los estudios endoscópicos del duodeno en Costa Rica, se hizo especial énfasis en la importancia del número de biopsias tomadas, lo cual se refleja en el promedio de fragmentos que fue de 4.6 por caso.

Respecto al número de casos diagnosticados durante el período observado, llama la atención que en los dos primeros años el número fue relativamente menor que en los años posteriores probablemente porque se tenía el concepto general de que la enfermedad celíaca no era frecuente en nuestro medio (Figura 4).

Aproximadamente un 50% de los casos clasificados como grado B1 eran menores de 50 años, mientras que los B2, un 67%, eran mayores de 50 años, lo cual es compatible con una enfermedad de mayor evolución. Sin embargo, estos datos se completarán cuando se analicen y se completen todos los estudios.(Figura 5)

En otro aspecto de estos pacientes, a un grupo de 36, se les determinó en sangre periférica y posterior extracción del ADN, el genotipo HLA-DQ2 y DQ8 con amplificación de los exones 2 de HLA-DQA1, HLA-DQB1 y HLA-DRB1, con el sistema CeliacStrip® de Operón (Zaragoza, España), de acuerdo a las instrucciones del fabricante, visualizándose los resultados en una hibridación en membrana de nylon.[31] Los casos descritos respondieron a la dieta sin gluten. En este grupo se tomaron en cuenta todas las biopsias del grupo original total, independientes del grado de si había presencia de atrofia o no. Correspondieron a 29 pacientes del sexo femenino (78.4%) y 8 del sexo masculino (21.6%), con una edad promedio de 46.2 (rango 18 a 79 años; DE 14.7 años). La mayor parte de los casos, 23, fueron menores de 50 años, un 64%. La clasificación de Corazza-Villanicci demostró 27 casos grado A y 9 casos grado B1, sin presentarse casos de atrofia severa.

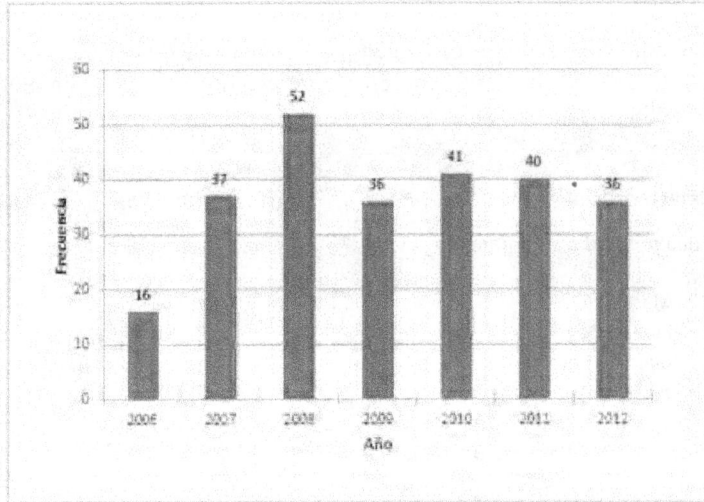

Figura 4. Distribución anual de los casos de Enfermedad Celíaca en Costa Rica, clasificados como Corazza-Villanicci B1 y B2.

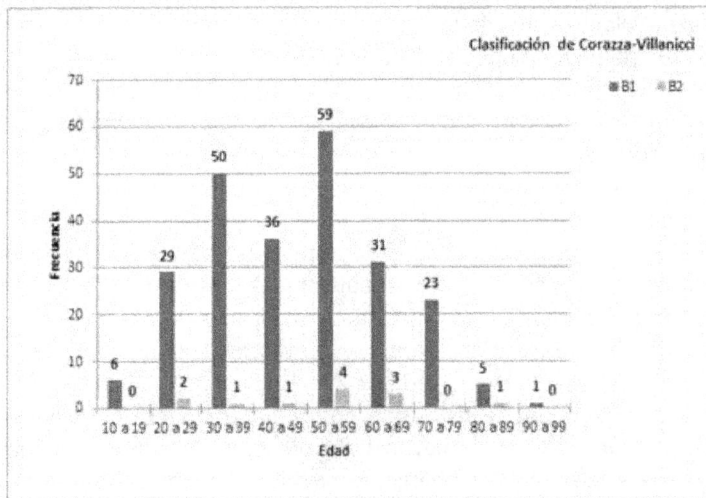

Figura 5. Distribución por edades de los casos de Enfermedad Celíaca en Costa Rica clasificados como Corazza-Villanicci B1 y B2.

De los 36 casos, 20 resultaron portadores de haplotipos de riesgo, distribuyéndose en 11 casos HLA-DQ2 (+), 7 casos HLA-DQ8 (*) y 3 casos simultáneos con HLA-DQ2 y HLA-DQ8 (+). Además,

15 casos fueron negativos para estos haplotipos; sin embargo, se requieren más estudios para completarlos.

La mayor parte de los casos correspondieron a biopsias sin atrofia de las vellosidades. Estos incluyeron los 11 casos negativos para haplotipos de riesgo, lo cual obligará a corroborar posteriormente si son enfermos celíacos o no (Tabla 5).[32]

Determinación de HLA	Grado A	Grado B1
DQ2 +	8	3
DQ8 +	6	1
DQ2 + y DQ8 +	2	1
DQ2 − y DQ8 −	11	4

Tabla 5. HLA-DQ2 y HLADQ8 en 36 pacientes con biopsias de duodeno clasificadas de acuerdo con Corazza-Villanacci en Costa Rica.

10. Conclusiones

La enfermedad celíaca es un proceso de origen inmunológico, que presenta alteraciones morfológicas muy variables a nivel del intestino delgado en individuos genéticamente susceptibles. La biopsia del intestino delgado todavía permanece como la regla de oro para el diagnóstico de la la enfermedad celíaca. Las biopsias del intestino delgado pueden confirmar el diagnóstico cuando las valoraciones clínicas y serológicas son sugestivas de esta enfermedad, o sugerirla cuando los pacientes tienen presentaciones atípicas o subclínicas, o cuando la serología falla en apoyar el diagnóstico. Una vez establecido el diagnóstico, la evaluación histológica es un importante evaluador de la adherencia a la dieta sin gluten cuando la respuesta no es satisfactoria, así como para detectar complicaciones gastrointestinales que puedan suceder. El patólogo que analiza las biopsias debe estar pendiente de los posibles diagnósticos diferenciales de las alteraciones morfológicas, especialmente en las etapas iniciales de la enfermedad celíaca.

La experiencia del diagnóstico de enfermedad celíaca en Costa Rica, demuestra que los pacientes deben ser analizados de forma integral, por un equipo de profesionales que incluya gastroenterólogos con adecuado entrenamiento para la toma de biopsias del duodeno, en conjunto con patólogos que sepan interpretar los cambios a nivel tisular, ya que las biopsias podrían ser la primera llamada de atención para el estudio posterior del paciente. La serología de anticuerpos anti-transglutaminasa y anti-endomisio son fundamentales en el abordaje del paciente y deben tener un adecuado control de calidad para que los resultados sean confiables. Por último, los estudios de HLA-DQ2 deben formar parte básica de las pruebas para diagnosticar la enfermedad celíaca; sin embargo, las características latinoamericanas no han sido estudiadas en su totalidad y es necesario buscar otros haplotipos que se puedan relacionar también con la aparición de la enfermedad.

Referencias

1. Hopper AD, Hadjivassiliou M, Hurlstone DP, Lobo AJ, McAlindon ME, Egner W et al. *What is the role of serologic testing in celiac disease? A prospective, biopsy-confirmed study with economic analysis.* Clini Gastroenterol Hepatol. 2008; 6: 314-20. http://dx.doi.org/10.1016/j.cgh.2007.12.008

2. Tursi A, Brandimarte G, Giorgetti GM. *Prevalence of antitissue transglutaminase antibodies in different degrees of intestinal damage in celiac disease.* J Clin Gastroenterol. 2003;36:219–21. http://dx.doi.org/10.1097/00004836-200303000-00007

3. Murray JA, Herlein J, Mitros F, Goeken JA. *Serologic Testing for Celiac Disease in the United States: Results of a Multilaboratory Comparison Study.* Clin and Vac Immunol. 2000; 7: 584-7. http://dx.doi.org/10.1128/CDLI.7.4.584-587.2000

4. Abrams JA, Diamond B, Rotterdam H, Green PHR. *Seronegative Celiac Disease: Increased Prevalence with Lesser Degrees of Villous Atrophy.* Dig Dis Sci. 2004; 49: 546-50. http://dx.doi.org/10.1023/B:DDAS.0000026296.02308.00

5. Verdu EF, Armstrong D, Murray JA. *Between celiac disease and irritable bowel syndrome: the "no man's land" of gluten sensitivity.* The American journal of gastroenterology. 2009; 104: 1587-94. http://dx.doi.org/10.1038/ajg.2009.188

6. Paulley JW. *Observation on the aetiology of idiopathic steatorrhoea; jejunal and lymph-node biopsies.* BMJ. 1954; 2(4900): 1318-21. http://dx.doi.org/10.1136/bmj.2.4900.1318

7. Goldstein NS, Underhill J. *Morphologic features suggestive of gluten sensitivity in architecturally normal duodenal biopsy specimens.* Am J Clin Pathol. 2001; 116: 63-71. http://dx.doi.org/10.1309/5PRJ-CM0U-6KLD-6KCM

8. Oberhuber G, Granditsch G, Vogelsang H. *The histopathology of coeliac disease: time for a standardized report scheme for pathologists.* Eur J Gastroenterol Hepatol. 1999; 11: 1185-94. http://dx.doi.org/10.1097/00042737-199910000-00019

9. Ravelli A, Bolognini S, Gambarotti M, Villanacci V. *Variability of histologic lesions in relation to biopsy site in gluten-sensitive enteropathy.* Am J Gastroenterol. 2005; 100: 177-85. http://dx.doi.org/10.1111/j.1572-0241.2005.40669.x

10. Mangiavillano B, Parma B, Brambillasca MF, Albarello L, Barera G, Mariani A et al. *Diagnostic bulb biopsies in celiac disease.* Gastrointest Endosc. 2009; 69: 388-9. http://dx.doi.org/10.1016/j.gie.2008.06.014

11. Pais WP, Duerksen DR, Pettigrew NM, Bernstein CN. *How many duodenal biopsy specimens are required to make a diagnosis of celiac disease?* Gastrointest Endosc. 2008: 67: 1082-7. http://dx.doi.org/10.1016/j.gie.2007.10.015

12. AGA Institute. *AGA Institute Medical Position Statement on the Diagnosis and Management of Celiac Disease.* Gastroenterol. 2006; 131: 1977-80. http://dx.doi.org/10.1053/j.gastro.2006.10.003

13. Bonamico M, Thanasi E, Mariani P, Nenna R, Luparia RPL, Barbera C et al. *Duodenal Bulb Biopsies in Celiac Disease: A Multicenter Study.* J Ped Gastroenterol and Nutr. 2008; 47: 618-22. http://dx.doi.org/10.1097/MPG.0b013e3181677d6e

14. Perera DR, Weinstein WM, Rubin CE. *Small intestinal biopsy.* Hum Pathol. 1975; 6: 157-217. http://dx.doi.org/10.1016/S0046-8177(75)80176-6

15. Babbin BA, Crawford K, Sitaraman SV. *Malabsorption work-up: utility of small bowel biopsy.* Clin Gastroenterol Hepatol. 2006; 4: 1193-8.
http://dx.doi.org/10.1016/j.cgh.2006.07.022

16. Brenes F. Observación personal.

17. Serra S, Jani PA. *An approach to duodenal biopsies.* J Clin Pathol. 2006; 59: 1133-50.
http://dx.doi.org/10.1136/jcp.2005.031260

18. Hällgren R, Colombel JF, Dahl R, Fredens K, Kruse A, Jacobsen NO et al. *Neutrophil and eosinophil involvement of the small bowel in patients with celiac disease and Crohn's disease: Studies on the secretion rate and immunohistochemical localization of granulocyte granule constituents.* Am J Med. 1989; 86: 56-64.
http://dx.doi.org/10.1016/0002-9343(89)90230-1

19. Goldstein NS. *Proximal small-bowel mucosal villous intraepithelial lymphocytes.* Histopathol. 2004; 44: 199-205. http://dx.doi.org/10.1111/j.1365-2559.2004.01775.x

20. Hopper AD, Hurlstone DP, Leeds JS, McAlindon ME, Dube AK, Stephenson TJ et al. *The occurrence of terminal ileal histological abnormalities in patients with coeliac disease.* Dig Liver Dis. 2006; 38: 815-9. http://dx.doi.org/10.1016/j.dld.2006.04.003

21. Trecca A, Gaj F, Gagliardi G, Calcaterra R, Battista S, Silano M. *Role of magnified ileoscopy in the diagnosis of cases of coeliac disease with predominant abdominal symptoms.* Scand J Gastroenterol. 2009; 44: 320-4.
http://dx.doi.org/10.1080/00365520802538237

22. Antonioli DA. *Celiac disease: a progress report.* Mod Pathol. 2003; 16: 342-6.
http://dx.doi.org/10.1097/01.MP.0000062997.16339.47

23. Veress B, Franzén L, Bodin L, Borch K. *Duodenal intraepithelial lymphocyte-count revisited.* Scand J Gastroenterol. 2004; 39: 138-44.
http://dx.doi.org/10.1080/00365520310007675

24. Järvinen TT, Collin P, Rasmussen M, Kyrönpalo S, Mäki M, Partanen J et al. *Villous tip intraepithelial lymphocytes as markers of early-stage coeliac disease.* Scand J Gastroenterol. 2004; 39: 428-33. http://dx.doi.org/10.1080/00365520310008773

25. Biagi F, Luinetti O, Campanella J, Klersy C, Zambelli C, Villanacci V et al. *Intraepithelial lymphocytes in the villous tip: do they indicate potential coeliac disease?* J Clin Pathol. 2004; 57: 835-9.http://dx.doi.org/10.1136/jcp.2003.013607

26. Brown I, Mino-Kenudson M, Deshpande V, Lauwers GY. *Intraepithelial lymphocytosis in architecturally preserved proximal small intestinal mucosa: an increasing diagnostic problem with a wide differential diagnosis.* Arch Pathol Lab Med. 2006; 130: 1020-5.

27. Corazza GR, Villanacci V, Zambelli C, Milione M, Luinetti O, Vindigni C et al. *Comparison of the interobserver reproducibility with different histologic criteria used in celiac disease.* Clin Gastroenterol Hepatol. 2007; 5: 838-43.
http://dx.doi.org/10.1016/j.cgh.2007.03.019

28. Corazza GR, Villanacci V. *Coeliac disease. Some considerations on the histological diagnosis.* J Clin Pathol. 2005; 58: 573-4. http://dx.doi.org/10.1136/jcp.2004.023978

29. Rugge M, Correa P, Dixon MF, Hattori T, Leandro G, Lewin K et al. *Gastric dysplasia: the Padova international classification.* Am J Surg Pathol. 24: 167-76.
http://dx.doi.org/10.1097/00000478-200002000-00001

30. Barahona R. *Utilidad de los anticuerpos Antitransglutaminasa y su relación con la Enfermedad Celiaca en pacientes del Hospital San Juan de Dios de enero del 2008 al 2010.* Sistema de Estudios de Posgrado, Escuela de Medicina, Universidad de Costa Rica, San José. Tesis, 2010.

31. *Operon.* Manual de usuario del CeliacStrip. Zaragoza, España; 2012.
32. Karell K, Louka AS, Moodie SJ, Ascher H, Clot F, Greco L et al. *HLA types in celiac disease patients not carrying the DQA1*05-DQB1*02 (DQ2) heterodimer: results from the European Genetics Cluster on Celiac Disease.* Hum Immunol. 2003; 64: 469-77. http://dx.doi.org/10.1016/S0198-8859(03)00027-2
33. Ensari A. *Gluten-sensitive enteropathy (celiac disease): controversies in diagnosis and classification.* Arch Pathol Lab Med. 2010; 134: 826-36.
34. Bao F, Bhagat G. *Histopathology of celiac disease.* Gastrointest Endosc Clin North Am. 2012; 22: 679-94. http://dx.doi.org/10.1016/j.giec.2012.07.001

Capítulo 11

Enfermedad celíaca en la infancia

Isabel Polanco Allué

Catedrática de Pediatría. Facultad de Medicina. Universidad Autónoma de Madrid

Jefe del Servicio de Gastroenterología y Nutrición Pediátrica, Hospital Infantil Universitario La Paz, Madrid, España.

ipolanco.hulp@salud.madrid.org

Doi: http://dx.doi.org/10.3926/oms.29

Referenciar este capítulo

Polanco I. *Enfermedad celíaca en la infancia*. En Rodrigo L y Peña AS, editores. *Enfermedad celíaca y sensibilidad al gluten no celíaca*. Barcelona, España: OmniaScience; 2013. p. 219-232.

Resumen

La enfermedad celíaca (EC) es una alteración sistémica de carácter autoinmune, desencadenada por el consumo de gluten y prolaminas relacionadas, que aparece en individuos con predisposición genética (principalmente HLA), caracterizada por la presencia de una combinación variable de diversas manifestaciones clínicas dependientes del gluten.

Los anticuerpos específicos de la EC, el haplotipo HLA-DQ2 y/o HLA-DQ8 y la presencia de enteropatía, confirman el diagnóstico. Los anticuerpos específicos comprenden los anticuerpos anti-transglutaminasa (anti-TG2), los antiendomisio (EMA) y los antipéptidos desamidados de la gliadina (DGP).

En la infancia y adolescencia, la biopsia intestinal podría omitirse en sujetos sintomáticos con títulos de anticuerpos anti-TGt2-IgA > 10 veces lo normal, verificados por los EMA y HLA DQ2 y/o DQ8 positivos, solo en este supuesto, se podría realizar el diagnóstico e iniciar la dieta sin gluten (DSG). En todos los demás casos, se debe realizar la primera biopsia intestinal, antes de retirar el gluten de la dieta para evitar diagnósticos incorrectos.

Abstract

Celiac Disease(CD) is an immune-mediated systemic disorder elicited by gluten and related prolamines in genetically susceptible individuals and characterised by the presence of a variable combination of gluten-dependent clinical manifestations, CD-specific antibodies, HLA-DQ2 or HLA-DQ8 haplotypes, and enteropathy. CD-specific antibodies comprise autoantibodies against TGt2, including endomysial antibodies (EMA), and antibodies against deamidated forms of gliadin peptides(DGP).

To make the diagnosis without intestinal biopsy in children and adolescents it is mandatory the following situations : signs or symptoms suggestive of CD, high anti-TG2 titers with levels >10 times ULN, verified by EMA and positives HLA-DQ2 and/or DQ8. Only then the intestinal biopsy could be avoided, the diagnosis of CD can be made and the child can be started on a gluten-free diet (GFD).

In childhood and adolescence, intestinal biopsy could be omitted in symptomatic subjects with high titres of anti-TG2-IgA (>10 times normal values), verified by the EMA and positive HLA-DQ2 and/or HLA-DQ8, in these cases, one could start a GFD. In all other cases, one should perform first intestinal biopsies before starting a GFD to avoid misdiagnosis.

1. Introducción

La enfermedad celíaca (EC) es un desorden sistémico con base inmunológica, causado por la ingesta de gluten y otras proteínas similares (gliadinas, secalinas, hordeínas y, posiblemente, aveninas), que afecta a personas con predisposición genética. Se caracteriza por la presencia de una variedad de manifestaciones clínicas dependientes de la ingestión de gluten, anticuerpos específicos de EC, haplotipos HLA-DQ2 y/o HLA-DQ8 y enteropatía. Los anticuerpos específicos son los autoanticuerpos antitransglutaminasa tisular (AAtTG), los anticuerpos antiendomisio (EMA), y los anticuerpos antipéptidos deamidados de gliadina (DGP).[1]

Parece que la ausencia de lactancia materna, la ingestión de cantidades excesivas de gluten, así como la introducción temprana de estos cereales en la dieta de personas susceptibles, son factores de riesgo para su desarrollo. Una dieta estricta sin gluten, conduce a la desaparición de los síntomas clínicos, así como a la normalización de la mucosa intestinal y previene las complicaciones.

El contacto de la mucosa intestinal con el gluten conduce a la aparición de un daño en la mucosa, cuyo espectro oscila desde casos en los que únicamente se aprecia un aumento de la población de linfocitos intraepiteliales (enteritis linfocítica) hasta formas avanzadas de atrofia vellositaria.[1-3] Cualquiera de las formas histológicas de la enfermedad, incluso las formas más leves, pueden cursar con diversos estados carenciales, incluyendo anemia, osteopenia u osteoporosis y un amplio abanico de síntomas digestivos y extradigestivos.[4] Todas estas manifestaciones, así como las alteraciones serológicas e histológicas, desaparecen al retirar el gluten de la dieta y reaparecen al introducirlo de nuevo en la alimentación. El único tratamiento eficaz de la enfermedad celíaca es una dieta estricta sin gluten de modo indefinido.

La EC afecta tanto a niños como a adultos y la relación mujer/varón es 2:1. Está presente tanto en Europa y los países poblados por personas de ascendencia europea, como en Oriente Medio, Asia, Sudamérica y Norte de África. Puede llegar a afectar hasta el 1% de la población en países occidentales y hasta el 5% de la población nativa del África subsahariana.[5] Sin embargo, se considera que la epidemiología de la EC tiene las características de un iceberg, ya que esta prevalencia puede ser mucho mayor, debido a que un porcentaje importante de casos permanece sin detectar.[6] Hoy día se considera que las formas subclínicas son más frecuentes que las sintomáticas, constituyendo su diagnóstico un reto para el sistema sanitario.

2. Clínica

La historia clínica y el examen físico constituyen la piedra angular para orientar el diagnóstico en el ámbito de la atención primaria[7,8] y deben sustentarse en el conocimiento de los distintos patrones de presentación de la enfermedad, incluyendo las formas atípicas, paucisintomáticas o monosintomáticas, sin duda las más frecuentes en la actualidad (Tabla 1).

2.1. Formas clásicas

La sintomatología clásica incluye diarrea crónica, vómitos, cambios de carácter, falta de apetito, estacionamiento de la curva de peso y retraso del crecimiento. El abdomen prominente y las nalgas aplanadas, completan el aspecto característico de estos enfermos y permite sospechar el diagnóstico con facilidad.

Niños	Adolescentes	Adultos
Síntomas		
Diarrea	Frecuentemente asintomáticos	Dispepsia
Anorexia	Dolor abdominal	Diarrea crónica
Vómitos	Cefalea	Dolor abdominal
Dolor abdominal	Artralgias	Síndrome de intestino irritable
Irritabilidad	Menarquia retrasada	Dolores óseos y articulares
Apatía	Irregularidades menstruales	Infertilidad, abortos recurrentes
Introversión	Estreñimiento	Parestesias, tetania
risteza	Hábito intestinal irregular	Ansiedad, depresión, epilepsia, ataxia
Signos		
Malnutrición	Aftas orales	Malnutrición con o sin pérdida de peso
Distensión abdominal	Hipoplasia del esmalte	Edemas periféricos
Hipotrofia muscular	Distensión abdominal	Talla baja
Retraso póndero-estatural	Debilidad muscular	Neuropatía periférica
Anemia ferropénica	Talla baja	Miopatía proximal
	Artritis, osteopenia	Anemia ferropénica
	Queratosis folicular	Hipertransaminemia
	Anemia por déficit de hierro	Hipoesplenismo

Tabla 1. Manifestaciones clínicas según la edad de presentación.

Cuando la enfermedad evoluciona sin tratamiento, pueden aparecer formas graves (crisis celíaca), con presencia de hemorragias cutáneas o digestivas (por defecto de síntesis de vitamina K y otros factores dependientes a nivel intestinal), tetania hipocalcémica y edemas por hipoalbuminemia. Puede producirse también una severa deshidratación hipotónica, gran distensión abdominal por marcada hipopotasemia y malnutrición extrema. Al estado de crisis celíaca puede llegarse, si no se realizan un diagnóstico y tratamiento adecuados.

2.2. Formas no clásicas

Las manifestaciones digestivas pueden estar ausentes u ocupar un segundo plano (Tabla 1). A veces, su presentación en niños mayores es en forma de estreñimiento, asociado o no a dolor abdominal de tipo cólico, distensión abdominal o aparición brusca de edemas, generalmente coincidiendo con algún factor precipitante (infección, cirugía, etc.). El retraso de talla o de la pubertad, pueden también ser datos evocadores. Otra forma aislada de presentación es una anemia ferropénica, debida a la malabsorción de hierro y folatos en el yeyuno. En celíacos no tratados se ha descrito hipoplasia del esmalte dentario.

También se ha referido la tríada epilepsia, calcificaciones intracraneales occipitales bilaterales y enfermedad celíaca, que responde al tratamiento con dieta exenta de gluten.

2.3. Formas subclínicas

La enfermedad puede cursar durante varios años de modo asintomático, aún con tasas elevadas de anticuerpos específicos, HLA compatible y enteropatía, como se ha comprobado en familiares de primer grado de pacientes celíacos. Por ello, es necesario un atento seguimiento clínico de estas familias, incluyendo marcadores serológicos (anticuerpos antitransglutaminasa de clase IgA) e incluso biopsia intestinal, si fuera necesario.

2.4. Formas potenciales

El término enfermedad celíaca potencial, debe reservarse para aquellos individuos que, consumiendo gluten, con o sin síntomas, tienen una biopsia yeyunal normal, o sólo con aumento de linfocitos intraepiteliales, pero con serología positiva para EC. En su evolución podrían presentar atrofia de vellosidades intestinales, con normalización anatómica tras la retirada del gluten de la dieta y reaparición de la lesión al reintroducirlo. Suelen ser familiares en primer grado de pacientes celíacos y dado el alto riesgo de desarrollar la enfermedad, deben ser controlados periódicamente.

3. Grupos de riesgo

3.1. Familiares de primer grado

Constituyen un grupo de riesgo elevado en el que la prevalencia de enfermedad celíaca oscila entre el 10 y el 20%. Clínicamente pueden permanecer asintomáticos o con formas clínicas de expresión leve.

3.2. Enfermedades asociadas

Suelen preceder a la enfermedad celíaca, aunque también pueden manifestarse simultáneamente e incluso después del diagnóstico (Tabla 2). Los pacientes que las padecen son considerados grupos de riesgo ya que su asociación se produce con una frecuencia superior a la esperada. A continuación se citan las más representativas:

Dermatitis herpetiforme. Se presenta en niños mayores, adolescentes y adultos jóvenes, en forma de lesiones vesiculares pruriginosas en piel normal, o sobre placas maculares localizadas simétricamente en cabeza, codos, rodillas y muslos. El diagnóstico se realiza mediante la demostración por inmunofluorescencia directa de depósitos granulares de IgA en la unión dermoepidérmica de piel sana. Presentando en la mayoría de los casos una lesión severa de la mucosa intestinal.

Diabetes mellitus tipo 1. Aproximadamente un 8% de los pacientes con diabetes tipo 1, se asocian con una enfermedad celíaca.

Déficit selectivo de IgA. Aproximadamente el 4% de los pacientes celíacos presentan además un déficit selectivo de IgA.

Síndrome de Down. La asociación con enfermedad celíaca es superior al 15%.

Enfermedades tiroideas. La asociación de la enfermedad celíaca con tiroiditis autoinmune es frecuente, alrededor de un 4%, tanto en niños como en adultos.

Enfermedad hepática. La elevación de transaminasas es un hallazgo frecuente, se encuentra hasta en el 10% de pacientes celíacos activos. Debe controlarse su paulatina normalización después de iniciar una dieta sin gluten.

Familiares de primer grado	
Pacientes con enfermedades asociadas	
Enfermedades autoinmunes	Trastornos neurológicos y psiquiátricos
Dermatitis herpetiforme	Encefalopatía progresiva
Diabetes tipo I	Síndromes cerebelosos
Déficit selectivo de IgA	Demencia con atrofia cerebral
Tiroiditis	Leucoencefalopatía
Enfermedad inflamatoria intestinal	Epilepsia y calcificaciones
Síndrome de Sjögren	Otras asociaciones
Lupus eritematoso sistémico	Síndrome de Down
Enfermedad de Addison	Fibrosis Quística
Nefropatía por IgA	Síndrome de Turner
Hepatitis crónica	Síndrome de Williams
Cirrosis biliar primaria	Enfermedad de Hartnup
Artritis reumatoide	Cistinuria
Psoriasis, vitíligo y alopecia areata	

Tabla 2. Grupos de riesgo.

4. Diagnóstico

4.1. Marcadores séricos

Los marcadores séricos son de gran utilidad como indicadores de EC, siempre que su interpretación sea correcta (edad, ingesta de gluten, tratamiento con fármacos inmunosupresores, etc.). Ayudan a seleccionar a los individuos con mayor probabilidad de presentarla, siendo particularmente útiles en aquellos sin síntomas gastrointestinales, en pacientes con enfermedades asociadas a la EC y para su búsqueda en familiares de primer grado de enfermos diagnosticados.[9-11] Debe considerarse no obstante, que la negatividad de estos marcadores no excluye definitivamente el diagnóstico, siendo necesario en ocasiones recurrir a pruebas más complejas [12] (estudio genético) cuando la sospecha diagnóstica es elevada.

Los anticuerpos antitransglutaminasa tisular humana de clase IgA (AAtTG) se han mostrado como los marcadores más útiles, baratos y rentables en el cribado de la enfermedad, debiendo solicitarse sistemáticamente, junto con los niveles plasmáticos de IgA sérica total, ante la sospecha clínica de EC. No es excepcional encontrar un déficit de IgA en la población de celíacos, lo que podría condicionar un "falso negativo" en la determinación de anticuerpos. En tal situación, pueden analizarse los AAtTG de clase IgG y sólo en caso negativo validar definitivamente la serología como negativa.

Recientemente se ha publicado un interesante estudio realizado en 5000 escolares italianos, comunicando que la enfermedad celíaca se podría detectar mediante una determinación de anticuerpos antitransglutaminasa tisular de clase IgA en saliva.[13] Aunque se trata de una prueba simple e inocua de cribado que podría permitir un diagnóstico precoz de la enfermedad con las ventajas indudables que conllevaría su aplicación, se necesitan más estudios que confirmen la sensibilidad y especificidad de los anticuerpos salivales.[14] En todo caso, tienen igualmente la limitación de no ser detectables en pacientes con déficit aislado de IgA.

Los anticuerpos antigliadina (AGA) fueron los primeros en utilizarse. Se emplean preferentemente los de clase IgA y su eficacia para el cribado de EC es mayor en niños que en adultos. Son sensibles, pero muy poco específicos, por lo que en el momento actual no está indicado su uso en el cribado de EC. Más interés podría tener la determinación de anticuerpos para péptido desamidado de gliadina (DGP), aunque su especificidad no es superior a los AAtTG ni a los EMA.[15]

También se utiliza la detección de anticuerpos antiendomisio (EMA) de clase IgA. Su sensibilidad y especificidad, son variables según la edad. Tienen el inconveniente de la laboriosidad de su determinación, su interpretación subjetiva y su coste elevado. Sin embargo, niveles superiores a 10 veces el valor límite de la normalidad pueden considerarse como altamente específicos de EC, incluso cuando los AAtTG son negativos.[1]

En la práctica, el resultado de la serología determina la conducta a seguir, debiéndose considerar las siguientes situaciones.[1, 9-11]

- La sensibilidad de la serología es muy elevada (próxima al 100%), especialmente en personas con lesiones histológicas avanzadas (atrofia vellositaria). Por lo tanto y únicamente en casos muy concretos y en atención especializada, ante la presencia de síntomas muy sugestivos con serología francamente positiva (niveles superiores a 100 U, 10 veces el valor límite de la normalidad, validados por EMA) y susceptibilidad genética demostrada (individuos HLA DQ2 o DQ8 positivos) se podría retirar el gluten de la dieta sin necesidad de realizar una biopsia intestinal. La respuesta clínica favorable permitiría confirmar definitivamente el diagnóstico.[1]

- En el resto de los casos, es decir, siempre que existan dudas diagnósticas en cualquier sentido, la biopsia intestinal realizada en medio especializado, sigue constituyendo el criterio diagnóstico definitivo. En caso de alteraciones morfológicas compatibles, se procederá a retirar el gluten de la dieta.

- Recientes evidencias sugieren que la serología negativa no permite excluir con seguridad el padecimiento de la enfermedad. Ello resulta particularmente cierto en pacientes con lesiones histológicas poco avanzadas (Marsh 1 y 2). Por otro lado, el hecho de presentar alteraciones morfológicas poco relevantes (enteritis linfocítica, sin atrofia vellositaria) no excluye que el paciente presente síntomas y signos de enfermedad clínicamente evidentes (astenia, flatulencia, anemia, osteopenia, etc.). Por este motivo, ante la presencia de síntomas sospechosos con serología negativa, especialmente en grupos de riesgo, debe considerarse la posibilidad de derivar el caso para proseguir su evaluación en un medio especializado.

4.2. Estudios genéticos

Los estudios genéticos (HLA-DQ2/DQ8) son útiles en el manejo de la enfermedad celíaca, [12] dado que casi la totalidad de los pacientes celíacos son HLA-DQ2 o DQ8 positivos. El 90% de los pacientes con EC son HLA-DQ2 positivos, mientras que solo lo expresan un 20-30% de los individuos de la población general. El resto de pacientes celíacos poseen variantes alélicas que codifican HLA-DQ8 sin HLA-DQ2 (6% del total) o un solo alelo del HLA-DQ2. Por tanto, la ausencia de HLA-DQ2 y HLA-DQ8 hace que el diagnóstico de EC sea muy poco probable. El estudio genético tiene, por tanto, un alto valor predictivo negativo, permitiendo excluir la EC con un 99% de certeza.

El estudio genético tiene utilidad clínica en alguna de las situaciones siguientes:

- Excluir susceptibilidad genética en familiares de primer grado de un paciente celíaco

- Excluir EC en pacientes sintomáticos con serología negativa y biopsia normal

- Seleccionar individuos de alto riesgo entre familiares de pacientes celíacos, pacientes con enfermedades asociadas a EC (diabetes tipo I, síndrome de Down, enfermedad tiroidea autoinmune. etc), con autoanticuerpos positivos y biopsias normales

- Pacientes con biopsia intestinal compatible con EC y serología dudosa o negativa

- Celíaca latente

- Pacientes asintomáticos a los que se ha retirado el gluten sin biopsia intestinal previa

- Personas con anticuerpos positivos que rechacen la biopsia

4.3. Biopsia intestinal

La prueba de oro para establecer el diagnóstico definitivo consiste en la práctica de una biopsia del duodeno proximal o del yeyuno (procedimiento más habitual en niños), aunque la necesidad de practicarla en todos los casos está en revisión,[1,15,16]. Debe llevarse a cabo antes de proceder a la retirada del gluten de la dieta. Es necesario disponer de un estudio de coagulación previo ya que algunos pacientes pueden tener un déficit de protrombina secundario a la malabsorción de vitamina K.

En la clasificación de Marsh[17] de las lesiones del intestino delgado (Figura 1) los criterios anatomopatológicos, son los siguientes: Marsh 0 (mucosa preinfiltrativa); Marsh 1 (incremento en el número de linfocitos intraepiteliales); Marsh 2 (hiperplasia de criptas); Marsh 3 (atrofia vellositaria parcial 3a, subtotal 3b, total 3c); Marsh 4 (hipoplasia).

Dado que las lesiones histológicas pueden ser parcheadas, se aconseja la toma de, al menos, cuatro muestras para el análisis histológico.[2] El resultado del estudio anatomopatológico permite confirmar la existencia de lesiones compatibles y establecer el estadío de la lesión (clasificación de Marsh).[17] El espectro de lesiones histológicas que presentan estos pacientes es amplio y oscila desde formas de enteritis linfocíticas, donde únicamente se encuentra un incremento de la población de linfocitos intraepiteliales (>25%, Marsh 1), hasta formas de atrofia grave de la mucosa (Marsh 3). Como las tinciones con hematoxilina-eoisna pueden no ser concluyentes, es importante disponer de inmunotinciones con anticuerpos monoclonales anti-CD3, para llevar a cabo el contaje de linfocitos intraepiteliales. Solo de este modo pueden diagnosticarse con razonable seguridad las formas de enteritis linfocítica (>25 linfocitos/100 células epiteliales).

Cualquiera de las formas histológicas mencionadas es compatible con la enfermedad, pero ninguna de ellas es específica. De ahí la importancia del estudio serológico y del estudio genético (en caso de serología negativa y alta sospecha clínica), para reforzar el diagnóstico y la necesidad de verificar la mejoría clínica tras la supresión de gluten de la dieta. En cuanto a la prueba de provocación con gluten, únicamente se realizará cuando existan dudas sobre la certeza del diagnóstico.

En la clasificación de Marsh[17] de las lesiones del intestino delgado (Figura 1) los criterios anatomopatológicos, son los siguientes: Marsh 0 (mucosa preinfiltrativa); Marsh 1 (incremento en el número de linfocitos intraepiteliales); Marsh 2 (hiperplasia de criptas); Marsh 3 (atrofia vellositaria parcial 3a, subtotal 3b, total 3c); Marsh 4 (hipoplasia).

La diversidad y diferente sensibilidad y especificidad de los métodos diagnósticos utilizados en el diagnóstico de la EC hacen que actualmente, estén en una revisión global, buscando especialmente nuevas estrategias diagnósticas no invasivas.

Es preciso realizar un seguimiento clínico de los pacientes con objeto de vigilar la evolución de los síntomas, controlar el crecimiento en los niños y vigilar el cumplimiento de la dieta. La determinación de AAtTG es de utilidad para el control del seguimiento correcto de la dieta, cuando la serología ha sido positiva. En aquellos pacientes que continúan con síntomas o presentan recidivas a pesar del régimen sin gluten, es obligado llevar a cabo una búsqueda intencionada de fuentes ocultas de gluten en la dieta, o de transgresiones mínimas. Ambas situaciones explican la mayoría de los casos que persisten sintomáticos o mantienen títulos elevados de marcadores séricos.

5. Tratamiento

No hay tratamiento farmacológico. El único tratamiento eficaz de la enfermedad celíaca es una dieta estricta sin gluten durante toda la vida.[18-19] Con ello se consigue la mejoría de los síntomas aproximadamente a partir de las dos semanas, la normalización serológica entre los 6 y 12 meses y la recuperación de las vellosidades intestinales en torno a los 2 años de iniciado el tratamiento.

En los últimos años se están investigando otras posibles estrategias de utilidad terapéutica, distintas a la dieta sin gluten.[20] Sin embargo, antes de su aplicación clínica deberán demostrar su eficacia y seguridad respecto a la dieta sin gluten.

La supresión de la dieta de todos los productos que contienen gluten incluye las harinas de cebada, centeno, trigo y, posiblemente, avena, así como sus derivados. Aunque se ha puesto en entredicho la toxicidad de la avena, no se dispone de estudios concluyentes.

Tras la exclusión del gluten de la dieta, la recuperación histológica completa no se produce de forma inmediata; en adultos puede incluso tardar más de 2 años, y en niños no se produce antes del año del inicio del tratamiento dietético. Por ello, puede ser necesario excluir temporalmente la lactosa de la dieta, hasta la recuperación de las enzimas de la pared intestinal, especialmente de la lactasa. Igualmente y dependiendo del grado de malabsorción y/o de malnutrición del paciente en el tratamiento dietético inicial puede ser necesario el recomendar una dieta hipercalórica o pobre en fibra. Los suplementos de hierro y/o otros minerales no suelen ser necesarios, excepto en situaciones de deterioro nutricional importante.

En la tabla 3 se detallan los alimentos prohibidos o aptos para enfermos celíacos. Hay que tener en cuenta que las harinas se utilizan ampliamente en la industria alimentaria.

Alimentos sin gluten	Alimentos con gluten	Alimentos que pueden contener gluten
Leche y derivados: quesos, requesón, nata, yogures naturales y cuajada	Pan y harinas de trigo, cebada, centeno, avena o triticale	Embutidos: chorizo, morcilla, etc.
Todo tipo de carnes y vísceras frescas, congeladas y en conserva al natural, cecina, jamón serrano y jamón cocido calidad extra	Productos manufacturados en los que entre en su composición figure cualquiera de las harinas ya citadas y en cualquiera de sus formas: almidones, almidones modificados, féculas, harinas y proteínas	Productos de charcutería.
Pescados frescos y congelados sin rebozar, mariscos frescos y pescados y mariscos en conserva al natural o en aceite		Yogures de sabores y con trocitos de fruta
Huevos	Bollos, pasteles, tartas y demás productos de pastelería	Quesos fundidos, en porciones, de sabores
Verduras, hortalizas y tubérculos	Galletas, bizcochos y productos de pastelería	Patés diversos
Frutas		Conservas de carnes
Arroz, maíz y tapioca así como sus derivados	Pastas italianas (fideos, macarrones, tallarines, etc.) y sémola de trigo	Conservas de pescado con distintas salsas
Todo tipo de legumbres	Bebidas malteadas	Caramelos y gominolas
Azúcar y miel	Bebidas destiladas o fermentadas a partir de cereales: cerveza, agua de cebada, algunos licores, etc.	Sucedáneos de café y otras bebidas de máquina
Aceites y mantequillas		Frutos secos fritos y tostados con sal
Café en grano o molido, infusiones y refrescos.		Helados
Toda clase de vinos y bebidas espumosas		Sucedáneos de chocolate
Frutos secos crudos		Colorante alimentario
Sal, vinagre de vino, especias en rama y grano y todas las naturales		

Tabla 3. Alimentos prohibidos o aptos para enfermos celíacos.

Recientemente, se ha publicado en el Diario Oficial de la Unión Europea el Reglamento sobre la composición y etiquetado de productos alimenticios apropiados para personas con intolerancia al gluten[21], cuyo contenido se resume a continuación:

5.1 Composición y etiquetado de productos alimenticios para las personas con intolerancia al gluten

1.- Los productos alimenticios para personas con intolerancia al gluten, constituidos por uno o más ingredientes procedentes del trigo, centeno, cebada, avena o sus variedades híbridas, que hayan sido tratados de forma especial para eliminar el gluten, no contendrán un nivel de gluten que supere los 100 mg/kg en los alimentos, tal como se venden al consumidor final.

2.- El etiquetado, la publicidad y la presentación de los productos mencionados en el apartado 1, llevarán la mención «contenido muy reducido de gluten». Pueden llevar el término «exento de gluten» si el contenido de gluten no sobrepasa los 20 mg/kg en total, medido en los alimentos tal como se venden al consumidor final.

3.- La avena contenida en alimentos para personas con intolerancia al gluten debe ser producida, preparada o tratada de forma especial, para evitar la contaminación por el trigo, el centeno, la cebada, o sus variedades híbridas y su contenido de gluten no debe sobrepasar los 20 mg/kg.

4.- Los productos alimenticios para personas con intolerancia al gluten, constituidos por uno o más ingredientes que sustituyan el trigo, el centeno, la cebada, la avena o sus variedades híbridas, no contendrán un nivel de gluten que supere los 20 mg/kg en los alimentos tal como se venden al consumidor final. El etiquetado, la presentación y la publicidad de esos productos deberá llevar la mención «exento de gluten».

5.- En caso de que los productos alimenticios para personas con intolerancia al gluten contengan tanto ingredientes que sustituyen el trigo, el centeno, la cebada, la avena o sus variedades híbridas como ingredientes procedentes del trigo, el centeno, la cebada, la avena o sus variedades híbridas que hayan sido tratados de forma especial para eliminar el gluten, se aplicarán los apartados 1, 2 y 3 y no se aplicará el apartado 4.

6.- Los términos «contenido muy reducido de gluten» o «exento de gluten» mencionados en los apartados 2 y 4 deberán aparecer muy cerca del nombre comercial del producto.

Referencias

1. Husby S, Koletzko S, Korponay-Szabo IR, et al. E*uropean Society for Paediatric Gastroenterology, Hepatology, and Nutrition Guidelines for the Diagnosis of Coeliac Disease*. J Ped Gastroenterol Nutr. 2012; 54: 136-60.
   http://dx.doi.org/10.1097/MPG.0b013e31821a23d0
2. Polanco I, Grupo de Trabajo sobre "Diagnóstico precoz de la enfermedad celíaca". *Diagnóstico precoz de la enfermedad celíaca*. Madrid: Ministerio de Sanidad y Consumo; 2008.
3. Polanco I, Ribes C. *Enfermedad celíaca*. En: SEGHNP-AEP, ed. Protocolos diagnóstico-terapéuticos de gastroenterología, hepatología y nutrición pediátrica. Madrid: Ergon; 2010: 37-46.
4. Polanco I, Mearin ML. *Enfermedad celíaca*. En: Argüelles F, et al, eds. Tratado de gastroenterología, hepatología y nutrición pediátrica aplicada de la SEGHNP. Madrid: Ergon; 2011: 284-91.
5. Lohi S, Mustalahti K, Kaukinen K, Laurila K, Collin P, Rissanen H, et al. *Increasing prevalence of coeliac disease over time*. Aliment Pharmacol Ther. 2007; 26: 1217-25.
   http://dx.doi.org/10.1111/j.1365-2036.2007.03502.x
6. West J, Logan RFA, Hill PG, Lloyd A, Lewis S, Hubbard R et al. *Seroprevalence, correlates, and characteristics of undetected coeliac disease in England*. Gut. 2003; 52: 960-5.
   http://dx.doi.org/10.1136/gut.52.7.960
7. Polanco I, Roldán B, Arranz M. *Documento técnico protocolo de prevención secundaria de la enfermedad celíaca*. Madrid: Dirección General Salud Pública y Alimentación; 2006.
8. Catassi C,, Kryszak D, Louis-Jacques O, Duerksen DR, et al. *Detection of Celiac Disease in Primary Care: A Multicenter Case-Finding Study in North America*. Am J Gastroenterol. 2007; 102: 1454-60. http://dx.doi.org/10.1111/j.1572-0241.2007.01173.x
9. Rostom A, Murray JA, Kagnoff MF. *American Gastroenterological Association (AGA) Institute technical review on the diagnosis and management of celiac disease*. Gastroenterology. 2006; 131: 1981-2002.
   http://dx.doi.org/10.1053/j.gastro.2006.10.004
10. Rostom A, Dube C, Cranney A, Saloojee N, Sy R, Garritty C, et al. T*he diagnostic accuracy of serologic tests for celiac disease: a systematic review*. Gastroenterology. 2005; 128 (4 Suppl 1): S38-46. http://dx.doi.org/10.1053/j.gastro.2005.02.028
11. Polanco I, Román E. *Marcadores serológicos en la Enfermedad Celíaca*. An Pediatr Contin. 2006; 4:176-9. http://dx.doi.org/10.1016/S1696-2818(06)73607-1
12. Wolters VM, Wijmenga C. *Genetic background of celiac disease and its clinical implications*. Am J Gastroenterol. 2008; 103: 190-5.
   http://dx.doi.org/10.1111/j.1572-0241.2007.01471.x
13. Bonamico M, Nenna R, Montuori M, Luparia RP, Turchetti A, Mennini M, et al. *First salivary screening of celiac disease by detection of ant-transglutaminase autoantobody radioimmunoassay in 5000 Italian primary schoolchildren*. J Pediat Gastroenterol Nutr. 2011; 52: 17-20. http://dx.doi.org/10.1097/MPG.0b013e3181e6f2d0
14. Green PHR, Cellier C. *Celiac Disease*. N Eng J Med. 2007; 357: 1731-43.
    http://dx.doi.org/10.1056/NEJMra071600

15. Lindfors K, Koskinen O, Kaukinen K. *An update on the diagnostics of celiac disease*. Int Rev Immunol. 2011; 30: 185-96. http://dx.doi.org/10.3109/08830185.2011.595854

16. *Guideline for the Diagnosis and Treatment of Celiac Disease in Children: Recommendations of the North American Society for Pediatric Gastroenterology, Hepatology and Nutrition*. J Pediat Gastroenterology Nutr. 2005; 40: 1-19. http://dx.doi.org/10.1097/00005176-200501000-00001

17. Marsh MN. *Gluten, major histocompatibility complex, and the small intestine. A molecular and immunobiologic approach to the spectrum of gluten sensitivity ('celiac sprue')*. Gastroenterology. 1992; 102: 330-54.

18. Case S. *The gluten-free diet: How to provide effective education and resources*. Gastroenterology. 2005; 128: S128-S134. http://dx.doi.org/10.1053/j.gastro.2005.02.020

19. Polanco I. *Libro Blanco de la Enfermedad Celíaca*. Ed: ICM. Madrid: Consejería de Sanidad de la Comunidad de Madrid; 2008.

20. Polanco I, Arranz E. *Nuevos avances en el tratamiento de la Enfermedad Celíaca*. An Pediatr Contin. 2006; 4: 46-9. http://dx.doi.org/10.1016/S1696-2818(06)73587-9

21. *Reglamento (CE) No 41/2009 de la Comisión de 20 de enero de 2009 sobre la composición y etiquetado de productos alimenticios apropiados para personas con intolerancia al gluten. Diario Oficial de la Unión Europea 21.1.2009.* http://eur-lex.europa.eu/LexUriServ/LexUriServ.do?uri=OJ:L:2009:016:0003:0005:ES:PDF

Capítulo 12

Enfermedad celíaca en el adulto

Miguel Montoro Huguet, Manuel Domínguez Cajal

Unidad de Gastroenterología y Hepatología. Hospital San Jorge de Huesca, España.

Departamento de Medicina. Universidad de Zaragoza, España.

maimontoro@gmail.com

Doi: http://dx.doi.org/10.3926/oms.32

Referenciar este capítulo

Montoro M, Domínguez Cajal M. *Enfermedad celíaca en el adulto*. En Rodrigo L y Peña AS, editores. *Enfermedad celíaca y sensibilidad al gluten no celíaca*. Barcelona, España: OmniaScience; 2013. p. 233-284.

Resumen

La enfermedad celíaca (EC) es un trastorno frecuente que afecta al 1% de la población adulta de origen caucásico y surge debido a una respuesta inflamatoria de la mucosa intestinal tras su exposición al gluten de la dieta, en individuos genéticamente susceptibles.

Existen cuatro patrones de presentación: 1) Patrón clásico, definido por la presencia de diarrea y pérdida de peso o fallo de crecimiento (presentación inusual en el adulto); 2) Formas "atípicas" con síntomas gastrointestinales inespecíficos y persistentes (a menudo malinterpretados como un trastorno funcional digestivo); 3) Patrón extraintestinal, basado en la presencia de síntomas o signos extraintestinales tales como anemia ferropénica o estatura baja y 4) Formas silentes. Estas últimas se diagnostican al investigar a grupos de riesgo, tales como familiares de 1er grado o afectos de condiciones típicamente asociadas a la EC (por ejemplo, diabetes tipo 1).

El diagnóstico de EC se confirma si se cumplen 4 de las 5 siguientes condiciones: 1) Síntomas típicos de EC. 2) Seropositividad de autoanticuerpos específicos de EC de tipo IgA a títulos altos. 3) Presencia de los haplotipos HLA-DQ2- o -DQ8. 4) Presencia de enteropatía compatible en las biopsias de intestino delgado. 5) Respuesta a la dieta sin gluten. La EC seronegativa probablemente está infraestimada, debido a la tendencia a biopsiar únicamente el intestino delgado, en aquellos individuos con serología positiva. Aunque la mayoría de los pacientes responden a la dieta sin gluten, una significativa minoría seguirán sintomáticos. En tales casos es esencial llevar a cabo un protocolo de evaluación específico.

Abstract

Celiac disease (CD) is a common condition affecting up to 1% of the adult population of Caucasian origin. It results from an inflammatory response to dietary gluten in the small intestine in genetically predisposed individuals.

The clinical presentations are grouped into four categories; 1) Classic celiac disease, defined on the basis of diarrhea with failure to thrive or weight loss (a rare occurrence in contemporary presentation in adults). 2) "Atypical" gastrointestinal presentation, defined on the basis of a set of nonspecific and persistent gastrointestinal symptoms, often misdiagnosed as a digestive functional disorder. 3) Extraintestinal presentation, defined on the basis of signs or symptoms outside the gastrointestinal tract, such as iron deficiency anemia, or short stature. 4) Silent presentation. The latter are identified through testing because of a family history of CD or celiac disease-associated condition (e.g. type 1 diabetes mellitus).

The diagnosis of CD is confirmed if at least 4 of the following 5 criteria are satisfied: typical symptoms of CD; positivity of serum celiac disease immunoglobulin-A class autoantibodies at high titer; the presence of HLA-DQ2 and/or -DQ8; celiac enteropathy at the small bowel biopsy; and response to the gluten-free diet. Seronegative CD is likely to be underestimated due to the tendency to perform small intestinal biopsy only in patients with positive celiac disease serum markers. Whilst the majority of patients will respond to a gluten-free diet, a significant minority will continue to be symptomatic. In such cases, it is essential that a systematic follow-up approach would be adopted.

> *"Si el vientre no realiza la digestión de los alimentos, la alimentación fluye sin digerir, inmutable y cruda, y no se transmite nada al conjunto del cuerpo, a tales cosas las denominamos celíaca..."*
>
> Areteo de Capadocia, *Obra Médica*, L. VIII, 7(1)

1. Introducción

La introducción de cereales que contienen gluten, hace aproximadamente 10.000 años, con el advenimiento de la agricultura, propició las condiciones necesarias para el desarrollo de un conjunto de trastornos inmunes con la exposición al gluten, entre los que se citan básicamente la alergia al trigo y la enfermedad celíaca (EC).[1] Aunque las primeras descripciones de este trastorno se remontan a los tiempos de *Areteo de Capadocia*, en la antigua Grecia (hoy Turkía), es en la década de 1940-1950 cuando Dicke, un pediatra holandés, establece una relación entre el gluten contenido en el trigo y los síntomas propios de esta afección.[2] Desde las primeras definiciones de consenso establecidas en 1970,[3] en las que el diagnóstico de la enfermedad exigía la demostración de una atrofia grave de las vellosidades, que revierte tras la supresión del gluten de la dieta, y reaparece al permitir de nuevo la ingestión de estos cereales, han pasado más de 40 años. En la última década, se han sumado evidencias que sugieren que la ingesta de gluten en la dieta puede provocar un amplio espectro de síntomas, en algunos casos sin evidencia de lesión histológica duodenal (LHD). Todo ello ha suscitado una gran controversia en la comunidad científica, respecto a la nomenclatura que debe aplicarse para cada situación.[4] Recientemente se han publicado tres conferencias de consenso cuya lectura es altamente recomendable para comprender la verdadera dimensión del problema.[1-5,6] En los últimos años, el consumo de alimentos libres de gluten se ha incrementado exponencialmente, no solamente entre los pacientes celíacos, sino en otros muchos pacientes anteriormente diagnosticados de un trastorno funcional digestivo (TFD) que finalmente encontraron alivio cuando el gluten fue retirado definitivamente de su dieta, bien porque padecían una verdadera EC, hasta entonces insospechada,[7] bien porque padecían una sensibilidad al gluten no celíaca (SGNC)[8] o por el efecto placebo que comporta cualquier dieta. El presente capítulo se circunscribe primordialmente a la EC, y para ello se emplearán los conceptos definidos en las últimas guías establecidas por ESPGHAN,[5] así como las reuniones de Consenso de Oslo[6] y de Londres,[1] todos ellos publicados en 2012.

2. Definiciones y nomenclatura

La EC forma parte de un espectro de trastornos relacionados con el gluten entre los que se incluyen aquellos de etiología claramente inmune (EC, dermatitis herpetiforme y ataxia relacionada con el gluten), otros de etiología alérgica, mediada por IgE (alergia al trigo) y otros no dependientes de alergia o inmunidad adquirida, como la SGNC (Figura 1).[1] A continuación se describen las definiciones de las diferentes condiciones clínicas relacionadas con el gluten.[1,4,5,6]

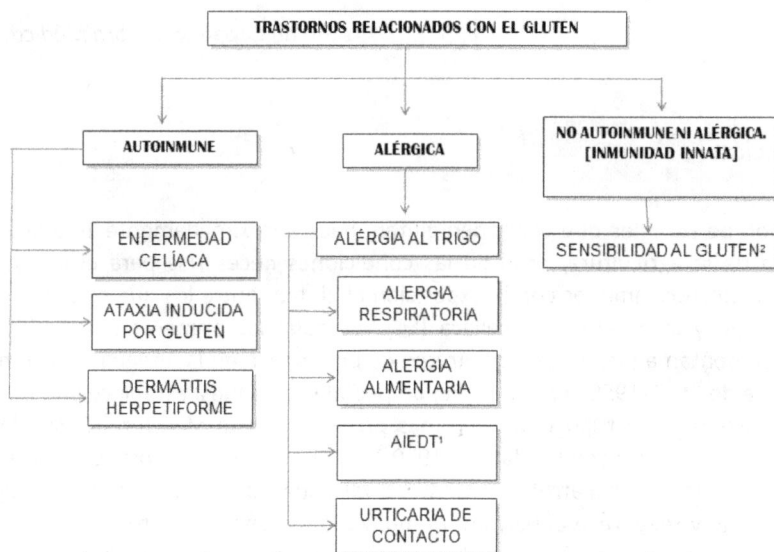

Figura 1. Clasificación de los trastornos relacionados con el gluten.
1) AIEDT: Alergia inducida por el ejercicio, dependiente del trigo.
2)Término admitido en el Consenso de Londres, pero no admitido por el Consenso
de Oslo, que aconseja emplear la expresión sensibilidad al gluten no celíaca.

Enfermedad celíaca. De acuerdo con la guía de la ESPGHAN publicada en 2012,[5] la EC se define como una enfermedad sistémica, mediada por el sistema inmunológico y precipitada por el contacto de la mucosa intestinal con el gluten y otras prolaminas relacionadas, en individuos genéticamente susceptibles. El trastorno se caracteriza por una combinación variable de síntomas y signos dependientes de la ingesta de gluten, anticuerpos específicos de la EC (anti-transglutaminasa-2, antiendomisio y anti-péptidos de la gliadina deamidada), presencia de los haplotipos DQ2 o DQ8 del sistema HLA y diversos grados de enteropatía. Históricamente se han empleado otras nomenclaturas equivalentes para denominar a la misma enfermedad, incluyendo términos como esprúe, esprúe celíaco, enteropatía sensible al gluten o intolerancia al gluten, así como esprúe no tropical o esteatorrea idiopática. Ninguno de estos términos goza en este momento de una aceptación universal, por lo que no pueden ser recomendados.[6]

Enfermedad celiaca clásica. Este término hace referencia a aquellos pacientes cuya enfermedad se presenta con un patrón de malabsorción florido con diarrea crónica, esteatorrea, pérdida de peso o retraso en el crecimiento.[9] Este patrón es frecuentemente visto en la edad pediátrica, donde también es frecuente observar pérdida de masa muscular, falta de apetito, anemia, distensión abdominal e irritabilidad; sin embargo, es excepcional en el adulto, de ahí que el término celiaca "típica" no sea recomendable en el momento actual, dado que ambas condiciones (clásica y típica) no son coincidentes. Lo común (lo típico) es que en el adulto la enfermedad se manifieste por síntomas y signos inespecíficos que no recuerdan a los de un estado de malabsorción con emaciación.[10,11]

Enfermedad celíaca no clásica. Esta acepción se aplica a aquellos que presentan síntomas y signos no asociados a un estado de malabsorción florido. Incluye los casos de pacientes con síntomas que imitan a los de una dispepsia "funcional",[8] un síndrome de intestino irritable (SII), o un cuadro de estreñimiento crónico, y aquellos con manifestaciones extraintestinales, no siendo infrecuente su presentación como formas monosintomáticas. En este apartado se incluyen, por tanto, casos de disfunción tiroidea (hiper o hipo),[12] síntomas neurológicos,[13] depresión,[14] trastornos de la fertilidad,[15,16] estomatitis aftosa,[17-20] alteraciones esqueléticas[21] o de la piel[22] o "transaminitis".[23] Nuevamente, la expresión celiaca "atípica" debería ser desestimada, porque en el momento actual es más común la presentación en forma de cualquiera de estos trastornos.[6]

Enfermedad celíaca asintomática: Este subgrupo de pacientes no presenta síntoma alguno que pueda sugerir el diagnóstico, incluso después de ser interrogados de acuerdo con un cuestionario estructurado. A menudo se trata de pacientes en los que el diagnóstico se ha establecido al llevar a cabo un cribado poblacional o al estudiar individuos portadores de comorbilidades asociadas a un alto riesgo de EC. No es infrecuente que al retirar el gluten, el enfermo manifieste una clara mejoría de un cuadro de astenia hasta entonces no reconocido. De acuerdo con el Consenso de Oslo, el término «celíaco silente» es coincidente y equivalente al de «asintomático» y debería ser abandonado.

Enfermedad celíaca subclínica. Hoy en día, este término se reserva para aquellos pacientes con un conjunto de síntomas o signos que no se consideran suficientes para despertar la sospecha clínica, y que se hallan por debajo del umbral requerido para promover una investigación clínica para confirmar o descartar la presencia de la enfermedad.[6,24]

Enfermedad celíaca sintomática. Esta nomenclatura hace referencia a un paciente con EC que presenta cualquier síntoma incluido en el amplio espectro de manifestaciones atribuibles a la enfermedad, tanto si se trata de síntomas gastrointestinales (dispepsia, diarrea, hinchazón), como extraintestinales (astenia, depresión o aftas orales).

Enfermedad celíaca latente y enfermedad celíaca potencial. Al menos 5 diferentes acepciones o significados se detectaron en la literatura médica para el término "latente",[6] siendo, probablemente, el más aceptado el relativo a un paciente que, tomando gluten en la dieta, presenta una mucosa intestinal "normal" en el momento de ser evaluado, pero que en un tiempo anterior o posterior padeció (o desarrollará) una lesión intestinal característica. Respecto al término «potencial», la acepción recomendada por el grupo de Oslo es la que hace referencia a un paciente con una mucosa intestinal "normal" y un riesgo incrementado de desarrollar EC al haberse detectado una serología positiva para EC, especialmente si presenta los haplotipos DQ2 o DQ8 del sistema HLA.[25,26]

Enfermedad celíaca refractaria. Este término se aplica a aquellos pacientes diagnosticados de EC que mantienen síntomas o signos persistentes de malabsorción (por ej: diarrea con pérdida involuntaria de peso, niveles bajos de hemoglobina o hipoalbuminemia), con persistencia de atrofia vellositaria, a pesar de una dieta estricta sin gluten (DSG) durante más de 12 meses, después de haber excluido otras causas de atrofia vellositaria o la presencia de malignidad. Se incluyen en este apartado, aquellos que presentan síntomas graves y persistentes, con independencia de la duración de la DSG. Es obvio que no todos los pacientes que no responden a la DSG pueden ser etiquetados como refractarios, dado que en muchos casos, la persistencia de los síntomas se explica por un cumplimiento poco ortodoxo de la dieta, o por la presencia de condiciones asociadas a la EC que explican la persistencia de los síntomas (intolerancia a lactosa o fructosa, sobrecrecimiento bacteriano intestinal, insuficiencia exocrina del páncreas o colitis microscópica).

Riesgo genético de desarrollar enfermedad celíaca. El concepto de «individuo con riesgo genético de EC» debería limitarse a los familiares de pacientes con EC que comparten los haplotipos DQ2 y/o DQ8 del HLA, elevándose el riesgo al 20-25% cuando se trata de familiares de primer grado.

Dermatitis Herpetiforme (DH). La DH es una expresión cutánea de la misma enteropatía precipitada por la ingesta de gluten en la dieta (EC). Aparece en 1 de cada 10.000 personas de raza blanca y ascendencia europea y su incidencia es de 0,98 casos por 100.000 habitantes y año.[6,32,33] La DH es rara en otros continentes como África y Asia. La enfermedad comparte los mismos haplotipos DQ2 (90%) y DQ8 (5%) del sistema HLA[34] y predomina en el varón (1,5 a 1,9:1). Existe una clara agregabilidad familiar y la edad media de presentación es sobre los 40 años.[1] Típicamente se manifiesta por la aparición de pequeñas máculas eritematosas que pronto se convierten en pápulas intensamente pruriginosas, que acaban rompiéndose para formar costras. La distribución de las lesiones es simétrica, afectando a los codos en el 90% de los casos. Otras regiones afectadas incluyen la cara, cuero cabelludo, cuello, hombros, tronco, región sacra, nalgas y rodillas.[1] Su curso es crónico y recurrente. Aun cuando solo el 10% de los pacientes manifiestan síntomas gastrointestinales, casi 2/3 presentan algún grado de atrofia vellositaria en la mucosa intestinal.[6,20] El resto de los casos pueden mostrar una mucosa normal o un incremento de linfocitos intraepiteliales de tipo γ/δ como expresión inequívoca de sensibilización al gluten. En el suero de estos pacientes se identifican los mismos biomarcadores de autoinmunidad que en la EC (anti-TG, antiendomisio y anti-PGD) y, de hecho, no es infrecuente su asociación a otras dolencias autoinmunes. El diagnóstico se sustenta en la evidencia serológica de estos marcadores y la demostración por inmunofluorescencia de depósitos granulares de IgA, en las papilas dérmicas. Dado que la DH es el equivalente de la EC en la piel, la biopsia intestinal no es un requerimiento obligado. Una vez diagnosticada, es imprescindible iniciar DSG y algunos requieren ser tratados con dapsona. A largo plazo, casi la mitad de los pacientes que cumplen bien la dieta pueden interrumpir el tratamiento con este inhibidor de neutrófilos.[35-38]

Ataxia relacionada con el gluten (AG). La AG se define como una enfermedad autoinmune asociada a la presencia de anticuerpos antigliadina (AGA) en el suero, capaz de provocar un daño en el cerebelo que resulta en un cuadro de ataxia, todo ello con independencia de la presencia o ausencia de enteropatía.[1,39-43] Clínicamente se expresa como un cuadro de ataxia cerebelar pura, o más raramente en combinación con mioclonias y temblor palatal. Su comienzo es insidioso, con una edad media de presentación de 53 años.[44,45] Al igual que ocurre con la DH, menos de un 10% de los pacientes refieren síntomas digestivos, pero hasta 1/3 muestran diferentes grados de enteropatía, con depósitos de IgA en la mucosa duodenal.[45] La patogenia de este trastorno no está clara, pero en estos pacientes se han identificado depósitos de anti-TG alrededor de los vasos cerebrales, siendo más pronunciados en el cerebelo y en la médula espinal. A su vez, se han detectado anticuerpos frente a la transglutaminasa-6, una transglutaminasa que se expresa principalmente en el cerebro.[46] La recomendación actual es que los pacientes que se presentan con una ataxia cerebelar progresiva deben ser testados para AGA, anticuerpos de tipo IgG e IgA anti-TG2 y anticuerpos anti-TG6 (IgG e IgA). Si alguna de estas determinaciones serológicas resulta positiva, se recomienda realizar una biopsia duodenal. Si el diagnóstico se realiza tarde, cuando ya se ha producido una pérdida notable de las células de Purkinje, la respuesta a la retirada del gluten puede ser pobre.[1]

Alergia al trigo. La alergia al trigo (AT) es una reacción inmunológica adversa a las proteínas del trigo e incluye la alergia alimentaria clásica, origen de síntomas gastrointestinales, cutáneos y respiratorios; la anafilaxia inducida por el ejercicio, dependiente del trigo (AIEDT), el asma ocupacional (asma del panadero) y la urticaria de contacto (Figura 1). La patogénesis de estos trastornos esta mediada por anticuerpos de tipo IgE frente a diversos componentes proteícos del grano de trigo (α-gliadinas, β-gliadinas, γ-gliadinas, ϖ-gliadinas y otras subunidades de alto peso molecular) y su prevalencia global oscila entre el 1-3%.[47] El diagnóstico se apoya en pruebas de punción cutánea y la determinación *in vitro* de IgE frente a los diversos alérgenos. A menudo se hacen necesarias pruebas de provocación[1].

Sensibilidad al gluten no celíaca (SGNC). Una proporción creciente de personas padecen un conjunto de síntomas gastrointestinales (algunos atribuidos a un SII)[7] que mejoran o desaparecen en su totalidad tras eliminar el gluten en la dieta, reapareciendo al volver a ingerir cereales que contienen este ingrediente. Cuando estos pacientes son investigados, se descubre que no presentan anticuerpos específicos frente al gluten, ni lesión histológica alguna en la mucosa duodenal, motivo por el que no pueden ser catalogados como celíacos.[5] Esta condición clínica, fue reconocida por primera vez hace más de 30 años[27] y es nombrada por algunos como "sensibilidad al gluten[1], o mejor como sensibilidad al gluten no celíaca (SGNC),[4] término aceptado por la mayoría de las autoridades en esta materia.[7,27,28] Ambas enfermedades (EC y SGNC) comparten la presencia de síntomas inespecíficos que mejoran tras instaurar un DSG, pero difieren por el hecho de que en la última (SGNC) no logran identificarse mecanismos alérgicos o de autoinmunidad, alteraciones de la permeabilidad intestinal, ni cambios morfológicos en la mucosa duodenal.[29,30] Existen algunas evidencias de que este trastorno puede afectar hasta el 6% de la población, siendo común la asociación con dolor abdominal (68%), síntomas cutáneos como rush y/o ezcema (40%), cefalea (35%), mente confusa (34%), cansancio (33%), diarrea (33%), depresión (22%), anemia (20%), piernas, manos y dedos entumecidos (20%) y dolores articulares (11%).[1] La prevalencia del gen DQ2 (50%) es inferior a la observada entre los pacientes con EC y algo superior a la observada en la población general.[31] Se trata de un diagnóstico por exclusión, en el que uno de los criterios (mejoría sintomática tras instaurar DSG) debería ser validado de forma ciega para evitar el efecto placebo inherente a cualquier dieta.

Intolerancia al gluten. Éste es un término sin ninguna especificidad, que puede conducir a confusión y contradicciones. A la luz del del conocimiento actual no puede ser sinónimo de EC y, por otra parte, los síntomas que a menudo se atribuyen al gluten podrían ser la consecuencia de otros componentes del trigo, por lo que hoy en día esta expresión resulta inapropiada y no goza de consenso.

Una vez aclarados estos términos (Figura 1), algo esencial para evitar etiquetar a un paciente de una EC, cuando en realidad padece otro trastorno, en lo sucesivo nos ceñiremos exclusivamente a aspectos relacionados con la EC.

3. Epidemiología

La prevalencia de EC depende de numerosos factores incluyendo el momento histórico en que se llevaron a cabo los estudios,[48-52] el área geográfica donde se han llevado a cabo,[50-55] los procedimientos empleados para el cribado (serología, biopsia intestinal o ambas) y el tipo de población estudiada (personas asintomáticas, individuos con riesgo genético, o voluntarios sanos).[48] Estudios de cohortes y de base poblacional efectuados sobre voluntarios sanos en EE.UU, Reino Unido y otros países europeos permiten estimar una prevalencia que oscila entre el 0,5-1%, lo que permite considerar a la EC como la enfermedad intestinal crónica más frecuente.[51-53] Cuando los estudios de cribado estratifican diferentes tipos de población, la prevalencia de EC se estima en 1 de cada 22 parientes de primer grado, 1 de cada 56 pacientes sintomáticos y de cada 133 personas sin elevado riesgo de padecer la enfermedad.[51] Pese a estas elevadas cifras de prevalencia, los casos identificados siguen siendo la punta de un *iceberg*, por debajo de la cual se halla un contingente importante de pacientes todavía no diagnosticados (> 75%).[8,55-57] La prevalencia de EC en población general sigue aumentando.[58-64] Las razones de este fenómeno no pueden ser atribuidas exclusivamente a la mejora en los métodos de cribado y diagnóstico, sino también al concurso de factores ambientales y geográficos. En países asiáticos, por ejemplo, donde la prevalencia ha sido tradicionalmente baja, se está incrementando el número de nuevos casos, debido a los cambios en los patrones de alimentación introducidos en las áreas urbanas, donde las harinas de trigo, empleadas en la elaboración de comida rápida, han comenzado a sustituir a otros cereales clásicos como el arroz.[1,60] En India, existe una zona geográfica, donde aparece un síndrome típico conocido como "diarrea estival" coincidiendo con la estación donde los cultivos de maíz son sustituidos temporalmente por los de trigo.[65] Cabe considerar que en la mayoría de los estudios de prevalencia, el diagnóstico se ha llevado a cabo, partiendo de un resultado positivo en la determinación de anticuerpos específicos. Sin embargo, la serología posee una sensibilidad baja en pacientes con lesiones histológicas leves (*"slight enteropaty"*). Por tanto, no indicar una biopsia duodenal en pacientes con síntomas digestivos inespecíficos, por el hecho de tener una serología negativa, podría infraestimar la verdadera prevalencia de EC, especialmente cuando estos pacientes son portadores de los haplotipos DQ2-DQ8 del sistema HLA.[8,66,67] Finalmente, el 15% de los nuevos diagnósticos de EC inciden en personas de más de 65 años, la mayoría de las cuales venían padeciendo síntomas por un período de tiempo de 11 ± 19 años.[68] Un estudio finlandés demostró una prevalencia de EC comprobada por biopsia del 2% en población comprendida entre 52 y 74 años.[69] El patrón de presentación también se ha modificado con el tiempo, de tal manera que en el adulto, el debút en forma de diarrea grave con malabsorción es, hoy en día, inusual.[64,67-71]

4. Patogenia

La EC responde a un modelo multifactorial de interacción entre factores genéticos y ambientales,[72,73] con participación de la inmunidad adaptativa (adquirida) e innata.[74-81]

- **Inmunidad adaptativa**: El gluten contiene péptidos inmunogénicos que después de

  atravesar el epitelio y sufrir deamidación por la transglutaminasa-2, son presentados por células dendríticas, a los linfocitos CD4 de la lámina propia, en presencia de moléculas HLA DQ2-DQ8. La activación de estos linfocitos promueve la liberación de citoquinas proinflamatorias que conducen a lesión tisular, a la vez que proporcionan una señal a las células B específicas de TG2 para la síntesis de anticuerpos frente a la transglutaminasa-2.[74]

- **Inmunidad innata**: los mecanismos de la inmunidad innata que llevan a la activación de

  los linfocitos intraepiteliales (LIEs) son menos conocidos. En síntesis, ciertos péptidos del gluten como p31-43/49 (α-gliadina) pueden dañar directamente el epitelio mediante la activación de mecanismos dependientes de la inmunidad innata y la producción de interleucina (IL)-15, responsables, en definitiva, de alteraciones en la permeabilidad de las uniones intercelulares, (barrera intestinal), y de apoptosis de enterocitos. La IL-15 induce proliferación y activación de LIEs T CD8+, a la vez que promueve la producción de interferón (IFN)-γ por los LIEs y citotoxicidad epitelial directa dependiente de proteínas citolíticas.[74]

En resumen, el daño tisular que acontece en la mucosa intestinal del paciente con EC, representa la suma de mecanismos de activación de linfocitos T CD4+ de la lámina propia (dependientes de la inmunidad adaptativa) y de linfocitos CD8+ intraepiteliales (dependientes de la inmunidad innata). Ambos mecanismos son necesarios y contribuyen a desencadenar una respuesta de tipo Th1 dominada por IFN-γ, el factor de transcripción T bet y otras citoquinas pro-inflamatorias (factor de necrosis tumoral [TNF]-α, IL-18, IL-21), junto a un descenso de citoquinas inmunosupresoras (IL-10 y TGF-β35-37), –que en condiciones normales contribuirían a preservar la tolerancia a los antígenos de la dieta–, así como la producción de IL-15 por los enterocitos. Este perfil pro-inflamatorio, acaba por activar mecanismos efectores del daño tisular, como el factor de crecimiento de keratinocitos (KGF), y metaloproteinasas de matriz (MMPs), implicadas en la degradación de la matriz extracelular y la transformación mucosa.[74-76] Todos estos mecanismos se desactivan cuando el paciente entra en remisión. Debe notarse que si bien la presencia de los haplotipos DQ2 o DQ8 resulta necesaria para el desarrollo de la enfermedad, existen otros múltiples genes implicados, sin los cuales, la enfermedad no puede aparecer en un individuo concreto.[77-87] Una prueba fehaciente de ello es que los genes vinculados al HLA están presentes en el 25-35% de la población general, en tanto que la EC únicamente aparece en un 1% (Figura 2).

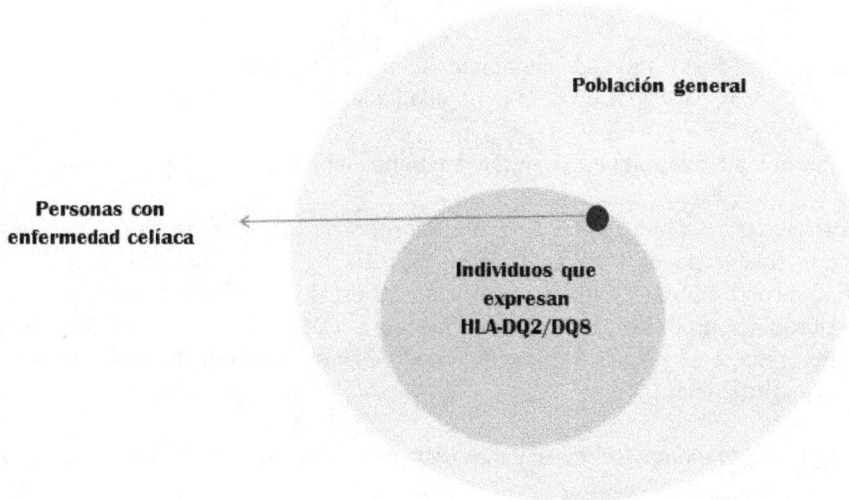

Figura 2. Prevalencia de la enfermedad celíaca y su relación con los heterodímeros DQ2 del sistema HLA. La enfermedad celíaca afecta aproximadamente a 0,5-1% de la población general. Salvo casos excepcionales, en su gran mayoría incide en pacientes que expresan el heterodímero DQ2 (95%) o DQ8 (5%) del sistema HLA. Sin embargo, no todos las personas HLA DQ2/DQ8 desarrollan la enfermedad. Por tanto, ésta parece una condición necesaria, pero no suficiente, siendo obligado el concurso de otros genes.

5. Anatomía patológica

Los cambios que ocurren en el intestino delgado del enfermo con EC se limitan habitualmente a la mucosa, quedando preservada la submucosa, muscular propia y serosa.[88,89] En un intestino sano, las vellosidades constituyen el 65-80% del espesor total de la mucosa, mientras que las criptas ocupan el resto. El epitelio está formado por células cilíndricas altas con un borde "en cepillo" nítido y un núcleo situado basalmente. Las criptas están revestidas por células indiferenciadas que, mediante un proceso de división, migración y maduración, sustituyen a las células absortivas maduras que se pierden continuamente por el extremo de las vellosidades.[88] En la EC, el efecto tóxico de los péptidos de la gliadina sobre la maduración de los enterocitos tiene como resultado una pérdida prematura de los mismos en la luz intestinal, lo que conduce a un incremento compensatorio de su replicación en las criptas ("enteropoiesis").[90,91] Este mecanismo central explica la mayoría de los cambios morfológicos observados en la EC.

- **Cambios en la arquitectura de la mucosa**: en la EC, se produce un acortamiento de las

  vellosidades que aparecen más ensanchadas, a la vez que se produce un elongamiento e hiperplasia de las criptas, que pueden aparecer ramificadas, y con aumento de las mitosis. En la mayoría de los casos, el grosor de la mucosa es normal o solo discretamente reducido, debido a que el acortamiento de las vellosidades se ve compensado por la hiperplasia de las criptas.[88,92] Estos cambios arquitecturales conducen a una reducción en la superficie anatómica de absorción.

- **Cambios en el epitelio de revestimiento**: las células absortivas remanentes pierden su

disposición columnar y aparecen cuboidales o escamosas, a la vez que los núcleos pierden su polaridad basal. El citoplasma se vuelve más basófilo y el borde en cepillo aparece marcadamente atenuado. Cambios que pueden observarse al microscopio electrónico incluyen un incremento de los ribosomas y cambios degenerativos, incluyendo vacuolización citoplasmática y mitocondrial y aumento en el número y tamaño de los lisosomas. El aumento de las uniones intercelulares explicaría el incremento de la permeabilidad de la mucosa intestinal y el deterioro de su función de barrera.[91] La escasa actividad del retículo endoplásmico refleja el bajo nivel de síntesis de enzimas digestivas (discaridasas y peptidasas), lo que refuerza el concepto de que en la EC no solo existe una disminución en el número de células absortivas, sino también de su función.[88,90] Se ha observado igualmente un aumento en el número de células que contienen secretina y CCK, debido a una anomalía en los mecanismos de liberación de estas hormonas que favorece la aparición de insuficiencia exocrina del páncreas. En contraste con las células del epitelio absortivo, las características citológicas e inmunohistoquímicas de las células de las criptas, no difieren de la normalidad y, de hecho, algunos estudios sugieren que en pacientes con EC no tratada, la enteropoiesis dependiente de las criptas es 6 veces superior a la observada en condiciones normales.[91]

- **Cambios en la celularidad**. La celularidad de la lamina propia está notablemente

incrementada en la EC, a expensas fundamentalmente de células plasmáticas, productoras de IgA, IgG e IgM (especialmente de IgA), y de linfocitos CD4[92] (cooperadores/inductores) activados. Otros componentes celulares que contribuyen a la densa infiltarción de la lámina propia son leucocitos poliformonucleares (PMN), eosinófilos y mastocitos.[89] Por su parte, en el epitelio se constata un aumento del número de linfocitos intraepiteliales (LIEs) que además de ser real, también es la consecuencia de la disminución proporcional en la superficie anatómica de absorción; de ahí que lo correcto sea expresar este fenómeno como un valor numérico referido a una unidad de área absortiva (100 células epiteliales).[93] Se trata de linfocitos CD8+ (citotóxicos/supresores). Marsh planteó la hipótesis de que los cambios morfológicos descritos aparecían de un modo secuencial y progresivo.[94] Así, partiendo de una mucosa normal,-preinfiltrativa- (estadío 0), el primer cambio morfológico observado sería un incremento de los LIEs, seguido de una infiltración de la lámina propia por linfocitos (estadío I). La hiperplasia de las criptas (estadío II) precede a la atrofia vellositaria (estadío 3), fenómeno que solo se observa en presencia de una marcada linfocitosis en la lámina propia, sugiriendo con ello que los LIEs no son suficientes para inducir los cambios arquitecturales descritos en la EC. Oberhuber, modificó esta clasificación estratificando diferentes grados de atrofia (leve, moderada y grave). Algunos inconvenientes de estas clasificaciones, derivados del sesgo que introducen las variaciones interobservador, se han soslayado, en gran medida con la versión simplificada de Corazza (Tabla 1)[93].

Marsh	Morfología	LIEs%
Tipo 0	Ningún cambio en células inflamatorias o en la relación cripta: vellosidad (preinfiltrativa).	> 40
Tipo 1	Incremento en el número de linfocitos intraepiteliales.	> 40
Tipo 2	Linfocitosis intraepitelial, aumento de la relación cripta: vellosidad (hiperplásica)	> 40
Tipo 3	Intensa inflamación, atrofia vellositaria, hiperplasia de criptas (destructiva)	> 40
Oberhuber		
Tipo 0	Mucosa Normal	> 40
Tipo 1	Aumento de LIEs, arquitectura vellositaria normal, altura normal de las criptas	> 40
Tipo 2	Arquitectura vellositaria normal, aumento de LIEs, hiperplasia de criptas	> 40
Tipo 3	Tipo destructivo con grados variables de atrofia, criptas elongadas y cél. Inflamatorias.	> 40
3a	Atrofia parcial leve; vellosidades ensanchadas y acortadas con relación V/C: 1.1	> 40
3b	Atrofia subtotal, vellosidades atróficas, pero separadas y todavía reconocibles.	> 40
3c	Atrofia total; vellosidades rudimentarias o ausentes. Mucosa se asemeja a la del colon.	> 40
Tipo 4	Lesión hipoplásica atrófica. Mucosa plana con altura de las criptas normales. Apenas se aprecia celularidad inflamatoria. Recuento de LIEs normal.	> 40

Corazza	Morfología	Equivalencia con Marsh-Oberhuber	
Grado A	Arquitectura normal sin atrofia	Tipo 1 y Tipo 2; se retira el tipo 0	> 25
Grado B1	Atrófica con relación vellosidad/cripta < 3:1	Tipo 3a y Tipo 3b	> 25
Grado B2	Atrófica sin vellosidades detectables	Tipo 3c, no se incluye el estadío 4.	> 25

LIEs: Linfocitos intraepiteliales

Tabla 1. Comparación entre las clasificaciones de Marsh/Oberhuber/Corazza. [93]

Ninguna de las alteraciones descritas es patognomónica para la EC, de ahí que los diferentes hallazgos descritos hayan de ser necesariamente armonizados por un clínico experto capaz de realizar un correcto diagnóstico diferencial. Ello es particularmente importante cuando las lesiones histológicas se circunscriben a los estadíos 1 y 2 de Marsh-Oberhuber (Grado A de Corazza) y grados 3a y 3b de Marsh-Oberhuber (grado B de Corazza), lesiones que pueden ser compartidas por otras entidades distintas de la EC (Tabla 2). La distribución de las lesiones típicas de la EC guarda alguna relación con la gravedad de los síntomas. De hecho, una afectación global del intestino, desde el duodeno proximal, hasta el íleon terminal únicamente se aprecia en formas clínicamente graves de la enfermedad. En el resto de los casos, suele haber un gradiente de severidad lesional, siendo, por lo general, más intensas las lesiones observadas en el duodeno proximal.[88,89] El íleon, y en algunos casos el yeyuno, pueden estar libres de lesiones, quedando éstas circunscritas al duodeno. En algunos casos, solo se aprecia atrofia vellositaria en el bulbo duodenal.[96]

Primaria	Secundaria	

• Enteropatía inducida por gluten
• Hipersensibilidad a proteínas no relacionadas con el gluten:
  - Leche de vaca
  - Cereales
  - Huevos
  - Cacahuetes
  - Soja
• Otros:
  - Gastroenteritis aguda
  - Enteritis autolimitada.
  - Duodenitis colágena
  - Esprúe tropical.
  - Enteropatía autoinmune.
  - Enfermedad del injerto contra el huésped.
	Enfermedades autoinmunes
	
	• Tiroiditis autoinmune
	• Tiroiditis de Hashimoto
	• Diabetes tipo 1
	• Enfermedad de Graves
	• Artritis reumatoide
	• Psoriasis
	• Esclerosis múltiple
	• Lupus eritematoso sistémico
	• Anemia hemolítica
		Otros trastornes inmunes
		
		• Glomerulonefritis
		• Hipogammaglobulinemia IgA o inmunodeficiencia común variable (pueden coexistir con enfermedad celíaca).

	Trastornos inflamatorios crónicos • Enfermedad inflamatoria intestinal • Colitis ulcerosa • Enfermedad de Crohn • Colitis microscópica • Colitis colágena • Enfermedad por depósito de Glucógeno	***Enfermedades neoplásicas*** • Enteropatía asociada a linfoma de células T. • Enfermedad linfoproliferativa CD4+ • Enfermedad inmunoproliferativa del intestino delgado (EIPID) • Timoma • Esprue refractario
	Fármacos • Antiinflamatorios no esteroideos (AINE) • Inhibidores de la bomba de protones • Quimioterapia • Idiosincrasia por otros fármacos	***Infecciones*** • *Giardia Lamblia* • *Criptosporidium* • Viral • Esprue tropical • Infección por *Helicobacter Pylori* • Sobrecrecimiento bacteriano.

Tabla 2. Causas de enteropatía linfocítica.

La instauración de una dieta sin gluten (DSG) conduce a una notable y significativa mejoría de las lesiones en la EC (Figura 3). Las células del epitelio absortivo recuperan su morfología columnar, así como la polaridad basal de sus núcleos y el borde en cepillo característico. La densidad de linfocitos intraepiteliales tiende a disminuir y la arquitectura vellositaria termina por recuperarse, asi como la densidad del infiltrado linfoplasmocitario de la lamina propia. Habitualmente, la mucosa del intestino delgado distal se recupera antes que los segmentos más proximales, más severamente afectados. En algunos pacientes puede tardarse años hasta observar una recuperación histológica completa o casi completa. No es infrecuente la persistencia de un cierto grado de linfocitosis intraepitelial, especialmente cuando el paciente sigue realizando transgresiones voluntarias o inintencionadas de la dieta.[95,97-100]

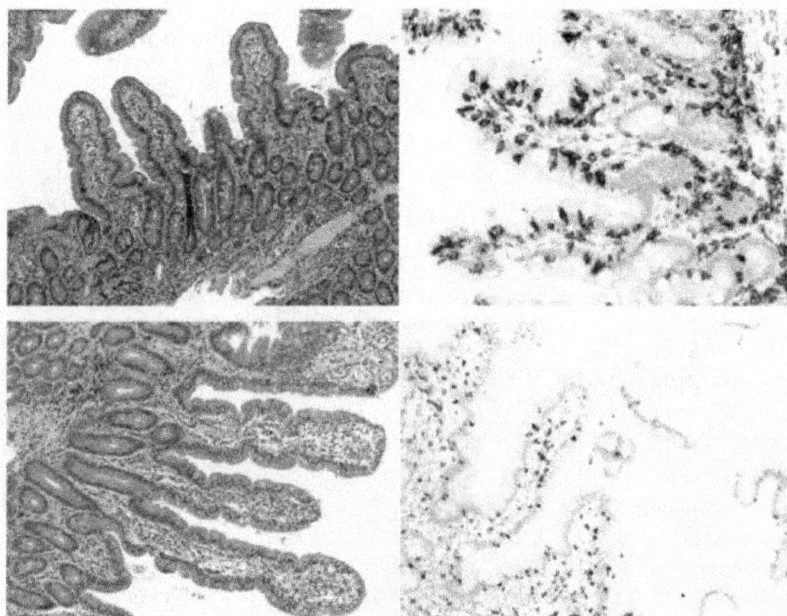

Figura 3. Imágenes histológicas correspondientes a una biopsia de 2ª porción duodenal de una varón de 21 años con clínica de dispepsia tipo distrés postprandial (plenitud e hinchazón postprandial) de larga duración, sin respuesta al tratamiento empírico con procinéticos y antisecretores (IBP). Anti-TG: 2.1 U/mL/.[DQA1*05 positivo; DQB1*02 positivo].

En la figura parte superior (izda) se aprecia atrofia leve y focal de vellosidades; a la dha las inmunotinciones para CD3 muestran un recuento de LIEs del 31%, con una localización predominante en el extremo de las vellosidades (Marsh-Oberhuber 3a; Corazza B1). En la parte inferior se aprecian las imágenes obtenidas 18 meses después de una dieta libre de gluten. A la izda puede observarse la recuperación de la altura de las vellosidades que han recuperado su arquitectura con una adecuada relación vellosidad/cripta. La imagen de la dha muestra los resultados de la inmunohistoquimia, apreciando normalización en el recuento de LIEs (8%) (Marsh-Oberhuber 0). Cortesía del Dr. Vera. Servicio de Anatomía Patológica del Hospital San Jorge. Huesca.

6. Presentación clínica

La edad media de presentación de la EC en el adulto oscila entre los 42-45 años (rango 18-74 años), con un claro predominio en mujeres (1:3).[89] En algunos casos se descubre una historia de retraso de crecimiento u otros síntomas sugestivos del padecimiento de una EC que no fue reconocida en la infancia. Algunos pacientes recuperaron el ritmo de crecimiento en la adolescencia hasta igualarse al de la población general. Otros pacientes presentaron siempre una estatura elevada, y otros muestran un índice de masa corporal elevado, incluso con obesidad. Factores asociados al debút de la enfermedad, tras un largo período silente, son una cirugía que implica aceleración del vaciado gástrico (gastrectomía, piloroplastia), el período postparto, una infección gastrointestinal o una época de estrés emocional. En nuestra Unidad, hasta un 56% de los pacientes diagnosticados de EC en la edad adulta habían sido diagnosticados previamente de un TFD, incluyendo pirosis refractaria, dispepsia «funcional», intestino irritable o estreñimiento crónico. Aproximadamente un 15-25% de los casos son diagnosticados a una edad igual o superior a los 65 años.

6.1. Síntomas gastrointestinales

En el adulto, la presentación clásica de la enfermedad como un cuadro florido de malabsorción con diarrea, esteatorrea, pérdida de peso y flatulencia es muy poco frecuente (< 25%), siendo más común la presentación en forma de síntomas gastrointestinales "atípicos" o inespecíficos.[56,101-103] Ello resulta particularmente aplicable a los pacientes en quienes la afectación se limita al intestino delgado proximal.[89] La Tabla 3 muestra el conjunto de alteraciones fisiopatológicas que explican la diarrea de estos pacientes y su origen multifactorial. Aunque generalmente se trata de deposiciones diurnas, y frecuentemente postprandiales, no es infrecuente que también despierten al paciente por la noche. El volumen de las heces puede verse aumentado, debido a la pérdida de nutrientes (grasas, carbohidratos, proteínas y electrolitos) o tratarse más bien de deposiciones acuosas y mezcladas con abundante gas, fruto de la fermentación bacteriana de azúcares no absorbidos. Este hecho viene agravado porque hasta 2/3 de los pacientes con EC presentan fenómenos de sobrecrecimiento bacteriano intestinal (SBI) y/o intolerancia a lactosa, que contribuyen a la producción de H_2, CO_2 y CH_4. Algunos pacientes presentan períodos de diarrea que alternan con fases de normalidad, o estreñimiento, simulando el curso típico de un SII.[101] Una historia de estreñimiento crónico inveterado no excluye, en modo alguno, la enfermedad. La presencia de pirosis refractaria a los fármacos antisecretores debería hacer considerar la posibilidad de una EC en el diagnóstico diferencial. Un subgrupo de estos pacientes presentan, en realidad, reflujo gaseoso, y la administración de IBP puede contribuir a incrementar la presión intraabdominal al favorecer el SBI y la producción de gas. En este contexto, no es excepcional que la pirosis «refractaria» de estos pacientes desaparezca totalmente al retirar el gluten de la dieta. Hemos visto algunos casos con esta singularidad. Algunos pacientes con dispepsia y aparentes criterios de funcionalidad (ausencia de síntomas de alarma y endoscopia negativa), presentan, en realidad, una EC o una SGNC, erróneamente etiquetada de dispepsia «funcional», como han demostrado algunos estudios recientes.[8,103-110] Lo mismo puede aplicarse a un subgrupo de pacientes con clínica de diarrea crónica «funcional», o el subtipo de SII-D.[111-116] Algunos de estos pacientes no pueden ser categorizados como celíacos y responden más bien a los criterios de una SGNC.[1,6,115] No es infrecuente el perfil clínico de pacientes, por lo general del sexo femenino, que consultan por reiterados episodios de intenso dolor en epigastrio, que puede simular un «cólico biliar», sin evidencia alguna de organicidad en las pruebas complementarias. Algunos experimentan una notable mejoría de la frecuencia e intensidad de las crisis, tras iniciar DSG. No se ha establecido de forma fehaciente la posible relación entre la EC y la ausencia de relajación del esfínter de Oddi, aunque sí se ha documentado relación entre pancreatitis aguda idiopática y EC.[117] La prevalencia de Shock gliadínico, cuadro caracterizado por vómitos incoercibles, dolor abdominal y signos de colapso periférico, 2-4 horas después de una ingesta con gluten, es excepcional en el adulto.[88]

Mecanismo osmótico
• Malabsorción de lactosa por déficit secundario de disacaridasas.

Mecanismo secretor
• Inhibición de la absorción de proteínas, grasas, carbohidratos (esteatorrea, creatorrea). • Estímulo de la secreción de agua y electrolitos. • Insuficiencia exocrina del páncreas por fallo en la liberación de secretina y CCK por la mucosa duodenal.[1] • Efecto catártico de los ácidos grasos no absorbidos e hidroxilados por las bacterias. • Efecto catártico de sales biliares hidroxiladas por bacterias (únicamente en casos con afectación ileal).

Alteraciones en la motilidad
• Fallo en el aclaramiento (barrido) de bacterias que conduce a sobrecrecimiento bacteriano intestinal.[2]

Mecanismo inflamatorio
• La probabilidad de una enfermedad inflamatoria intestinal es 10 veces superior entre los pacientes con EC. • En casos de celíaca refractaria complicada con yeyunoileítis ulcerativa parece exudación de sangre, moco y proteínas. • Algunos pacientes con enfermedad celíaca presentan una colitis microscópica (linfocítica o colágena).

[1] Puede aparecer incluso en casos sin atrofia vellositaria.[252,261-263]
[2] Puede explicar la persistencia de diarrea y flatulencia en pacientes con EC y buen cumplimiento de la DSG.

Tabla 3. Factores que contribuyen a la diarrea en la EC.

6.2. Síntomas extraintestinales

La prevalencia de manifestaciones extraintestinales en la EC es muy elevada entre los pacientes adultos, especialmente si se realiza una búsqueda intencionada.[13-22] En nuestra experiencia más del 90% de los pacientes presentan síntomas o signos sistémicos, siendo los más frecuentes astenia y lasitud, anemia ferropénica, aftas orales, distimia, osteoporosis y lesiones cutáneas. No es infrecuente que una de éstas sea el motivo de consulta inicial, ya que algunos síntomas digestivos menores han podido pasar desapercibidos y nunca fueron motivo de consulta. En ocasiones, estos síntomas y signos vienen condicionados por la malabsorción de nutrientes y en otros, la relación con la malabsorción puede no ser tan clara (Tabla 4).

Órgano o sistema implicado.	Mecanismo
Hematologícas	
Anemia	Malabsorción de Fe, Folato, Vitamina B12 o deficiencia de Piridoxina.
Diátesis hemorrágica	Déficit de Vitamina K. Trombocitopenia debida a déficit de folato. Existe una asociación epidemiológica entre EC y púrpura trombocitopénica idiopática.[211-217]
Trombocitosis	Hipoesplenismo.
Esquelético	
Osteopenia/osteoporosis	Malabsorción de calcio y vitamina D
Fracturas patológicas	Osteopenia / osteoporosis.
Muscular	
Atrofia	Malnutrición debida a malabsorción / Osteoporosis.
Tetania	Malabsorción de calcio, vitamina D y de magnesio
Debilidad	Atrofia muscular, hipokaliemia.
Cutáneas	
Dermatitis herpetiforme	Equivalente cutáneo de la EC.
Edema	Hipoproteinemia
Equimosis y petequias	Malabsorción de Vitamina K
Hiperqueratosis folicular	Malabsorción de Vitamina A y complejo B
Lesiones psoriasiformes	Enfermedad asociada de origen inmune.
Neurológicas	
Neuropatía periférica	Deficiencias de Vit B12 y tiamina.
Ataxia	Daño del cerebelo y columnar posterior.
Lesiones desmielinizantes del sistema nervioso central.	Mecanismo no aclarado.
Vértigo	Mecanismo no aclarado.
Endocrinológicas	
Amenorrea, infertilidad, impotencia	Malnutrición, disfunción hipotálamo-hipofisiaria.
Hiperparatiroidismo secundario	Déficit de absorción de calcio y Vitamina D.
Hepáticas	
Elevación de aminotransferasas	Mecanismo no aclarado.

[1] Puede aparecer incluso en casos sin atrofia vellositaria.[252,261-263]
[2] Puede explicar la persistencia de diarrea y flatulencia en pacientes con EC y buen cumplimiento de la DSG.

Tabla 4. Síntomas y signos extraintestinales agrupados por órganos y sistemas en la EC.

6.3. Anemia

La anemia es un hallazgo común entre los enfermos celíacos y su origen suele relacionarse con malabsorción de hierro o folato, cuando se afecta el intestino proximal.[88,118] En algunos casos también se aprecia malabsorción de vitamina B12, cuando existe afectación concomitante del íleon o cuando existe SBI. Especial dificultad comporta la valoración de una anemia ferropénica, cuando la lesión histológica se limita a la existencia de una enteropatía linfocítica (> 25% LIEs) (Marsh 1; Corazza) asociada a una infección por H.Pylori (Hp). La dificultad estriba en que la infección por Hp es una causa reconocida de ferropenia que puede desaparecer al erradicar la infección.[119-121] Distinguir ambas situaciones puede ser difícil en pacientes con serología negativa y DQ2-DQ8 positivo y obliga a realizar una valoración especializada. La Figura 4 muestra el caso de un paciente con anemia ferropénica, enteropatía linfocítica e infección por Hp, cuya lesión histológica no remitió de forma definitiva hasta suprimir el gluten de la dieta. En formas graves, la anemia puede ser el resultado de una diátesis hemorrágica debida a malabsorción de vitamina K, o a hemorragia gastrointestinal secundaria a yeyunoileitis ulcerativa o linfoma.

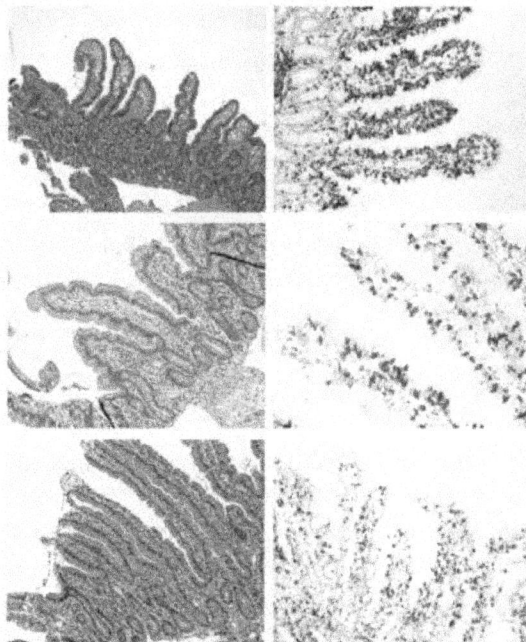

Figura 4. Imágenes correspondientes a un varón de 45 años de edad con dispepsia y flatulencia. Anti-TG: 1.8 U/mL.[DQA1*05 positivo; DQB1*02 positivo] Arriba (izda) se aprecia atrofia focal leve de vellosidades. La inmunohistoquimia (dha) muestra un recuento de LIEs del 35%. Debajo, puede apreciarse el resultado de erradicar la infección por Helicobacter Pylori 4 meses después. A la izda, persiste atrofia focal y leve de vellosidades. La imagen de la derecha muestra un descenso en recuento de LIEs (19%). Más abajo (izda) se aprecia la recuperación completa de la arquitectura de la mucosa y la altura de las vellosidades, un año después de haber retirado el gluten de la dieta. A la dha puede apreciarse el efecto de la dieta sin gluten sobre el recuento de LIEs que se sitúa en un 15%. Cortesía del Dr. Vera. Servicio de Anatomía Patológica del Hospital San Jorge. Huesca.

6.4. Osteopenia y osteoporosis

La prevalencia de osteopenia y de osteoporosis entre los pacientes con EC es alta, tanto en niños, como en adultos,[88,122,123] y es la consecuencia de una suma de factores como deficiencias en el transporte del ion calcio a través de la mucosa intestinal, malabsorción de Vitamina D, hiperparatiroidismo secundario, que promueve la movilización del calcio óseo, agravando la osteopenia, y el efecto de los mediadores de la inflamación. Nótese que la osteopenia y el riesgo de fracturas también aparece en pacientes con formas de enteropatía leve, incluso sin atrofia vellositaria.[124-130] Algunas evidencias sugieren que los niños con un diagnóstico de EC que abandonaron la dieta sin gluten, y permanecieron asintomáticos en la edad adulta, desarrollaron osteoporosis, una prueba fehaciente de que la dieta debería mantenerse de por vida.[126] La Figura 5 muestra el caso de un varón con retraso de crecimiento en la infancia y síntomas gastrointestinales leves, que presentó una fractura vertebral a los 34 años, sin conocer que padecía una EC. Diferentes estudios coinciden en señalar que la DSG permite obtener una notable recuperación de la masa ósea en niños. El beneficio es menor en la población adulta, pero sigue siendo patente.[131-135] Un estudio demostró que la administración de suplementos de magnesio mejoraba la masa ósea en adultos con EC.[136]

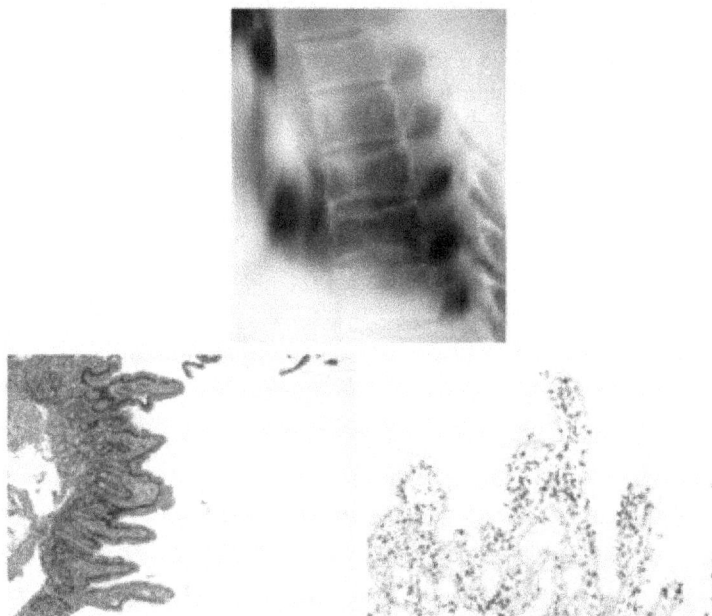

Figura 5. Imágenes histológicas correspondientes a un varón de 51 años de edad, con historia de retraso de crecimiento en la infancia (no investigada).

A los 34 años presentó un aplastamiento de la 10ª vértebra dorsal (Rx de columna dorsal) con motivo de una caída banal (fractura patológica), que llevó a un diagnóstico de "osteoporosis idiopática del adulto joven". 9 años después se llevó a cabo una biopsia de yeyuno con cápsula de Crosby que fue informada como normal (abajo y a la izda). La biopsia fue revisada 9 años más tarde por un patólogo experto que informó la presencia de una atrofia vellositaria focal leve y un recuento de LIEs del 24% (abajo y a la dha). 1 familiar de 1º grado y 2 familiares de 2º grado fueron diagnosticados posteriormente de una EC, todos con HLA-DQ2 positivo. Cortesía del Dr. Vera. Servicio de Anatomía Patológica del Hospital San Jorge. Huesca.

6.5. Síntomas neurológicos

La asociación entre EC y alteraciones neurológicas ha sido ampliamente documentada. [137-144] Algunos pacientes con EC pueden desarrollar síntomas neurológicos, debidos a la malabsorción de vitamina B1 (tiamina), B2 (riboflavina), B3 (niacina), B6 (piridoxina), B12 (cobalamina) y vitamina E.[88] Este tipo de deficiencias, es inusual salvo en formas con grave y extensa afectación del intestino. Otros síntomas neurológicos frecuentemente observados en los pacientes con EC incluyen cefalea, vértigos y neuropatía periférica, consistente en sensación de quemazón, parestesias y entumecimiento de manos y piernas, síntomas que pueden aparecer hasta en el 50%, antes del diagnóstico.[13] Es bien conocida la asociación de ataxia cerebelosa y de diversas formas de epilepsia,[145-149] que no siempre guardan relación con la presencia de calcificaciones cerebrales.[149] Su pronóstico es variable, oscilando desde casos benignos hasta formas intratables con evolución a encefalopatía grave, incluyendo la epilepsia mioclónica progresiva.[149]

6.6. Síntomas psiquiátricos

Clásicamente se describe que los pacientes con EC, especialmente los niños, presentan irritabilidad, así como frecuentes cambios de humor en el estado de ánimo. La asociación de EC con depresión en el adulto no está clara, como una variable independiente de otras condiciones clínicas.[14,150-152] Un estudio sueco que incluyó 13.776 pacientes con EC y 66.815 controles encontró una mayor prevalencia de depresión en el primer grupo.[151] Estos datos, sin embargo, no han sido reproducidos en otros estudios.[152] Otro estudio ha mostrado mejoría de los niveles de ansiedad, pero no de la depresión, en pacientes diagnosticados de EC, un año después de haber retirado el gluten de la dieta.[153]

6.7. Infertilidad y trastornos menstruales

Las mujeres con EC no tratada presentan una mayor incidencia de anormalidades menstruales, incluyendo menarquia tardía, menopausia precoz, amenorrea secundaria, abortos no deseados, infertilidad y retraso de crecimiento de los niños intraútero.[152-159] Un estudio caso-control llevado a cabo en mujeres en edad fértil mostró una prevalencia de EC del 6,7% entre las mujeres que referían abortos no deseados, del 5,7% entre las mujeres con historia de muerte fetal intraútero, del 5,6% en aquellas con imposibilidad de ser fecundadas y de un 9,3% en aquellas con retraso del crecimiento fetal intraútero. En el mismo estudio, la prevalencia de EC en el grupo control fue del 1,3%. Estas cifras podrían estar infraestimadas, ya que el diagnóstico de la EC se realizó sobre la base de estudios serológicos, sin biopsia duodenal.[159] En el hombre se han documentado anomalías en la morfología y motilidad del esperma, y resistencia al efecto de los andrógenos, manifestada por elevados niveles de testosterona y de LDH que se normalizan un tiempo después de iniciar DSG.[160-161]

7. Condiciones clínicas asociadas

Un conjunto de enfermedades son más prevalentes entre los pacientes con EC. Además de la dermatitis herpetiforme, ya mencionada, cabe destacar las siguientes.

7.1. Diabetes mellitus tipo I

La diabetes mellitus tipo 1 comparte algunos de los haplotipos del sistema HLA (HLA-DR3, HLA-DQ2, HLA-DQ8) y otras variantes genéticas de la EC.[162-165] Ello explica que entre el 2-8% de los pacientes con DM-tipo 1 presenten anticuerpos anti-TG2.[166-167] Un estudio demostró que un tercio de los pacientes con DM-tipo 1, portadores de HLA-DQ2 presentaban anti-TG2, en tanto que la prevalencia de estos anticuerpos entre la población de diabéticos tipo 1 sin este haplotipo era del 2%.[168] Aunque existen opiniones contrarias,[169] la EC no parece ser un factor que contribuya al desarrollo de diabetes tipo-1, dado que la aparición de anti-TG2 suele ser posterior al comienzo de la diabetes.[170] No está claro, si la instauración de una DSG mejora el curso de la DM-tipo 1 y los requerimientos de insulina.

7.2. Enfermedad hepática

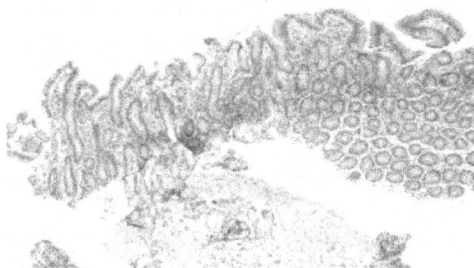

Figura 6. Imagen histológica correspondiente a una mujer de 53 años de edad, anteriormente diagnosticada de cirrosis biliar primaria, hipotiroidismo autoinmune, síndrome de Sjögren y poroqueratosis folicular.

Desde hacía años venía padeciendo dispepsia y flatulencia sin otros síntomas gastrointestinales asociados. La biopsia muestra una marcada desorganización de la arquitectura vellositaria con atrofia grave de las vellosidades, hiperplasia de las criptas y un recuento de LIEs del 63%. (Mrash-Oberhuber 3b / Corazza B2). Una familiar de 1º grado fue diagnosticada a posteriori de EC. Cortesía del Dr. Vera. Servicio de Anatomía Patológica del Hospital San Jorge. Huesca.

Hasta un 25% de los pacientes presentan una elevación inespecífica de las transaminasas (< 3 LSN) en el momento de ser diagnosticados de una EC, que normalizan tras instaurar una DSG, en el 65-90% de los casos.[171-175] De hecho, la probabilidad de EC entre los pacientes con enfermedad hepática crónica es 10 veces superior a la observada en población general.[173-176] Existe igualmente una asociación bien documentada con la cirrosis biliar primaria (CBP), colangitis esclerosante primaria (CEP), fibrosis hepática congénita (FHC) y esteatosis masiva. La Figura 6 ilustra el caso de una paciente con cirrosis biliar primaria que refería dispepsia, como única manifestación gastrointestinal de su enfermedad. El reconocimiento de ambas enfermedades en una misma paciente es importante dado que ambas pueden conducir a osteoporosis. Un estudio identificó la presencia de EC en un 4% de los pacientes que fueron receptores de un trasplante hepático; se trataba de pacientes con hepatitis autoinmune, CPB, CEP y FHC.[177-179] En algunos pacientes, el comienzo de una DSG ha conducido a una regresión de una enfermedad hepática avanzada.[180,182] Otros autores han demostrado la regresión de una esteatosis asociada a un síndrome metabólico.[182]

7.3. Enfermedad tiroidea

La probabilidad de enfermedad tiroidea autoinmune (especialmente hipotiroidismo) es más elevada entre los pacientes con EC.[183,184]

7.4. Déficit selectivo de IgA

La prevalencia de EC entre los pacientes que presentan este déficit inmunológico llega a ser hasta del 8%. A su vez, la prevalencia de déficit selectivo de IgA entre los pacientes con EC alcanza el 1-2%.[185-187]

7.5. Síndrome de Down

Existe una asociación bien establecida entre EC y síndrome de Down, alcanzando, en algunos estudios, una prevalencia de hasta el 16%, un valor 20 veces superior al observado en población general.[188-189] En España, la prevalencia de EC confirmada por biopsia intestinal en una serie de 286 pacientes alcanzó el 6,5%; la mayoría de ellos referían tanto síntomas gastrointestinales, como manifestaciones extraintestinales.[190]

7.6. Enfermedad inflamatoria intestinal

La probabilidad de que un paciente con EC desarrolle o padezca una EII concomitante es 10 veces más alta que en población general, especialmente para colitis ulcerosa (CU).[191-193] A su vez, la CU es 5 veces más frecuente entre los familiares de un paciente con EC.[194] Ello podría guardar relación con el hecho de que ambas comparten un polimorfismo del gen receptor de la IL-23, que condiciona un estado proinflamatorio.[195,196] Se ha descrito asociación entre EC, CU y CEP.[199] Por el contrario, la prevalencia de EC entre los pacientes con EII no parece más elevada que la observada en población general.

7.7. Esofagitis eosinofílica

Varios estudios coinciden en señalar que la prevalencia de esofagitis eosinofílica es más elevada en niños o adultos con EC. Este aspecto debería ser firmemente considerado en pacientes celíacos con pirosis persistente o disfagia.[198-200]

7.8. Pancreatitis

Un estudio llevado a cabo sobre una serie de 14.000 pacientes con EC ha demostrado que la prevalencia de pancreatitis de cualquier tipo es más alta entre los pacientes adultos con EC (*OR* 3.2; 95% CI 2.5 −4.3; P < .001). El riesgo de desarrollar pancreatitis crónica también es mayor

(*OR* 7.3; 95% CI 4.0 −13.5; P < .001). Este riesgo fue independiente del estado socioeconómico, hábito de beber alcohol y presencia de cálculos biliares.[201]

7.9. Glositis atrófica

Diversos informes coinciden en señalar una mayor prevalencia de glositis atrófica[17,202] y otros síntomas orales entre los enfermos con EC, que mejoran habitualmente tras iniciar DSG.

7.10. Cardiopatía

Otras asociaciones descritas para la EC incluyen casos de miocarditis autoimmune y cardiomiopatía dilatada que también mejoran tras iniciar DSG, con independencia de que tomen o no medicación inmunosupresora (la mayoría de ellos presentan deficiencia de hierro).[203-205] Algunos estudios sugieren una mayor incidencia de cardiopatía isquémica.[206-208]

7.11. Púrpura trombocitopénica idiopática

Al igual que con otras enfermedades autoinmunes, existen informes aislados de una asociación entre la púrpura trombocitopénica idiopática y la EC.[209-215] No es infrecuente una triple asociación con otros trastornos de la inmunoregulación, incluyendo tiroiditis,[211] esclerosis múltiple,[212] deficiencia selectiva de IgA,[213] hepatititis granulomatosa[216] y miositis.[215] La Figura 7 muestra la biopsia duodenal de una de nuestras pacientes con PTI, síndrome de Sjögren y EC. Existen informes que establecen una relación entre el síndrome seco y la EC.[216-218]

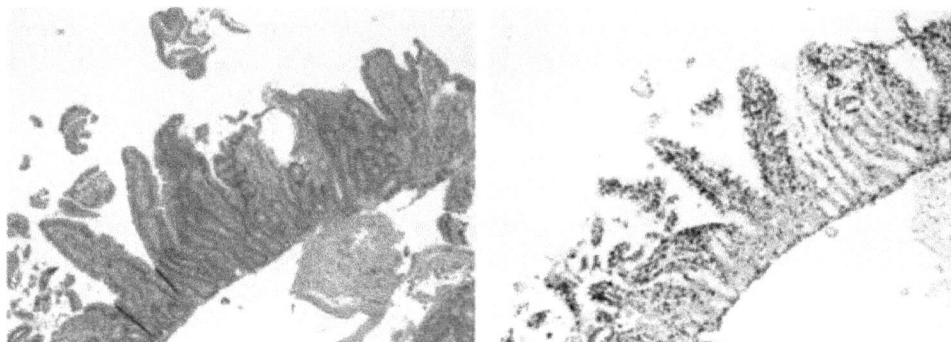

Figura 7. Imágenes correspondientes a una mujer de 45 años de edad de estatura baja, afectada por una trombocitopenia autoinmune, sequedad de boca y ocular con marcada elevación de anti-Ro y anti-SSLab compatible con síndrome de Sjögren.

Únicamente refería síntomas gastrointestinales inespecíficos. Anti-TG: 2 U/mL. HLA-DQ2 positivo (DQAI*05/DQB1*02). La imagen muestra una atrofia focal y leve de las vellosidades (izda) y un recuento de LIEs del 35% (dha). Cortesía del Dr. Vera. Servicio de Anatomía Patológica del Hospital San Jorge. Huesca.

8. Diagnóstico

8.1. Índice de sospecha

El índice de sospecha para la EC es extremadamente bajo y, de hecho, al menos un 75% de los casos, permanecen sin diagnóstico.[8,9] Datos obtenidos del registro ARET*A*EA permiten establecer que el tiempo transcurrido entre el comienzo de los síntomas y el momento del diagnóstico es de 10 años como promedio (observaciones no publicadas); hasta un 60% de estos pacientes han sido diagnosticados de uno o más TFD a lo largo del tiempo, y más de la mitad han sido sometidos a diversos estudios radiológicos o endoscópicos, que no aportan ningún beneficio al curso clínico de su enfermedad. Estos datos encuentran su explicación en diversas consideraciones; 1) El patrón de presentación clásico de la EC, basado en un cuadro de malabsorción florido es excepcional en el adulto (< 20%), siendo más frecuente la presentación en forma de síntomas gastrointestinales menores o inespecíficos;[56,101-103] una proporción importante de estos pacientes no llegan a consultar con el médico y quienes consultan, a menudo lo hacen cargados de ansiedad, por la persistencia y recurrencia de sus síntomas, lo que lleva al médico a emitir un juicio preconcebido de neuroticismo, hipocondriasis o trastorno por somatización.[219] 2) De acuerdo con los criterios de Roma, el diagnóstico de un TFD se basa en la presencia de un conjunto de síntomas, no siendo necesaria la realización de pruebas complementarias, salvo cuando existen los denominados «síntomas de alarma». La presencia de pirosis, plenitud postprandial, hinchazón, dolor abdominal inespecífico o cambios frecuentes en el ritmo intestinal, (síntomas habituales en la EC del adulto), no son suficientes para ordenar una evaluación específica, salvo que exista anemia, vómitos persistentes, fiebre, rectorragia o pérdida de peso. 3) Algunos antecedentes como un retraso de crecimiento en la infancia, una historia previa de ferropenia, un retraso de la menarquia, una menopausia precoz, abortos no deseados, infertilidad, fracturas ante traumatismos mínimos, aftas orales recurrentes, lesiones psoriasiformes en la piel, a menudo son pasados por alto, porque el interrogatorio del gastroenterólogo se ha centrado de forma exclusiva en los síntomas gastrointestinales, olvidando que la EC es un trastorno de expresión multisistémica;[5] 4) Los expertos que participan en las Reuniones periódicas de los Comités de Roma, son especialmente incisivos en la búsqueda intencionada de síntomas de alarma *("red flags")*, orientados a la exclusión de malignidad, pero menos concienciados en definir un contexto favorable a la sospecha de una EC (incluyendo la coexistencia de otras dolencias autoinmunes);[220,221] 5) La mayoría de los expertos en SII coinciden en señalar que una determinación de anti-TG2 o antiendomisio, es de utilidad para el despistaje de una EC en el SII del subtipo diarrea,[222,223] pero pocos consideran que una serología negativa es bastante habitual en pacientes con formas de enteropatía leve (Marsh 1, 2 y 3 a),[8,224-227] lo que excluye al paciente de una investigación más avanzada; 6). Finalmente, las guías de práctica clínica actuales no incluyen la necesidad de biopsiar el duodeno en pacientes con dispepsia y endoscopia «negativa». Además, cuando éstas se realizan, la aplicación de inmunotinciones específicas para CD3, no es una práctica estandarizada, perdiendo, de este modo, muchos casos de enteropatía linfocítica que puede ser clínicamente relevante.[8,228] El Ministerio de Sanidad de España, promovió en 2008 el desarrollo de un protocolo de diagnóstico precoz y un decálogo de recomendaciones para incrementar el índice de sospecha en la EC.[229] El proyecto AEGastrum de Recomendaciones de la Asociación Española de Gastroenterología para la práctica clínica en atención primaria establece una serie de puntos clave para la sospecha de enfermedad celíaca en el ámbito de la atención primaria de salud (www.aegastro.es).

8.2. Aproximación al paciente con sospecha clínica de EC

El abordaje diagnóstico de un paciente con sospecha de EC es complejo, especialmente en el adulto, dada la diversidad de contextos clínicos posibles.[230-231] Debe considerarse que, en ningún caso, los resultados de la serología, el test genético o la biopsia duodenal son patognomónicos. Ello hace que en determinados casos sea extremadamente difícil confirmar o descartar la enfermedad. La ESPGHAN editó en 2012 una guía de práctica clínica[5] y el lector puede consultar igualmente las recomendaciones de los Consensos de Oslo[6] y de Londres,[1] así como los recientes criterios propuestos por Catassi y Fasano[232] que ponen énfasis en que la aplicación de rígidos algoritmos, no proporciona cobertura a todo el espectro de situaciones, siendo preferible la aplicación de reglas sencillas, que en manos de un gastroenterólogo experimentado pueden ser igualmente eficientes (Tabla 5). Brevemente, mencionaremos la actitud más recomendable en los dos escenarios más frecuentemente observados en adultos. Se parte siempre de la base de que ante la sospecha clínica, el primer test a realizar es una determinación de anticuerpos específicos (Anti-TG-2; antiendomisio o anti-PGD).

	Al menos 4 de 5 o 3 de 4 si no se dispone de los genotipos HLA.
1	Síntomas típicos de enfermedad celíaca.[1]
2	Anticuerpos de clase IgA específicos de enfermedad celíaca a títulos altos.[2]
3	Genotipos HLA DQ2o DQ8.[3]
4	Enteropatía compatible con enfermedad celíaca en la biopsia intestinal.[4]
5	Respuesta a la dieta sin gluten.[5]

Nota: Una historia familiar de enfermedad celíaca añade evidencias al diagnóstico; en pacientes asintomáticos, particularmente en niños, es aconsejable confirmar la positividad de la serología en 2 0 más muestras de sangre con una diferencia de al menos 3 meses; en casos seleccionados puede ser necesaria una prueba de provocación, al menos 2 años después de una dieta sin gluten.
[1] Ejemplos de síntomas típicos son diarrea crónica, retraso de crecimiento (niños) o pérdida de peso (adultos) o anemia ferropénica.
[2] IgA anti-TG o IgA antiendomisio en pacientes sin déficit de IgA o IgG anti-TG o anti-endomisio, en pacientes con déficit de IgA. El hallazgo de IgG anti péptidos de la gliadina deamidada añade evidencia al diagnóstico.
[3] La positividad para el HLA-DQ2 incluye a sujetos con la mitad del heterodímero (HLA-DQB1*02 positivo).
[4] Incluye lesiones Marsh-Oberhuber tipo 3, Marsh Oberhuber tipos 1-2 asociadas a la presencia de anticuerpos específicos de EC o Marsh-Oberhuber tipo 1-3 asociadas a depósitos de subepiteliales de IgA.
[5] Se requiere respuesta histológica en pacientes con serología negativa o asociados a déficit de IgA.

Tabla 5. Criterios propuestos por Catassi para el diagnóstico de EC.

8.2.1. Paciente sintomático con positividad para anti-TG-2

En una situación de este tipo, si el título de anti-TG- se halla elevado más de 10 veces por encima del LSN, podría obviarse la biopsia intestinal (criterio plenamente aceptado en niños), dado que la probabilidad de detectar atrofia vellositaria es muy elevada[5]. Antes de tomar esta decisión es prudente investigar y confirmar la presencia de Acs-antiendomisio (realizando la extracción en un momento diferente de la primera) y verificar la presencia del heterodímero DQ2 o DQ8 del sistema HLA, dado que un resultado positivo refuerza el diagnóstico.[233] En contraste, si el título de Acs-antiTG2 es < 10 LSN, resulta obligado realizar biopsia duodenal (2 biopsias de bulbo y 4 de la 2ª porción duodenal), para verificar la presencia de enteropatía. En caso positivo, puede iniciarse DSG. Si la biopsia duodenal no revela anormalidades y el test genético es positivo, nos hallamos ante una EC "potencial". Algunos autores recomiendan DSG en esta circunstancia, tanto para tratar los síntomas, como para prevenir complicaciones de aparición tardía.[232,234]

8.2.2. Paciente con seronegatividad para anticuerpos específicos y elevada sospecha

Éste es un apartado de importancia crucial, especialmente en la población adulta. De hecho, la verdadera prevalencia de EC en esta población ha sido infraestimada, debido a que tanto en los programas de cribado poblacional, como en personas sintomáticas o de elevado riesgo genético, una biopsia intestinal únicamente se indicaba en presencia de una serología positiva.[237,238] Sin embargo, existen evidencias de que la sensibilidad de los diferentes anticuerpos, es considerablemente más baja, en ausencia de gravedad histológica.[225-227,237-240] Por tanto, una vez consideradas algunas causas de falsos negativos en la serología (déficit selectivo de IgA, tratamientos inmunosupresores o dieta con un bajo contenido en gluten),[187] ante una sospecha clínica bien fundada de EC, el clínico no debería dudar en solicitar una biopsia duodenal,[230,240] dado que existen pruebas de que la DSG proporciona alivio sintomático y regresión de las lesiones, incluso en casos de enteropatía leve.[8,241,243]

8.3.3. Consideraciones importantes en pacientes con serología negativa y enteropatía leve

La presencia de una lesión histológica leve ("*slight enteropathy*") (Marsh-Oberhuber 1 y 2) representa una "zona gris" difícil de interpretar. Debe considerarse que este tipo de lesiones son inespecíficas y que la mejoría sintomática observada en algunos pacientes, tras retirar el gluten, podría reflejar cambios en la función intestinal, un efecto placebo o la combinación de ambos. El manejo de estos pacientes debe ser cauteloso. Algunas consideraciones permiten reforzar la hipótesis de una enteropatía inducida por el gluten: A) De acuerdo con los criterios de Catassi (Tabla 5), en presencia de enteropatía leve (Marsh 1 y 2) y serología negativa, la presencia de depósitos subendoteliales de IgA refuerza claramente el diagnóstico.[234,245] B) Otros rasgos sugestivos son el predominio de poblaciones linfocitarias γ/δ en el epitelio de revestimiento y la localización preferente de los LIEs en el extremo de las vellosidades.[245] C) La enteropatía linfocítica (EL) puede ser la consecuencia de una duodenitis péptica, una infección por *Helicobacter Pylori* (Hp), la toma frecuente de AINE, el SBI, otras infecciones víricas, la enfermedad de Crohn o el padecimiento de otra dolencia autoinmune (Tabla 2). Todas estas causas deben ser firmemente consideradas en el diagnóstico diferencial. Así, por ejemplo, una EL (nombrada también como duodenosis linfocítica) puede revertir tras erradicar la infección por Hp y hacer desaparecer con ello una anemia ferropénica, que de otro modo hubiese podido atribuirse erróneamente a una EC.[119-121] D) En todos estos casos, obtener información sobre los principales determinantes de susceptibilidad genética para la EC puede ser de valiosa ayuda, dado su elevado valor predictivo negativo. Más del 95% de los enfermos con EC comparten el heterodímero DQ2 del HLA, bien sea en posición *cis* (codificado por HLA-DR3-DQA1*0501-DQB1*0201) o en posición *trans* (codificada por HLA-DR11-DQA1*0505 DQB1 0301/DR7-DQA1*0201 DQB1 0202). La mayoría de los restantes son portadores del HLA-DQ8 (codificado por DQA1*0301-DQB1*0302). Debe subrayarse que la expresión de HLA-DQ2 o HLA-DQ8 es necesaria, pero no suficiente para el desarrollo de la enfermedad. De hecho, estos haplotipos están presentes en el 30-40% de la población caucasiana, mientras la EC está solo está presente en el 1%. Por otro lado, un test genético negativo excluye casi totalmente la posibilidad de EC, pero se han descrito casos, sin estos haplotipos (0,4%).[244] Nosotros seguimos los criterios propuestos por Catassi *("4 out of 5" rule)* subrayando la importancia de una búsqueda intencionada de síntomas y signos compatibles y la necesidad de un correcto diagnóstico diferencial en las formas de enteropatía leve.[245]

9. Seguimiento del paciente con EC

El tratamiento de la EC se basa en una DSG estricta que ha de mantenerse de por vida. En la mayoría de los casos, esta medida será suficiente para inducir una mejoría de los síntomas, a la vez que una normalización de la serología y una regresión de las lesiones. Diversos estudios coinciden en señalar que en el adulto, una regresión total de las lesiones mucosas es más bien una excepción y no la regla, aunque los síntomas hayan remitido.[224,246,247] Los pacientes con atrofia vellositaria más intensa suelen asociar un déficit secundario de lactasa, haciendo aconsejable la retirada temporal de productos lácteos. Algunos pacientes con estados de malnutrición significativa, pueden requerir temporalmente suplementos nutricionales y preparados multivitamínicos. Los enfermos con osteopenia u osteoporosis, requieren suplementos adicionales de calcio y vitamina D (nótese que algunos preparados comerciales de calcio contienen gluten en su composición) y los pacientes con anemia, sales ferrosas por vía oral, y en algunos casos ácido fólico y vitamina B12, según el tipo de déficit identificado. Los casos de anemia refractaria o con intolerancia al hierro oral, pueden beneficiarse de la administración de hierro carboximaltosa por vía i.v. Una vez lograda la estabilización clínica, los pacientes pueden ser evaluados por su médico de atención primaria, con la recomendación de llevar a cabo una visita facultativa anual, vigilando el cumplimiento de la dieta, el peso, y algunos parámetros analíticos elementales, incluyendo un metabolismo del hierro.

10. Actitud a seguir en el paciente con síntomas persistentes

La persistencia de los síntomas en un paciente diagnosticado de EC obliga a realizar una revaluación, debiendo distinguir dos situaciones bien diferenciadas 1) Falta de respuesta inicial a la DSG y 2) EC refractaria (ECR).[248] El lector puede ampliar información sobre el diagnóstico y manejo de la ECR, así como de las complicaciones graves de la EC (yeyunoileítis no granulomatosa y linfoma de células T asociado a la EC) en otra sección de esta obra (Figuras 8 y 9). Esta última condición, se define por la persistencia de síntomas de malabsorción y atrofia vellositaria, a pesar de una DSG estricta, con anti-TG2 y AEM negativos y que persiste por un tiempo > 12 meses:[249] Se trata de una condición rara (8-18% de los pacientes remitidos a un hospital terciario para investigar la falta de respuesta a la dieta).[250-252] Distinta es la situación del paciente que no responde inicialmente a la DSG una vez establecida la hipótesis de una EC. Las tres causas más comunes de esta situación son: 1) El diagnóstico inicial no es correcto; 2) El paciente realiza transgresiones voluntarias o inadvertidas de la dieta y 3) Existe una condición clínica asociada a la EC que explica la persistencia de los síntomas.[248]

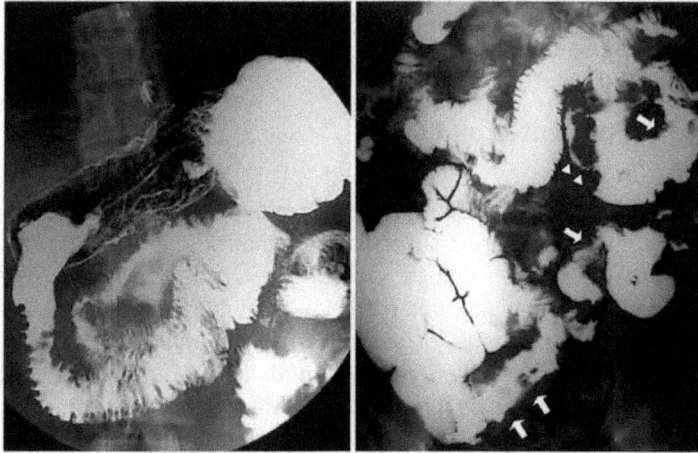

Figura 8. El linfoma puede complicar la evolución del paciente con enfermedad celíaca. Radiología baritada de un paciente celíaco afectado por un linfoma. Cortesía del Dr. Domínguez. Hospital San Jorge. Reproducida con permiso de Jarpyo Editores, de la 2ª edición de la obra "Problemas Comunes en la Práctica Clínica" (Montoro M, García Pagán JC (eds) (Copyright, 2012).

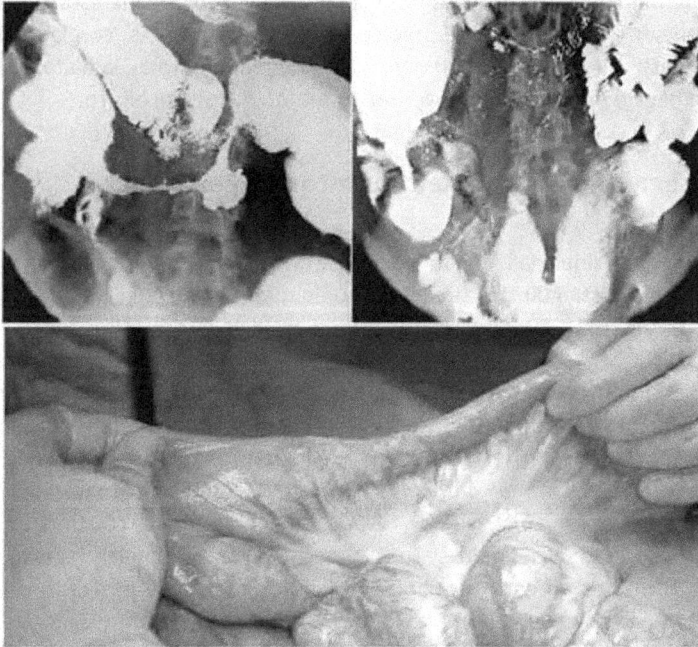

Figura 9. Yeyunoileítis ulcerativa en un paciente con enfermedad celíaca y esquizofrenia. Las imágenes radiológicas muestran áreas de estenosis y dilatación del intestino delgado. Obsérvese la estenosis del intestino delgado durante la laparotomía. Cortesía de los doctores Domínguez y Ligorred. Hospital San Jorge de Huesca. Reproducida con permiso de Jarpyo Editores, de la 2ª edición de la obra "Problemas Comunes en la Práctica Clínica" (Montoro M, García Pagán JC (eds) (Copyright, 2012).

10.1. El diagnóstico inicial no es correcto

Esta situación puede afectar tanto a pacientes con enteropatía leve y serología negativa, como a pacientes con atrofia de vellosidades (con o sin serología positiva). Algunos de estos pacientes, han experimentado una mejoría transitoria de sus síntomas tras iniciar DSG para reaparecer posteriormente. En ambas situaciones, un patólogo experimentado debe revisar las biopsias, incluyendo una evaluación de la orientación de las vellosidades, el grado de atrofia y elongación de las criptas, la relación vellosidad: cripta y el grado de linfocitosis intraepitelial. En algunos casos se aconseja repetir la biopsia para evaluar la presencia de depósitos subendoteliales de IgA y obtener un linfograma intraepitelial por citometría de flujo, con el fin de examinar la presencia de un inmunofenotipo característico de EC (claro predominio de linfocitos γ/δ). En una serie de 55 casos referidos a un centro terciario, la revisión de las biopsias por un patólogo experto desestimó finalmente el diagnóstico de EC en 6 casos.[250] Ya se ha mencionado la implicación de otros agentes etiológicos en formas leves de enteropatía (Tabla 2). En última instancia, debe recordarse que los criterios de Catassi, exigen la demostración de una regresión (o notable mejoría) de las lesiones histológicas, cuando se trata de enteropatías seronegativas, aspecto de singular importancia para validar el diagnóstico. En circunstancias especiales podría ser necesaria una prueba de provocación.[5] Finalmente, el clínico y el patólogo no pueden olvidar que existe una lista de condiciones clínicas que pueden cursar con atrofia vellositaria, incluyendo alergia a proteínas diferentes del gluten (pollo, leche de vaca, clara de huevo, pescado y soja), el SBI, la hipogammaglobulinemia, la giardiasis y la enteropatía autoinmne, entre otras (Tabla 6).[70,248]

- Esprue tropical
- Parasitosis (Giardia Lamblia)
- Inmunodeficiencia común variable
- Linfoma
- Enfermedad de Whipple
- Mastocitosis
- Abetalipoproteinemia.
- Vasculitis
- Amiloidosis
- Enfermedad de Crohn
- Gastroenteritis eosinofílica.
- Enteropatía autoinmune
- Intolerancia a proteínas alimentarias (proteinas leche vaca, huevo, etc)
- Gastroenteritis infecciosa
- Enfermedad del injerto contra el huésped
- Isquemia crónica de Intestino delgado
- Déficit de IgA

Tabla 6. Enfermedades que cursan con atrofia vellositaria.

10.2. El paciente no cumple bien la dieta

El primer paso a la hora de evaluar a un paciente que no responde inicialmente a la DSG es evaluar el grado de cumplimiento de la dieta, incluso si el paciente asegura un correcto cumplimiento de la misma.[250] Ciertamente, una completa falta de cumplimiento de la DSG es inusual (< 5% en la mayoría de los estudios con un rango del 0-32%),[253] pero las cifras estimadas de una adherencia realmente efectiva a la DSG oscilan entre el 42-91%.[253-255] El contenido habitual de gluten en la dieta oscila alrededor de 13 g por día en una persona sana. Muchas personas con EC pueden tolerar pequeñas cantidades de gluten; sin embargo, existen pruebas de que una cantidad tan pequeña como 10 mg por día es capaz de inducir anormalidades en la mucosa (la normativa reguladora internacional establece que un alimento libre de gluten debe de contener una cantidad < 20-100 parte por millón-ppm-) y algunos pacientes son extremadamente sensibles.[248,256] Es por ello, por lo que algunos enfermos, especialmente aquellos que tienen firme voluntad de cumplir con el régimen pueden beneficiarse de los consejos proporcionados por un nutricionista o una asociación de pacientes, haciendo desaparecer definitivamente sus síntomas, particularmente si son muy sensibles.[248] Es importante remarcar que la persistencia de algún grado de lesión histológica, un tiempo después de haber iniciado la DSG, en individuos que permanecen asintomáticos, no es un hecho inusual, y no debe ser considerado necesariamente como un indicador de transgresión de la dieta. En este punto debe recordarse que la regresión de las lesiones se inicia en los tramos más distales del intestino y que el duodeno es la última región anatómica en experimentar una curación definitiva.[257]

10.3. Existe una condición clínica asociada que explica la persistencia de los síntomas

Algunos pacientes con EC que cumplen bien con la dieta, muestran síntomas persistentes, incluso en presencia de una mejoría notable de sus lesiones histológicas.[258,259] Tales casos pueden presentar un conjunto de condiciones asociadas, que explican la persistencia de la diarrea, bien sea por una alteración en la fisiopatología del intestino delgado, relacionada con la propia EC, o por la existencia de una dolencia concomitante, cuya prevalencia es más alta entre la población de pacientes con EC.[250,260] Entre las primeras debe considerarse la intolerancia a lactosa,[255], el déficit de fructosa (una entidad a menudo infradiagnosticada),[248] el SBI probablemente relacionado con cambios microinflamatorios que comprometen los mecanismos de aclaramiento intestinal de bacterias,[261-266] y la insuficiencia exocrina del páncreas, debida a un fallo en la percepción de la señal que activa la secreción de enzimas pancreáticos tras la liberación de secretina endógena por la mucosa duodenal.[250,259-261] Una o varias de estas anomalías fisiopatológicas pueden contribuir a la diarrea que persiste tras haber iniciado correctamente una DSG. Un test respiratorio del H_2, un cultivo del aspirado duodenal o, en su defecto, un test de Glucosa-H2, así como la determinación de elastasa fecal, pueden ser de valiosa ayuda en este contexto y permiten adoptar medidas específicas dirigidas al control de estos mecanismos (supresión de lactosa o de fructosa, rifaximina o enzimas pancreáticos). Obsérvese, que la insuficiencia exocrina del páncreas puede estar presente, incluso en casos sin una atrofia grave de vellosidades, como se ha demostrado en algunos estudios, donde los pacientes consintieron en efectuar una biopsia duodenal, antes de prescribir fermentos pancreáticos.[250,259-261] La otra categoría de pacientes incluye aquellos que padecen una condición clínica, cuya prevalencia es superior a la observada en población general. Tal es el caso de la colitis microscópica,[267] la disfunción del esfínter anal,[259] la enfermedad inflamatoria intestinal[191-193] o el propio SII,[230,248] una entidad cuya prevalencia en población general[267,268] alcanza el 8-12%. Algunos pacientes etiquetados como SII pueden mejorar tras instaurar un régimen sin gluten;[7] otros, sin embargo, pueden referir estreñimiento e hinchazón propiciados por la ingesta de una menor cantidad de fibra en la dieta.[248] La frecuente asociación entre EC y colitis microscópica

(50 veces mayor a la esperada en población general),[267] obliga a realizar una colonoscopia con biopsias escalonadas en casos de diarrea acuosa refractaria.[269]

11. Terapias emergentes

Las transgresiones dietéticas voluntarias o inadvertidas suponen un importante hándicap para los pacientes con EC. De ahí, que en los últimos años se hayan desarrollado diferentes líneas de investigación cuyo objetivo primordial es promover alternativas eficaces para la prevención y control de los síntomas. Brevemente, estas terapias emergentes incluyen modificaciones dietéticas, dirigidas al desarrollo de granos de trigo, sin los epítopos nocivos del gluten, por tecnología transgénica,[270-271] o a la incorporación de enzimas proteolíticas (prolil-endopeptidasas) dirigidas a degradar los péptidos ricos en prolina que puedan ser finalmente hidrolizados por endopeptidasas intestinales.[272-276] Se ha ensayado igualmente el uso de polímeros secuestradores de gluten y el de agentes moduladores de la permeabilidad, incluyendo los inhibidores de la zonulina, una proteína humana que actúa sobre las uniones intercelulares provocando disrupción de la barrera epitelial y cuya expresión está incrementada por la exposición a la gliadina en los pacientes celíacos.[277-278] El AT-1001 (Lazarotide acetato) es un octapéptido derivado de una proteína secretada por *Vibrio. Cholerae*, que se une a la zonulina, actuando como agonista competitivo e induciendo inhibición del reordenamiento celular epitelial. Su utilización en un estudio caso-control y doble ciego demostró una disminución de la permeabilidad, de los niveles de interferón gamma y de los síntomas gastrointestinales, sin presencia de efectos adversos significativos.[278] Otras terapias avanzadas incluyen agentes dirigidos al bloqueo de presentación de antígenos, mediante inhibidores de la transglutaminasa tisular[279-283] o de agentes que eviten la intervención de los haplotipos DQ2 oDQ8 del sistema HLA, en el lugar de presentación de los antígenos.[284-285] Terapias avanzadas para el control de la enfermedad incluirían diferentes anticuerpos monoclonales dirigidos a modular la inflamación.[286-291] Es bien conocido que la activación de linfocitos T induce secreción de IFN-γ y de TNF-α, mediadores de la respuesta inflamatoria y de la cascada proteolítica responsable del daño tisular, respectivamente. Se han comunicado buenos resultados con infliximab en casos de EC refractaria grave.[288] Otros anticuerpos frente al IFN-γ (fontolizumab) podrían ser ensayados en un futuro.[287] Este espectro de terapias avanzadas se completa con el uso de agentes que bloquean la sobreexpresión de IL-15, responsable de la apoptosis de células epiteliales inducida por linfocitos citotóxicos,[289-290] y por sustancias que inhiben de forma selectiva la adhesión de linfocitos incluyendo el natalizumab,[291] otras moléculas dirigidas contra la propia integrina-α4 y la integrina-α4β7, y agentes que bloquean la interacción entre el ligando de quimioquinas 25, secretado por las células del epitelio intestinal y el CCR9, localizado en la superficie de los linfocitos. La Tabla 7 resume las terapias emergentes mencionadas.

Tratamientos	Resumen
Modificaciones dietéticas	
Terapias enzimáticas	Prolil Endopeptidasas que colaboran en la degradación del gluten mediante proteólisis, disminuyendo su inmunogenicidad.
Alteración del trigo	Desarrollo de granos de trigo con bajo o nulo contenido en péptidos inmunogénicos y alta calidad dietética.
Modulación de la permeabilidad	
Inhibidores de la Zonulina	Agonista competitivo de la Zonulina que inhibe el aumento de permeabilidad intestinal que ésta produce.
Bloqueo de la presentación de antígenos	
Inhibición de la TG2	Bloqueo del proceso de deamidación, evitando la presentación efectiva de los antígenos del gluten.
Inhibición del HLA	Bloqueo de los lugares de unión de HLA DQ2 y/o DQ8 a los péptidos del gluten.
Modulación de la inflamación	
Ac. anti Interferón-γ y anti TNF-α	Impedir la respuesta inflamatoria aberrante provocada por estas citoquinas.
Ac. anti IL-15	Impedir la proliferación de Linfocitos T citotóxicos.
Inhibición de la adhesión de linfocitos	Inhibición selectiva de la adhesión de linfocitos para prevenir su migración a tejidos inflamados.
Otros	
Vacuna	Desensibilización mediante la inyección repetida de soluciones con gluten.
Parásitos	Uso de parásitos intestinales como moduladores del sistema inmune.

Tabla 7. Terapias emergentes en la enfermedad celíaca.

Referencias

1. Sapone A, Bai JC, Ciacci C, Dolinsek J, Verde PH, Hadjivassiliou M et al. *Spectrum of gluten-related disorders: consensus on new nomenclature and classification.* BMC Med. 2012; 10: 13. http://dx.doi.org/10.1186/1741-7015-10-13

2. van Berge-Henegouwen GP, Mulder CJ. *Pioneer in the gluten free diet: Willem-Karel Dicke 1905 e 1962, over 50 years of gluten free diet.* Gut. 1993; 34: 1473-5. http://dx.doi.org/10.1136/gut.34.11.1473

3. Meeuwisse GW. *Round table discussion. Diagnostic criteria in coeliac disease.* Acta Paediatr. 1970; 59: 461-3.

4. Maki M. *Lack of consensus regarding definitions of coeliac disease.* Nature Reviews Gastroenterology & Hepatology. 2012; 9: 305-6. http://dx.doi.org/10.1038/nrgastro.2012.91

5. Husby S, Koletzko S, Korponay-Szabo IR, Mearin ML, Phillips A, Shamir R et al. *European Society for Pediatric Gastroenterology, Hepatology, and Nutrition guidelines for the diagnosis of coeliac disease.* J Pediatr Gastroenterol Nutr. 2012; 54: 136-60. http://dx.doi.org/10.1097/MPG.0b013e31821a23d0

6. Ludvigsson JF, Leffler DA, Bai JC, Biagi F, Fasano A, Green PH et al. *The Oslo definitions for coeliac disease and related terms.* Gut. 2013; 62: 43-52. http://dx.doi.org/10.1136/gutjnl-2011-301346

7. Biesiekiersky JR, Newnham ED, Irving PM, Barrett JS, Haines M, Doecke JD. *Gluten causes gastrointestinal symptoms in subjects without celiac disease: a double-blind randomized placebo-controlled trial.* Am. J. Gastroenterol. 2011; 106: 508-14. http://dx.doi.org/10.1038/ajg.2010.487

8. Santolaria S, Alcedo J, Cuartero B, Díez I, Abascal M, García-Prats D et al. *Spectrum of gluten-sensitive enteropathy in patients with dysmotility-like dyspepsia.* Gastroenterol Hepatol, 2013; 36(1): 11-20. http://dx.doi.org/10.1016/j.gastrohep.2012.07.011

9. Farrell RJ, Kelly CP. *Diagnosis of celiac sprue.* Am J Gastroenterol. 2001; 96: 3237-46. http://dx.doi.org/10.1111/j.1572-0241.2001.05320.x

10. Wahab PJ, Meijer JW, Goerres MS, Mulder CJ. *Coeliac disease: changing views on gluten-sensitive enteropathy.* Scand J Gastroenterol Suppl. 2002; 236: 60-5. http://dx.doi.org/10.1080/003655202320621472

11. Mulder CJ, Cellier C. *Coeliac disease: changing views.* Best Pract Res Clin Gastroenterol. 2005; 19: 313-21. http://dx.doi.org/10.1016/j.bpg.2005.01.006

12. Elfstrom P, Montgomery SM, Kampe O, Ekbom A, Ludvigsson JF. *Risk of thyroid disease in individuals with celiac disease.* J Clin Endocrinol Metab. 2008; 93: 3915-21. http://dx.doi.org/10.1210/jc.2008-0798

13. Ludvigsson JF, Olsson T, Ekbom A, Montgomery SM. *A population-based study of coeliac disease, neurodegenerative and neuroinflammatory diseases.* Aliment Pharmacol Ther. 2007; 25: 1317-27. http://dx.doi.org/10.1111/j.1365-2036.2007.03329.x

14. Ciacci C, Iavarone A, Mazzacca G, De Rosa A. *Depressive symptoms in adult coeliac disease.* Scand J Gastroenterol. 1998; 33: 247-50. http://dx.doi.org/10.1080/00365529850170801

15. Zugna D, Richiardi L, Akre O, Stephansson O, Ludvigsson JF. *A nationwide population-based study to determine whether coeliac disease is associated with infertility.* Gut. 2010; 59: 1471-5. http://dx.doi.org/10.1136/gut.2010.219030

16. Santonicola A, Iovino P, Cappello C, Capone P, Andreozzi P, Ciacci C. *From menarche to menopause: thefertile life span of celiac women.* Menopause. 2011; 18: 1125-30. http://dx.doi.org/10.1097/gme.0b013e3182188421

17. Cheng J, Malahias T, Brar P, Minaya MT, PH Verde. *The association between celiac disease, dental enamel defects, and aphthous ulcers in a United States cohort.* J Clin Gastroenterol. 2010; 44: 191-4. http://dx.doi.org/10.1097/MCG.0b013e3181ac9942

18. Ludvigsson JF, Lindelof B, Zingone F, Ciacci C. *Psoriasis in a nationwide cohort study of patients with celiac disease.* J Invest Dermatol. 2011; 131: 2010-16. http://dx.doi.org/10.1038/jid.2011.162

19. Pastore L, Lo Muzio L, Serpico R. *Atrophic glossitis leading to the diagnosis of celiac disease.* N Engl J Med. 2007; 356: 2547. http://dx.doi.org/10.1056/NEJMc070200

20. Zone JJ. *Skin manifestations of celiac disease.* Gastroenterology. 2005; 128(4 Suppl 1): S87-91. http://dx.doi.org/10.1053/j.gastro.2005.02.026

21. Collin P, Korpela M, Hallstrom O, Viander M, Keyriläinen O, Mäki M. *Rheumatic complaints as a presenting symptom in patients with coeliac disease.* Scand J Rheumatol. 1992; 21: 20-3. http://dx.doi.org/10.3109/03009749209095057

22. Caproni M, Bonciolini V, D'Errico A, Antiga E, Fabbri P. *Gastroenterol Res Pract. Celiac disease and dermatologic manifestations: many skin clue to unfold gluten-sensitive enteropathy.* 2012. http://dx.doi.org/10.1155/2012/952753

23. Volta U, Granito A, De Franceschi L, Petrolini N, Bianchi FB. *Anti tissue transglutaminase antibodies as predictors of silent coeliac disease in patients with hypertransaminasaemia of unknown origin.* Dig Liver Dis. 2001; 33: 420-5. http://dx.doi.org/10.1016/S1590-8658(01)80014-1

24. Bottaro G, Cataldo F, Rotolo N, Spina M, Corazza GR. *The clinical pattern of subclinical/silent celiac disease: an analysis on 1026 consecutive cases.* Am J Gastroenterol. 1999; 94: 691-6. http://dx.doi.org/10.1111/j.1572-0241.1999.00938.x

25. Gonzalez S, Gupta A, Cheng J, C Tennyson, Lewis SK, Bhagat G et al. *Prospective study of the role of duodenal bulb biopsies in the diagnosis of celiac disease.* Gastrointest Endosc. 2010; 72: 758-65. http://dx.doi.org/10.1016/j.gie.2010.06.026

26. Kurien M, Evans KE, Hopper AD, Hale MF, Cross SS, Sanders DS. *Duodenal bulb biopsies for diagnosing adult celiac disease: is there an optimal biopsy site?* Gastrointest Endosc. 2012; 75: 1190-6. http://dx.doi.org/10.1016/j.gie.2012.02.025

27. Cooper BT, Holmes GK, Ferguson R, Thompson RA, Allan RN, Cooke WT. *Gluten-sensitive diarrhea without evidence of celiac disease.* Gastroenterology. 1980; 79: 801-6.

28. Verdu EF. *Editorial: Can gluten contribute to irritable bowel syndrome?* Am J Gastroenterol. 2011; 106: 516-8. http://dx.doi.org/10.1038/ajg.2010.490

29. Sapone A, Lammers KM, Mazzarella G, Mikhailenko I, Cartenì M, Casolaro V et al. *Differential mucosal IL-17 expression in two gliadin-induced disorders: gluten sensitivity and the autoimmune enteropathy celiac disease.* Int Arch Allergy Immunol. 2010, 152: 75-80. http://dx.doi.org/10.1159/000260087

30. Sapone A, Lammers KM, Casolaro V, Cammarota M, Giuliano MT, De Rosa M et al. *Divergence of gut permeability and mucosal immune gene expression in two gluten-associated conditions: celiac disease and gluten sensitivity.* BMC Med. 2011; 9: 23. http://dx.doi.org/10.1186/1741-7015-9-23

31. Monsuur AJ, Wijmenga C. *Understanding the molecular basis of celiac disease: what genetic studies reveal.* Ann Med. 2006; 38: 578-91. http://dx.doi.org/10.1080/07853890600989054

32. Smith JB, Tulloch JE, Meyer LJ, Zone JJ. *The incidence and prevalence of dermatitis herpetiformis in Utah.* Arch Dermatol. 1992; 128: 1608-10.
http://dx.doi.org/10.1001/archderm.1992.04530010046006

33. Bolotin D, Petronic-Rosic V. *Dermatitis herpetiformis. Part I. Epidemiology, pathogenesis, and clinical presentation.* J Am Acad Dermatol. 2011; 64: 1017-24.
http://dx.doi.org/10.1016/j.jaad.2010.09.777

34. Collin P, Reunala T. *Recognition and management of the cutaneous manifestations of celiac disease: a guide for dermatologists.* Am J Clin Dermatol. 2003; 4: 13-20.
http://dx.doi.org/10.2165/00128071-200304010-00002

35. Caproni M, Antiga E, Melani L, Fabbri P. *Italian Group for Cutaneous Immunopathology. Guidelines for the diagnosis and treatment of dermatitis herpetiformis.* J Eur Acad Dermatol Venereol. 2009; 23: 633-8.
http://dx.doi.org/10.1111/j.1468-3083.2009.03188.x

36. Reunala T, Blomqvist K, Tarpila S, Halme H, Kangas K. *Gluten-free diet in dermatitis herpetiformis.Clinical response of skin lesions in 81 patients.* Br J Dermatol. 1977; 97: 473-80. http://dx.doi.org/10.1111/j.1365-2133.1977.tb14122.x

37. Garioch JJ, Lewis HM, Sargent SA, Leonard JN, Fry L. *25 years' experience of a gluten-free diet in the treatment of dermatitis herpetiformis.* Br J Dermatol. 1994; 131: 541-5.
http://dx.doi.org/10.1111/j.1365-2133.1994.tb08557.x

38. Herrero-González JE. *Clinical guidelines for the diagnosis and treatment of dermatitis herpetiformis.* Actas Dermosifiliogr. 2010; 101: 820-6.
http://dx.doi.org/10.1016/j.ad.2010.06.018

39. Hadjivassiliou M, Grunewald RA, Chattopadhyay AK, Davies-Jones GA, Gibson A, Jarratt JA et al. *Clinical, radiological, neurophysiological and neuropathological characteristics of gluten ataxia.* Lancet. 1998; 352: 1582-5.
http://dx.doi.org/10.1016/S0140-6736(98)05342-2

40. Hadjivassiliou M, Gibson A, Davies-Jones GAB, Lobo AJ, Stephenson TJ, Milford-Ward A. *Does cryptic gluten sensitivity play a part in neurological illness?* Lancet. 1996; 347: 369-371. http://dx.doi.org/10.1016/S0140-6736(96)90540-1

41. Pellecchia MT, Scala R, Filla A, De Michele G, Ciacci C, Barone P. *Idiopathic cerebellar ataxia associated with celiac disease: lack of distinctive neurological features.* J Neurol Neurosurg Psychiatry. 1999; 66: 32-35. http://dx.doi.org/10.1136/jnnp.66.1.32

42. Luostarinen LK, Collin PO, Peräaho MJ, Mäki MJ, Pirttilä TA. *Coeliac disease in patients with cerebellar ataxia of unknown origin.* Ann Med. 2001, 33: 445-9.
http://dx.doi.org/10.3109/07853890108995958

43. Bürk K, Bösch S, Müller CA, Melms A, Zühlke C, Stern M. *Sporadic cerebellar ataxia associated with gluten sensitivity.* Brain. 2001; 124: 1013-9.
http://dx.doi.org/10.1093/brain/124.5.1013

44. Cooke WT, Smith WT. *Neurological disorders associated with adult coeliac disease.* Brain. 1966; 89: 683-722. http://dx.doi.org/10.1093/brain/89.4.683

45. Hadjivassiliou M, Maki M, Sanders DS, Williamson CA, Grünewald RA, Woodroofe NM et al. *Autoantibody targeting of brain and intestinal transglutaminase in gluten ataxia.* Neurology. 2006; 66: 373-7. http://dx.doi.org/10.1212/01.wnl.0000196480.55601.3a

46. Hadjivassiliou M, Aeschlimann P, Strigun A, Sanders DS, Woodroofe N, Aeschlimann D. *Autoantibodies in gluten ataxia recognize a novel neuronal transglutaminase.* Ann Neurol. 2008; 64: 332-43. http://dx.doi.org/10.1002/ana.21450

47. Zuidmeer L, Goldhahn K, Rona RJ, Gislason D, Madsen C, Summers C et al. *The prevalence of plant food allergies: a systematic review.* J Aller Clin Immunol. 2008; 121: 1210-8. http://dx.doi.org/10.1016/j.jaci.2008.02.019

48. Schuppan D, Dieterich W. *Pathogenesis, epidemiology, and clinical manifestations of celiac disease in adults.* Uptodate. 2012.

49. Fasano A. *Where have all the American celiacs gone?* Acta Paediatr Suppl. 1996; 412: 20-4. http://dx.doi.org/10.1111/j.1651-2227.1996.tb14242.x

50. Not T, Horvath K, Hill ID, Hammed A, Magazzu G, Fasano A. *Celiac disease risk in the USA: high prevalence of antiendomysium antibodies in healthy blood donors.* Scand J Gastroenterol. 1998; 33: 494-8.http://dx.doi.org/10.1080/00365529850172052

51. Fasano A, Berti I, Gerrarduzzi T, T No, Colletti RB, Drago S et al. *Prevalence of celiac disease in at-risk and not-at-risk groups in the United States: a large multicenter study.* Arch Intern Med. 2003; 163: 286-92. http://dx.doi.org/10.1001/archinte.163.3.286

52. West J, Logan RF, Hill PG, Lloyd A, Lewis S, Hubbard R et al. *Seroprevalence, correlates, and characteristics of undetected coeliac disease in England.* Gut. 2003; 52: 960-5. http://dx.doi.org/10.1136/gut.52.7.960

53. Green PH, Jabri B. *Coeliac disease.* Lancet. 2003; 362(9381): 383-91. http://dx.doi.org/10.1016/S0140-6736(03)14027-5

54. Catassi C, Kryszak D, Bhatti B, Sturgeon C, Helzlsouer K, Clippet SL et al. *Natural history of celiac disease autoimmunity in a USA cohort followed since 1974.* Ann Med. 2010; 42: 530-8. http://dx.doi.org/10.3109/07853890.2010.514285

55. Catassi C, Fabiani E, Rätsch IM, GV Coppa, PL Giorgi, Pierdomenico R et al. *The coeliac iceberg in Italy. A multicentre antigliadin antibodies screening for coeliac disease in school-age subjects.* Acta Paediatr Suppl. 1996; 412: 29-35. http://dx.doi.org/10.1111/j.1651-2227.1996.tb14244.x

56. Green PH. *The many faces of celiac disease: clinical presentation of celiac disease in the adult population.* Gastroenterology. 2005; 128(4 Suppl 1): S74-8. http://dx.doi.org/10.1053/j.gastro.2005.02.016

57. Fasano A, Catassi C. *Current approaches to diagnosis and treatment of celiac disease: an evolving spectrum.* Gastroenterology. 2001; 120: 636-51. http://dx.doi.org/10.1053/gast.2001.22123

58. Lohi S, Mustalahti K, Kaukinen K, Laurila K, Collin P, Rissanen H et al. *Increasing prevalence of coeliac disease over time.* Aliment Pharmacol Ther. 2007; 26: 1217-25. http://dx.doi.org/10.1111/j.1365-2036.2007.03502.x

59. Rubio-Tapia A, Kyle RA, Kaplan EL, Johnson DR, W Page, Erdtmann F et al. *Increased prevalence and mortality in undiagnosed celiac disease.* Gastroenterology. 2009; 137: 88-93. http://dx.doi.org/10.1053/j.gastro.2009.03.059

60. Catassi C, Gobellis G. *Coeliac disease epidemiology is alive and kicking, especially in the developing world.* Dig Liver Dis. 2007; 39: 908-10. http://dx.doi.org/10.1016/j.dld.2007.07.159

61. Catassi C, Kryszak D, Louis-Jacques O, Duerksen DR, Hill I, Crowe SE et al. *Detection of Celiac disease in primary care: a multicenter case-finding study in North America.* Am J Gastroenterol. 2007; 102: 1454-1460. http://dx.doi.org/10.1111/j.1572-0241.2007.01173.x

62. Mäki M, Mustalahti K, Kokkonen J, Kulmala P, Haapalahti M, Karttunen T et al. *Prevalence of Celiac disease among children in Finland.* N Engl J Med. 2003; 348: 2517-4. http://dx.doi.org/10.1056/NEJMoa021687

63. Reilly NR, Green PH. *Epidemiology and clinical presentations of celiac disease. Semin Immunopathol.* 2012; 34: 473-8. http://dx.doi.org/10.1007/s00281-012-0311-2

64. Lee SK, Green PH. *Celiac sprue (the great modern-day imposter).* Curr Opin Rheumatol. 2006; 18: 101-7. http://dx.doi.org/10.1097/01.bor.0000198008.11439.c9

65. Sher KS, Fraser RC, Wicks AC, Mayberry JF. *High risk of coeliac disease in Punjabis. Epidemiological study in the south Asian and European populations of Leicestershire.* Digestion 1993; 54: 178-82. http://dx.doi.org/10.1159/000201035

66. Esteve M, Rosinach M, Fernandez-Bañares F, Farre C, Salas A, Alsina M et al. *Spectrum of gluten-sensitive enteropathy in first-degree relatives of patients with coeliac disease: clinical relevance of lymphocytic enteritis.* Gut. 2006; 55: 1739-45.
http://dx.doi.org/10.1136/gut.2006.095299

67. Esteve M, Carrasco A, Fernandez-Bañares F. *Is a gluten-free diet necessary in Marsh I intestinal lesions in patients with HLADQ2, DQ8 genotype and without gastrointestinal symptoms?* Current Opinion in Clinical Nutrition & Metabolic Care. 2012; 15: 505-10.
http://dx.doi.org/10.1097/MCO.0b013e3283566643

68. Patel D, Kalkat P, Baisch D, Zipser R. *Celiac disease in the elderly.* Gerontology. 2005; 51: 213-4. http://dx.doi.org/10.1159/000083996

69. Vilppula A, Collin P, Mäki M et al. *Undetected coeliac disease in the elderly: a biopsy-proven population-based study.* Dig Liver Dis. 2008; 40: 809-13.
http://dx.doi.org/10.1016/j.dld.2008.03.013

70. Vivas S, Santolaria S. *Enfermedad Celiaca.* En Ponce J, Castells A, Gomollon F (eds.). Tratamiento de las Enfermedades Gastroenterológicas. 3ª ed. Barcelona: Asociación Española de Gastroenterologia. 2010; 265-78.

71. Santolaria S, Fernandez-Banares F. *Gluten-sensitive enteropathy and functional dyspepsia.* Gastroenterol Hepatol. 2012; 35: 78-88.
http://dx.doi.org/10.1016/j.gastrohep.2011.10.006

72. Kagnoff MF. *Celiac disease. A gastrointestinal disease with environmental, genetic, and immunologic components.* Gastroenterol Clin North Am. 1992; 21: 405-25.

73. Schuppan D. *Current concepts of celiac disease pathogenesis.* Gastroenterology. 2000; 119: 234-42. http://dx.doi.org/10.1053/gast.2000.8521

74. Arranz E. *Inmunología de la enfermedad celíaca. ¿Qué debe saber el clínico?* GH continuada. 2010; 9: 124-6.

75. Jabri B, Sollid LM. *Mechanisms of disease: immunopathogenesis of celiac disease.* Nat Clin Pract Gastroenterol Hepatol. 2006; 3: 516-25.
http://dx.doi.org/10.1038/ncpgasthep0582

76. Kagnoff MF. *Celiac disease: pathogenesis of a model immunogenetic disease.* J Clin Invest. 2007; 117: 41-9. http://dx.doi.org/10.1172/JCI30253

77. Sollid LM, Lie BA. *Celiac disease genetics: current concepts and practical applications.* Clin Gastroenterol Hepatol. 2005; 3: 843-51.
http://dx.doi.org/10.1016/S1542-3565(05)00532-X

78. Wolters VM, Wijmenga C. *Genetic Background of Celiac Disease and Its Clinical Implications.* Am J Gastroenterol. 2008; 103: 190-5.
http://dx.doi.org/10.1111/j.1572-0241.2007.01471.x

79. Lundin KE, Scott H, Hansen T, Paulsen G, Halstensen TS, Fausa O et al. *Gliadin-specific, HLA-DQ (alpha 1*0501, beta 1*0201) restricted T cells isolated from the small intestinal mucosa of celiac disease patients.* J Exp Med. 1993; 178: 187-96.
http://dx.doi.org/10.1084/jem.178.1.187

80. Molberg O, McAdam SN, Korner R, Quarsten H, Kristiansen C, Madsen L et al. *Tissue transglutaminase selectively modifies gliadin peptides that are recognized by gut-derived T cells in celiac disease.* Nat Med. 1998; 4: 713-7.
http://dx.doi.org/10.1038/nm0698-713

81. Meresse B, Chen Z, Ciszewski C, Tretiakova M, Bhagat G, Krausz TN et al. *Coordinated induction by IL15 of a TCR-independent NKG2D signaling pathway converts CTL into lymphokine-activated killer cells in celiac disease.* Immunity. 2004; 21: 357-66.
http://dx.doi.org/10.1016/j.immuni.2004.06.020

82. Petronzelli F, Bonamico M, Ferrante P et al. *Genetic contribution of the HLA region to the familial clustering of coeliac disease.* Ann Hum Genet. 1997; 61: 307.
http://dx.doi.org/10.1017/S0003480097006258

83. Houlston RS, Ford D. *Genetics of coeliac disease.* QJM. 1996; 89: 737-43.
http://dx.doi.org/10.1093/qjmed/89.10.737

84. Houlston RS, Tomlinson IP, Ford D, Seal S, Marossy AM, Ferguson A et al. *Linkage analysis of candidate regions for coeliac disease genes.* Hum Mol Genet. 1997; 6: 1335-9. http://dx.doi.org/10.1093/hmg/6.8.1335

85. Greco L, Corazza G, Babron MC, Clot F, Fulchignoni-Lataud MC, Percopo S et al. *Genome search in celiac disease.* Am J Hum Genet. 1998; 62: 669-75.
http://dx.doi.org/10.1086/301754

86. Romanos J, van Diemen CC, Nolte IM, Trynka G, Zhernakova A, Fu J et al. *Analysis of HLA and non-HLA alleles can identify individuals at high risk for celiac disease.* Gastroenterology. 2009; 137: 834-40. http://dx.doi.org/10.1053/j.gastro.2009.05.040

87. Kaukinen K, Partanen J, Mäki M, Collin P. *HLA-DQ typing in the diagnosis of celiac disease.* Am J Gastroenterol. 2002; 97: 695-9.
http://dx.doi.org/10.1111/j.1572-0241.2002.05471.x

88. Cooke WT, Holmes GKT. *Enteropatía inducida por el gluten (celiaquía).* En Berk JE, Haubrich WS, Kalser M, Roth JL, Schafnner F (eds.). Gastroenterología 4ª edición. Barcelona: Salvat Editores. 1987; 1897-38.

89. Farrell RJ, Kelly CP. *Celiac Disease, and refractory Celiac Disease.* En Feldman M, Friedmann L, Brandt LJ (eds.). Sleisenger-Fordtran 9th Gastrointestinal and Liver Disease. Philadelphia: Saunders. 2010: 1797-820.

90. Rubin CE, Brandborg LL, Phelps PC, Taylor HC Jr. *Studies of celiac disease: I. The apparent identical and specific nature of the duodenal and proximal jejunal lesion in celiac disease and idiopathic sprue.* Gastroenterology. 1960; 38: 28.

91. Madara JL, Trier JS. *Structural abnormalities of jejunal epithelial cell membranes in celiac sprue.* Lab Invest. 1980; 43: 254-61.

92. Baklien K, Brandtzaeg P, Fausa O. *Immunoglobulins in jejunal mucosa and serum from patients with adult coeliac disease.* Scand J Gastroenterol. 1977; 12: 149.

93. Walker MM, Murray JA. *An update in the diagnosis of coeliac disease.* Histopathology. 2011; 59: 166-79. http://dx.doi.org/10.1111/j.1365-2559.2010.03680.x

94. Marsh MN. *Gluten, major histocompatibility complex, and the small intestine: A molecular and immunobiologic approach to the spectrum of gluten sensitivity ("celiac sprue").* Gastroenterology. 1992; 102: 330-54.

95. Grefte JM, Bouman JG, Grond J, Jansen W, Kleibeuker JH. *Slow and incomplete histological and functional recovery in adult gluten-sensitive enteropathy.* J Clin Pathol. 1988; 41: 886-91.

96. MacDonald RM. *A importance of duodenal bulb biopsies in children for diagnosis of celiac disease in clinical practice.* Gastroenterol. BMC. 2009; 9: 78.
http://dx.doi.org/10.1186/1471-230X-9-78

97. Mahadeva S, Wyatt JI, Howdle PD. *Is a raised intraepithelial lymphocyte count with normal duodenal villous architecture clinically relevant?* J Clin Pathol. 2002; 55: 424-8.
http://dx.doi.org/10.1136/jcp.55.6.424

98. Vande Voort JL, Murray JA, Lahr BD, Van Dyke CT, Kroning CM, Moore SB et al. *Lymphocytic duodenosis and the spectrum of celiac disease.* Am J Gastroenterol. 2009; 104: 142-8. http://dx.doi.org/10.1038/ajg.2008.7

99. Pellegrino S, Villanacci V, Sansotta N, Scarfi R, Bassotti G, Vieni G et al. *Redefining the intraepithelial lymphocytes threshold to diagnose gluten sensitivity in patients with architecturally normal duodenal histology.* Aliment Pharmacol Ther. 2011; 33: 697-706.
http://dx.doi.org/10.1111/j.1365-2036.2011.04578.x

100. Owens SR, Greenson JK. *The pathology of malabsorption: current concepts.* Histopathology. 2007; 50: 64-82. http://dx.doi.org/10.1111/j.1365-2559.2006.02547.x

101. Sanders DS, Carter MJ, Hurlstone DP, Pearce A, Ward AM, McAlindon ME. *Association of adult coeliac diseasewith irritable bowel syndrome: a case-control study in patients fulfilling ROME IIcriteria referred to secondary care.* Lancet. 2001; 358(9292): 1504–8.
http://dx.doi.org/10.1016/S0140-6736(01)06581-3

102. Sanders DS, Hurlstone DP, Stokes RO, Rashid F, Milford-Ward A, Hadjivassiliou M et al. *Changing face of adult coeliac disease: experience of a single university hospital in South Yorkshire.* Postgrad Med J. 2002;78(915): 31-3.
http://dx.doi.org/10.1136/pmj.78.915.31

103. Green PHR, Stavropoulos SN, Panagi SG, Goldstein SL, Mcmahon DJ, Absan H et al. *Characteristics of adult celiac disease in the USA: results of a national survey.* Am J Gastroenterol. 2001; 96: 126-31. http://dx.doi.org/10.1111/j.1572-0241.2001.03462.x

104. Santolaria-Piedrafita S, Fernandez-Banares F. *Gluten-sensitive enteropathy and functional dyspepsia.* Gastroenterol Hepatol. 2012; 35: 78-88.
http://dx.doi.org/10.1016/j.gastrohep.2011.10.006

105. Ford AC, Ching E, Moayyedi P. *Meta-analysis: yield of diagnostic tests for coeliac disease in dyspepsia.* Aliment Pharmacol Ther. 2009; 30: 28-36.
http://dx.doi.org/10.1111/j.1365-2036.2009.04008.x

106. Dickey W. *Diagnosis of coeliac disease at open-access endoscopy.* Scand J Gastroenterol. 1998; 33: 612-5. http://dx.doi.org/10.1080/00365529850171882

107. Bardella MT, Minoli G, Ravizza D, Radaelli F, Velio P, Quatrini M et al. *Increased prevalence of celiac disease in patients with dyspepsia.* Arch Intern Med. 2000; 160: 1489-91. http://dx.doi.org/10.1001/archinte.160.10.1489

108. Cammarota G, Pirozzi GA, Martino A, Zuccala G, Cianci R, Cuoco L et al. *Reliability of the "immersion technique" during routine upper endoscopy for detection of abnormalities of duodenal villi in patients with dyspepsia.* Gastrointest Endosc. 2004; 60: 223-8.
http://dx.doi.org/10.1016/S0016-5107(04)01553-6

109. Lima VM, Gandolfi L, Pires JA, Pratesi R. *Prevalence of celiac disease in dyspeptic patients.* Arq Gastroenterol. 2005; 42: 153-6.
http://dx.doi.org/10.1590/S0004-28032005000300005

110. Giangreco E, D'Agate C, Barbera C, Puzzo L, Aprile G, Naso P et al. *Prevalence of celiac disease in adult patients with refractory functional dyspepsia: value of routine duodenal biopsy.* World J Gastroenterol. 2008; 14: 6948-53.
http://dx.doi.org/10.3748/wjg.14.6948

111. Sanders DS, Carter MJ, Hurlstone DP, Pearce A, Ward AM, McAlindon ME et al. *Association of adult coeliac disease with irritable bowel syndrome: a case-control study in patients fulfilling ROME II criteria referred to secondary care.* Lancet. 2001; 358: 1504-8. http://dx.doi.org/10.1016/S0140-6736(01)06581-3

112. Shahbazkhani B, Forootan M, Merat S, Akbari MR, Nasserimoghadam S, Vahedi H et al. *Coeliac disease presenting with symptoms of irritable bowel syndrome.* Aliment Pharmacol Ther. 2003; 18: 231-5. http://dx.doi.org/10.1046/j.1365-2036.2003.01666.x

113. Ford AC, Chey WD, Talley NJ, Malhotra A, Spiegel BMR, Moayyedi P. *Yield of Diagnostic Tests for Celiac Disease in Individuals With Symptoms Suggestive of Irritable Bowel Syndrome Systematic Review and Meta-analysis.* Archives of Internal Medicine. 2009; 169: 651-58. http://dx.doi.org/10.1001/archinternmed.2009.22

114. Fernandez-Bañares F, Esteve M, Salas A, Alsina M, Farre C, Gonzalez C et al. *Systematic evaluation of the causes of chronic watery diarrhea with functional characteristics.* Am J Gastroenterol. 2007; 102: 2520-8.
http://dx.doi.org/10.1111/j.1572-0241.2007.01438.x

115. Verdu EF, Armstrong D, Murray JA. *Between Celiac Disease and Irritable Bowel Syndrome: The "No Man's Land" of Gluten Sensitivity.* Am J Gastroenterol. 2009; 104: 1587-94. http://dx.doi.org/10.1038/ajg.2009.188

116. Mearin F, Montoro M. *Síndrome de intestino irritable.* En Montoro M, García Pagan J, (eds.). Gastroenterologia y Hepatología: Problemas comunes en la práctica clínica. Barcelona: Jarpyo. 2011; 523-68.

117. Patel RS, Johlin FC Jr, Murray JA. *Celiac disease and recurrent pancreatitis.* Gastrointest Endosc. 1999; 50: 823-7. http://dx.doi.org/10.1016/S0016-5107(99)70166-5

118. Rodrigo L, Fuentes D, Pérez I, Álvarez N, Niño P, de Francisco R. *Anemia ferropénica refractaria e intolerancia al gluten: respuesta a la dieta sin gluten.* Rev Enf Digest. 2011; 103: 349-54.

119. Nahon S, Patey-Mariaud De Serre N, Lejeune O, Huchet FX, Lahmek P, Lesgourgues B et al. *Duodenal intraepithelial lymphocytosis during Helicobacter pylori infection is reduced by antibiotic treatment.* Histopathology. 2006; 48: 417-23.
http://dx.doi.org/10.1111/j.1365-2559.2006.02358.x

120. Qu XH, Huang XL, Xiong P, Zhu CY, Huang YL, Lu LG et al. *Does Helicobacter pylori infection play a role in iron deficiency anemia? A meta-analysis.* World J Gastroenterol. 2010; 16: 886-96. http://dx.doi.org/10.3748/wjg.v16.i7.886

121. Kurekci AE, Atay AA, Sarici SU, Yesilkaya E, Senses Z, Okutan V et al. *Is there a relationship between childhood Helicobacter pylori infection and iron deficiency anemia?* Trop Pediatr. 2005; 51: 166-9. http://dx.doi.org/10.1093/tropej/fmi015

122. Szymczak J, Bohdanowicz-Pawlak A, Waszczuk E, Jakubowska J. *Low bone mineral density in adult patients with coeliac disease.* Endokrynol Pol. 2012; 63: 270-6.

123. Meyer D, Stavropolous S, Diamond B, Shane E, Green PH. *Osteoporosis in a north american adult population with celiac disease.* Am J Gastroenterol. 2001; 96: 112-9.
http://dx.doi.org/10.1111/j.1572-0241.2001.03507.x

124. Zanini B, Caselani F, Magni A, Turini D, Ferraresi A, Lanzarotto F et al. *Celiac disease with mild enteropathy is not mild disease.* Clin Gastroenterol Hepatol. 2012 Sep 27. Pii: S1542-3565(12)01142-1. http://dx.doi.org/10.1016/j.cgh.2012.09.027

125. Kurppa K, Collin P, Sievänen H, Huhtala H., Mäki M, Kaukinen K. *Gastrointestinal symptoms, quality of life and bone mineral density in mild enteropathic coeliac disease: A prospective clinical trial.* Scand J Gastroenterol. 2010; 45: 305-14. http://dx.doi.org/10.3109/00365520903555879

126. Cellier C, Flobert C, Cormier C, Roux C, Schmitz J. *Severe osteopenia in symptom-free adults with a childhood diagnosis of coeliac disease.* Lancet. 2000; 355: 806. http://dx.doi.org/10.1016/S0140-6736(99)04855-2

127. Moreno ML, Vazquez H, Mazure R, Smecuol E, Niveloni S, Pedreira S et al. *Stratification of bone fracture risk in patients with celiac disease.* Clin Gastroenterol Hepatol. 2004; 2: 127-34. http://dx.doi.org/10.1016/S1542-3565(03)00320-3

128. Vasquez H, Mazure R, Gonzalez D, Flores D, Pedreira S, Niveloni S et al. *Risk of fractures in celiac disease patients: a cross-sectional, case-control study.* Am J Gastroenterol. 2000; 95: 183-9. http://dx.doi.org/10.1111/j.1572-0241.2000.01682.x

129. Ludvigsson JF, Michaelsson K, Ekbom A, Montgomery SM. *Coeliac disease and the risk of fractures — a general population-based cohort study.* Aliment Pharmacol Ther. 2007; 25: 273-85. http://dx.doi.org/10.1111/j.1365-2036.2006.03203.x

130. West J, Logan RF, Card TR, Smith C, Hubbard R. *Fracture risk in people with celiac disease: a population-based cohort study.* Gastroenterology. 2003; 125: 429-36. http://dx.doi.org/10.1016/S0016-5085(03)00891-6

131. Vilppula A, Kaukinen K, Luostarinen L, Krekelä I, Patrikainen H, Valve R et al. *Clinical benefit of gluten-free diet in screen-detected older celiac disease patients.* BMC Gastroenterol. 2011: 11: 136. http://dx.doi.org/10.1186/1471-230X-11-136

132. Kemppainen T, Kroger H, Janatuinen E, Arnala I, Lamberg-Allardt C, Kärkkäinen M et al. *Bone recovery after a gluten-free diet: a 5-year follow-up study.* Bone. 1999; 25: 355-60. http://dx.doi.org/10.1016/S8756-3282(99)00171-4

133. Capriles VD, Martini LA, Arêas JA. *Metabolic osteopathy in celiac disease: importance of a gluten-free diet.* Nutr Rev. 2009; 67: 599-606. http://dx.doi.org/10.1111/j.1753-4887.2009.00232.x

134. Blazina S, Bratanic N, Campa AS, Blagus R, Orel R. *Bone mineral density and importance of strict gluten-free diet in children and adolescents with celiac disease.* Bone. 2010; 47: 598-603. http://dx.doi.org/10.1016/j.bone.2010.06.008

135. Kemppainen T, Kröger H, Janatuinen E, Arnala I, Lamberg-Allardt C, Kärkkäinen M et al. *Bone recovery after a gluten-free diet: a 5-year follow-up study.* Bone. 1999; 25: 355-60. http://dx.doi.org/10.1016/S8756-3282(99)00171-4

136. Rude RK, Olerich M. *Magnesium Deficiency: Possible Role in Osteoporosis Associated with Gluten-Sensitive Enteropathy.* Osteoporos Int. 1996; 6: 453-61. http://dx.doi.org/10.1007/BF01629578

137. Chin RL, Sander HW, Brannagan TH, Verde PH, Hays AP, Alaedini A et al. *Celiac neuropathy.* Neurology. 2003; 60: 1581-5. http://dx.doi.org/10.1212/01.WNL.0000063307.84039.C7

138. Freeman HJ. *Neurological disorders in adult celiac disease.* Can J Gastroenterol. 2008; 22: 909-11.

139. Grossman G. *Neurological complications of coeliac disease: what is the evidence?* Pract Neurol. 2008; 8: 77-89. http://dx.doi.org/10.1136/jnnp.2007.139717

140. Hadjivassiliou M, Sanders DS, Grünewald RA, Woodroofe N, Boscolo S, Aeschlimann D. *Gluten sensitivity: from gut to brain.* Lancet Neurol. 2010; 9: 318-30.
http://dx.doi.org/10.1016/S1474-4422(09)70290-X

141. Hernández-Lahoz C, Mauri-Capdevila G, Vega-Villar J, Rodrigo L. *Neurogluten: patología neurológica por intolerancia al gluten.* Rev Neurol. 2011; 53: 287-300.

142. Hernández-Lahoz C, Rodrigo L. *Gluten sensitivity and the CNS: diagnosis and treatment.* Lancet Neurol. 2010; 9: 653-4. http://dx.doi.org/10.1016/S1474-4422(10)70149-6

143. Hernández-Lahoz C, Rodríguez S, Tuñón A, Saiz A, Santamarta E, Rodrigo L. *Remisión clínica sostenida en paciente con esclerosis múltiple tipo remitente-recurrente y enfermedad celíaca con dieta sin gluten durante 6 años.* Neurologia. 2009; 24: 213-5.

144. Wills AJ, Unsworth DJ. *The neurology of gluten sensitivity: separating the wheat from the chaff.* Curr Opin Neurol. 2002; 15: 519-23.
http://dx.doi.org/10.1097/00019052-200210000-00001

145. Gobbi G, Bouquet F, Greco L, Lambertini A, Tassinari CA, Ventura A et al. *Coeliac disease, epilepsy, and cerebral calcifications. The Italian Working Group on Coeliac Disease and Epilepsy.* Lancet. 1992; 340: 439.
http://dx.doi.org/10.1016/0140-6736(92)91766-2

146. Ferroir JP, Fénelon G, Billy C, Huon R, Herry JP. *Epilepsy, cerebral calcifications, and celiac disease.* Rev Neurol. 1997; 153: 354.

147. Gobbi G. *Coeliac disease, epilepsy and cerebral calcifications.* Brain Dev. 2005; 27: 189-200. http://dx.doi.org/10.1016/j.braindev.2004.05.003

148. Johnson AM, Dale RC, Wienholt L, Hadjivassiliou M, Aeschlimann D, Lawson JA. *Coeliac disease, epilepsy, and cerebral calcifications: association with TG6 autoantibodies.* Rev Med Child Neurol. 2013; 55: 90-3.
http://dx.doi.org/10.1111/j.1469-8749.2012.04369.x

149. Licchetta L, Bisulli F, Di Vito L, La Morgia C, Naldi I, Volta U et al. *Epilepsy in coeliac disease: not just a matter of calcifications.* Neurol Sci. 2011; 32: 1069-74.
http://dx.doi.org/10.1007/s10072-011-0629-x

150. Ludvigsson JF, Reutfors J, Osby U, Ekbom A, Montgomery SM. *Coeliac disease and risk of mood disorders--a general population-based cohort study.* J Affect Disord. 2007; 99: 117-26. http://dx.doi.org/10.1016/j.jad.2006.08.032

151. Garud S, Leffler D, Dennis M, Edwards-George J, Saryan D, Sheth S et al. *Interaction between psychiatric and autoimmune disorders in coeliac disease patients in the Northeastern United States.* Aliment Pharmacol Ther. 2009; 29: 898-905.
http://dx.doi.org/10.1111/j.1365-2036.2009.03942.x

152. Addolorato G, Capristo E, Ghittoni G, Valeri C, Mascianà R, Ancona C et al. *Anxiety but not depression decreases in coeliac patients after one-year gluten-free diet: a longitudinal study.* Scand J Gastroenterol. 2001; 36: 502-6.

153. Soni S, Badawy SZ. *Celiac disease and its effect on human reproduction: a review.* J Reprod Med. 2010; 55(1-2): 3-8.

154. Meloni GF, Dessole S, Vargiu N, Tomasi PA, Musumeci S. *The prevalence of coeliac disease in infertility.* Hum Reprod. 1999; 14: 2759-61.
http://dx.doi.org/10.1093/humrep/14.11.2759

155. Sher KS, Mayberry JF. *Female fertility, obstetric and gynaecological history in coeliac disease: a case control study.* Acta Paediatr Suppl. 1996; 412: 76.
http://dx.doi.org/10.1111/j.1651-2227.1996.tb14258.x

156. Choi JM, Lebwohl B, Wang J, Lee SK, Murray JA, Sauer MV et al. *Increased prevalence of celiac disease in patients with unexplained infertility in the United States.* J Reprod Med. 2011: 199-203.

157. Tata LJ, Card TR, Logan RF, Hubbard RB, Smith CJ, West J. *Fertility and pregnancy-related events in women with celiac disease: a population-based cohort study.* Gastroenterology. 2005; 128: 849-55. http://dx.doi.org/10.1053/j.gastro.2005.02.017

158. Sher KS, Jayanthi V, Probert CS, Stewart CR, Mayberry JF. *Infertility, obstetric and gynaecological problems in coeliac sprue.* Dig Dis. 1994; 12: 186-90. http://dx.doi.org/10.1159/000171452

159. Kumar A, Meena M, Begum N, Kumar N, Gupta RK, Aggarwal S et al. *Latent celiac disease in reproductive performance of women.* Fertil Steril. 2011; 95: 922-7. http://dx.doi.org/10.1016/j.fertnstert.2010.11.005

160. Farthing MJ, Edwards CR, Rees LH, Dawson AM. *Male gonadal function in coeliac disease: 1. Sexual dysfunction, infertility, and semen quality.* Gut. 1982; 23: 608-14. http://dx.doi.org/10.1136/gut.23.7.608

161. Farthing MJ, Rees LH, Edwards CR, Dawson AM. *Male gonadal function in coeliac disease: 2. Sex hormones.* Gut. 1983; 24: 127-35. http://dx.doi.org/10.1136/gut.24.2.127

162. Kota SK, Meher LK, Jammula S, Kota SK, Modi KD. *Clinical profile of coexisting conditions in type 1 diabetes mellitus patients.* Diabetes Metab Syndr. 2012;6:70-6. http://dx.doi.org/10.1016/j.dsx.2012.08.006

163. Kumar N, Sharma G, Kaur G, Tandon N, Bhatnagar S, Mehra N. *Major histocompatibility complex class I chain related gene-A microsatellite polymorphism shows secondary association with type 1 diabetes and celiac disease in North Indians.* Tissue Antigens. 2012;80:356-62. http://dx.doi.org/10.1111/j.1399-0039.2012.01931.x

164. Marchese A, Lovati E, Biagi F, Corazza GR. *Coeliac disease and type 1 diabetes mellitus: epidemiology, clinical implications and effects of gluten-free diet.* Endocrine. 2013;43:1-2. http://dx.doi.org/10.1007/s12020-012-9758-0

165. Smyth DJ, Plagnol V, Walker NM, Cooper JD, Downes K, Yang JH et al. *Shared and distinct genetic variants in type 1 diabetes and celiac disease.* N Engl J Med. 2008; 359: 2767-77. http://dx.doi.org/10.1056/NEJMoa0807917

166. Seissler J, Schott M, Boms S, Ostendorf B, Morgenthaler NG, Scherbaum WA. *Autoantibodies to human tissue transgutaminase identify silent coeliac disease in Type I diabetes.* Diabetologia. 1999; 42: 144-1.

167. Kordonouri O, Dieterich W, Schuppan D, Webert G, Müller C, Sarioglu N et al. *Autoantibodies to tissue transglutaminase are sensitive serological parameters for detecting silent coeliac disease in patients with Type 1 diabetes mellitus.* Diabet Med. 2000; 17: 441-4. http://dx.doi.org/10.1046/j.1464-5491.2000.00291.x

168. Bao F, Yu L, Babu S, Wang T, Hoffenberg EJ, Rewers M et al. *One third of HLA DQ2 homozygous patients with type 1 diabetes express celiac disease-associated transglutaminase autoantibodies.* J Autoimmun. 1999; 13: 143-8. http://dx.doi.org/10.1006/jaut.1999.0303

169. Galli-Tsinopoulou A, Nousia-Arvanitakis S, Dracoulacos D, Dracoulacos D, Xefteri M, Karamouzis M. *Autoantibodies predicting diabetes mellitus type I in celiac disease.* Horm Res. 1999; 52: 119-24. http://dx.doi.org/10.1159/000023447

170. Saukkonen T, Savilahti E, Reijonen H, Ilonen J, Tuomilehto-Wolf E, Akerblom HK. *Coeliac disease: frequent occurrence after clinical onset of insulin-dependent diabetes mellitus. Childhood Diabetes in Finland Study Group.* Diabet Med. 1996; 13: 464-70. http://dx.doi.org/10.1002/(SICI)1096-9136(199605)13:5<464::AID-DIA101>3.0.CO;2-R

171. Sainsbury A, Sanders DS, Ford AC. *Meta-analysis: Coeliac disease and hypertransaminasaemia.* Aliment Pharmacol Ther. 2011; 34: 33-40. http://dx.doi.org/10.1111/j.1365-2036.2011.04685.x

172. Prasad KK, Debi U, Sinha SK, Nain CK, Singh K. *Hepatobiliary disorders in celiac disease: an update.* Int J Hepatol. 2011; 2011: 438184. http://dx.doi.org/10.4061/2011/438184

173. Abdo A, Meddings J, Swain M. *Liver abnormalities in celiac disease.* Clin Gastroenterol Hepatol. 2004; 2: 107-12. http://dx.doi.org/10.1016/S1542-3565(03)00313-6

174. Rubio-Tapia A, Murray JA. *Liver involvement in celiac disease.* Minerva Med. 2008; 99: 595-604.

175. Duggan JM, Duggan AE. *Systematic review: the liver in coeliac disease.* Aliment Pharmacol Ther. 2005; 21: 515-18. http://dx.doi.org/10.1111/j.1365-2036.2005.02361.x

176. Ludvigsson JF, Elfström P, Broomé U, Ekbom A, Montgomery SM. *Celiac disease and risk of liver disease: a general population-based study.* Clin Gastroenterol Hepatol. 2007; 5: 63-9. http://dx.doi.org/10.1016/j.cgh.2006.09.034

177. Kingham JG, Parker DR. *The association between primary biliary cirrhosis and coeliac disease: a study of relative prevalences.* Gut. 1998; 42: 120-2. http://dx.doi.org/10.1136/gut.42.1.120

178. Dickey W, McMillan SA, Callender ME. *High prevalence of celiac sprue among patients with primary biliary cirrhosis.* J Clin Gastroenterol. 1997; 25: 328-9. http://dx.doi.org/10.1097/00004836-199707000-00006

179. Bardella MT, Quatrini M, Zuin M, Podda M, Cesarini L, Velio P et al. *Screening patients with celiac disease for primary biliary cirrhosis and vice versa.* Am J Gastroenterol. 1997; 92: 1524-6.

180. Stevens FM, McLoughlin RM. *Is coeliac disease a potentially treatable cause of liver failure?* Eur J Gastroenterol Hepatol. 2005; 17: 1015-7. http://dx.doi.org/10.1097/00042737-200510000-00002

181. Kaukinen K, Halme L, Collin P, Färkkilä M, Mäki M, Vehmanen P et al. *Celiac disease in patients with severe liver disease: gluten-free diet may reverse hepatic failure.* Gastroenterology. 2002; 122: 881-8. http://dx.doi.org/10.1053/gast.2002.32416

182. García-Manzanares A, Lucendo AJ, González-Castillo S, Moreno-Fernández J. *Resolution of metabolic syndrome after following a gluten free diet in an adult woman diagnosed with celiac disease.* World J Gastrointest Pathophysiol. 2011; 2: 49-52. http://dx.doi.org/10.4291/wjgp.v2.i3.49

183. Counsell CE, Taha A, Ruddell WS. *Coeliac disease and autoimmune thyroid disease.* Gut. 1994; 35: 844-6. http://dx.doi.org/10.1136/gut.35.6.844

184. Badenhoop K, Dieterich W, Segni M, Hofmann S, Hüfner M, Usadel KH et al. *HLA DQ2 and/or DQ8 is associated with celiac disease-specific autoantibodies to tissue transglutaminase in families with thyroid autoimmunity.* Am J Gastroenterol. 2001; 96: 1648-9. http://dx.doi.org/10.1111/j.1572-0241.2001.03821.x

185. Meini A, Pillan NM, Villanacci V, Monafo V, Ugazio AG, Plebani A. *Prevalence and diagnosis of celiac disease in IgA-deficient children.* Ann Allergy Asthma Immunol. 1996; 77: 333-6. http://dx.doi.org/10.1016/S1081-1206(10)63329-7

186. Cataldo F, Marino V, Bottaro G, Greco P, Ventura A. *Celiac disease and selective immunoglobulin A deficiency.* J Pediatr. 1997; 131: 306-8. http://dx.doi.org/10.1016/S0022-3476(97)70172-0

187. Cataldo F, Marino V, Ventura A, Bottaro G, Corazza GR. *Prevalence and clinical features of selective immunoglobulin A deficiency in coeliac disease: an Italian multicentre study. Italian Society of Paediatric Gastroenterology and Hepatology (SIGEP) and "Club del Tenue" Working Groups on Coeliac Disease.* Gut. 1998; 42: 362-5. http://dx.doi.org/10.1136/gut.42.3.362

188. Gale L, Wimalaratna H, Brotodiharjo A, Duggan JM. *Down's syndrome is strongly associated with coeliac disease.* Gut. 1997; 40: 492-6. http://dx.doi.org/10.1136/gut.40.4.492

189. Carlsson A, Axelsson I, Borulf S, Bredberg A, Forslund M, Lindberg B et al. *Prevalence of IgA-antigliadin antibodies and IgA-antiendomysium antibodies related to celiac disease in children with Down syndrome.* Pediatrics. 1998; 101: 272-5. http://dx.doi.org/10.1542/peds.101.2.272

190. Carnicer J, Farré C, Varea V, Vilar P, Moreno J, Artigas J. *La prevalencia de la enfermedad celíaca en el síndrome de Down.* Eur J Gastroenterol Hepatol. 2001; 13: 263-7. http://dx.doi.org/10.1097/00042737-200103000-00008

191. Breen EG, Coghlan G, Connolly EC, Stevens FM, McCarthy CF. *Increased association of ulcerative colitis and coeliac disease.* Ir J Med Sci. 1987; 156: 120-1. http://dx.doi.org/10.1007/BF02954635

192. Falchuk KR, Falchuk ZM. *Selective immunoglobulin a deficiency, ulcerative colitis, and gluten-sensitive enteropathy--a unique association.* Gastroenterology. 1975; 69: 503-6.

193. Leeds JS, Höroldt BS, Sidhu R, Hopper AD, Robinson K, Toulson B et al. *Is there an association between coeliac disease and inflammatory bowel diseases? A study of relative prevalence in comparison with population controls.* Scand J Gastroenterol. 2007; 42: 1214-20. http://dx.doi.org/10.1080/00365520701365112

194. Shah A, Mayberry JF, Williams G, Holt P, Loft DE, Rhodes J. *Epidemiological survey of coeliac disease and inflammatory bowel disease in first-degree relatives of coeliac patients.* Q J Med. 1990; 74: 283-8.

195. Einarsdottir E, Koskinen LL, Dukes E, Kainu K, Suomela S, Lappalainen M et al. *IL23R in the Swedish, Finnish, Hungarian and Italian populations: association with IBD and psoriasis, and linkage to celiac disease.* BMC Med Genet. 2009; 10: 8. http://dx.doi.org/10.1186/1471-2350-10-8

196. Glas J, Stallhofer J, Ripke S, Wetzke M, Pfennig S, Klein W et al. *Novel genetic risk markers for ulcerative colitis in the IL2/IL21 region are in epistasis with IL23R and suggest a common genetic background for ulcerative colitis and celiac disease.* Am J Gastroenterol. 2009; 104: 1737-44. http://dx.doi.org/10.1038/ajg.2009.163

197. Wurm P, Dixon AD, Rathbone BJ. *Ulcerative colitis, primary sclerosing cholangitis and coeliac disease: two cases and review of the literature.* Eur J Gastroenterol Hepatol. 2003; 15: 815-7. http://dx.doi.org/10.1097/01.meg.0000059152.68845.53

198. Thompson JS, Lebwohl B, Reilly NR, Talley NJ, Bhagat G, Green PH. *Increased incidence of eosinophilic esophagitis in children and adults with celiac disease.* J Clin Gastroenterol. 2012; 46: e6-e11. http://dx.doi.org/10.1097/MCG.0b013e318221aefd

199. Ooi CY, Day AS, Jackson R, Bohane TD, Tobias V, Lemberg DA. *Eosinophilic esophagitis in children with celiac disease.* J Gastroenterol Hepatol. 2008; 23: 1144-8.
http://dx.doi.org/10.1111/j.1440-1746.2007.05239.x

200. Leslie C, Mews C, Charles A, Ravikumara M. *Celiac disease and eosinophilic esophagitis: a true association.* J Pediatr Gastroenterol Nutr. 2010; 50: 397-9.
http://dx.doi.org/10.1097/MPG.0b013e3181a70af4

201. Ludvigsson JF, Montgomery SM, Ekbom A. *Risk of pancreatitis in 14,000 individuals with celiac disease.* Clin Gastroenterol Hepatol. 2007; 5: 1347-53.
http://dx.doi.org/10.1016/j.cgh.2007.06.002

202. Lähteenoja H, Toivanen A, Viander M, Mäki M, Irjala K, Räihä I et al. *Oral mucosal changes in coeliac patients on a gluten-free diet.* Eur J Oral Sci. 1998; 106: 899-906.
http://dx.doi.org/10.1046/j.0909-8836.1998.eos106501.x

203. Frustaci A, Cuoco L, Chimenti C, Pieroni M, Fioravanti G, Gentiloni N. *Celiac disease associated with autoimmune myocarditis.* Circulation. 2002; 105: 2611-8.
http://dx.doi.org/10.1161/01.CIR.0000017880.86166.87

204. Curione M, Barbato M, De Biase L, Viola F, Lo Russo L, Cardi E. *Prevalence of coeliac disease in idiopathic dilated cardiomyopathy.* Lancet. 1999; 354: 222-3.
http://dx.doi.org/10.1016/S0140-6736(99)01501-9

205. Curione M, Barbato M, Viola F, Francia P, De Biase L, Cucchiara S. *Idiopathic dilated cardiomyopathy associated with coeliac disease: the effect of a gluten-free diet on cardiac performance.* Dig Liver Dis. 2002; 34: 866-9.
http://dx.doi.org/10.1016/S1590-8658(02)80258-4

206. Ludvigsson JF, Montgomery SM, Ekbom A, Brandt L, Granath F. *Small-intestinal histopathology and mortality risk in celiac disease.* JAMA. 2009; 302: 1171-8.
http://dx.doi.org/10.1001/jama.2009.1320

207. Ludvigsson JF, James S, Askling J, Stenestrand U, Ingelsson E. *Nationwide cohort study of risk of ischemic heart disease in patients with celiac disease.* Circulation. 2011; 123: 483-90. http://dx.doi.org/10.1161/CIRCULATIONAHA.110.965624

208. Ludvigsson JF, de Faire U, Ekbom A, Montgomery SM. *Vascular disease in a population-based cohort of individuals hospitalised with coeliac disease.* Heart. 2007; 93: 1111-5.
http://dx.doi.org/10.1136/hrt.2006.097097

209. Olén O, Montgomery SM, Elinder G, Ekbom A, Ludvigsson JF. *Increased risk of immune thrombocytopenic purpura among inpatients with coeliac disease.* Scand J Gastroenterol. 2008; 43: 416-22. http://dx.doi.org/10.1080/00365520701814028

210. Stenhammar L, Ljunggren CG. *Thrombocytopenic purpura and coeliac disease.* Acta Paediatr Scand. 1988; 77: 764-6.
http://dx.doi.org/10.1111/j.1651-2227.1988.tb10749.x

211. Dogan M, Sal E, Akbayram S, Peker E, Cesur Y, Oner AF. *Concurrent celiac disease, idiopathic thrombocytopenic purpura and autoimmune thyroiditis: a case report.* Clin Appl Thromb Hemost. 2011; 17: E13-6. http://dx.doi.org/10.1177/1076029610378502

212 Yamout B, Usta J, Itani S, Yaghi S. *Celiac disease, Behçet, and idiopathic thrombocytopenic purpura in siblings of a patient with multiple sclerosis.* Mult Scler. 2009; 15: 1368-71. http://dx.doi.org/10.1177/1352458509345908

213. Mulder CJ, Gratama JW, Trimbos-Kemper GC, Willemze R, Pena AS. *Thrombocytopenic purpura, coeliac disease and IgA deficiency.* Neth J Med. 1986; 29: 165-6.

214. Kahn O, Fiel MI, Janowitz HD. *Celiac sprue, idiopathic thrombocytopenic purpura, and hepatic granulomatous disease. An autoimmune linkage?* J Clin Gastroenterol. 1996; 23: 214-6. http://dx.doi.org/10.1097/00004836-199610000-00012

215. Williams SF, Mincey BA, Calamia KT. *Inclusion body myositis associated with celiac sprue and idiopathic thrombocytopenic purpura.* South Med J. 2003; 96: 721-3. http://dx.doi.org/10.1097/01.SMJ.0000051148.97720.69

216. Roblin X, Helluwaert F, Bonaz B. *Celiac disease must be evaluated in patients with Sjögren syndrome.* Arch Intern Med. 2004;164: 2387. http://dx.doi.org/10.1001/archinte.164.21.2387-b

217. D'Onofrio F, Miele L, Diaco M, Santoro L, De Socio G, Montalto M et al. *Sjogren's syndrome in a celiac patient: searching for environmental triggers.* Int J Immunopathol Pharmacol. 2006; 19: 445-8.

218. Fracchia M, Galatola G, Corradi F, Dall'Omo AM, Rovera L, Pera A et al. *Coeliac disease associated with Sjögren's syndrome, renal tubular acidosis, primary biliary cirrhosis and autoimmune hyperthyroidism.* Dig Liver Dis. 2004; 36: 489-91. http://dx.doi.org/10.1016/j.dld.2003.10.022

219. Locke III GR, Weaver AL, Melton III LJ, Talley NJ. *Psycochocial factors in functional gastrointestinaldisorders.* Am J Gastroenterol. 2004; 99: 350-7.

220. American College of Gastroenterology Task Force on Irritable Bowel Syndrome, Brandt LJ, Chey WD, Foxx-Orenstein AE, Schiller LR, Schoenfeld PS et al. *An evidence-based position statement on the management of irritable bowel syndrome.* Am J Gastroenterol. 2009; 104(Suppl 1): S1-35.

221. Irritable bowel syndrome in adults: diagnosis and management of irritable bowel syndrome in primary care. 2008.
Disponible en: http://guidance.nice.org.uk/CG61/NICEGuidance/pdf/English.
Fecha último acceso: 21 Enero 2011.

222. Fasano A, Berti I, Gerarduzzi T, Not T, Colletti RB, Drago S. *Prevalence of celiac disease in atrisk and not at-risk groups in the United States. A large multicenter study.* Arch Intern Med. 2003; 163: 286-92. http://dx.doi.org/10.1001/archinte.163.3.286

223. Ford AC, Chey WD, Talley NJ, Malhotra A, Spiegel BM, Moayyedi P. *Yield of diagnostic tests for celiac disease in individuals with symptoms suggestive of irritable bowel syndrome.* Arch Intern Med. 2009; 169: 651-8. http://dx.doi.org/10.1001/archinternmed.2009.22

224. Hopper AD, Cross SS, Hurlstone DP, McAlindon ME, Lobo AJ, Hadjivassiliou M et al. *Pre-endoscopy serological testing for coeliac disease: evaluation of a clinical decision tool.* BMJ. 2007; 334(7596): 729. http://dx.doi.org/10.1136/bmj.39133.668681.BE

225. Tursi A, Brandimarte G, Giorgetti G, Gigliobianco A, Lombardi D, Gasbarrini G. *Low prevalence of antigliadin and antiendomysium antibodies in subclinical/silent celiac disease.* Am J Gastroenterol. 2001; 96: 1507-10. http://dx.doi.org/10.1111/j.1572-0241.2001.03744.x

226. Dickey W, Hughes DF, McMillan SA. *Reliance on serum endomysial antibody testing underestimates the true prevalence of coeliac disease by one fifth.* Scand J Gastroenterol 2000; 35: 181-3. http://dx.doi.org/10.1080/003655200750024362

227. Salmi TT, Collin P, Korponay-Szabó IR, Laurila K, Partanen J, Huhtala H et al. *Endomysial antibody-negative coeliac disease: clinical characteristics and intestinal autoantibody deposits.* Gut. 2006; 55: 1746-53. http://dx.doi.org/10.1136/gut.2005.071514

228. Alcedo J, Montoro M. *El enfermo con dispepsia*. En Montoro M, García Pagan J (eds.). Gastroenterologia y Hepatología: Problemas comunes en la práctica clínica. 2 ed. Barcelona: Jarpyo, 2011: 37-60.

229. Protocolo de diagnóstico precoz del Ministerio de Sanidad y Consumo de España. Disponible en: http://bit.ly/13lVaO6

230. Evans KE, Sanders DS. *Celiac Disease*. Gastroenterolol Clin North Am. 2012; 41: 639-50. http://dx.doi.org/10.1016/j.gtc.2012.06.004

231. Evans KE, Hadjivassiliou M, Saunders D. *Recognising Coeliac Disease in Eastern Europe-the Hidden Epidemic in our Midst?* J Gastrointest Liver Dis. 2011; 20: 117-8.

232. Catassi C, Fasano A. *Celiac disease diagnosis: simple rules are better than complicated algorithms*. Am J Med. 2010; 123: 691-3. http://dx.doi.org/10.1016/j.amjmed.2010.02.019

233. Hill PG, Holmes GK. *Coeliac disease: a biopsy is not always necessary for diagnosis*. Alimen Pharmacol Ther. 2008; 27: 572-7. http://dx.doi.org/10.1111/j.1365-2036.2008.03609.x

234. Salmi TT, Collin P, Järvinen O, Haimila K, Partanen J, Laurila K et al. *Immunoglobulin A autoantibodies against transglutaminase 2 in the small intestinal mucosa predict forthcoming celiac disease*. Aliment Pharmacol Ther. 2006; 2: 541-52. http://dx.doi.org/10.1111/j.1365-2036.2006.02997.x

235. Abrams JA, Diamond B, Rotterdam H, Green PH. *Seronegative celiac: increased prevalence with lesser degrees of villous atrophy*. Dig Dis Sci. 2004; 49: 456-0. http://dx.doi.org/10.1023/B:DDAS.0000026296.02308.00

236. Lewis NR, Scott BB. *Systematic review: the use of serology to exclude or diagnose coeliac disease (a comparison of the endomysial and tissue transglutaminase antibody tests)*. Aliment Pharmacol Ther. 2006; 24: 47-54. http://dx.doi.org/10.1111/j.1365-2036.2006.02967.x

237. Tursi A, Giorgetti G, Brandimarte G, Rubino E, Lombardi D, Gasbarrini G. *Prevalence and clinical presentation of subclinical/silent celiac disease in adults: an analysis on a 12-year observation*. Hepatogastroenterology. 2001; 48: 462-4.

238. Tursi A, Brandimarte G, Giorgetti GM. *Prevalence of antitissue transglutaminase antibodies in different degrees of intestinal damage in celiac disease*. J Clin Gastroenterol. 2003; 36: 219-21. http://dx.doi.org/10.1097/00004836-200303000-00007

239. Rostami K, Kerckhaert J, Tiemessen R, von Blomberg BM, Meijer JW, Mulder CJ. *Sensitivity of antiendomysium and antigliadin antibodies in untreated celiac disease: disappointing in clinical practice*. Am J Gastroenterol. 1999; 94: 888-94. http://dx.doi.org/10.1111/j.1572-0241.1999.983_f.x

240. Evans KE, Sanders DS. *What is the use of biopsy and antibodies in coeliac disease diagnosis?* J Intern Med. 2011; 269: 572-81. http://dx.doi.org/10.1111/j.1365-2796.2011.02380.x

241. Kurppa K, Collin P, Viljamaa M, Haimila K, Saavalainen P, Partanen J. *Diagnosing mild enteropathy celiac disease: a randomized, controlled clinical study*. Gastroenterology. 2009; 136: 816-23. http://dx.doi.org/10.1053/j.gastro.2008.11.040

242. Tursi A, Brandimarte G. *The symptomatic and histologic response to a gluten-free diet in patients with borderline enteropathy*. J Clin Gastroenterol. 2003; 36: 13-7. http://dx.doi.org/10.1097/00004836-200301000-00006

243. Salmi TT, Collin P, Reunala T Mäki M, Kaukinen K. *Diagnosis methods beyond conventional histology.* Dig Liver Dis. 2010; 42: 28-32. http://dx.doi.org/10.1016/j.dld.2009.04.004

244. Karell K, Louka AS, Moodie SJ, Ascher H, Clot F, Greco L et al. *HLA type in celiac disease patients not carrying the DQA1*05-DQB1*02 (DQ2) heterodimer: results from the European Genetics Cluster on Celiac Disease.* Hum Immunol. 2003; 64: 469-477. http://dx.doi.org/10.1016/S0198-8859(03)00027-2

245. Biagi F, Bianchi PI, Campanella J, Badulli C, Martinetti M, Klersy C et al. *The prevalence and the causes of minimal intestinal lesions in patients complaining of symptoms suggestive of enteropathy: a follow-up study.* J Clin Pathol. 2008; 61: 1116-8. http://dx.doi.org/10.1136/jcp.2008.060145

246. Rubio-Tapia A, Rahim MW, See JA, Lahr BD, Wu TT, Murray JA. *Mucosal recovery and mortality in adults with celiac disease after treatment with a gluten-free diet.* Am J Gastroenterol. 2010; 105: 1412-20. http://dx.doi.org/10.1038/ajg.2010.10

247. Lanzini A, Lanzarotto F, Villanacci V, *Complete recovery of intestinal mucosa occurs very rarelyet al. Complete recovery of intestinal mucosanoccurs very rarely in adult coeliac patients despite adherence to gluten-free diet.* Aliment Pharmacol Ther. 2009; 29: 1299-308. http://dx.doi.org/10.1111/j.1365-2036.2009.03992.x

248. Mooney PD, Evans KE, Singh S, Sanders DS. *Treatment failure in coeliac disease: a practical guide to investigation and treatment of non-responsive and refractory coeliac disease.* J Gastrointestin Liver Dis. 2012; 21: 197-203.

249. Rubio-Tapia A, Murray JA. *Classification and management of refractory coeliac disease.* Gut. 2010; 59: 547-57. http://dx.doi.org/10.1136/gut.2009.195131

250. Abdulkarim AS, Burgart LJ, See J, Murray JA. *Etiology of nonresponsive celiac disease: results of a systematic approach.* Am J Gastroenterol. 2002; 97: 2016-21. http://dx.doi.org/10.1111/j.1572-0241.2002.05917.x

251. Leffler DA, Dennis M, Hyett B, Kelly E, Schuppan D, Kelly CP. *Etiologies and predictors of diagnosis in nonresponsive celiac disease.* Clin Gastroenterol Hepatol. 2007; 5: 445-50. http://dx.doi.org/10.1016/j.cgh.2006.12.006

252. Roshan B, Leffler DA, Jamma S, Dennis M, Sheth S, Falchuk K et al. *The incidence and clinical spectrum of refractory celiac disease in a North American referral center.* Am J Gastroenterol. 2011; 106: 923-8. http://dx.doi.org/10.1038/ajg.2011.104

253. Hall NJ, Rubin G, Charnock A. *Systematic review: adherence to a gluten-free diet in adult patients with coeliac disease.* Aliment Pharmacol Ther. 2009; 30: 315-30. http://dx.doi.org/10.1111/j.1365-2036.2009.04053.x

254. O'Leary C, Wieneke P, Healy M, Cronin C, O'Regan P, Shanahan F. *Celiac disease and the transition from childhood to adulthood: a 28-year follow-up.* Am J Gastroenterol. 2004; 99: 2437-41. http://dx.doi.org/10.1111/j.1572-0241.2004.40182.x

255. Leffler DA, Edwards-George J, Dennis M, Schuppan D, Cocinero F, Franko DL et al. *Factors that influence adherence to a gluten-free diet in adults with celiac disease.* Dig Dis Sci. 2008; 53: 1573-81. http://dx.doi.org/10.1007/s10620-007-0055-3

256. Akobeng AK, Thomas AG. *Systematic review: tolerable amount of gluten for people with coeliac disease.* Aliment Pharmacol Ther. 2008; 27: 1044-52. http://dx.doi.org/10.1111/j.1365-2036.2008.03669.x

257. Bardella MT, Velio P, Cesana BM, Prampolini L, Casella G, Di Bella C et al. *Coeliac disease: a histological follow-up study.* Histopathology. 2007; 50: 465-71. http://dx.doi.org/10.1111/j.1365-2559.2007.02621.x

258. Evans KE, Sanders DS. *Joint BAPEN and British Society of Gastroenterology Symposium on 'Coeliac disease: basics and controversies'. Coeliac disease: optimising the management of patients with persisting symptoms?* Proc Nutr Soc. 2009; 68: 242-8.
http://dx.doi.org/10.1017/S0029665109001360

259. Fine KD, Meyer RL, Lee EL. *The prevalence and causes of chronic diarrhea in patients with celiac sprue treated with a gluten-free diet.* Gastroenterology. 1997; 112: 1830-38.
http://dx.doi.org/10.1053/gast.1997.v112.pm9178673

260. Leeds JS, Hopper AD, Hurlstone DP, Edwards SJ, McAlindon ME, Lobo AJ et al. *Is exocrine pancreatic insufficiency in adult coeliac disease a cause of persisting symptoms?* Aliment Pharmacol Ther. 2007; 25: 265-71.
http://dx.doi.org/10.1111/j.1365-2036.2006.03206.x

261. Carroccio A, Iacono G, Lerro P, Cavataio F, Malorgio E, Soresi M et al. *Role of pancreatic impairment in growth recovery during gluten-free diet in childhood celiac disease.* Gastroenterology. 1997; 112: 1839-44.
http://dx.doi.org/10.1053/gast.1997.v112.pm9178674

262. Tursi A, Brandimarte G, Giorgetti G. *High prevalence of small intestinal bacterial overgrowth in celiac patients with persistence of gastrointestinal symptoms after gluten withdrawal.* Am J Gastroenterol. 2003; 98: 839-43.
http://dx.doi.org/10.1111/j.1572-0241.2003.07379.x

263. Riordan SM, McIver CJ, Walker BM, Duncombe VM, Bolin TD, Thomas MC. *The lactulose breath hydrogen test and small intestinal bacterial overgrowth.* Am J Gastroenterol. 1996; 91: 1795-803.

264. Corazza GR, Strocchi A, Gasbarrini G. *Fasting breath hydrogen in celiac disease.* Gastroenterology. 1987; 93: 53-8.

265. Rubio-Tapia A, Barton SH, Rosenblatt JE, Murray JA. *Prevalence of small intestine bacterial overgrowth diagnosed by quantitative culture of intestinal aspirate in celiac disease.* J Clin Gastroenterol. 2009; 43: 157-161.
http://dx.doi.org/10.1097/MCG.0b013e3181557e67

266. Chang MS, Minaya MT, Cheng J, Connor BA, Lewis SK, Green PH et al. *Double-blind randomized controlled trial of rifaximin for persistent symptoms in patients with celiac disease.* Dig Dis Sci. 2011; 56: 2939-46. http://dx.doi.org/10.1007/s10620-011-1719-6

267. Stewart M, Andrews CN, Urbanski S, Beck PL, Storr M. *The association of coeliac disease and microscopic colitis: a large population-based study.* Aliment Pharmacol Ther. 2011; 33: 1340-9. http://dx.doi.org/10.1111/j.1365-2036.2011.04666.x

268. O'Mahony S, Howdle PD, Losowsky MS. *Review article: management of patients with non-responsive coeliac disease.* Aliment Pharmacol Ther. 1996; 10: 671-80.
http://dx.doi.org/10.1046/j.1365-2036.1996.66237000.x

269. Gomollón F. *Enfermedad celíaca.* En Montoro M, García Pagán JC et al (eds). Gastroenterología y Hepatología. Problemas Comunes en la Práctica Clínica (2ª ed.). Barcelona: Jarpyo editores. 2012: 331-46.

270. Molberg O, Uhlen AK, Jensen T, Flaete NS, Fleckenstein B, Arentz-Hansen H et al. *Mapping of gluten T-cell epitopes in the bread wheat ancestors: implications for celiac disease.* Gastroenterology. 2005; 128: 393-401.
http://dx.doi.org/10.1053/j.gastro.2004.11.003

271. van den Broeck HC, van Herpen TW, Schuit C et al. *Removing celiac disease-related gluten proteins from bread wheat while retaining technological properties: a study with Chinese Spring deletion lines.* BMC Plant Biol. 2009; 9: 41.
http://dx.doi.org/10.1186/1471-2229-9-41

272. Piper JL, Gray GM, Khosla C. *Effect of prolyl endopeptidase on digestive-resistant gliadin peptides in vivo.* J Pharmacol Exp Ther. 2004; 311: 213-9.
http://dx.doi.org/10.1124/jpet.104.068429

273. Shan L, Marti T, Sollid LM, Gray GM, Khosla C. *Comparative biochemical analysis of three bacterial prolyl endopeptidases: implications for coeliac sprue.* Biochem. 2004; 383: 311-8. http://dx.doi.org/10.1042/BJ20040907

274. Marti T, Molberg O, Li Q, Gray GM, Khosla C, Sollid LM. *Prolyl endopeptidase-mediated destruction of T cell epitopes in whole gluten: chemical and immunological characterization.* J Pharmacol Exp Ther. 2004; 312: 19-26.
http://dx.doi.org/10.1124/jpet.104.073312

275. Pyle GG, Paaso B, Anderson BE, Allen DD, Marti T, Li Q. *Effect of pretreatment of food gluten with prolyl endopeptidase on gluten induced malabsorption in celiac sprue.* Clin Gastroenterol Hepatol. 2005; 3: 687-94.
http://dx.doi.org/10.1016/S1542-3565(05)00366-6

276. Tye-Din JA, AndersonRP, FfrenchRA, Brown GJ, Hodsman P, Siegel M. *The effects of ALV003 pre-digestion of gluten on immune response and symptoms in coeliacdisease in vivo.* Clin Immunol. 2010; 134: 289-95. http://dx.doi.org/10.1016/j.clim.2009.11.001

277. Fasano A, Not T, Wang W, Uzzau S, Berti I, Tommasini A et al. *Zonulin, a newly discovered modulator of intestinal permeability, and its expression in coeliac disease.* Lancet. 2000; 355: 1518-9. http://dx.doi.org/10.1016/S0140-6736(00)02169-3

278. Paterson BM, Lammers KM, Arrieta MC, Fasano A, Meddings JB. *The safety, tolerance, pharmacokinetic and pharmacodynamic effects of single doses of AT-1001 in celiac disease subjects: a proof of concept study.* Aliment Pharmacol Ther. 2007; 26: 757-66.
http://dx.doi.org/10.1111/j.1365-2036.2007.03413.x

279. Szondy Z Nemeth T, Piacentini M, Mastroberardino PG. *Transglutaminase 2–/– mice reveal a phagocytosis-associated crosstalk between macrophages and apoptotic cells.* Proc Natl Acad Sci. 2003; 100: 7812-7. http://dx.doi.org/10.1073/pnas.0832466100

280. Choi K, Siegel M, Piper J, Nemeth T, Piacentini M, Mastroberardino PG et al. *Chemistry and biology of dihydroisoxazole derivatives: selective inhibitors of human transglutaminase 2.* Chem Biol. 2005; 12: 469-75.
http://dx.doi.org/10.1016/j.chembiol.2005.02.007

281. Shweke N, Boulos N, Jouanneau C, Vandermeersch S, Melino G, Dussaule JC. *Tissue transglutaminase contributes to interstitial renal fibrosis by favoring accumulation of fibrillar collagen through TGF-beta activation and cell infiltration.* Am J Pathol. 2008; 173: 631-42. http://dx.doi.org/10.2353/ajpath.2008.080025

282. Shao M, Cao L, Shen C, Vandermeersch S, Melino G, Dussaule JC et al. *Epithelial-to-mesenchymal transition and ovarian tumor progression induced by tissue transglutaminase.* Cancer Res. 2009; 69: 9192-201.
http://dx.doi.org/10.1158/0008-5472.CAN-09-1257

283. Ruan Q, Johnson GV. *Transglutaminase 2 in neurodegenerative disorders.* Front Biosci. 2007; 12: 891-904. http://dx.doi.org/10.2741/2111

284. Xia J, Siegel M, Bergseng E, Sollid LM, Khosla C. *Inhibition of HLA-DQ2-mediated antigen presentation by analogues of a high affinity 33-residue peptide from alpha2-gliadin.* J Am Chem Soc. 2006; 128: 1859-67. http://dx.doi.org/10.1021/ja056423o

285. Jüse U, van de Wal Y, Koning F, Sollid LM, Fleckenstein B. *Design of new high-affinity peptide ligands for human leukocyte antigen-DQ2 using a positional scanning peptide library.* Hum Immunol. 2010; 71: 475-81.
http://dx.doi.org/10.1016/j.humimm.2010.01.021

286. Schuppan D, Junker Y, Barisani D. *Celiac disease: from pathogenesis to novel therapies.* Gastroenterology. 2009; 137: 1912-33. http://dx.doi.org/10.1053/j.gastro.2009.09.008

287. Reinisch W, de Villiers W, Bene L, Simon L, Rácz I, Katz S et al. *Fontolizumab inmoderate to severe Crohn's disease: a phase 2, randomized, double-blind, placebo-controlled, multiple-dose study.* Inflamm Bowel Dis. 2010; 16(2): 233-42.
http://dx.doi.org/10.1002/ibd.21038

288. Costantino G, della Torre A, Lo Presti MA, Caruso R, Mazzon E, Frites W et al. *Treatment of life threatening type I refractory celiac disease with long-term infliximab.* Dig Liver Dis. 2008; 40: 74-7. http://dx.doi.org/10.1016/j.dld.2006.10.017

289. Di Sabatino A, Ciccocioppo R, Cupelli F, Cinque B, Millimaggi D, Clarkson MM et al. *Epithelium derived interleukin 15 regulates intraepithelial lymphocyte Th1 cytokine production, cytotoxicity, and survival in coeliac disease.* Gut. 2006; 55: 469-77.
http://dx.doi.org/10.1136/gut.2005.068684

290. Malamut G, El Machhour R, Montcuquet N, Martin-Lannerée S, Dusanter-Fourt I, Verkarre V et al. *IL-15 triggers an antiapoptotic pathway in human intraepithelial lymphocytes that is a potential new target in celiac disease associated inflammation and lymphomagenesis.* J Clin Invest. 2010; 120: 2131-43.
http://dx.doi.org/10.1172/JCI41344

291. Ghosh S, Goldin E, Gordon FH, Malchow HA, Rask-Madsen J, Rutgeerts P et al. *Natalizumab for active Crohn's disease.* N Engl J Med. 2003; 348: 24-32.
http://dx.doi.org/10.1056/NEJMoa020732

Capítulo 13

Enfermedad celíaca tipo Marsh 1: Diagnóstico y respuesta

Fernando Fernández Bañares, Meritxell Mariné, Mercè Rosinach, Anna Carrasco, Maria Esteve

Servicio de Digestivo, Hospital Universitario Mútua Terrassa, Universidad de Barcelona, CIBERehd, Terrassa, Barcelona, España.

ffbanares@mutuaterrassa.es, mmarine@mutuaterrassa.es, mrosinach@mutuaterrassa.es, acarrasco@mutuaterrassa.es, mariaesteve@mutuaterrassa.es

Doi: http://dx.doi.org/10.3926/oms.125

Referenciar este capítulo

Fernández Bañares F, Mariné M, Rosinach M, Carrasco A, Esteve M. Enfermedad celíaca tipo Marsh 1: Diagnóstico y respuesta. En Rodrigo L y Peña AS, editores. *Enfermedad celíaca y sensibilidad al gluten no celíaca*. Barcelona, España: OmniaScience; 2013. p. 285-298.

F. Fernández Bañares, M. Mariné, M. Rosinach, A. Carrasco, M. Esteve

Resumen

La clasificación de Marsh distingue tres subtipos de enfermedad celíaca (EC), entre las cuales la enteropatía sensible al gluten con una lesión histológica tipo Marsh 1 es la de más difícil diagnóstico. A diferencia de la lesión tipo Marsh 3, que suele corresponder prácticamente siempre a enfermedad celíaca (EC), la lesión Marsh 1 dispone de un diagnóstico diferencial más amplio. Este hecho es debido a la ausencia de anticuerpos típicos de la EC hasta en un 80% de pacientes con lesión Marsh 1. Todo ello supone que establecer el diagnóstico de enteropatía sensible al gluten en lesiones tipo Marsh 1 sea un reto para el clínico. En los últimos años han aparecido nuevas técnicas diagnósticas para ayudar a distinguir la enteropatía Marsh 1 celíaca de la no celíaca. Así, la presencia de depósitos subepiteliales de transglutaminasa IgA o un aumento de linfocitos intraepiteliales que expresan TCR gamma/delta en la mucosa duodenal se consideran parámetros sugestivos de EC. Otro punto importante es establecer qué pacientes con lesión Marsh 1 deben ser tratados. Es notable destacar que hasta un 50% de pacientes con lesiones mínimas presentan igual sintomatología que aquellos con lesión Marsh 3, hecho que hace pensar que se beneficiarán de una DSG. En definitiva, el diagnóstico de la EC no puede basarse en una sola prueba y requiere una buena interpretación de los criterios clínicos, serológicos, genéticos e histológicos, así como la respuesta a la DSG.

Abstract

The histological Marsh classification distinguishes three types of lesion, being gluten-sensitive enteropathy Marsh type 1 lesion the most difficult to diagnose. Unlike Marsh 3 lesion, of which almost always corresponds to celiac disease, Marsh 1 lesion has a wider differential diagnosis. This fact is further compounded by the absence of celiac disease-specific antibodies in up to 80% of patients with a Marsh 1 lesion. For all these reasons, the diagnosis of gluten-sensitive enteropathy in Marsh type 1 lesions has become a challenge for clinicians. In recent years, new diagnostic techniques have emerged in order to distinguish gluten-depending from non-gluten depending Marsh 1 lesions. In this sense, the presence of transglutaminase IgA subepithelial deposits or increased intraepithelial lymphocytes expressing TCR gamma/delta in the duodenal mucosa strongly suggest the diagnosis of celiac disease. Another important point is to stablish which patients with a Marsh type 1 lesion should be treated. It is notable that up to 50% of patients with minimal lesions present the same symptoms as those with Marsh 3 lesion, a fact that suggests that they benefit from a Gluten Free-Diet (GFD) . Ultimately, the diagnosis of celiac disease can not rely on the result of a single test and requires a good understanding of the clinical, serological, genetic and histological criteria and the response to GFD.

1. Introducción

La enfermedad celíaca (EC) es una enteropatía producida por una reacción inmunológica desencadenada por el gluten de la dieta, proteína contenida en el trigo, cebada y centeno y que se desarrolla en individuos genéticamente predispuestos. Desde la primera descripción de la lesión morfológica por John Paulley en 1954, el diagnóstico de la EC se ha basado precisamente en la demostración de la característica lesión del intestino delgado gluten dependiente. Y este concepto general básico sigue siendo vigente. Sin embargo, el descubrimiento de métodos diagnósticos precisos (serológicos y genéticos) en las últimas décadas ha permitido identificar mediante técnicas de cribado poblacional o de grupos de riesgo gran cantidad de pacientes con formas silenciosas o paucisintomáticas. Esto ha permitido saber que la EC no es una enfermedad rara, que el espectro de manifestaciones clínicas, tanto por el tipo como por la gravedad, es muy amplio, y que no siempre hay relación entre la gravedad de la lesión histológica y la gravedad e intensidad de las manifestaciones clínicas. En este sentido, un cambio importante en los criterios diagnósticos de la EC ha sido la progresiva aceptación de que las formas de enteropatía histológicamente leve (lesiones tipo Marsh 1, también denominadas enteritis linfocítica, enteropatía linfocítica o duodenosis linfocítica) forman parte del espectro de la EC y se han de tratar como tal cuando producen síntomas o signos clínicamente relevantes.

2. Espectro histológico de la enfermedad celíaca

En 1992 Michael N. Marsh publicó una clasificación del grado de lesión histológica basada en los resultados de estudios dinámicos de provocación con gluten que permitieron describir todo el espectro de la lesión histológica.[1] Esta clasificación posteriormente modificada por Oberhuber, Granditsch y Vogelsang es la que más aceptación ha tenido entre clínicos y patólogos.[2] Sin embargo, se han propuesto clasificaciones más sencillas, con menos categorías de gravedad, lo que permite una mayor reproducibilidad y grado de concordancia entre patólogos (Tabla 1).[3,4] En estas clasificaciones más recientes se han eliminado el tipo 2 o hiperplasia de criptas, ya que esta fase de lesión histológica es muy inestable (se detecta fugazmente durante la progresión de la lesión a atrofia)[1] y la de tipo 4 (relacionada con formas de EC refractaria) que generalmente se diagnostica con técnicas citométricas y de inmunohistoquímica mostrando una expansión clonal aberrante.[4]

En la clasificación más reciente, Ensari propone mantener los mismos niveles de gravedad de lesión que la clasificación de Corazza pero cambia el término "grado" por "tipo" para evitar el uso de un término que los patólogos utilizan para la gradación de tumores.[4]

Así, la clasificación más reciente prevé 3 niveles de gravedad de lesión:

Tipo 1: Estructura vellositaria conservada con aumento de linfocitos intraepiteliales (enteropatía linfocítica, duodenosis linfocítica o enteritis linfocítica) y los escasos casos detectados con hiperplasia de criptas.
Tipo 2: Acortamiento de las vellosidades (< 3:1 o < 2:1 en bulbo duodenal) más los hallazgos del tipo 1.
Tipo 3: Aplanamiento total de vellosidades más los hallazgos del tipo 1.

Un aspecto esencial del diagnóstico anatomopatológico es establecer el límite de normalidad de la mucosa intestinal y esto es particularmente importante en las lesiones con arquitectura vellositaria conservada. El límite de normalidad más generalmente aceptado para el número de linfocitos intraepiteliales es el de 25 por 100 células epiteliales[5-7] y se aconseja realizar sistemáticamente una inmunotinción para CD3 lo que permite una mejor diferenciación entre los linfocitos y los núcleos de las células epiteliales.[4] Para facilitar el recuento celular se ha propuesto la valoración de 20 enterocitos en 5 vellosidades bien orientadas considerando como límite de la normalidad el hallazgo de menos de 5 linfocitos por 20 enterocitos.[4]

Marsh 1992[1]	Oberhuber et al. 1999[2]	Corazza & Villanaci 2005[3]	Ensari 2010[4]
Tipo 1 Lesión infiltrativa	Tipo 1 Lesión infiltrativa	Grado A Lesión infiltrativa	Tipo 1 Lesión infiltrativa
Tipo 2 Hiperplasia criptas	Tipo 2 Hiperplasia criptas	Desaparece Se une al grado A	Desaparece Se une al grado A
Tipo 3: Atrofia	Tipo 3: Atrofia	Atrofia	Atrofia
	Tipo 3A: Parcial Tipo 3B: Subtotal Tipo 3C: Total	Grado B1 Grado B1 Grado B2	Tipo 2 Tipo 2 Tipo 3
Tipo 4 Lesión destructiva	Tipo 4 Lesión destructiva	Obsoleta	Obsoleta

Tabla 1. Esquemas de clasificación para la evaluación histopatológica de la enteropatía sensible al gluten.

3. Definición de las lesiones tipo Marsh 1 y diagnóstico diferencial de la enteropatía linfocítica

El espectro de lesión histopatológica de la enteropatía sensible al gluten no es patognomónico de esta entidad, puesto que otras entidades pueden producir lesiones microscópicas indistinguibles (Tabla 2).[4,8,9] El diagnóstico diferencial es incluso más amplio para las lesiones mínimas con arquitectura vellositaria conservada que para la atrofia. Las lesiones tipo enteropatía linfocítica pueden ser el resultado de una respuesta inespecífica y transitoria del intestino a múltiples noxas (alérgicas, infecciosas, tóxicas). En muchos casos la frecuencia de estas alteraciones y la relevancia clínica no está bien establecida. Sin embargo, en los casos en que se ha realizado un estudio sistemático para determinar la frecuencia y gravedad de la lesión asociada a un determinado agente causal, como es el caso de la parasitosis por *Giardia lamblia* se ha observado que la atrofia y la linfocitosis intraepitelial raramente están producidas por este parásito.[10]

Las enfermedades que ocasionan atrofia de vellosidades, aparte de la EC, son generalmente muy poco frecuentes como la enfermedad de inclusión de los microvilli, la enteropatía neonatal o la enteropatía autoinmune que afecta fundamentalmente a niños. En los países desarrollados las infecciones gastrointestinales que ocasionan atrofia son además mucho menos frecuentes que en los países en vías de desarrollo. En cambio, el diagnóstico diferencial con la enteropatía linfocítica es más difícil.[11-16] La enteropatía linfocítica producida por *Helicobacter pylori* constituye un reto diagnóstico y de la misma manera que la producida por la sensibilidad al gluten, puede ser clínicamente relevante. Establecer un diagnóstico etiológico es por tanto esencial. Otras causas frecuentes de enteropatía linfocítica que se deben descartar son la lesión por AINEs, la hipersensibilidad alimentaria en niños, la parasitosis por *Blastocystis hominis* y la enfermedad de Crohn. Actualmente llegar a un diagnóstico etiológico puede prolongarse en el tiempo ya que se necesita determinar la respuesta a la aplicación de tratamientos secuenciales y requiere mucha motivación, aceptación y disciplina, tanto por parte del paciente como del médico.[15-17] En los próximos años las investigaciones en este campo deben centrarse en el hallazgo de marcadores celulares (inmunohistoquímicos y citométricos) y/o moleculares que permitan establecer el diagnóstico etiológico en el momento basal sin necesidad de tener que esperar a la respuesta al tratamiento específico.

Linfocitosis intraepitelial (Tipo 1)	Atrofia (Tipo 2 y 3)
• Gastroduodenitis por *H pylori* • Hipersensibilidad alimentaria • Infecciones (Víricas, parasitarias, bacterianas) • Sobrecrecimiento bacteriano • Fármacos (principalmente AINEs) • Déficit de IgA • Inmunodeficiencia común variable • Enfermedad de Crohn	• Enfermedad de inclusión de microvilli • Enteropatía autoinmune • Esprúe Tropical • Esprúe colágena • Celiaquía refractaria (incluyendo linfoma de linfocitos T asociado a enteropatía). • Lesiones por irradiación y/o quimioterapia. • Enfermedad de injerto contra huésped • Déficits nutricionales.

Tabla 2. *Diagnóstico diferencial histopatológico de la Enteropatía Sensible al Gluten.* [4,8,9,11-17]

4. Criterios diagnósticos de celiaquía en un paciente con una lesión tipo enteropatia linfocítica

Recientemente se ha considerado que para realizar un diagnóstico de EC es necesaria la presencia de 4 de los 5 criterios diagnósticos descritos en la Tabla 3. Es lo que se ha denominado la regla "4 de 5".[18] Según estos criterios, los pacientes con lesiones tipo Marsh 1 pueden ser diagnosticados de EC cuando presentan anticuerpos séricos propios de la EC (anti-antiendomisio IgA, anti-transglutaminasa IgA o anti-gliadina deamidada) o en caso de serología negativa cuando presentan depósitos subepiteliales de transglutaminasa IgA. Los recientes criterios diagnósticos de la ESPGHAN, para EC en niños y adolescentes, abundan en este sentido.[19]

Sin embargo, es bien conocido que la serología celiaca es, a menudo, negativa en las formas menores de EC: en un 30% de los pacientes con atrofia parcial de vellosidades y hasta en un 80% de aquellos con lesiones tipo Marsh 1.[20,21] En estos pacientes se han realizados sobrecargas de gluten para ver si empeora el grado de lesión histológica o si los anticuerpos se positivizan,[15,22] lo que sería diagnóstico de EC. Por otro lado, la presencia de depósitos subepiteliales de transglutaminasa IgA o un aumento de linfocitos intraepiteliales que expresan el TCR gamma/delta se ha considerado sugestivo de celiaquía.[19,23,24] Para la realización de estas nuevas técnicas diagnósticas es necesario la obtención de muestras de mucosa duodenal que se congelan inmediatamente en nitrógeno líquido y se procesan mediante inmunofluorescencia con microscopía confocal para la determinación de los depósitos subepiteliales o mediante inmunohistoquímica para los TCR gamma/delta.

• Síntomas típicos de enfermedad celíaca*
• Anticuerpos séricos de celiaquía de clase IgA positivos a títulos altos ᵈ
• Haplotipos HLA-DQ2 o DQ8**
• Enteropatía tipo celiaco en la biopsia de intestino delgado ᵈᵈ
• Respuesta a la DSG***

*Ejemplos: diarrea crónica, retraso de crecimiento en niños o pérdida de peso en adultos, anemia por déficit de hierro.
ᵈ10 x valor superior de normalidad (clase IgG en sujetos con déficit de IgA).
**También con sólo la mitad del heterodímero (HLA-DQB1*02 positivo).
ᵈᵈIncluyendo lesiones Marsh 1 a 3 asociadas a serología celíaca positiva a títulos bajos/altos; y lesiones Marsh 1 a 3 asociadas a depósitos subepiteliales de IgA.
***Respuesta clínica y histológica en pacientes con serología negativa.

Tabla 3. Criterios diagnósticos de enfermedad celíaca: Regla del "4 de 5".[18]

La respuesta a la DSG es un criterio diagnóstico importante en pacientes con lesiones tipo Marsh 1, siendo indispensable documentar la respuesta histológica en aquellos pacientes con serología negativa para el diagnóstico adecuado de la EC. En estudios de investigación nuestro grupo ha utilizado los siguientes criterios para considerar que se produce una respuesta histológica completa o parcial a la DSG:[25] a) Respuesta completa: Evolución de los tipos 3, 2 y 1 de Marsh-Oberhuber a Tipo 0 o en el tipo 1 al menos una reducción de más del 50% del número de linfocitos intraepitelilales respecto a la biopsia basal; b) Respuesta parcial: Mejora del grado de atrofia (tipo 3C a 3B-3A de Marsh-Oberhuber o de tipo 3 a tipo 2 de Ensari) y en el caso de pacientes con una biopsia basal de tipo 1, al menos una reducción de los linfocitos intraepiteliales del 25% al 50% respecto de la biopsia basal. Dada la posible existencia de lesión parcheada y para valorar adecuadamente la respuesta es necesario identificar de forma clara la localización (bulbo, duodeno distal o yeyuno) de la toma de las muestras tanto en la biopsia basal como en las biopsias de control. Estos criterios pueden ser útiles y aplicables en la práctica clínica habitual.

El momento adecuado para la realización de la biopsia de seguimiento después del inicio de la dieta sin gluten no ha sido bien establecido, incluso en los pacientes con atrofia vellositaria. En una reciente revisión sistemática de la literatura se recomienda no practicarla antes de 1 a 2 años del inicio de la dieta.[26] Si hay curación mucosa no está justificado realizar más biopsias, salvo que aparezcan cambios en el estado clínico. Si la mejoría histológica es incompleta, probablemente sería necesario realizar un nuevo control en otros 1 a 2 años.

4.1. Utilidad de la determinación de linfocitos intraepiteliales γδ+

La determinación de los linfocitos intraepiteliales γδ+ se considera de utilidad en los casos dudosos o problemáticos.[27] En los pacientes con EC estas células T γδ+ están aumentados en todas las fases de la enfermedad, tanto en la EC no tratada como con dieta sin gluten.[27] Asimismo, se ha visto que se hallan aumentados en la EC potencial y latente.[28,29] Este aumento de células T γδ+ no se ha observado en otras enfermedades intestinales comunes siendo posible afirmar que la EC es la única enfermedad en que se hallan aumentadas de forma sistemática, permanente e intensa.[27]

Se ha detectado aumento de este tipo de células en la mayoría de pacientes con enteropatía leve.[30] Por tanto, su determinación puede ser útil en el diagnóstico diferencial de la enteropatía linfocítica.

4.2. Utilidad diagnóstica de los depósitos subepiteliales de transglutaminasa tisular IgA

Se ha demostrado que la producción de autoanticuerpos en la EC se produce a nivel local en la mucosa del intestino delgado, desde donde se produce su paso a la sangre. Sin embargo, además de detectarse en la circulación, estos autoanticuerpos se mantienen secuestrados en el lugar de producción. En la EC no tratada es posible detectar depósitos de tTG IgA en la mucosa intestinal de manera subepitelial y alrededor de los vasos sanguíneos.[31] Es interesante destacar que es posible detectar estos depósitos en pacientes con EMA positivo y sin atrofia de vellosidades[30,32,33] e incluso en pacientes con serología negativa y lesiones tipo Marsh 1-3.[34-36]

En una serie reciente de EC no tratada se evidenció que el 100% de 261 pacientes con atrofia vellositaria presentaban depósitos de tTG IgA subepiteliales (9% tenían EMA sérico negativo), en un 90% con intensidad moderada a fuerte. En contraste, el 18% de los controles presentó depósitos que fueron de intensidad leve. Después de la dieta sin gluten se apreció una disminución gradual de la intensidad de los depósitos, que persistían positivos en un 56% de los pacientes a largo plazo. La sensibilidad y especificidad de estos depósitos para el diagnóstico de EC fue del 100% y 82%, en cambio, la sensibilidad y especificidad de la serología fue de 91% y 100%, respectivamente.[36]

En un estudio realizado en niños con EMA o tTG positivos y estudio genético positivo (HLA-DQ2 o DQ8) pero sin atrofia vellositaria se detectaron depósitos de tTG IgA en el 85% de 39 pacientes. Asimismo, se estudió otro grupo de niños con serología negativa y lesiones tipo Marsh I, con aumento de linfocitos intraepiteliales gama/delta, detectando depósitos de tTG IgA en el 66% de 18 pacientes. En cambio, sólo se detectaron estos depósitos en el 9% de 34 niños con mucosa intestinal normal y ausencia de marcadores de sensibilidad al gluten.[35]

5. Relación entre las manifestaciones clínicas y el grado de lesion histológica

Tradicionalmente se consideraba que las lesiones tipo 1 de la clasificación de Marsh no se asociaban con la presencia de síntomas o signos de malabsorción.[37] Sin embargo, estudios recientes sugieren lo contrario. En un estudio multicéntrico realizado en familiares de primer grado, utilizando como método de diagnóstico el estudio genético seguido de biopsia intestinal en los casos positivos, se observó que un porcentaje similar de familiares con lesiones tipo 1 y 3 presentaban síntomas en comparación con los familiares con mucosa intestinal normal (56% y 54% *vs* 21%; p = 0,002) (Tabla 4).[38] Es importante tener en cuenta que en este estudio los familiares con enteropatía linfocítica fueron diagnosticados mediante cribado en este grupo de riesgo y no por sus síntomas, proporcionando, por tanto, la frecuencia real de pacientes sintomáticos en este grupo.

Síntomas (%)	Mucosa normal	Lesión tipo 1	Lesión tipo 2-3	Valor de p
Dolor abdominal	23	41	38,5	0,20
Diarrea	22	41	38,5	0,14
Flatulencia	39	69	57	0,02
Distensión	22	56	57	0,003
Astenia	16	47	46	0,002
Hipertransaminasemia	1,5	9	7	0,11
Osteoporosis/ Osteopenia	–	37	44	0,76

Tabla 4. Frecuencia de síntomas en familiares de primer grado en función del tipo de lesión histológica (Modificado de Esteve et al.[38]).

En otro estudio reciente se comparan las características clínicas y alteraciones analíticas entre 1249 pacientes con atrofia y 159 con enteropatía leve.[39] Las manifestaciones clínicas gastrointestinales (70% vs 70%) y extraintestinales (66% vs 57%) se presentaron con una frecuencia similar en ambos grupos.

Estos y otros estudios similares han permitido establecer de forma inequívoca que los pacientes con formas histológicas leves de enteropatía celiaca clínicamente no son una enfermedad leve, y que pueden beneficiarse de la DSG tanto como los que presentan atrofia.[25,40]

Aunque se desconoce si los individuos con enteropatía linfocítica tienen el mismo riesgo de malignización y de presentar enfermedades autoinmunes que los pacientes con atrofia, datos indirectos sugieren que probablemente no es así.[41] Por tanto, la DSG se recomienda a los pacientes con enteropatía linfocítica solo si están sintomáticos (presencia de anemia, osteoporosis o síntomas tanto intestinales como extraintestinales) y sobre todo si los síntomas son importantes y afectan la calidad de vida. Por otra parte, y como ya se ha comentado, ante un paciente con enteropatía linfocítica es muy importante realizar un buen diagnóstico diferencial. La dieta sin gluten está indicada solo en los casos sintomáticos en que de forma inequívoca se demuestra la relación entre la lesión histológica y la ingesta de gluten.

6. Propuesta de algoritmo diagnóstico

Recientemente se ha propuesto un algoritmo diagnóstico basado en puntuar de -1 a 2 la presencia de síntomas, anticuerpos de celiaquía, genotipo celíaco y cambios endoscópicos e histológicos sugestivos, que permite realizar el diagnóstico de EC sin necesidad de comprobar la respuesta a la DSG (Tabla 5).[19] El diagnóstico de EC es definitivo con un Score de 4 puntos o más.

Para diagnosticar EC cuando este "Score" es menor de 4, lo que en general se produce en pacientes con serología celiaca negativa, es necesario tener en cuenta la respuesta a la DSG. En los pacientes con sospecha de EC tipo 1 es necesario valorar siempre la respuesta clínica e histológica a la DSG.

Síntomas S	Anticuerpos A	Genotipo G	Endoscopia/ Histología E	Puntos "Score"
Síndrome de malabsorción	EmA+ y/o anti-TG2 >10xLSN	×	Marsh 3b o 3c	2
Síntomas relevantes EC o diabetes tipo 1 o ser familiar 1er grado	Anti-TG2+ <10xLSN o sólo anti-DGP+	Heterodímero HLA-DQ2 y/o DQ8 completo	Marsh 2 o 3ª o Marsh 0-1 con depósitos de anti-TG2 y/o aumento de linfocitos con TCR gamma/delta	1
Asintomático	No serología disponible	No resultado HLA o sólo mitad de DQ2 (DQB1*0202)	No histología disponible o Marsh 0-1	0
×	Todos los anticuerpos EC negativos	DQ2/DQ8 negativos	×	-1

Tabla 5. Algoritmo diagnóstico de la enfermedad celiaca: "Score" SAGE (modificado de Husby et al.[19]; se ha añadido la presencia de células T gamma/delta+ a la histología Marsh 0-1 tal como se sugiere en la literatura –ver apartado correspondiente–).

7. Casos de difícil diagnóstico: Solapamiento con la hipersensibilidad al gluten no celíaca

Estudios recientes, incluyendo un ensayo clínico controlado con placebo han puesto de manifiesto la existencia de una entidad conocida con el nombre de sensibilidad al gluten no celiaca.[42-44] Esta entidad la presentan pacientes que sin necesidad de tener una lesión histológica en el duodeno, ni predisposición genética celíaca presentan síntomas digestivos que se desencadenan por la ingesta de gluten. Existen aún problemas importantes en la definición de estos pacientes porque muchos autores aceptan bajo esta definición pacientes con genética de celiaquía positiva (un 40% de estos pacientes son HLA-DQ2 positivos) e infiltración linfocitaria del duodeno. Por tanto la superposición de pacientes con sensibilidad al gluten no celiaca y pacientes con enfermedad celiaca de tipo Marsh I es evidente y el diagnóstico diferencial muy difícil. Es posible que en el futuro, la disponibilidad de marcadores celulares o moleculares puedan ayudar en el diagnóstico diferencial.

8. Conclusiones

En conclusión, todos los estudios y datos aportados en esta revisión demuestran que el diagnóstico de la EC no puede basarse en una sola prueba aislada. La colaboración entre clínicos, inmunólogos y patólogos es básica para integrar los criterios clínicos, serológicos, genéticos e histológicos, y la respuesta a la DSG. Es decir, aunque en muchos pacientes el diagnóstico de presunción, con una alta probabilidad de acierto, puede realizarse con menos datos (regla "4 de 5"),[13-15] siempre que sea posible es necesario disponer de la máxima información (regla "5 de 5"). Y no tanto para el diagnóstico inicial sino para el manejo durante el seguimiento, ya que no es infrecuente que se planteen dudas diagnósticas cuando se desconocen aspectos esenciales del punto de partida, sobre todo si la evolución no es la adecuada. En el caso de las lesiones tipo 1 esta exigencia de obtener la máxima información es aún más exagerada, siendo necesario con frecuencia utilizar herramientas diagnósticas nuevas como el recuento de linfocitos intraepiteliales que expresan el TCR gamma/delta o el estudio de los depósitos subepiteliales de tTG IgA.

Referencias

1. Marsh MN. *Gluten, major histocompatibility complex, and the small intestine. A molecular and immunobiologic approach to the spectrum of gluten sensitivity ('celiac sprue').* Gastroenterology. 1992; 102: 330-54.

2. Oberhuber G, Granditsch G, Vogelsang H. *The histopathology of coeliac disease: time for a standardized report scheme for pathologists.* Eur J Gastroenterol Hepatol. 1999; 11: 1185-94. http://dx.doi.org/10.1097/00042737-199910000-00019

3. Corazza GR, Villanacci V. *Coeliac disease.* J Clin Pathol. 2005; 58: 573-4. http://dx.doi.org/10.1136/jcp.2004.023978

4. Ensari A. *Gluten-sensitive enteropathy (celiac disease): controversies in diagnosis and classification.* Arch Pathol Lab Med. 2010; 134: 826-36.

5. Hayat M, Cairns A, Dixon MF, O'Mahony S. *Quantitation of intraepithelial lymphocytes in human duodenum: what is normal?.* J Clin Pathol. 2002; 55: 393-5. http://dx.doi.org/10.1136/jcp.55.5.393

6. Walker MM, Murray JA, Ronkainen J, Aro P, Storskrubb T, D'Amato M, et al. *Detection of celiac disease and lymphocytic enteropathy by parallel serology and histopathology in a population-based study.* Gastroenterology. 2010; 139: 112-9. http://dx.doi.org/10.1053/j.gastro.2010.04.007

7. Walker MM, Murray JA. *An update in the diagnosis of coeliac disease.* Histopathology. 2011; 59: 166-79. http://dx.doi.org/10.1111/j.1365-2559.2010.03680.x

8. Chang F, Mahadeva U, Deere H. *Pathological and clinical significance of increased intraepithelial lymphocytes (IELs) in small bowel mucosa.* APMIS 2005; 113: 385-99. http://dx.doi.org/10.1111/j.1600-0463.2005.apm_204.x

9. Carmack SW, Lash RH, Gulizia JM, Genta RM. *Lymphocytic disorders of the gastrointestinal tract: a review for the practicing pathologist.* Adv Anat Pathol. 2009; 16: 290-306. http://dx.doi.org/10.1097/PAP.0b013e3181b5073a

10. Koot BG, ten Kate FJ, Juffrie M, Rosalina I, Taminiau JJ, Benninga MA. *Does Giardia lamblia cause villous atrophy in children?: A retrospective cohort study of the histological abnormalities in giardiasis.* J Pediatr Gastroenterol Nutr. 2009; 49: 304-8. http://dx.doi.org/10.1097/MPG.0b013e31818de3c4

11. Van de Voort JL, Murray JA, Lahr BD, Van Dyke CT, Kroning CM, Moore SB et al. *Lymphocytic duodenosis and the spectrum of celiac disease.* Am J Gastroenterol. 2009; 104: 142-8. http://dx.doi.org/10.1038/ajg.2008.7

12. Memeo L, Jhang J, Hibshoosh H, Green PH, Rotterdam H, Bhagat G. *Duodenal intraepithelial lymphocytosis with normal villous architecture: common occurrence in H. pylori gastritis.* Mod Pathol. 2005; 18: 1134-44. http://dx.doi.org/10.1038/modpathol.3800404

13. Nahon S, Patey-Mariaud De Serre N, Lejeune O, Huchet FX, Lahmek P, Lesgourgues B et al. *Duodenal intraepithelial lymphocytosis during Helicobacter pylori infection is reduced by antibiotic treatment.* Histopathology. 2006; 48: 417-23. http://dx.doi.org/10.1111/j.1365-2559.2006.02358.x

14. Kakar S, Nehra V, Murray JA, Dayharsh GA, Burgart LJ. *Significance of intraepithelial lymphocytosis in small bowel biopsy samples with normal mucosal architecture.* Am J Gastroenterol. 2003; 98: 2027-33. http://dx.doi.org/10.1111/j.1572-0241.2003.07631.x

15. Aziz I, Evans KE, Hopper AD, Smillie DM, Sanders DS. *A prospective study into the etiology of lymphocytic duodenosis.* Aliment Pharmacol Ther. 2010; 32: 1392-7. http://dx.doi.org/10.1111/j.1365-2036.2010.04477.x

16. Rosinach M, Esteve M, González C, Temiño R, Mariné M, Monzón H et al. *Lymphocytic duodenosis: aetiology and long-term response to specific treatment.* Dig Liver Dis. 2012; 44: 643-8. http://dx.doi.org/10.1016/j.dld.2012.03.006

17. Monzón H, Forné M, González C, Esteve M, Martí JM, Rosinach M et al. *Mild enteropathy as a cause of iron-deficiency anaemia of previously unknown origin.* Dig Liver Dis. 2011; 43: 448-53. http://dx.doi.org/10.1016/j.dld.2010.12.003

18. Catassi C, Fasano A. *Celiac disease diagnosis: simple rules are better than complicated algorithms.* Am J Med. 2010; 123: 691-3. http://dx.doi.org/10.1016/j.amjmed.2010.02.019

19. Husby S, Koletzko S, Korponay-Szabó IR, Mearin ML, Phillips A, Shamir R et al. *ESPGHAN Working Group on Coeliac Disease Diagnosis; ESPGHAN Gastroenterology Committee; European Society for Pediatric Gastroenterology, Hepatology and Nutrition. European Society for Pediatric Gastroenterology, Hepatology, and Nutrition guidelines for the diagnosis of coeliac disease.* J Pediatr Gastroenterol Nutr. 2012; 54: 136-60. http://dx.doi.org/10.1097/MPG.0b013e31821a23d0

20. Rostami K, Kerckhaert J, Tiemessen R, von Blomberg BM, Meijer JW, Mulder CJ. *Sensitivity of antiendomysium and antigliadin antibodies in untreated celiac disease: disappointing in clinical practice.* Am J Gastroenterol. 1999; 94: 888-94. http://dx.doi.org/10.1111/j.1572-0241.1999.983_f.x

21. Santaolalla R, Fernández-Bañares F, Rodríguez R, Alsina M, Rosinach M, Mariné M et al. *Diagnostic value of duodenal antitissue transglutaminase antibodies in gluten-sensitive enteropathy.* Aliment Pharmacol Ther. 2008; 27: 820-9. http://dx.doi.org/10.1111/j.1365-2036.2008.03652.x

22. Wahab PJ, Meijer JWR, Goerres MS, Mulder CJJ. *Coeliac disease: Changing views on gluten-sensitive enteropathy.* Scand J Gastroenterol. 2002; 37 Suppl 236: 60-5. http://dx.doi.org/10.1080/003655202320621472

23. Järvinen TT, Kaukinen K, Laurila K, Kyrönpalo S, Rasmussen M, Mäki M et al. *Intraepithelial lymphocytes in celiac disease.* Am J Gastroenterol. 2003; 98: 1332-7. http://dx.doi.org/10.1111/j.1572-0241.2003.07456.x

24. Järvinen TT, Collin P, Rasmussen M, Kyrönpalo S, Mäki M, Partanen J et al. *Villous tip intraepithelial lymphocytes as markers of early-stage coeliac disease.* Scand J Gastroenterol. 2004 May; 39(5): 428-33. http://dx.doi.org/10.1080/00365520310008773

25. Mariné M, Fernández-Bañares F, Alsina M, Farré C, Cortijo M, Santaolalla R, et al. *Impact of mass screening for gluten-sensitive enteropathy in working population.* World J Gastroenterol. 2009; 15: 1331-8. http://dx.doi.org/10.3748/wjg.15.1331

26. Haines ML, Anderson RP, Gibson PR. *Systematic review: The evidence base for long-term management of coeliac disease.* Aliment Pharmacol Ther. 2008; 28: 1042-66. http://dx.doi.org/10.1111/j.1365-2036.2008.03820.x

27. Leon F. *Flow cytometry of intestinal intraepithelial lymphocytes in celiac disease.* J Immunol Meth. 2011; 363: 177-86. http://dx.doi.org/10.1016/j.jim.2010.09.002

28. Camarero C, Eiras P, Asensio A, Leon F, Olivares F, Escobar H et al. *Intraepithelial lymphocytes and celiac disease: permanent changes in CD3-/CD7- and T cell receptor γδ subsets studied by flow cytometry.* Act Paediatr. 2000; 89: 285-90.
   http://dx.doi.org/10.1111/j.1651-2227.2000.tb01330.x

29. Arranz E, Ferguson A. *Intestinal antibody pattern of celiac disease: occurrence in patients with normal jejunal biopsy histology.* Gastroenterology. 1993; 104: 1263.

30. Salmi TT, Collin P, Reunala T, Mäki M, Kaukien K. *Diagnostic methods beyond conventional histology in celiac disease diagnosis.* Dig Liver Dis. 2010; 42: 28-32.
   http://dx.doi.org/10.1016/j.dld.2009.04.004

31. Korponay-Szabó IR, Halttunen T, Szalai Z, Király R, Kovács JB, Fésüs L et al. *In vivo targeting of intestinal and extraintestinal transglutaminase 2 by celiac autoantobodies.* Gut. 2004; 53: 641-8. http://dx.doi.org/10.1136/gut.2003.024836

32. Kurppa K, Ashorn M, Iltanen S, Koskinen LLE, Saavalainen P, Koskinen O et al. *Celiac disease without villous atrophy in children: A prospective study.* J Pediatr. 2010; 157: 373-80. http://dx.doi.org/10.1016/j.jpeds.2010.02.070

33. Salmi TT, Collin P, Korponay-Szabó IR, Laurila K, Partanen J, Huhtala H et al. *Endomysial antibody-negative celiac disease: clinical characteristics and intestinal autoantibody deposits.* Gut. 2006; 55: 1746-53. http://dx.doi.org/10.1136/gut.2005.071514

34. Salmi TT, Collin P, Järvinen O, Haimila K, Partanen J, Laurila K et al. *Immunoglubulin A autoantibodies against transglutaminase 2 in the small intestinal mucosa predict forthcoming celiac disease.* Aliment Pharmacol Ther. 2006; 24: 541-52.
   http://dx.doi.org/10.1111/j.1365-2036.2006.02997.x

35. Tosco A, Maglio M, Paparo F, Rapacciuolo L, Sannino A, Miele E et al. *Immunoglubulin A anti-tissue transglutaminase antibody deposits in the small intestinal mucosa of children with no villous atrophy.* J Pediatr Gastroenterol Nutr. 2008; 47: 293-8.
   http://dx.doi.org/10.1097/MPG.0b013e3181677067

36. Koskinen O, Collin P, Lindfords K, Laurila K, Mäki M, Kaukinen K. *Usefulness of small bowel mucosal transglutaminase-2 specific autoantibody deposits in the diagnosis and follow-up of celiac disease.* J Clin Gastroenterol. 2010; 44: 483-8.

37. Ciclitira PJ. *AGA technical review on coeliac sprue.* Gastroenterology. 2001; 120: 1526-40. http://dx.doi.org/10.1053/gast.2001.24056

38. Esteve M, Rosinach M, Fernández-Bañares F, Farré C, Salas A, Alsina M et al. *Spectrum of gluten-sensitive enteropathy in first-degree relatives of patients with coeliac disease: clinical relevance of lymphocytic enteritis.* Gut. 2006; 55: 1739-45.
   http://dx.doi.org/10.1136/gut.2006.095299

39. Zanini B, Caselani F, Magni A, Turini D, Ferraresi A, Lanzarotto F et al. *Celiac Disease With Mild Enteropathy Is Not Mild Disease.* Clin Gastroenterol Hepatol. 2012 Sep 27.
   http://dx.doi.org/10.1016/j.cgh.2012.09.027

40. Kurppa K, Collin P, Viljamaa M, Haimila K, Saavalainen P, Partanen J et al. *Diagnosing mild enteropathy celiac disease: a randomized, controlled clinical study.* Gastroentero-logy. 2009; 136: 816-23. http://dx.doi.org/10.1053/j.gastro.2008.11.040

41. Esteve M, Carrasco A, Fernandēz-Bañares F. *Is a gluten-free diet necessary in Marsh I intestinal lesions in patients with HLADQ2, DQ8 genotype and withoutgastrointestinal symptoms?* Curr Opin Clin Nutr Metab Care. 2012; 15: 505-10.
   http://dx.doi.org/10.1097/MCO.0b013e3283566643

42. Lundin KAE, Alaedini A. *Non-celiac gluten sensitivity.* Gastrointest Endoscopy Clin N Am. 2012; 22: 723-34. http://dx.doi.org/10.1016/j.giec.2012.07.006

43. Volta U, De Giorgio R. *New understanding of gluten sensitivity.* Nat Rev Gastroenterol Hepatol. 2012; 9: 295-9. http://dx.doi.org/10.1038/nrgastro.2012.15

44. Biesiekierski JR, Newnham ED, Irving PM, Barrett JS, Haines M, Doecke JD et al. *Gluten causes gastrointestinal symptoms in subjects without celiac disease: a double-blind randomized placebo-controlled trial.* Am J Gastroenterol. 2011; 106: 508-14. http://dx.doi.org/10.1038/ajg.2010.487

Capítulo 14

Manifestaciones extra-intestinales y enfermedades asociadas

Luis Rodrigo, Mª Eugenia Lauret-Braña, I. Pérez-Martínez

Servicio de Digestivo. Hospital Universitario Central de Asturias (HUCA) y Universidad de Oviedo, Oviedo, España

lrodrigosaez@gmail.com, meugelb@hotmail.com, ipermar_79@hotmail.com

Doi: http://dx.doi.org/10.3926/oms.101

Referenciar este capítulo

Rodrigo L, Lauret-Braña ME, Pérez-Martínez I. *Manifestaciones extra-intestinales y enfermedades asociadas*. En Rodrigo L y Peña AS, editores. *Enfermedad celíaca y sensibilidad al gluten no celíaca*. Barcelona, España: OmniaScience; 2013. p. 299-323.

Resumen

Nuestro principal objetivo es el recordar que la enfermedad celíaca (EC) se acompaña frecuentemente de diversas manifestaciones extra-digestivas muy variadas, que hacen que se trate de una enfermedad sistémica, más que de un simple proceso digestivo.

Todo ello se explica fundamentalmente, porque se trata de una enfermedad de naturaleza autoinmune, la única de etiología conocida, en relación con una intolerancia permanente al gluten. Se han producido avances notables en las últimas décadas, debido al mayor interés despertado por el diagnóstico de formas atípicas, especialmente frecuentes en los adultos, junto con la presencia de diversas enfermedades asociadas, que sirven de orientación en la búsqueda de casos oligo-sintomáticos y a través de la realización de estudios familiares.

Los motivos por los que se presentan enfermedades asociadas son múltiples, algunos en relación por compartir la misma base genética; en otros, por tener una patogenia similar y finalmente algunos son de base desconocida.

Los clínicos debemos recordar que la EC puede debutar por dichas manifestaciones extra-intestinales y que las enfermedades asociadas pueden aparecer, tanto al momento del diagnóstico, como a lo largo de su evolución.

La instauración de una dieta sin gluten, mejora en general el curso clínico y la evolución de las enfermedades asociadas. En alguna de ellas como en la anemia ferropénica, contribuye a su desaparición al mejorar la absorción intestinal. En otras como la diabetes mellitus tipo 1, disminuye las necesidades de insulina, favoreciendo un mejor control. En otras varias, especialmente si se administra en una fase temprana, enlentece su evolución.

Abstract

Celiac disease (CD) is frequently accompanied by a variety of extra-digestive manifestations, thus making it a systemic disease, rather than a disease limited to the gastrointestinal tract.

This is primarily explained by the fact that CD belongs to the group of autoimmune diseases. The only one with a known etiology, related to a permanent intolerance to gluten. Remarkable breakthroughs have been achieved in the last decades, due to a greater interest in the diagnosis of atypical and asymptomatic patients, which are more frequent in adults. The known presence of several associated diseases, provide guidance in the search of oligosymptomatic cases as well as studies performed in relatives of patients with CD.

The causes for the onset and manifestation of associated diseases are diverse, some share susceptibility genes, like type 1 diabetes mellitus (T1DM); others share pathogenetic mechanisms, and yet others, are of unknown nature.

General practitioners and other specialists, must remember that CD may debut with extra-intestinal manifestations, and associated illnesses may appear both at the time of diagnosis and throughout the evolution of the disease.

The implementation of a gluten-free diet (GFD), improves the overall clinical development and the evolution of associated diseases. In some cases, such as iron deficiency anemia, the GFD contributes to its disappearance. In other diseases, like T1DM, it helps to reduce the amount of insulin needed, thus allowing for a better control of the disease. In several other complications and/or associated diseases, an adequate adherence to a GFD, may slow down their evolution, especially if implemented during an early stage.

1. Introducción

La enfermedad celíaca (EC) es un proceso sistémico de naturaleza autoinmune, que aparece en individuos genéticamente predispuestos. Sus manifestaciones clínicas son predominantemente digestivas, pero con una cierta frecuencia se acompaña de manifestaciones extra-digestivas, que pueden ser carenciales o de naturaleza autoinmune, de diverso tipo y diferentes localizaciones.

Su presencia habla a favor de una posible relación etiopatogénica orientando en cierta manera el diagnóstico. La lista de enfermedades asociadas es muy amplia y variada, ya que incluye la afectación conjunta de diversos órganos y sistemas, previamente existentes, que aparecen, simultáneamente o que incluso aparecen después de la instauración de una dieta sin gluten (DSG)

Sollid[1] postula que aunque el antígeno causal de la EC es una proteína ingerida con la alimentación, los diversos estudios inmunopatogénicos realizados, hablan a favor de que pueden ser relevantes en el desarrollo de autoinmunidad. El principal argumento está basado en observaciones genéticas que confirman que existen varios "loci" compartidos entre la EC y diversas enfermedades autoinmunes, especialmente con la diabetes mellitus tipo 1 (DMT1) y la artritis reumatoide (AR).[2] El mecanismo antigénico se efectuaría a través de la transglutaminasa 2 (TG2).

La mayor parte de las enfermedades asociadas, mejoran con la instauración de una DSG, aunque muchas de ellas precisan también de un tratamiento bien sustitutivo o específico, de forma temporal o prolongada.

En el presente capítulo revisamos una serie de manifestaciones extra-intestinales y/o enfermedades asociadas con la EC, describiendo su frecuencia, posible relación causal y tratamientos recomendados.

2. Manifestaciones hematológicas (Tabla 1)

- Anemia:
  - Ferropénica
  - Por deficiencia de ácido fólico y/o vitamina B12
  - Multifactorial
  - Refractaria
- Leucopenia
- Trombopenia y Trombocitosis
- Trastornos de la coagulación
- Trombosis venosa y arterial

Tabla 1. Enfermedades hematológicas.

2.1. Anemia

La anemia es un hallazgo frecuente en pacientes con EC y puede ser la manifestación clínica más notable, que conduzca al diagnóstico. Su etiología es multifactorial y su prevalencia es muy variable, oscilando entre un 12 hasta un 70% de los casos.[3-5] La anemia habitualmente es microcítica e hipocrómica, de tipo hipoproliferativo, reflejando una disminuida absorción intestinal del hierro y de diversas vitaminas y otros nutrientes, entre los que se incluyen el ácido fólico y la cobalamina. La presencia de atrofia vellositaria, es un factor importante en la disminución de la absorción férrica, pero no es imprescindible para que aparezca.

La anemia ferropénica, aparece hasta en un 46% de los casos de EC subclínica, con una mayor prevalencia en adultos, que en niños y su frecuencia global en pacientes con anemia refractaria, alcanza hasta un 20% de los casos.[6-8]

En un estudio reciente la prevalencia de EC en pacientes con anemia fue del 5% y de hasta un 8,5% de los que cursan con anemia ferropénica.[9]

La ferropenia crónica mantenida, con índices bajos de sideremia, saturación de transferrina y ferritina, es muy frecuente en pacientes celíacos, con o sin anemia asociada y debe constituir un índice de sospecha de posible EC asociada.

Por ello se aconseja que todos los clínicos incluyan en su práctica rutinaria de toda anemia ferropénica, el protocolo diagnóstico de EC, incluyendo marcadores serológicos, genéticos y biopsias duodenales, muy especialmente en los casos refractarios.[10]

El tratamiento indicado es primariamente la instauración de una DSG, con suplementos de hierro, por vía oral o intravenosa, hasta rellenar los depósitos.

2.2. Leucopenia

Fisgin et al. describieron la presencia de leucopenia junto con anemia, en una serie de niños con EC al momento del diagnóstico.[11] Su prevalencia tanto en niños, como en adultos con celíaca, no es bien conocida en el momento actual.

Se ha sugerido que la leucopenia se debe principalmente a la deficiencia de ácido fólico asociada con déficit de cobre.

Los datos sobre el tratamiento son también muy escasos. Generalmente mejora lentamente tras la instauración de una DSG y se puede complementar con suplementos orales de sulfato de cobre, caso de existir deficiencia de este oligoelemento.[12,13]

2.3. Trombopenia y trombocitosis

El descenso del recuento de plaquetas ha sido descrito ocasionalmente, en pacientes con EC y se ha postulado como de posible etiología autoinmune. Se han descrito casos aislados asociados con queratoconjuntivitis y coroidopatía, sugiriendo nuevamente su probable etiopatogenia autoinmunitaria.

El tratamiento de la trombopenia asociado con la EC, pasa por la instauración de una DSG, lo que por sí solo puede conseguir normalizar el recuento plaquetario en algunos casos. Cuando ello no suceda, es aconsejable recurrir a un tratamiento con corticoides, por un período corto de tiempo, hasta su resolución.[14,15]

La trombocitosis puede ser un indicador de la presencia de una actividad inflamatoria aumentada, en pacientes con EC. Carroccio et al. describieron el caso de una paciente de edad avanzada con trombocitosis marcada asociada con anemia importante, que fue diagnosticada de EC. Sugirieron que puede aparecer también asociada con algunos trastornos mielo-proliferativos y algunas neoplasias hematológicas.[16]

Puede resolverse la trombocitosis con la instauración y seguimiento de una DSG.

2.4. Trastornos de la coagulación

La EC no tratada puede inducir la malabsorción de varios nutrientes, que pueden reflejarse en una deficiencia de vitamina K y por consiguiente, en una disminución de sus factores de la existencia de coagulación dependientes. Cavallaro et al. encontraron un descenso de la tasa de protrombina (TP) hasta en un 20% de pacientes celíacos adultos al diagnóstico.[17] Es raro que aparezca un descenso del TP, en ausencia de malabsorción de otros nutrientes.

El tratamiento consiste en el seguimiento de una DSG y la corrección del déficit de vitamina K, tras su administración por vía parenteral.

2.5. Trombosis venosa y arterial

Ramagopalan et al.[18] postularon en un estudio que los varones celíacos presentan un mayor riesgo de episodios trombóticos que la población general. Ludvigsson et al.[19] encontraron una mayor asociación para ambos sexos, con el tromboembolismo venoso, señalando incluso que puede ser el primer signo clínico de sospecha de una EC. Cassela et al.[20] encontraron que la elevación de los niveles séricos de homocistinemia es relativamente frecuente en pacientes celíacos y como es bien conocido, podría representar un factor causal de la hipercoagulabilidad.

El espectro clínico del tromboembolismo en pacientes con EC es variable, incluyendo trombosis venosas profundas, embolismo pulmonar, síndrome de Budd-Chiari y trombosis esplénica, como más frecuentes.[21,22]

Solo se han descrito unos pocos casos de trombosis arterial y el papel de la EC es dudoso. De la misma manera es muy discutible su influencia en la aparición de lesiones vasculares a nivel cerebral.

3. Manifestaciones orales muco-cutáneas y faciales (Tabla 2)

> • Aftas bucales
> • Defectos del esmalte dentario
> • Síndrome de Sjögren
> • Frente prominente

Tabla 2. Manifestaciones orales muco-cutáneas y faciales.

3.1. Aftas bucales

La presencia de ulceraciones aftosas recurrentes oro-bucales debería orientar al médico a la búsqueda activa de una posible EC asociada, ya que están presentes entre el 10 y el 40% de pacientes celíacos no tratados.[23] Su diagnóstico es simplemente por inspección y su tratamiento es a base de la DSG, colutorios y analgésicos locales, ya que son generalmente muy dolorosas.

3.2. Defectos del esmalte dentario

La asociación con defectos del esmalte dentario es bastante característica. Su patogenia ha sido puesta en relación tanto con defectos de absorción del calcio en la época de la dentición definitiva, como con posibles efectos autoinmunes.[23]

3.3. Síndrome de Sjögren

La sequedad ocular y bucal aparece con relativa frecuencia asociada con la EC, al igual que ocurre con otras enfermedades de naturaleza autoinmune. Generalmente es independiente en su evolución del seguimiento estricto de la DSG.[24]

3.4. Frente prominente

Finizio et al. describieron en el 2005 este curioso hallazgo, relacionándolo por primera vez con la posible presencia de una EC. Actualmente es considerado como una descripción más bien anecdótica, debido en parte al menor tamaño de los dos tercios inferiores de la cara, en comparación con la superficie de la frente.[25]

4. Enfermedades neurológicas asociadas (Tabla 3)

> • Polineuropatías
> • Cefaleas/Migrañas
> • Depresión/Ansiedad
> • Ataxia
> • Epilepsia
> • Esclerosis Múltiple
> • Síndrome de Guillain-Barré
> • Otras...

Tabla 3. Enfermedades neurológicas.

4.1. Polineuropatía periférica

Se trata de la afectación neurológica más frecuentemente asociada con la EC. Así en una serie italiana, se confirmó su presencia hasta en un 49% de los pacientes.[26] Sus manifestaciones clínicas más frecuentes consisten en el predominio de parestesias dolorosas en las cuatro extremidades, ocasionalmente en la cara y con trastornos de la sensibilidad asociados. La debilidad motora es menos frecuente, afectando principalmente a los tobillos y pueden aparecer trastornos de la marcha, hasta en un 25% de los pacientes.[27]

4.2. Cefaleas

Gabrieli et al. encontraron en una serie de pacientes celíacos, una frecuencia de migrañas del 4,4%, que era 10 veces superior a la encontrada en una población control, que era del 0,4%.[28] Tanto las migrañas, como las cefaleas tensionales aparecen más frecuentemente en celíacos, que en población general.

En un estudio de seguimiento de celíacos, más de la mitad de los que presentaban cefaleas o migrañas, mejoraron significativamente tras la instauración de una DSG, lo que habla a favor de la posible existencia de un relación causal del gluten tanto en relación con su aparición, como en su mantenimiento.[29]

4.3. Depresión y ansiedad

En los pacientes celíacos se presentan con relativa frecuencia, síntomas de ansiedad aumentada, irritabilidad fácil y astenia aumentada que se observan frecuentemente en individuos deprimidos o ansiosos.[30,31]

En niños y jóvenes la mayor parte de esta sintomatología desaparece por completo después de la instauración de la DSG, pero la mejoría es menor en los adultos, que por lo general necesitan tratamiento farmacológico asociado, durante un cierto tiempo.

4.4. Ataxia cerebelosa

La ataxia por gluten, es la segunda manifestación por orden de frecuencia. Se define como un proceso esporádico idiopático, acompañada de anticuerpos anti-gliadina circulantes, con o sin afectación duodenal asociada.[32]

Su patogenia se relaciona con la existencia de patología autoinmune y algunos pacientes mejoran notablemente con una dieta sin gluten, especialmente cuando se administra en los seis primeros meses de su aparición, aunque también se ha descrito en casos más tardíos y puede presentar una cierta agregación familiar, al igual que ocurre en la EC.[33-35]

4.5. Epilepsia

Varios estudios indican claramente que existe una asociación entre EC y epilepsia, estimándose que ocurre entre el 3,3-5,5%.[36] Ello parece suceder más frecuentemente en niños, que en adultos. El control de la epilepsia y la frecuencia e intensidad de las convulsiones mejoran con la DSG, especialmente si se inicia ésta al poco tiempo del comienzo de la epilepsia.[37] El síndrome de Gobbi puede aparecer tanto en el niño, como en el adulto y se caracteriza por la presencia de calcificaciones en la zona parieto-occipital, siendo muy poco frecuente.[38]

4.6. Esclerosis múltiple. Síndrome de Guillain-Barré y otros procesos

Las enfermedades desmielinizantes de las cuales el ejemplo más característico es la Esclerosis múltiple (EM) y su variante la Neuritis Optica (NO) presentan una mayor prevalencia de asociación con la EC y enteritis linfocítica, que la población general, al igual que ocurre con el síndrome de Guillain-Barré.[39,40]

5. Manifestaciones dermatológicas (Tabla 4)

- Dermatitis Herpetiforme (DH)
- Psoriasis
- Vitíligo
- Alopecia areata
- Urticaria crónica

Tabla 4. Manifestaciones dermatológicas.

5.1. Dermatitis Herpetiforme (DH)

Está considerada como la EC de la piel y su presencia se relaciona directamente con la hipersensibilidad al gluten. Aparece en un 25% de pacientes celíacos y se caracteriza por la presencia lesiones vesículo-costrosas, que aparecen en cualquier parte del cuerpo, especialmente en zonas de roces. Tienen distribución simétrica y son muy pruriginosas. Es una lesión poco frecuente en niños y muy frecuente a partir de la adolescencia y en adultos. Su curso clínico incluye remisiones y reagudizaciones, coincidiendo éstas con la exposición al gluten. Su confirmación es mediante la demostración de depósitos granulares de IgA, a nivel de la unión dermo-epidérmica. Su tratamiento más eficaz es el mantenimiento de una DSG estricta. Un mejor conocimiento de las formas de presentación de la DH, ayuda mucho al diagnóstico de la EC.[41]

5.2. Psoriasis

La psoriasis ocurre en celíacos con una mayor prevalencia que en población general y el seguimiento de una DSG mejora notablemente, tanto la evolución de las lesiones cutáneas como las complicaciones asociadas con la enfermedad.[42,43]

5.3. Alopecia areata

Se considera también una enfermedad crónica de naturaleza autoinmune. Aparece con cierta frecuencia asociada con la EC.[44] Contrariamente a ciertos trabajos que describieron una resolución completa de la alopecia tras la DSG, la mayor parte de los autores coinciden en señalar que no se resuelven con la misma.[45]

5.4. Urticaria crónica

Este tipo de lesiones se pueden desencadenar por cambios bruscos de temperatura, tanto por el frío como por el calor, siendo lesiones eritematosas y edematosas.[46] La mayor parte de los casos, mejoran o desparecen con el seguimiento de una DSG.[47]

6. Manifestaciones oseas (Tabla 5)

- Raquitismo infantil
- Osteomalacia
- Osteoporosis
- Riesgo aumentado de fracturas

Tabla 5. Manifestaciones óseas.

La desmineralización ósea es una asociación muy frecuente en la infancia al momento del diagnóstico, ya que se estima que un tercio de los niños presentan osteopenia, un tercio osteoporosis y solo el tercio restante, presenta una densidad mineral ósea (DMO) normal,[48] siendo bien conocidas su relación con mayor prevalencia de raquitismo y osteomalacia. Todas estas alteraciones mejoran y revierten, se normalizan por completo, con la DSG.[49]

Es también muy frecuente en adultos, aumentando con la edad, con una prevalencia global de osteoporosis (OS) en este colectivo, que se encuentra estimada en al menos 2 veces mayor que la no afectada, dentro de su mismo rango de edad.[50]

Como consecuencia de esta mayor frecuencia de OS, los celíacos en general presentan un mayor riesgo de fracturas, que se estima ser de 3,5 a 7 veces superior en comparación con la población general de su misma edad y sexo y uno de cada cuatro celíacos tienen historial de fracturas incluso múltiples.[51,52]

En un estudio reciente realizado en España en adultos con EC, García-Manzanares et al.,[53] encontraron que un 45% de los pacientes tenían osteopenia y que los pacientes con atrofia vellositaria (Marsh 3) la presentaron con mayor frecuencia que los que no la tienen (Marsh 1 y 2). La respuesta a la DSG, es menor que en la edad infantil y precisan frecuente tratamiento sustitutivo con calcio y vit. D. El hábito de fumar condiciona también una mayor disminución de la masa ósea.

7. Enfermedades reumáticas asociadas (Tabla 6)

- Oligoartritis seronegativas
- Sacroileitis
- Poliartritis
- Mayor asociación con:
  - Síndrome de Sjögren
  - Lupus Eritematoso Sistémico (LES)

Tabla 6. Enfermedades reumáticas.

Las artritis consideradas en su conjunto, constituyen una frecuente asociación en sus diversas formas y presentaciones en el curso clínico de la EC, tanto en el niño como en el adulto. Así en una serie de 200 pacientes celíacos, se presentó en el 26% de los casos, con una frecuencia muy superior a la de la población control que fue del 7,5%, predominando las formas seronegativas y oligoarticulares, al igual que sucede en las que se presentan asociadas con la enfermedad inflamatoria intestinal, con una frecuencia de sacroileitis ligeramente aumentada.[54]

Se ha estudiado la prevalencia a la inversa, buscando la presencia de EC mediante la determinación de marcadores serológicos (fundamentalmente los ATGt), en diversas enfermedades reumáticas tales como la artritis reumatoide (AR), la esclerodermia, el síndrome de Sjögren, siendo en éste último, donde se ha encontrado una positividad más elevada, en torno al 10%.[55]

Igualmente en un estudio poblacional reciente, realizado en Suecia, sobre 29.000 pacientes celíacos con atrofia vellositaria confirmada, encontraron una prevalencia de Lupus Eritematoso (LES) 3 veces superior al observado en la población control.[56]

8. Manifestaciones hepáticas (Tabla 7)

- Hipertransaminasemia prolongada
- Hepatopatías colestásicas y autoinmunes
- Hepatitis Crónica por el virus de la hepatitis C
- Hepatitis aguda fulminante

Tabla 7. Enfermedades hepáticas.

8.1. Hiper-transaminasemia prolongada

La alteración más frecuente es la elevación fluctuante o persistente de las transaminasas, que es completamente asintomática, aparece hasta en un 40% de los casos, tanto en niños como en adultos y desaparece o se normaliza con la dieta sin gluten, al cabo de muchos meses, incluso varios años.[57]

La EC representa aproximadamente el 10% de los casos de hiper-transaminasemia de origen no aclarado y en ellos se debería investigar su presencia, mediante los estudios serológicos y si es necesario con una gastroscopia con toma de biopsias duodenales para confirmarla.[58]

8.2. Hepatopatías colestásicas y autoinmunes

La cirrosis biliar primaria (CBP) especialmente en sus fases moderadas, la colangitis esclerosante primaria (CEP) y algunos tipos de hepatitis crónica autoinmune (HAI), se asocian con una cierta frecuencia con la EC y su presencia debería ser rutinariamente estudiada dentro del protocolo diagnóstico. También se encuentran casos con anticuerpos anti-mitocondriales (AMA) negativos con hepatopatías colestásicas que resultan ser celíacos y que por tanto mejoran o al menos estabilizan su hepatopatía con la DSG.[59]

8.3. Hepatitis crónicas por el virus de la hepatitis C

Ambas enfermedades han sido epidemiológicamente analizadas buscando una posible relación, debido a que ambas son relativamente frecuentes y no es excepcional que puedan coincidir en un mismo paciente. Es un hecho bien conocido que el tratamiento antiviral con interferón-alfa puede desenmascarar una EC latente asociada, pero el cribado rutinario de EC en pacientes con hepatitis crónica por el VHC, no parece justificado en la actualidad.[60]

8.4. Hepatitis aguda fulminante

Se han descrito algunos casos de fallo hepático fulminante en los que el diagnóstico oportuno de EC asociada, ha servido no sólo para mejorar la situación clínica, sino también para evitar la realización de un trasplante hepático, por lo que merece la pena realizar su despistaje sistemático en esta situación clínica, con carácter de urgencia, debido a su elevada morbimortalidad asociada.[61]

9. Manifestaciones ginecológicas y trastornos de la fertilidad (Tabla 8)

Los trastornos menstruales en la mujer son variados y frecuentes, incluyendo retraso de la pubertad, episodios de amenorrea y menopausia precoz. Todos estos trastornos suelen ir asociados con ferropenia crónica o anemia ferropénica.[62]

Así en un estudio realizado en Italia sobre 62 mujeres celíacas, que fueron comparadas con 186 controles, encontraron un 19,4% de amenorrea en celíacas frente a 2,2% en controles (OR = 33, IC-95% = 7.17-151.8; p = 0.000). También observaron una asociación entre otros trastornos menstruales tales como oligomenorrea, hipomenorrea, dismenorrea y metrorragias (p < 0.05) entre ambos grupos. La probabilidad de presentar alguna complicación durante el embarazo estimada, es 4 veces mayor en mujeres celíacas (OR = 4.1, IC-95% = 2-8.6; p = 0.000). Igualmente encontraron una correlación significativa para la EC con la existencia de amenaza de aborto, hipertensión gestacional, desprendimiento de placenta, colestasis gravídica recurrente, partos prematuros y embarazos de poco peso (p < 0.001).[63]

- Retraso de la pubertad
- Amenorrea
- Trastornos menstruales
- Infertilidad en ambos sexos
- Abortos de repetición
- Embarazos de bajo peso materno-fetal
- Partos prematuros
- Hipertensión gestacional
- Colestasis gravídica
- Disminución de la líbido

Tabla 8. Manifestaciones ginecológicas y trastornos de la fertilidad.

Todos estos hallazgos hablan claramente a favor de la relación de diversos trastornos ginecológicos muy frecuentes en mujeres celíacas, algunos muy importantes, incluso graves, tanto para la madre como para el feto, que la importancia del diagnóstico de la EC en edades tempranas en la mujer, con el fin de mejorar su salud y su descendencia, ya que la DSG normaliza y previene la mayor parte de estas posibles complicaciones ginecológicas y obstétricas. No existe un consenso unánime, acerca de la conveniencia de realizar un cribado de EC en mujeres embarazadas, dentro de los controles rutinarios que se realizan en el primer trimestre.[64-68]

En los varones, la EC se relaciona también con la existencia de trastornos de la esfera sexual, que se manifiestan como disminución de la líbido y de la potencia sexual, así como la existencia de infertilidad.[69,70]

10. Enfermedades endocrinas asociadas (Tabla 9)

> • Síndrome Poliglandular Autoinmune (SPA):
> – Enfermedad de Addison
> – Hipogonadismo primario
> – Hipoparatiroidismo
> – Deficiencias hipofisarias
> • Diabetes Mellitus tipo 1
> • Trastornos del Tiroides:
> – Tiroiditis de Hashimoto
> – Hipotiroidismo
> – Hipertiroidismo

Tabla 9. Enfermedades endocrinas.

En términos epidemiológicos, las tiroiditis autoinmune (TAI) y la diabetes mellitus tipo 1 (DMT1), son los procesos endocrinos más frecuentemente asociados con la EC. Estas enfermedades, aparte del asma bronquial, son los procesos crónicos más frecuentes en los niños, pudiendo aparecer con frecuencia asociados.[71-73]

10.1. Síndrome Poliglandular Autoinmune (SPA)

Incluye la presencia de dos o más enfermedades endocrinas asociadas en un mismo paciente y que generalmente cursan con hipofunción, con la excepción de la enfermedad de Graves. Los principales procesos son la DMT1, la TAI, la insuficiencia suprarrenal (enfermedad de Addison), el hipogonadismo primario, el hipoparatiroidismo y algunas deficiencias hipofisarias.[74-76]

Estos síndromes pueden ir también asociados con otras enfermedades no endocrinas. Se han descrito cuatro tipos distintos según sus asociaciones.

10.2. Diabetes Mellitus tipo 1 (DMT1)

La Diabetes insulina-dependiente y la EC, se asocian muy frecuentemente. La principal razón, es que ambas enfermedades comparten los mismos genes de susceptibilidad, HLA-II predominantemente, e incluso alguno del tipo I. En concreto, la DMT1 está fuertemente asociada con el haplotipo DR3-DQ2 y también con el DR4-DQ8, aunque con menor frecuencia, que el anterior, al igual que ocurre en alrededor de 50 enfermedades diferentes.[77] En todas ellas se ha podido comprobar que existe un aumento de la permeabilidad intestinal, al paso de diferentes antígenos, entre ellos el gluten, que pueden desencadenar la aparición de estas enfermedades asociadas.

Alrededor de un 4,5% de niños y hasta un 6% de adultos con DTM1, presentan una EC asociada.[78] Esta correlación entre ambas enfermedades es más fuerte conforme aumenta la edad del paciente y la duración de la diabetes. Los datos epidemiológicos varían dependiendo de la población estudiada y de los criterios diagnósticos utilizados. Así en un estudio reciente realizado en Grecia, Kakleas et al.[79] encontraron una prevalencia del 8,6% de EC y la más alta prevalencia ha sido descrita en Italia por Picarelli et al.,[80] alcanzando un 13,8% en DMT1.

La EC asociada con la DMT1, puede ser asintomática, o en una gran parte de los casos presentarse solo con síntomas leves.[81,82] Tanto los adultos como los niños diabéticos con EC, presentan un mayor riesgo de sepsis, especialmente por neumococo y por ello se recomienda vacunarlos frente a dicho germen.[83]

Con la DSG mejora el control de la diabetes y se reducen ligeramente las necesidades de insulina, mejoran las molestias digestivas o desaparecen, recuperan el crecimiento normal en niños y ganan peso, mejorando su IMC.[84]

Se recomienda hacer un estudio anual en pacientes con DMT1, en la práctica clínica habitual, para realizar un despistaje seriado y continuado de EC.

10.3. Enfermedades tiroideas

Existe una asociación frecuente entre EC y diversas enfermedades tiroideas, que pueden aparecer tanto antes, como después del diagnóstico y por tanto, también estando en tratamiento con DSG.[85-90]

La tiroiditis autoinmune aparece entre el 3 al 10% de los celíacos. Se caracteriza por la presencia de anticuerpos circulantes anti-peroxidasa (anti-TPO) que pueden cursar asintomáticos con normofunción tiroidea, como la denominada tiroiditis de Hashimoto o asociarse con trastornos de la función tiroidea, con hipotiroidismo subclínico por lo general.[86,88,90,91]

En un estudio epidemiológico sueco retrospectivo, sobre 14.000 pacientes celíacos diagnosticados en un período de 40 años, que compararon frente a 68.000 controles, calcularon el riesgo relativo (RR) en la EC para el padecimiento de enfermedades tiroideas, encontrando que para hipotiroidismo y tiroiditis es de 4 veces, siendo la mitad para hipertiroidismo, que es solo 2 veces mayor que en población general.[92]

11. Enfermedades autoinmunes (Tabla 10)

- Cardíacas:
  - − Miocardiopatía dilatada
  - − Miocarditis autoinmune
- Neurológicas:
  - − Neuropatía periférica
  - − Ataxia cerebelosa
  - − Jaquecas
  - − Epilepsia
  - − Ansiedad/Depresión
- Hepáticas:
  - − Hepatitis Autoinmune (HAI)
  - − Colangitis Autoinmune (CAI)
  - − Cirrosis Biliar Primaria (CBP)
- Endocrinas:
  - − Diabetes mellitus tipo 1
  - − Tiroiditis autoinmune
  - − Enfermedad de Addison
- Reumáticas:
  - − Oligoartritis
  - − Artritis juvenil
  - − Síndrome de Sjögren

Tabla 10. Enfermedades autoinmunes.

Son mucho más frecuentes y aparecen asociadas con la EC, en una proporción entre 3 a 10 veces superior, que en la población general.[93-100] Estas enfermedades que ya hemos referido en sus apartados correspondientes son muy variadas e incluyen procesos tan diversos como tiroiditis, hepatitis y colangitis autoinmune, cirrosis biliar primaria, diabetes mellitus tipo 1, síndrome de Sjögren, enfermedad de Addison, polineuropatía periférica, psoriasis y miocardiopatía, entre otras.

Entre las explicaciones para justificar esta frecuente asociación existen diversos justificantes. El principal es el compartir una misma predisposición genética especialmente con determinados haplotipos del sistema HLA de los leucocitos humanos. Otra razón estriba en la respuesta a diversos marcadores antigénicos como la transglutaminasa-2 y la sola presencia de la EC que también contribuye.

La duración de la exposición al gluten, determinada por la edad al diagnóstico de la EC, ha sido también considerado como un importante factor de riesgo para el desarrollo de enfermedades autoinmunes, ya que éstas son más frecuentes en adultos, que en población infantil. Ello habla a favor que la realización de un diagnóstico más precoz de la EC, podría ejercer un posible efecto beneficioso en el desarrollo de enfermedades autoinmunes asociadas; Sin embargo, otros estudios han refutado esta hipótesis.[101,102]

Diversas enfermedades autoinmunes asociadas con la EC, mejoran tras el seguimiento de una DSG estricta. Entre ellas se incluyen las neuropatías,[103] las miocardiopatías,[104] las enfermedades tiroideas[105] y la diabetes mellitus tanto en su tipo 1 como en el tipo 2.[106,107] Estos últimos presentan por lo general una enteritis linfocítica en la biopsia duodenal.[108]

Sin embargo, en otras muchas enfermedades autoinmunes, su evolución clínica apenas se modifica tras la instauración y seguimiento de la DSG.

12. Enfermedad inflamatoria intestinal

Puede aparecer asociada con la EC en cualquiera de sus dos variedades, enfermedad de Crohn y colitis ulcerosa, con una frecuencia más elevada que en población general.[109]

Referencias

1. Sollid LM, Jabri B. *Celiac disease and transglutaminase 2: a model for post-translational modification of antigens and HLA association in the pathogenesis of autoimmune disorders.* Curr Opin Immunol. 2011; 23: 732-8.
   http://dx.doi.org/10.1016/j.coi.2011.08.006

2. Trynka G, Wijmenga C, van Heel DA: *A genetic perspective on coeliac disease.* Trends Mol Med. 2010; 16: 537-50. http://dx.doi.org/10.1016/j.molmed.2010.09.003

3. Bottaro G, Cataldo F, Rotolo N, Spina M, Corazza GR. *The clinical pattern of subclinical/silent celiac disease: an analysis on 1026 consecutive cases.* Am J Gastroenterol. 1999; 94: 691-6.

4. Unsworth DJ, Lock FJ, Harvey RF. *Iron-deficiency anaemia in premenopausal women.* Lancet. 1999; 353: 1100. http://dx.doi.org/10.1016/S0140-6736(05)76459-X

5. Fernández-Bañares F, Monzón H, Forné M. *A short review of malabsorption and anemia.* World J Gastroenterol. 2009; 15: 4644-52.
   http://dx.doi.org/10.3748/wjg.15.4644

6. Economu M, Karyda S, Gombakis N, Tsatra J, Athanassiou-Metaxa M. *Suclinical celiac disease in children: refractory iron deficiency as the sole presentation.* J Pediatr Hematol Oncol. 2004; 26: 153-4. http://dx.doi.org/10.1097/00043426-200403000-00001

7. Mody RJ, Brown PI, Wechsler DS. *Refractory iron deficiency anemia as the primary clinical manifestation of celiac disease.* J Pediatr Hematol Oncol. 2003; 25: 169-72.
   http://dx.doi.org/10.1097/00043426-200302000-00018

8. Carroccio A, Iannitto E, Cavataio F, Montalto G, Tumminello M, Campagna P et al. *Sideropenic anemia and celiac disease: one study, two points of view.* Dig Dis Sci. 1998; 43: 673-8. http://dx.doi.org/10.1023/A:1018896015530

9. Corazza GR, Valentini RA, Andreani ML, D'Anchino M, Leva MT, Ginaldi L et al. *Suclinical celiac disease is a frequent cause of iron-deficiency anemia.* Scand J Gastroenterol. 1995; 30: 153-6. http://dx.doi.org/10.3109/00365529509093254

10. Rodrigo L, Fuentes D, Perez I, Alvarez N, García P, de Francisco R et al. *Anemia ferropénica refractaria e intolerancia al gluten. Respuesta a una dieta sin gluten.* Rev Esp Enferm Dig. 2011; 103: 349-54.

11. Fisgin T, Yarali N, Duru F, Usta B, , Kara A. *Hematologic manifestation of childhood celiac disease.* Acta Hematol. 2004; 111: 211-4. http://dx.doi.org/10.1159/000077568

12. Pittschlier K. *Neutropenia, granulocytic hypersegmentation and coeliac disease.* Acta Paediatr. 1995; 84: 705-6.
    http://dx.doi.org/10.1111/j.1651-2227.1995.tb13737.x

13. Goyens P, Brasseur D, Cadranel S. *Copper deficiency in infants with active celiac disease.* J Peditr Gastroenterol Nutr. 1985; 4: 677-80.
    http://dx.doi.org/10.1097/00005176-198508000-00033

14. Mulder CJ, Peña AS, Jensen J, Oosterhuis JA. *Celiac disease and geographic (serpiginous) choroidopathy with occurrence of thrombocytopenic purpura.* Arch Intern Med. 1983; 143: 842. http://dx.doi.org/10.1001/archinte.1983.00350040232043

15. Eliakim R, Heyman S, Kornberg A. *Celiac disease and keratoconjunctivitis occurrence with thrombocytopenic purpura.* Arch Intern Med. 1982; 142: 1037.
    http://dx.doi.org/10.1001/archinte.1982.00340180195032

16. Carroccio A, Giannitrapani L, Di Prima L, Iannitto E, Montalto G, Notarbartolo A. *Extreme thrombocytosis as a sign of celiac disease in the elderly: Case Report.* Eur J Gastroenterol Hepatol. 2002; 14: 897-900.
http://dx.doi.org/10.1097/00042737-200208000-00017

17. Cavallaro R, Iovino P, Castiglione F, Palumbo A, Marino M, Di Bella S et al. *Prevalence and clinical associations of prolonged prothrombin time in adult untreated coeliac disease.* Eur J Gastroenterol Hepatol. 2004; 16: 219-23.
http://dx.doi.org/10.1097/00042737-200402000-00016

18. Ramagopalan SV, Wotton SV, Handel AE, Yeates D, Goldacre MJ. *Risk of venous thromboembolism in people admitted to hospital with selected immune-mediated dieases: record-linkage study.* BMC Med. 2011; 9: 1.
http://dx.doi.org/10.1186/1741-7015-9-1

19. Ludvigsson JF, Welander A, Lassila R, Ekbom A, Montgomery SM. *Risk of thromboembolism in 14,000 individuals with celiac disease.* Br J Haematol. 2007; 139: 121-7. http://dx.doi.org/10.1111/j.1365-2141.2007.06766.x

20. Cassela G, Bassotti G, Villanacci V, Di Bella C, Pagni F, Corti GL. *Is hyperhomocysteinemia relevant in patients with celiac disease?* World Jour Gastroenterol. 2011; 17: 2941-4.
http://dx.doi.org/10.3748/wjg.v17.i24.2941

21. Marteau P, Cadranel JF, Messing B, Gargot D, Valla D, Rambaud JC. *Association of hepatic vein obstruction and coeliac disease in North African subjects.* J Hepatol. 1994; 20: 650-3. http://dx.doi.org/10.1016/S0168-8278(05)80355-1

22. Zenjari T, Boruchowicz A, Desreumaux P, Laberenne E, Cortot A, Colombel JF. *Association of coeliac disease and portal venous trombosis.* Gastroenterol Clin Biol. 1995; 19: 953-4.

23. Cheng J, Malahias T, Brar P, Minaya MT, Green PH. *The association between celiac disease, dental enamel defects and aphtous ulcers in a United States cohort.* J Clin Gastroenterol. 2010; 44: 191-4.
http://dx.doi.org/10.1097/MCG.0b013e3181ac9942

24. Lidén M, Kristjánsson G, Valtýsdóttir S, Hällgren R. *Gluten sensitivity in patients with primary Sjögren´s syndrome.* Scand J Gastroenterol. 2007; 42: 962-7.
http://dx.doi.org/10.1080/00365520701195345

25. Finizio M, Quaremba G, Mazzacca G, Ciacci C. *Large forehead: a novel sign of undiagnosed coeliac disease.* Dig Liver Dis. 2005; 37: 659-64.
http://dx.doi.org/10.1016/j.dld.2005.04.014

26. Cicarelli G, Della Rocca G, Amboni M, Ciacci C, Mazzacca G, Filla A et al. *Clinical and neurological abnormalities in adult celiac disease.* Neurol Sci. 2003; 24: 311-7.
http://dx.doi.org/10.1007/s10072-003-0181-4

27. Chin RL, Sander HW, Brannagan TH, Green PH, Hays AP, Alaedini A et al. *Celiac neuropathy.* Neurology. 2003; 60: 1581-5.
http://dx.doi.org/10.1212/01.WNL.0000063307.84039.C7

28. Gabrielli M, Cremonini F, Fiore G, Addolorato G, Padalino C, Candelli M et al. *Association between migraine and Celiac disease: results from a preliminary case-control and therapeutic study.* Am J Gastroenterol. 2003; 98: 625-9.
http://dx.doi.org/10.1111/j.1572-0241.2003.07300.x

29. Zelnik N, Pacht A, Obeid R, Lerner A. *Range of neurologic disorders in patients with celiac disease.* Pediatrics. 2004; 113: 1672-6.http://dx.doi.org/10.1542/peds.113.6.1672

30. Siniscalchi M, Iovino P, Tortora R, Forestiero S, Somma A, Capuano L et al. *Fatigue in adult coeliac disease.* Aliment Pharmacol Ther. 2005; 22: 489-94.
http://dx.doi.org/10.1111/j.1365-2036.2005.02619.x

31. Carta MG, Hardoy MC, Usai P, Carpiniello B, Angst J. *Recurrent brief depression in celiac disease.* J Psychosom Res. 2003; 55: 573-4.
http://dx.doi.org/10.1016/S0022-3999(03)00547-6

32. Sapone A, Bai JC, Ciacci C, Dolinsek J, Green PH, Hadjivassiliou M et al. *Spectrum of gluten-related disorders: consensus on new nomenclature and classification.* BMC Med. 2012; 10: 13. http://dx.doi.org/10.1186/1741-7015-10-13

33. Hadjivassiliou M, Sanders DS, Woodroofe N, Williamson C, Grünewald RA. *Gluten ataxia.* Cerebellum. 2008; 7: 494-8. http://dx.doi.org/10.1007/s12311-008-0052-x

34. Ghazal FA, Singh S, Yaghi S, Keyrouz SG. *Gluten ataxia: an important treatable etiology of sporadic ataxia.* Int J Neurosci. 2012; 122: 545-6.
http://dx.doi.org/10.3109/00207454.2012.683220

35. Hernández-Lahoz C, Mauri-Capdevila G, Vega-Villar J, Rodrigo L. *Trastornos neurológicos asociados con la sensibilidad al gluten.* Rev Neurol. 2011; 53: 287-300.

36. Pengiran Tengah DS, Holmes GK, Wills AJ. *The prevalence of epilepsy in patients with celiac disease.* Epilepsia. 2004; 45: 1291-3.
http://dx.doi.org/10.1111/j.0013-9580.2004.54104.x

37. Mavroudi A, Karatza E, Papastavrou T, Panteliadis C, Spiroglou K. *Successful treatment of epilepsy and celiac disease with a gluten-free diet.* Pediatr Neurol. 2005; 33: 292-5.
http://dx.doi.org/10.1016/j.pediatrneurol.2005.05.010

38. Gobbi G, Bouquet F, Greco L, Lambertini A, Tassinari CA, Ventura A et al. *Celiac disease, epilepsy, and cerebral calcifications. The Italian Working Group on Coeliac Disease and Epilepsy.* Lancet. 1992; 340: 439-43.
http://dx.doi.org/10.1016/0140-6736(92)91766-2

39. Rodrigo L, Hernández-Lahoz C, Fuentes D, Alvarez N, López-Vázquez A, González S. *Prevalence of celiac disease in multiple sclerosis.* BMC Neurol. 2011; 11: 31.
http://dx.doi.org/10.1186/1471-2377-11-31

40. Midha V, Jain NP, Sood A, Bansal R, Puri S, Kumar V. *Landry-Guillain-Barré syndrome as presentation of celiac disease.* Indian J Gastroenterol. 2007; 26: 42-3.

41. Herrero González JE. *Guía clínica para el diagnóstico y tratamiento de la Dermatitis Herpetiforme.* Actas Dermosifiliogr. 2010; 101: 820-6.
http://dx.doi.org/10.1016/j.ad.2010.06.018

42. Ludvigsson JF, Lindelöf B, Zingone F, Ciacci C. *Psoriasis in a nationwide cohort study of patients with celiac disease.* J Invest Dermatol. 2011; 131: 2010-6.
http://dx.doi.org/10.1038/jid.2011.162

43. Michaëlsson G, Kristjánsson G, Pihl Lundin I, Hagforsen E. *Palmoplantar pustulosis and gluten sensitivity: a study of serum antibodies agianst gliadin and tissue transglutaminase, the duodenal mucosa and effects of gluten-free diet.* Br J Dermatol. 2007; 156: 659-66. http://dx.doi.org/10.1111/j.1365-2133.2006.07725.x

44. Corazza GR, Andreani ML, Venturo N, Bernardi M, Tosti A, Gasbarrini G. *Celiac disease and alopecia areata: report of a new association.* Gastroenterology. 1995; 109: 1333-7.
http://dx.doi.org/10.1016/0016-5085(95)90597-9

45. Bardella MT, Marino R, Barbareschi M, Bianchi F, Faglia G, Bianchi P. *Alopecia areata and coeliac disease: no effect of a gluten-free diet on hair growth.* Dermatology. 2000; 200: 108-10. http://dx.doi.org/10.1159/000018340

46. Pedrosa Delgado M, Martín Muñoz F, Polanco Allué I, Martín Esteban M. *Cold urticaria and celiac disease.* J Investig Allergol Clin Immunol. 2008; 18: 123-5.

47. Haussmann J, Sekar A. *Chronic urticaria: a cutaneous manifestation of celiac disease.* Can J Gastroenterol. 2006; 20: 291-3.

48. Goddard CJ, Gillet HR. *Complications of coeliac disease: are all patients at risk?* Postgrad Med. 2006; 82: 705-12. ttp://dx.doi.org/10.1136/pgmj.2006.048876

49. Kavak US, Yüce A, Koçak N, Demir H, Saltik IN, Gürakan F et al. *Bone mineral density in children with untreated and treated celiac disease.* J Pediatr Gastroenterol Nutr. 2003; 37: 434-6. http://dx.doi.org/10.1097/00005176-200310000-00007

50. Sundar N, Crimmins R, Swift G. *Clinical presentation and incidence of complications in patients with coeliac disease diagnosed by relative screening.* Postgrad Med. 2007; 83: 273-6. http://dx.doi.org/10.1136/pgmj.2006.052977

51. Walters JR, Banks LM, Butcher GP, Fowler CR. *Detection of low bone mineral density by dual energy x ray absorptiometry by unsuspected suboptimally treated coeliac disease.* Gut. 1995; 37: 220-4. http://dx.doi.org/10.1136/gut.37.2.220

52. West J, Logan RF, Card TR, Smith C, Hubbard R. *Fractures risk in people with celiac disease: a population-based cohort study.* Gastroenterology. 2003; 125: 429-36. http://dx.doi.org/10.1016/S0016-5085(03)00891-6

53. García-Manzanares A, Tenias JM, Lucendo AJ. *Bone mineral density directly correlates with duodenal Marsh stage in newly diagnosed adult celiac patients.* Scand J Gastroenterol. 2012; 8-9: 927-36. http://dx.doi.org/10.3109/00365521.2012.688217

54. Lubrano E, Ciacci C, Ames PR, Mazzacca G, Oriente P, Scarpa R. *The arthritis of coeliac disease: prevalence and pattern in 200 adult patients.* Br J Rheumatol. 1996; 35: 1314-8. http://dx.doi.org/10.1093/rheumatology/35.12.1314

55. Luft LM, Barr SG, Martin LO, Chan EK, Fritzler MJ. *Autoantibodies to tissue transglutaminase in Sjögren's syndrome and related rheumatic diseases.* J Rheumatol. 2003; 30: 2613-9.

56. Ludvigsson JF, Rubio-Tapia A, Chowdhary V, Murray JA, Simard JF. *Increased Risk of Systemic Lupus Erythematosus in 29,000 Patients with Biopsy-verified Celiac Disease.* J Rheumatol. 2012; 39: 1964-70. ttp://dx.doi.org/10.3899/jrheum.120493

57. Dickey W, McMillan SA, Collins JS, Watson RG, McLoughlin JC, Love AH. *Liver abnormalities associated with celiac sprue. How common are they, what is their significance, and what do we do about them?* J Clin Gastroenterol. 1995; 20: 290-2. http://dx.doi.org/10.1097/00004836-199506000-00006

58. Volta U, De Franceschi L, Lari F, Molinaro N, Zoli M, Bianchi FB. *Coeliac disease hidden by cryptogenic hypertransaminasemia.* Lancet. 1998; 352: 26-9. http://dx.doi.org/10.1016/S0140-6736(97)11222-3

59. Valera JM, Hurtado C, Poniachik J, Abumohor P, Brahm J. *Study of celiac disease in patients with non-alcoholic fatty liver and autoimmune hepatic diseases.* Gastroenterol Hepatol. 2008; 31: 8-11.

60. Hernandez L, Johnson TC, Naiyer AJ, Kryszak D, Ciaccio EJ, Min A et al. *Chronic hepatitis C virus and celiac disease, is there an association?* Dig Dis Sci. 2008; 53: 256-61. http://dx.doi.org/10.1007/s10620-007-9851-z

61. Kaukinen K, Halme L, Collin P, Färkkilä M, Mäki M, Vehmanen P et al. *Celiac disease in patients with severe liver disease: gluten-free diet may reverse hepatic failure.* Gastroenterology. 2002; 122: 881-8. http://dx.doi.org/10.1053/gast.2002.32416

62. Sóñora C, Muñoz F, Del Río N, Acosta G, Montenegro C, Trucco E et al. *Celiac disease and gyneco-obstetrics complications: can serum antibodies modulate tissue transglutaminase functions and contribute to clinical pattern?* Am J Reprod Immunol. 2011; 66: 476-87. http://dx.doi.org/10.1111/j.1600-0897.2011.01020.x

63. Martinelli D, Fortunato F, Tafuri S, Germinario CA, Prato R. *Reproductive life disorders in Italian celiac women. A case-control study.* BMC Gastroenterol. 2010; 10: 89. http://dx.doi.org/10.1186/1471-230X-10-89

64. Sanders DS. *Coeliac disease and subfertility: Association is often neglected.* BMJ. 2003; 327: 1226-7. http://dx.doi.org/10.1136/bmj.327.7425.1226-e

65. EliakimR, Sherer DM. *Celiac disease: Fertility and Pregnancy.* Gynecol Obstet Invest. 2001; 51: 3-7. http://dx.doi.org/10.1159/000052881

66. Rostami K, Steegers EA, Wong WY, Braat DD, Steegers-Theunissen RP. *Coeliac disease and reproductive disorders: a neglected association.* Eur J Obstet Gynecol Reprod Biol. 2001; 96: 146-9. http://dx.doi.org/10.1016/S0301-2115(00)00457-7

67. Foschi F, Diani F, Zardini E, Zanoni G, Caramaschi P. *Celiac disease and spontaneous abortion.* Minerva Gynecol. 2002; 54: 151-9.

68. Pope R, Sheiner E. *Celiac disease during pregnancy: to screen or not to screen?* Arch Gynecol Obstet. 2009; 279: 1-3. http://dx.doi.org/10.1007/s00404-008-0803-4

69. Hogen Esch CE, Van Rijssen MJ, Roos A, Koning F, Dekker FW, Mearin ML et al. *Screening for unrecognized coeliac disease in subfertile couples.* Scand J Gastroenterol. 2011; 46: 1423-8. http://dx.doi.org/10.3109/00365521.2011.615858

70 Meloni GF, Dessole S, Vargiu N, Tomasi PA, Musumeci S. *The prevalence of coeliac disease in infertility.* Hum Reprod. 1999; 14: 2759-61.
http://dx.doi.org/10.1093/humrep/14.11.2759

71. Anderson MS. *Update in endocrine autoimmunity.* J Clin Endocrinol Metab. 2008; 93: 3663-70. http://dx.doi.org/10.1210/jc.2008-1251

72. Craig M, Hattersley A, Donaghue K. *ISPAD Clinical Practice Consensus Guidelines 200.* Ped Diabetes. 2009 (S12); 10: 3-12.
http://dx.doi.org/10.1111/j.1399-5448.2009.00568.x

73. Triolo TM, Armstrong TK, McFann K, Yu I, Rewers MJ, Klingensmith GJ et al. *Additional autoinmune disease in 33% of patients of type 1 diabetes Honest.* Diabetes Care. 2011; 34: 1211-3. http://dx.doi.org/10.2337/dc10-1756

74. Betterlre C, Delpra C, Greggio N. *Autoimmunity in isolated Addison disease and in polyglandular autoinmune diabetes type 1, 2 and 4.* Ann. Endocrinol. 2001; 62: 193.

75. Eisenbarth CS, Gottlieb PA. *Autoimmune Poliendocrine Syndromes.* New Engl J Med. 2004; 350: 2068-79. http://dx.doi.org/10.1056/NEJMra030158

76. Brook CGD, Brown RS. *Polyglandular Syndromes.* In Handbook of Clinical Pediatrics Endocrinology. Blackwell Publishing Inc. Massachussets USA. 2008; 164-71.

77. Visser J, Rozing J, Sapone A, Lammers K, Fasano A. *Tight junctions, intestinal permeability and autoimmunity: celiac disease and type 1 diabetes paradigms.* Ann NY Acad Sci. 2009; 1165: 195-205.
http://dx.doi.org/10.1111/j.1749-6632.2009.04037.x

78. Holmes GK. *Screening for coeliac disease in type 1 diabetes.* Arch Dis Child. 2002; 87: 495-8. http://dx.doi.org/10.1136/adc.87.6.495

79. Kakleas K, Sarayjanci C, Cristellis E, Papathanasiou A, Petrou V, Fotinou A et al. *The prevalence and risk factors for celiac disease among children and adolescents with type 1 diabetes mellitus.* Diab Res Clin Pract. 2010; 90: 202-8. http://dx.doi.org/10.1016/j.diabres.2010.08.005

80. Picarelli A, Sabbatella L, Di Tola M, Vetrano S, Casale C, Anania MC et al. *Anti-endomysial antibody of IgG1 isotype detection strongly increases the prevalence of coeliac disease in patients affected by type 1 diabetes mellitus.* Clin Exp Immunol. 2005; 142: 111-5. http://dx.doi.org/10.1111/j.1365-2249.2005.02866.x

81. Rami B, Sumnik Z, Schober E. *Screening detected celiac disease in children with type 1 diabetes mellitas: effect on the clinical course (a case control study).* Jour of Ped Gastroenterol and Nutr. 2005; 41: 317-21. http://dx.doi.org/10.1097/01.mpg.0000174846.67797.87

82. Telega G, Bennet TR, Werlin S. *Emerging new clinical patterns in the presentation of celiac disease.* Arch of Ped and Adolesc Med. 2008; 162: 164-8. http://dx.doi.org/10.1001/archpediatrics.2007.38

83. Ludvigsson JF, Olén O, Bell M, Ekbom A, Montgomery SM. *Coeliac disease and risk of sepsis.* Gut. 2008; 57: 1074-80. http://dx.doi.org/10.1136/gut.2007.133868

84. Narula P, Porter L, Langton J, Rao V, Davies P, Cummins C et al. *Gastrointestinal symptoms in children with type 1 diabetes screened for celiac disease.* Pediatrics. 2009; 124: 489-95. http://dx.doi.org/10.1542/peds.2008-2434

85. Valentino R, Savastano S, Tommaselli AP, Dorato M, Scarpitta MT, Gigante M et al. *Prevalence of coeliac disease in patients with thyroid autoimmunity.* Horm Res. 1999; 51: 124-7. http://dx.doi.org/10.1159/000023344

86. Ventura A, Neri E, Ughi C, Leopaldi A, Città A, Not T. *Gluten-dependent diabetes-related and thyroid-related autoantibodies in patients with celiac disease.* J Pediatr. 2000; 137: 263-5. http://dx.doi.org/10.1067/mpd.2000.107160

87. Sategna-Guidetti C, Volta U, Ciacci C, Usai P, Carlino A, De Franceschi L et al. *Prevalence of thyroid disorders in untreated adult coeliac disease patients and effect of gluten withdrawal: an Italian multicenter study.* Am J Gastroenterol. 2001; 96: 751-7. http://dx.doi.org/10.1111/j.1572-0241.2001.03617.x

88. Ansaldi N, Palmas T, Corrias A, Barbato M, D'Altiglia MR, Campanozzi A et al. *Autoimmune thyroid disease and coeliac disease in children.* J Pediatr Gastroenterol Nutr. 2003; 37: 63-6. http://dx.doi.org/10.1097/00005176-200307000-00010

89. Viljamaa M, Kaukinen K, Huhtala H, Kyronpalo S, Rasmussen M, Collin P. *Coeliac disease, autoimmune diseases and gluten exposure.* Scand J Gastroenterol. 2005; 40: 437-43. http://dx.doi.org/10.1080/00365520510012181

90. Guliter S, Yakaryilmaz F, Ozkurt Z, Ersoy R, Ucardag D, Caglayan O et al. *Prevalence of coeliac disease in patients with autoimmune thyroiditis in a Turkish population.* World J Gastroenterol. 2007; 13: 1599-601.

91. Hadithi M, de Boer H, Meijer JW, Willekens F, Kerckhaert JA, Heijmans R et al. *Coeliac disease in Dutch patients with Hashimoto's thyroiditis and vice versa.* World J Gastroenterol. 2007; 13: 1715-22.

92. Elfstrom P, Montgomery SM, Kampe O, Ekbom A, Ludvigsson JF. *Risk of thyroid disease in individuals with coeliac disease.* J Clin Endocrinol Metab. 2008; 93: 3915-21. http://dx.doi.org/10.1210/jc.2008-0798

93. Rensch MJ, Szyjkowski R, Shaffer RT, Fink S, Kopecky C, Grissmer L et al. *The prevalence of celiac disease autoantibodies in patients with systemic lupus erythematosus.* Am J Gastroenterol. 2001; 96: 1113-5.
http://dx.doi.org/10.1111/j.1572-0241.2001.03753.x

94. Sategna Guidetti C, Solerio E, Scaglione N, Aimo G, Mengozzi G. *Duration of gluten exposure in adult coeliac disease does not correlate with the risk for autoinmune disorders.* Gut. 2001; 49: 502-5. http://dx.doi.org/10.1136/gut.49.4.502

95. Dickey W, McMillan SA, Callender ME. *High prevalence of celiac sprue among patients with primary biliary cirrhosis.* J Clin Gastroenterol. 1997; 25: 328-9.
http://dx.doi.org/10.1097/00004836-199707000-00006

96. Volta U, Rodrigo L, Granito A, Petrolini N, Muratori P, Muratori L et al. *Celiac disease in autoimmune cholestatic liver disorders.* Am J Gastroenterol. 2002; 97: 2609-13.
http://dx.doi.org/10.1111/j.1572-0241.2002.06031.x

97. Iltanen S, Collin P, Korpela M, Holm K, Partanen J, Polvi A et al. *Celiac disease and markers of celiac disease latency in patients with primary Sjögren's syndrome.* Am J Gastroenterol. 1999; 94: 1042-6. http://dx.doi.org/10.1111/j.1572-0241.1999.01011.x

98. O'Leary C, Walsh CH, Wieneke P, O'Regan P, Buckley B, O'Halloran DJ et al. *Coeliac disease and autoinmune Addison´s disease: a clinical pitfall.* QJM. 2002; 95: 79-82.
http://dx.doi.org/10.1093/qjmed/95.2.79

99. Fonager K, Sørensen HT, Nørgård B, Thulstrup AM. *Cardiomyopathy in Danish patients with coeliac disease.* Lancet. 1999; 354: 1561.
http://dx.doi.org/10.1016/S0140-6736(05)76595-8

100. Frustaci A, Cuoco L, Chimenti C, Pieroni M, Fioravanti G, Gentiloni N et al. *Celiac disease associated with autoinmune myocarditis.* Circulation. 2002; 105: 2611-8.
http://dx.doi.org/10.1161/01.CIR.0000017880.86166.87

101. Ventura A, Magazù G, Gerarduzzi T, Greco L. *Coeliac disease and the risk of autoimmune disorders.* Gut. 2002; 51: 897. http://dx.doi.org/10.1136/gut.51.6.897

102. Sategna Guidetti C, Solerio E, Scaglione N, Aimo G, Mengozzi G. *Duration of gluten exposure in adult coeliac disease does not correlate with the risk for autoimmune disorders.* Got. 2001; 49: 502-5. http://dx.doi.org/10.1136/gut.49.4.502

103. Hadjivassiliou M, Kandler RH, Chattopadhyay AK, Davies-Jones AG, Jarratt JA, Sanders DS. *Dietary treatment of gluten neuropathy.* Muscle Nerve. 2006; 34: 762-6.
http://dx.doi.org/10.1002/mus.20642

104. Curione M, Barbato M, Viola F, Francia P, De Biase L, Cucchiara S. *Idiopathic dilated cardiomyopathy associated with coeliac disease: the effect of a gluten-free diet on cardiac performance.* Dig Liver Dis. 2002; 34: 866-9.
http://dx.doi.org/10.1016/S1590-8658(02)80258-4

105. Metso S, Hyytiä-Ilmonen H, Kaukinen K, Huhtala H, Jaatinen P, Salmi J et al. *Gluten-free diet and autoimmune thyroiditis in patients with celiac disease. A prospective controlled study.* Scand J Gastroenterol. 2012; 47: 43-8.
http://dx.doi.org/10.3109/00365521.2011.639084

106. Goh VL, Estrada DE, Lerer T, Balarezo F, Sylvester FA. *Effect of gluten-free diet on growth and glycemic control in children with type 1 diabetes and asymptomatic celiac disease.* J Pediatr Endocrinol Metab. 2010; 23: 1169-73.
http://dx.doi.org/10.1515/jpem.2010.183

107. Rodrigo L, Pérez-Martinez I. *Osteogenesis Imperfecta with Celiac Disease and Type II Diabetes Mellitus Associated: Improvement with a Gluten-Free Diet.* Case Report Med. 2012; 2012: 813461. http://dx.doi.org/10.1155/2012/813461

108. Kurppa K, Collin P, Viljamaa M, Haimila K, Saavalainen P, Partanen J et al. *Diagnosing mild enteropathy celiac disease: a randomized, controlled clinical study.* Gastroenterology. 2009; 136: 816-23. http://dx.doi.org/10.1053/j.gastro.2008.11.040

109. Yang A, Chen Y, Scherl E, Neugut AI, Bhagat G, Green PH. *Inflammatory bowel disease in patients with celiac disease.* Inflamm Bowel Dis. 2005; 11: 528-32.
http://dx.doi.org/10.1097/01.MIB.0000161308.65951.db

Capítulo 15

Metabolismo óseo y osteoporosis en la enfermedad celíaca

Alvaro García Manzanares[1], Alfredo J. Lucendo[2]

[1]Endocrinología y Nutrición. Complejo Hospitalario La Mancha Centro. España.

[2]Aparato Digestivo. Hospital General de Tomelloso. España.

agmanzanares2010@gmail.com, alucendo@vodafone.es

Doi: http://dx.doi.org/10.3926/oms.57

Referenciar este capítulo

García-Manzanares A, Lucendo AJ. *Metabolismo óseo y osteoporosis en la enfermedad celíaca.* En Rodrigo L y Peña, AS, editores. *Enfermedad celíaca y sensibilidad al gluten no celíaca.* Barcelona, España: OmniaScience; 2013. p. 325-344.

Resumen

La enfermedad celíaca (EC) afecta al 1-2% de la población mundial. Muchos celíacos actuales padecen síntomas durante años antes de ser diagnosticados, estando expuestos a las consecuencias de la enfermedad, incluyendo una mineralización ósea deficiente. Este capítulo proporciona una actualización sobre la relación entre densidad mineral ósea (DMO), osteopenia, osteoporosis y EC. La baja DMO afecta hasta al 75% de los pacientes celíacos, y al 40% de los diagnosticados en edad adulta. Puede encontrarse a cualquier edad, con independencia de serología positiva o síntomas digestivos, contribuyendo a deteriorar la calidad de vida. La prevalencia de EC entre pacientes osteoporóticos aumenta también significativamente. Dos teorías explican el origen de esta baja DMO: La malabsorción de micronutrientes (incluyendo calcio y vitamina D) determinada por atrofia vellositaria se ha relacionado con hiperparatiroidismo secundario e incapacidad para alcanzar el potencial máximo de masa ósea. La inflamación crónica también se ha relacionado con secreción de RANKL, activación de osteoclastos y aumento de reabsorción ósea. Como consecuencia, los pacientes celíacos presentan un riesgo de fractura ósea 40% superior al de la población no afectada. El tratamiento de la baja DMO en la EC consiste en una dieta libre de gluten, suplementos de calcio, vitamina D y bifosfonatos, aunque los efectos de estos últimos entre celíacos no se han evaluado específicamente. Podemos concluir que una amplia proporción de celíacos presentan baja DMO y aumento variable en el riesgo de fracturas. Los cambios epidemiológicos en la EC hacen más relevante la exploración mediante densitometía entre celíacos adultos.

Abstract

Celiac disease (CD) affects around 1-2% of the world population. Many current CD patients live with their symptoms for years before diagnosis, and are therefore exposed to the consequences of the disease, including an impaired bone mineralization. In this chapter we provide an updated discussion on the relationship between low bone mineral density (BMD), osteopenia and osteoporosis, and celiac disease. Review of the literature shows, low BMD affects up to 75% of patients with celiac disease and 40% of those diagnosed during adulthood. It can be found at any age, independently of positive serological markers and presence of digestive symptoms, contributing to deterioration in quality of life. The prevalence of CD among osteoporotic patients is also significantly increased. Two theories try to explain this origin of low BMD: Micronutrients malabsorption (including calcium and vitamin D) determined by villous atrophy has been related to secondary hyperparathyroidism and incapacity to achieve the potential bone mass peak; chronic inflammation was also related with RANKL secretion, osteoclasts activation and increased bone reabsorption. As a consequence, CD patients have a risk for bone fractures that exceeds 40% that of matched non-affected population. Treatment of low BMD in CD comprises gluten-free diet, calcium and vitamin D supplementation, and biphosphonates, although its effects on CD have not been specifically assessed. It can be concluded that a relevant proportion of CD patients present a low BMD and a variable increase in the risk of bone fractures. Epidemiological changes in CD make bone density scans more relevant for adult coeliacs.

1. Introducción

La baja densidad mineral ósea (DMO) representa el primer criterio diagnóstico de la osteoporosis, una enfermedad metabólica esquelética definida además por deterioro de la microarquitectura ósea, mayor fragilidad ósea y susceptibilidad a padecer fracturas. La disponibilidad de la densitometría mineral ósea como técnica diagnóstica no invasiva ha permitido asociar esta osteopatía con la enfermedad celíaca (EC) hace relativamente pocos años[1,2]. En contraste, la asociación entre osteomalacia infantil y EC es conocida desde las primeras descripciones de ésta última enfermedad, incluso desde antes de conocer el origen y tratamiento de la propia EC.[3] La osteomalacia es una enfermedad caracterizada por baja DMO, marcadas deformidades óseas y raquitismo, que raramente supone la presentación inicial de la EC.[4,5]

En los pacientes adultos las alteraciones en la mineralización ósea, osteopenia u osteoporosis, constituyen una de las complicaciones más frecuentes de la EC, pudiendo afectar hasta al 75% de los pacientes en algunas series[1], y con una prevalencia entre celíacos doble a la de la población no afecta de su mismo rango de edad.[6] A pesar de ésto y de la multitud de estudios al respecto no se ha llegado a describir exactamente cómo la EC, una trastorno primariamente digestivo, puede afectar al metabolismo óseo.

La EC es una enfermedad de elevada prevalencia[7] que afecta a en torno al 1% de la población mundial en base a estudios de cribado mediante serología.[8] La mayoría de los pacientes que padecen EC no están actualmente diagnosticados, siendo las mujeres diagnosticadas más frecuentemente que los hombres. Muchos de los actuales pacientes con EC han padecido síntomas durante años antes del diagnóstico, habiendo estado expuestos a sus consecuencias. Por otro lado, la osteoporosis presenta unas características similares a la EC en cuanto a su frecuencia e infradiagnóstico. Se ha hipotetizado que la EC podría explicar parte del gran "cajón de sastre" que representa la osteoporosis idiopática.[1,6-9-10] Por tanto, un alto índice de sospecha entre los profesionales sanitarios que tratan ambas enfermedades (EC y osteoporosis) mediante su mejor conocimiento podría sacar a la luz muchos casos ocultos, con el beneficio de un tratamiento certero y precoz.

La EC de por sí supone un importante deterioro de la calidad de vida[11,13], que se agrava por la presencia de osteoporosis y su manifestación clínica en forma de fracturas. Todo ello constituye una razón para mantener una actitud intervencionista tratando de prevenir su aparición y/o aminorar sus consecuencias.

2. Osteoporosis: Definición y conceptos generales

La osteoporosis es la enfermedad metabólica ósea más frecuente; conlleva disminución de la masa ósea y es responsable de la mayor parte de las fracturas producidas en mayores de 50 años; se estima que 1 de cada 3 mujeres de Europa[14] y Estados Unidos[15] mayores de 50 años sufrirá una fractura osteoporótica a lo largo de su vida. Aunque la DMO se considera el determinante principal para padecer osteoporosis, existen factores adicionales que condicionan la fragilidad del hueso, y que en los últimos años se han englobado bajo el concepto de "calidad ósea". Entre ellos están la microarquitectura, el grado de recambio y el acúmulo de lesiones o microfracturas.[16]

La Organización Mundial de la Salud establece los diferentes grados de baja masa ósea, en base a las mediciones mediante densitometría ósea en cualquier región esquelética para mujeres de raza blanca.[17] De este modo, define osteoporosis cuando los valores de masa ósea se sitúan por debajo de -2.5 desviaciones estándar (DE) del pico de masa ósea (esto es, el máximo valor de DMO alcanzado por un adulto), y osteopenia como aquellos valores situados entre -1 DE y -2,49 DE. La osteoporosis establecida o grave es aquella que presenta una DMO inferior a -2,5 DE y existe además ya una fractura por fragilidad.[15,18]

Diagnóstico	Criterios sobre DMO (T-*score*)
Normal	DMO T > -1 DE
Osteopenia o densidad ósea baja	DMO T < -1 Y > -2,49 DE
Osteoporosis	DMO T < -2,49 DE
Osteoporosis grave	DMO T > -2,49 DE + fractura

T-score: comparación con valor de DMO alcanzado en población media de referencia.
DE: Desviación estándar; DMO: Densidad mineral ósea.

Tabla 1. Criterios diagnósticos de la Organización Mundial de la Salud (OMS) para mujeres posmenopáusicas de origen caucásico.

Los resultados de las mediciones de DMO son expresados en términos de T-*score*, que es el número de desviaciones estándar que la medición de DMO difiere de la densidad ósea medida en población joven ("pico" de DMO). Otra forma de mostrar los resultados es el Z-*score*, que se obtiene al comparar la medición de DMO con valores de referencia de sujetos de igual sexo y edad y se recomienda por algunas guías[19] para varones y mujeres premenopáusicas.

3. Prevalencia de osteoporosis entre los pacientes celíacos

Se estima que en el momento del diagnóstico de la EC infantil, un tercio de los niños presentarían osteoporosis, un tercio osteopenia y únicamente el tercio restante tendrían conservada la DMO.[9] En todo caso, una vez instaurada la DSG, la mayoría de los niños celíacos recuperan su curva de crecimiento estaturo-ponderal y aceleran el ritmo de mineralización ósea, de manera que en el momento de finalizar el crecimiento óseo la mayoría ha alcanzado un pico de masa ósea normal. El problema principal se plantea en el caso de la que la EC sea diagnosticada en la edad adulta, una vez finalizado el crecimiento óseo y alcanzado el pico de masa ósea. Entre estos últimos pacientes, la prevalencia de osteoporosis es de al menos el doble a la de la población no afecta de su mismo rango de edad.[6,20] Incluso más de la mitad de los pacientes celíacos con marcadores serológicos positivos y asintomáticos desde el punto de vista digestivo, pueden presentar una afectación ósea en el momento del diagnóstico[1,10-21-25], y aún aquellos sin atrofia vellositaria, esto es, con estadíos 1 y 2 de la clasificación de Marsh-Oberhuber para el grado de lesión duodenal.

Los estudios de prevalencia de pérdida de masa ósea realizados entre pacientes con EC describen frecuencias ampliamente variables[2,21-26-33] (Tabla 2); Valdimarsson y colaboradores desarrollaron un estudio prospectivo sobre 63 pacientes adultos, observando una prevalencia de osteoporosis del 22% en antebrazo, del 18% en cadera y del 15% en zona lumbar (estimada en función del Z-*score*).[34] Bardella y colaboradores únicamente observaron baja DMO entre aquellas mujeres diagnosticas de EC durante la edad adulta.[35] Meyer y colaboradores encontraron baja densidad mineral ósea en la columna lumbar en el 38%, y en la cadera en el 44%, de los pacientes celíacos adultos analizados.[33] La amplia variabilidad en la frecuencia de baja DMO en estos estudios podría explicarse por diversos factores, incluyendo los criterios de diagnóstico de osteoporosis (considerar T o Z-score), el método de medición, la localización del esqueleto donde se lleva a cabo la misma, la selección de los pacientes y su estudio antes o después de iniciar la dieta sin gluten (DSG). En todo caso, los datos disponibles en conjunto corroboran un claro aumento de prevalencia de baja DMO entre los pacientes celíacos sobre la población general, que globalmente oscila en torno al 40%.

La baja DMO se ha demostrado tanto en pacientes celíacos con clínica clásica,[11] en casos subclínicos,[36] y también en pacientes asintomáticos.[26] Paradójicamente, se ha observado incluso mayor afectación entre los pacientes sin clínica digestiva que entre aquellos con síntomas clásicos.[10] Por tanto, el tipo de síntomas de la EC no parece predecir la existencia de baja DMO, motivo por el cuál se han tratado de identificar otros factores determinantes.

La osteoporosis constituye de este modo una complicación frecuente de la EC, lo que ha planteado la conveniencia de la realización o no de cribado de EC entre aquellos pacientes con osteoporosis idiopática. Aunque no existe acuerdo definitivo, la opinión de mayor peso apuesta por realizarlo[37,40], ya que la frecuencia de EC es 10 veces superior a la esperada entre pacientes con osteoporosis; de hecho, una frecuencia similar de EC entre los diabéticos tipo 1 ya justifica el cribado universal entre éstos últimos.[41] Además el cribado de EC mediante anticuerpos específicos en pacientes con osteoporosis ha permitido diagnosticar entre 4[42] y 17[40] veces más celíacos.

Aquellos estudios cuyos resultados se oponían al cribado de EC entre pacientes con osteoporosis pueden cuestionarse por el empleo de anticuerpos de baja sensibilidad; así, Legroux-Gérot y colaboradores determinaban anticuerpos anti-gliadina y únicamente en aquellos con títulos positivos se determinaba anti-transglutaminasa tisular (AatTG),[43] una estrategia que infradiagnostica EC. Este mismo estudio estableció el umbral de positividad para AAtTG en 50 U/mL, muy por encima de las 2 U/mL actualmente recomendadas para el diagnóstico de adultos.[44] Otros estudios adolecen de similares limitaciones: Mather determinó anticuerpos antiendomisio,[45] Lindh antigliadina,[42] y el umbral de positividad para AAtTG en el trabajo de Laadhar se situó en 10 U/ml.[39]

Análisis	Valor medio ponderado	Número de estudios (número de pacientes)
Z-score en columna lumbar	-1,3	14 (490)
Z-score en cadera	-1,1	7 (239)
T-score en columna lumbar	-1,7	1(86)
T-score en cadera	-1,4	1 (86)
% Con osteoporosis lumbar	26	6 (212)
% Con osteoporosis en cadera	11	3 (102)
% Con osteopenia lumbar	41	4 (188)
% Con osteopenia en cadera	43	3 (102)

Tabla 2. Estudios sobre densidad mineral ósea en pacientes celíacos antes de iniciar la DSG (Modificada de Scott, 2000[28]).

4. Etiopatogenia de la baja DMO en la EC

Los mecanismos patogénicos subyacentes a la enfermedad metabólica ósea en pacientes con EC no han sido completamente dilucidados. El origen de la osteoporosis en la EC ha sido relacionado clásicamente con la malabsorción producida por la atrofia vellositaria intestinal, y la deficiente absorción de calcio y de vitamina D,[46] así como con un hiperparatirodismo secundario.[47] Un bajo consumo de productos lácteos,[48] el no haber alcanzado nunca el pico de masa ósea máxima teórica,[26,49-50] el mayor grado de lesión duodenal[51,52] y el más prolongado retraso diagnóstico[20] también han sido directamente relacionados con el origen de la baja DMO en los pacientes celíacos.

Conocemos que el déficit de vitamina D es común entre pacientes con EC, en los que además no existen alteraciones en la expresión de los receptores de vitamina D,[53] ni mayor número de mutaciones genéticas del receptor que interfieran con el metabolismo de esta vitamina.[54] La restricción de la ingesta de leche puede agudizar el déficit de vitamina D; así la coincidencia de intolerancia a la lactosa es frecuente entre los pacientes celíacos, estimándose en un 10%, pero pudiendo aumentar hasta el 50% en presencia de síntomas evidentes de malabsorción.[55,58] Sin embargo, no debemos olvidar que el aporte dietético de vitamina D únicamente suple el 5-10% de los requerimientos,[59] debiendo el resto ser obtenido de la exposición solar. Aún así, en los estudios desarrollados en celíacos no se observa clara asociación entre niveles de vitamina D y afectación ósea, como tampoco en otras enfermedades intestinales, como en la enfermedad inflamatoria intestinal.[59]

Diversos autores han propuesto que otros déficits en vitaminas liposolubles (A, K y E) e incluso hidrosolubles (C, B_{12}, ácido fólico y B_6), o en minerales (como hierro, calcio, fósforo, cobre, zinc, boro, flúor), todos ellos necesarios para un metabolismo óseo normal,[52,60] también resultarían de la malabsorción intestinal que presentarían los pacientes celíacos.

El hiperparatiroidismo es otro de los factores que han sido implicados. Incluso en pacientes con niveles séricos normales de vitamina D, niveles elevados de paratohormona (PTH) se han relacionado con pérdida de masa ósea.[47] Pacientes celíacos en tratamiento con DSG presentan con frecuencia niveles séricos de PTH elevados.[61] Otro factor hormonal implicado es el descenso en los niveles de IGF-1 (somatomedina C)[62] en los pacientes con menor masa ósea, habiéndose relacionado con niveles disminuidos de zinc,[63] que se normalizaron tras la introducción de la DSG.

Pese a todo lo expuesto, esta teoría malabsortiva por sí misma no se ha podido corroborar en todos los estudios llevados a cabo,[52] mientras que la compleja regulación del recambio óseo y el efecto de los múltiples factores nutricionales implicados, así como los resultados discordantes de diversos estudios han hecho que se planteen nuevas hipótesis para el origen de la osteoporosis en la EC, como la que relaciona la baja DMO con la presencia de inflamación crónica.[64] Una función menos conocida de la vitamina D es su papel en la activación de los linfocitos T, que mantienen la integridad de la inmunidad mucosa intestinal evitando la infección[65] y regulando las uniones entre proteínas.[66] Por este motivo, desde hace tiempo su déficit se ha considerado un factor desencadenante de enfermedades autoinmunes e inflamatorias.[67]

La inflamación crónica determina alteraciones en el metabolismo óseo a través de distintas citoquinas proinflamatorias, como el factor de necrosis tumoral alfa (TNF-α), interleuquinas (IL)-1beta, IL-6 o interferón gamma. Citoquinas relacionadas con el TNF son el receptor activador de factor nuclear kappa B (*Receptor Activator for Nuclear Factor κ B,* o RANK), su ligando (RANKL) y la osteoprotegerina (OPG). RANKL es una molécula esencial en la regulación del metabolismo óseo cuya expresión génica se induce tras la activación de los linfocitos T y es secretada por estas células. Se ha demostrado que es un factor de supervivencia cuya función principal es la activación de los osteoclastos, células implicadas en la resorción ósea,[68] promoviendo la resorción de tejido óseo. La superproducción de RANKL está implicada en gran variedad de enfermedades degenerativas del tejido óseo, como la artritis reumatoide o la artritis psoriásica, mientras que la inactivación del gen RANKL en ratones determina una severa osteopetrosis provocada por un gran déficit de osteoclastos.[69,70] Por contra, OPG (osteoprotegerina, *"para proteger el hueso"*), es una proteína inhibidora de la osteoclastogénesis, que actúa como un receptor señuelo homólogo a RANK, que se une al ligando RANKL, y neutraliza así su acción.[71] La producción de OPG es estimulada *in vivo* por los estrógenos y el fármaco antirresortivo ranelato de estroncio.[72] IL-6 favorece la expresión de ambos RANKL y OPG y estimula tanto la formación de osteoblastos como la resorción ósea.

Los niveles séricos de RANKL y OPG están elevados en pacientes con EC,[73] por lo que más importante que los propios niveles de estas citoquinas es la relación relativa establecida entre ellas; de este modo, un desbalance en el ratio OPG/RANKL se ha relacionado con un recambio óseo alterado en pacientes con distintas patologías, incluyendo la osteodistrofia renal,[74] artritis reumatoide,[75] enfermedad de Cushing[76] o cirrosis biliar primaria.[77] El ratio OPG/RANKL se relaciona directamente con los niveles séricos de IL-6[73] y la masa ósea lumbar.[78] Así, mujeres celíacas adultas presentan un ratio OPG/RANKL significativamente inferior a los controles a pesar de mantener una DSG, lo que se correlaciona con una menor DMO a nivel lumbar.[79] Aunque la función de los niveles elevados de OPG entre los celíacos no ha sido completamente aclarada, las pruebas disponibles sugieren que se trata de un mecanismo protector frente a otros factores promotores de daño óseo. Los mecanismos descritos activadores directos de la osteoclastogénesis y de la consiguiente pérdida de masa ósea[80] han sido reconocidos de manera reciente como posibles contribuidores a la osteoporosis entre los pacientes con distintas enfermedades digestivas, en este sentido, pacientes con EC y enfermedad inflamatoria intestinal presentan perfiles similares en la expresión de citoquinas reguladoras del metabolismo óseo.[81,83]

Finalmente, en la etiología de la osteoporosis en la EC se mantienen, por supuesto, aquellos factores comunes para el resto de la población[84] (antecedentes familiares, edad, menopausia, actividad física, tabaco,..) y otros específicos como la influencia genética, deficiencias de vitaminas ya comentadas, alteraciones hormonales y el proceso inflamatorio en sí mismo.

Sin embargo, los años de exposición al gluten de la dieta antes del diagnóstico no parecen influir de manera relevante sobre la DMO,[26,32-33-85-86] como tampoco la menopausia precoz.[24] Ciertos estudios describen una relación inversa entre los años de DSG y la ingesta de calcio.[87] Existen pocos datos con respecto a la influencia del sexo del paciente sobre la DMO, pero la mayoría de estudios no muestran diferencias al respecto.[24,33-34-88-89] Otro factor relacionado con un peor estado óseo es un bajo índice de masa corporal (IMC).[11,52-84-90] Los pacientes con persistencia de atrofia vellositaria a pesar de un correcto cumplimento de la DSG (EC refractaria) constituyen un grupo especialmente susceptible a padecer osteoporosis, con una prevalencia del 58% frente al 22% descrita entre aquellos respondedores a la DSG.[90]

5. Diagnóstico de baja densidad mineral ósea en la EC

En todo paciente con sospecha clínica de osteoporosis se debe realizar una correcta anamnesis y exploración física, con el fin de identificar otros factores de riesgo para la misma, y/o sus consecuencias. En cuanto a las exploraciones complementarias, la radiografía convencional no ha demostrado ser un método sensible ni específico para valorar los cambios de masa ósea, por lo que el estudio de la osteoporosis debe ser realizado mediante una densitometría mineral ósea. En el caso de la EC, se ha sugerido que en todos los pacientes con diagnóstico en la edad adulta se debería realizar una densitometría ósea,[11,91] al tratarse de un método diagnóstico simple y no invasivo, con una gran precisión[92] (el margen de error se estima en tan sólo un 5-6%). Su mayor beneficio sería determinar si existe osteoporosis y su grado de afectación, para planificar un esquema terapéutico. Sin embargo, algunos estudios, basándose en el bajo riesgo de fractura ósea que presentan los sujetos celíacos, han cuestionado el estudio rutinario de los pacientes celíacos mediante densitometría,[28,93] por considerarlo de baja rentabilidad. Otros autores plantean la realización de densitometría únicamente en enfermos con clínica digestiva,[94] a pesar de que ésta no constituye un factor condicionante de mayor riesgo.[95] Pacientes celíacos sin síntomas digestivos pueden mostrar baja DMO, que aumenta tras introducir la DSG.[10] Estudios recientes proponen la realización de densitometrías en aquellos pacientes celíacos diagnosticados en la edad adulta que presentan atrofia vellositaria en las biopsias duodenales y/o datos analíticos de desnutrición, con independencia de sus síntomas.[52]

Otra cuestión planteada en la literatura es el mejor momento para realizar una densitometía en el paciente celíaco, bien en el momento del diagnóstico de la enfermedad, o tras un tiempo de tratamiento mediante DSG. En los niños celíacos se ha documentado una gran capacidad de recuperación ósea tras DSG, por lo que no parecen necesarios más estudios hasta concluir su periodo de crecimiento. En todo caso, el principal beneficio de la realización de una DMO se obtendría cuando de sus resultados se derivase la instauración de un tratamiento diferente a la simple DSG.

Al estar el desarrollo de osteoporosis determinado por múltiples factores de riesgo, es conveniente identificar aquellos más relevantes, o utilizar una puntuación o *score* para el riesgo de fractura a 10 años. Los marcadores de remodelado óseo (como el telopétido n-amino-terminal del procolágeno 1, la hidroxiprolina, o la fosfatasa alcalina ósea) proporcionan información adicional y complementaria al estudio mediante densitometría sobre la dinámica del recambio óseo; los pacientes celíacos con osteoporosis presentan niveles superiores en estos marcadores que los de aquellos celíacos con DMO normal.[52] Sin embargo, la utilidad de su determinación en el diagnóstico de osteopatías es limitada, por lo que no se recomienda su determinación sistemática en la evaluación del paciente con osteoporosis.

6. Riesgo de fractura ósea en la EC

Como consecuencia de la mayor prevalencia de osteoporosis, los pacientes celíacos presentan un elevado riesgo de fractura, estimado entre 3,5 a 7 veces superior al de la población de su misma edad y sexo no afecta.[11] Y hasta uno de cada cuatro celíacos adultos tienen historia de fracturas establecidas,[96] lo que supone un importante deterioro de la calidad de vida.

Como en otros aspectos de la relación entre EC y osteoporosis, la cuantificación del riesgo de fractura por distintos estudios ha arrojado resultados dispares. Estas discordancias proceden en gran medida del modo en el que se recogieron los datos, procedentes principalmente de informes de fracturas, cuestionarios, o de ingresos hospitalarios. Así, es posible que la prevalencia de fracturas (vertebrales, de cadera, y todas en general) entre la población celíaca esté infravalorada. Uno de los problemas comunes de estos estudios de riesgo de fractura es que carecen de una correcta valoración morfométrica de la columna vertebral, lo que infraestima las fracturas a dicho nivel,[2] o bien no se desarrollan mediante encuestas o métodos validados, como el índice FRAX® (*Fracture Risk Assessment Tool*) propuesto por la Organización Mundial de la Salud.[97]

Hasta la fecha, 9 estudios publicados y un metanálisis han estimado la incidencia o prevalencia de fractura ósea en la población celíaca adulta (Tabla 3).[28] Su metodología dispar, las variaciones en el momento de la determinación de osteoporosis y los criterios diagnósticos para EC variables determinan que sus resultados sean bastante discordantes. Un estudio desarrollado en Argentina sobre 165 pacientes celíacos determinó retrospectivamente entre ellos una prevalencia de fracturas periféricas más de 3 veces superior a la presente en los controles.[2] Este mismo estudio mostró que la mayor prevalencia de fracturas a nivel lumbar estaba únicamente presente en aquellos pacientes con "síntomas clásicos" de EC.[98] Un estudio retrospectivo en Inglaterra demostró que un 21,3% de los pacientes celíacos presentaban historia de fractura, frente al 2,7% de los controles no celíacos, una diferencia estadísticamente muy significativa cuantificada en un incremento del riesgo de 7,0.[99] En contraste, otros estudios en la misma región geográfica incluyendo un importante número de pacientes no encontraron diferencias significativas.[29] Dos estudios adicionales europeos, el primero con un amplio número de pacientes incluidos describieron un discreto aumento del riesgo de fractura: En el primero realizado en Suecia sobre 13.000 pacientes y 65.000 controles se observó un aumento de riesgo del 2,1% (IC 95%: 1,8-2,4) para fractura de cadera y de 1,4% (IC 95 %: 1,3-1,5) para cualquier tipo de fractura entre los celíacos.[31] Un reciente estudio realizado en España sobre celíacos adultos en el momento del diagnóstico que empleó la herramienta FRAX® para estimar el riesgo de fractura a 10 años, mostró un riesgo de fractura moderado entre aquellos pacientes con atrofia vellositaria duodenal (estadio Marsh III), que fue 3,5 veces superior al de los pacientes sin atrofia vellositaria (estadios Marsh I o II).[52]

	País y año	Población de estudio	Diseño	Metodos diagnóstico de osteoporosis /fracturas	Fracturas analizadas	Riesgo de fractura
Vasquez H et al [2].	Argentina, 2000	165 celíacos y 165 controles con síntomas gastrointestinales	Transversal con análisis retrospectivo	Densitometría de rayos X de doble energía, radiografía espinal	Periféricas Columna lumbar	OR 3,5 (1,8-7,2) OR 2,8 (0,7-11,5)
Fickling WE et al [99].	Reino Unido, 2001	75 celíacos con 75 controles pareados por edad y sexo	Transversal con análisis retrospectivo	Absorciometría de rayos X de doble energía (DEXA) en columna lumbar y cuello del fémur	Cualquier localización	21% entre celíacos, *versus* 3% en controles
Thomason K et al [29].	Reino Unido, 2003	244 celíacos nacidos tras 1950, 161 controles de misma edad y sexo	Análisis de registros poblacionales de celíacos. Controles pareados por edad y sexo.	Cuestionario de estilos de vida y salud general, con preguntas específicas sobre experiencia de fracturas.	Cualquier localización Antebrazo	OR 1.05 (0,68-1,62) OR 1,21 (0,66-2,25)
West J et al [96].	Reino Unido, 2003	4732 celíacos (1589 de ellos "incidentes") y 23620 controles pareados por edad y sexo	Estudio de cohortes poblacionales a partir de una base de datos	Registro codificado de fracturas en celiacos y controles	Cualquier localización Cadera Cúbito, radio	HR 1,30 (1,16-1,46) HR 1,90 (1,20-3,02) HR 1,77 (1,35-2,34)
Moreno ML et al [98].	Argentina, 2004	Serie argentina n=148 con 292 controles de misma edad y sexo con síntomas gastrointestinales	Estudio transversal de casos y controles	Historia de fracturas a partir de una entrevista con un cuestionario predefinido	Cualquier localización	OR 5,2 (2,8-9,8) en EC "clásica". OR 1,7 (0,7-4,4) en EC "asintomática"
Vestergaard P et al [31].	Dinarmaca, 2002	1021 celiacos y 3063 controles pareados por edad y sexo	Registro informatizado de todos los ingresos y altas de hospitales nacionales	Diagnósticos de fracturas en casos y controles en el mismo registro de nacional.	Cualquiera Lumbar Radio distal (Colles) Cuello Femoral	IRR 0,7 (0,45-1,09) IRR 2,14 (0,70-6,57) IRR 2,00 (0,58-6,91) IRR 0,71 (0,27-1,89)
Davie MW et al [100]	Reino Unido, 2005	383 mujeres celíacas de más de 50 años, y 445 controles	Estudio transversal mediante	Cuestionario detallado sobre ocurrencia de fracturas	Cualquier localización	OR 1,51 (1,13-1,5)
Ludvigsson JF et al [31]	Suecia, 2007	13000 individuos con EC (de ellos 4819 adultos) y 65 000 controles pareados por edad y sexo	Estudio poblacional transversal de cohortes, a partir de registros de altas hospitalarias	Registros de 1ª fractura de cualquier localización documentada	Cualquier localización Cadera	HR 1,4 (1,3-1,5) HR 2,1 (1,8-2,4)
García-Manzanares A et al [52]	España, 2012	40 pacientes con diagnóstico de EC en la edad adulta	Transversal prospectivo	Densitometría de rayos X de doble energía, herramienta FRAX®	Riesgo de fractura de cadera Riesgo de fractura mayor osteoporótica (lumbar, cuello femoral, antebrazo y hombro).	3,5 veces mayor en Marsh III sobre I-II. 1,34 veces mayor en Marsh III sobre I-II.

EC: enfermedad celíaca, OR: *Odds ratio*, IRR: incremento de riesgo relativo, HR: *Hazard ratio*, cociente de riesgos instantáneos.

Tabla 3. Estudios de riesgo de fractura disponibles en celíacos adultos (Modificada de Scott, 2000[28]).

Finalmente, el metanálisis realizado por Olmos y colaboradores[101] que incluyó 21.000 pacientes celíacos y cerca de 100.000 controles confirmó un aumento del 43% en la prevalencia de fracturas entre los celíacos (8,7% frente a 6,1%).

7. Tratamiento de la baja densidad mineral ósea en los pacientes con EC

El primer tratamiento para la osteoporosis en la EC lo constituye la propia DSG: existen multitud de estudios que demuestran su efecto sobre la densidad ósea y la absorción de calcio. [21,23-24-27-32-87-90-102-105] La mayor ganancia de masa ósea descrita en estos estudios se establece en el primer año:[24,34] la DSG conduce a un 5% de incremento de masa ósea tras un año de su instauración,[1] aunque sin llegar a normalizarse. En condiciones de práctica clínica, el grado de cumplimiento de la DSG también determina la recuperación de la masa ósea, que de manera general este cumplimiento se ha estimado en torno al 30%.[106,107] Además, el grado de recuperación es mayor entre los pacientes celíacos jóvenes[21] que entre los adultos,[21,34] lo que se explica en gran parte por el hecho de que el 97% de la masa ósea se gana durante las dos primeras décadas de vida y pasado este tiempo es complicada la recuperación plena.

La pérdida de DMO asociada con la EC infantil responde a la DSG de forma continuada y progresiva, con una restauración prácticamente total, al cabo de unos 2 años de tratamiento.[108] Cuanto más temprana sea la edad de instauración de la DSG, tanto mejor y mucho más rápida será la respuesta alcanzada.[26] Se ha estimado que únicamente se observaría un aumento de DMO en el caso de que la DSG se instaure antes de los 25 años de edad.[46] Hasta tal punto es importante la correcta DSG para el metabolismo óseo que la falta de mejoría de la DMO tras su introducción se ha relacionado con la persistencia de lesión duodenal.[11]

Además de la DSG, y aplicando la Declaración de Consenso sobre Tratamiento de la Osteoporosis,[15] se debe asegurar una ingesta diaria adecuada de calcio y de vitamina D como un factor crítico para la adquisición de masa ósea y su mantenimiento. En los pacientes celíacos adultos no tratados se ha demostrado una absorción de calcio reducida en un 45%, seguida por una mejora del 52% tras 6 meses de seguimiento de DSG.[109] En cuanto a la vitamina D, en el momento del diagnóstico, menos del 5% de los celíacos adultos españoles podrían presentar niveles séricos normales.[52] Se recomienda garantizar una ingesta de entre 1.200 y 1.500 mg de calcio y de 800 UI de vitamina D al día, y como en cualquier otra forma de osteoporosis, se debe suplementar de manera farmacológica. La adherencia al tratamiento farmacológico, al igual que para la DSG, se revela como un aspecto crucial, por lo cual es necesario mantener la motivación del paciente; de hecho, el tratamiento con calcio y vitamina D es el más frecuentemente abandonado entre estos pacientes al tener que tomarlo a diario, mientras que la terapia hormonal y bifosfonatos (de administración semanal, mensual o anual) suelen cumplirse correctamente.[110] El tratamiento farmacológico se indicaría para aquellos pacientes en los que no se consiguen los objetivos de recuperación de masa ósea, y no diferiría del de la osteoporosis de otras causas, recomendando una primera línea tratamiento con bifosfonatos. Sin embargo, carecemos de datos en la literatura de su efecto concreto en la osteoporosis asociada a EC.

8. Conclusiones

La EC se ha asociado a baja DMO desde las primeras descripciones. La presencia de osteomalacia en niños celíacos es excepcional en la actualidad, pero no así la presencia de osteoporosis y osteopenia, que aparece en el 40% de los pacientes diagnosticados en su edad adulta, y condiciona un aumento variable en el riesgo de fractura ósea, que conduce a una peor calidad de vida. Los cambios en la epidemiología de la EC hacen más relevante el cribado de baja DMO entre los celíacos adultos. Entre ellos, podrían obtener un mayor beneficio del estudio mediante densitometría los sujetos con atrofia vellositaria o con datos de malnutrición en el momento del diagnóstico de EC.

La dieta sin gluten constituye también la base del tratamiento de la baja DMO entre los celíacos, siendo suficiente en los pacientes más jóvenes, pero debiendo suplementarse con calcio y vitamina D en los adultos con masa ósea reducida. Aunque carecemos de estudios específicos, el tratamiento con bifosfonatos constituiría también un tratamiento de primera línea en los celíacos adultos con osteoporosis.

Referencias

1. Corazza GR, Di SM, Maurino E, Bai JC. *Bones in coeliac disease: Diagnosis and treatment. Best Pract Res Clin Gastroenterol*. 2005; 19: 453-465. http://dx.doi.org/10.1016/j.bpg.2005.01.002

2. Vasquez H, Mazure R, Gonzalez D, Flores D, Pedreira S, Niveloni S, et al. *Risk of fractures in celiac disease patients: A cross-sectional, case-control study. Am J Gastroenterol*. 2000; 95: 183-189. http://dx.doi.org/10.1111/j.1572-0241.2000.01682.x

3. Salvesen HA, Boe J. *Osteomalacia in sprue*. Acta Med Scand. 1953; 146: 290-299. http://dx.doi.org/10.1111/j.0954-6820.1953.tb10243.x

4. Basu RA, Elmer K, Babu A, Kelly CA. *Coeliac disease can still present with osteomalacia!*. Rheumatology (Oxford). 2000; 39: 335-336. http://dx.doi.org/10.1093/rheumatology/39.3.335

5. Rabelink NM, Westgeest HM, Bravenboer N, Jacobs MA, Lips P. *Bone pain and extremely low bone mineral density due to severe vitamin D deficiency in celiac disease*. Arch Osteoporos. 2011; 6: 209-213. http://dx.doi.org/10.1007/s11657-011-0059-7

6. Sundar N, Crimmins R, Swift G. *Clinical presentation and incidence of complications in patients with coeliac disease diagnosed by relative screening*. Postgrad Med J. 2007; 83: 273-276. http://dx.doi.org/10.1136/pgmj.2006.052977

7. Rodrigo-Sáez L, Fuentes-Álvarez D, Álvarez-Mieres N, Niño-García P, de Francisco García R, Riestra-Menendez S. *Enfermedad Celiaca en el 2009*. RAPD Online. 2009; 32: 339-357.

8. Reilly NR, Green PH. *Epidemiology and clinical presentations of celiac disease*. Semin Immunopathol. 2012; 34: 473-478. http://dx.doi.org/10.1007/s00281-012-0311-2

9. Goddard CJ, Gillett HR. *Complications of coeliac disease: Are all patients at risk?*. Postgrad Med J. 2006;82:705-712. http://dx.doi.org/10.1136/pgmj.2006.048876

10. Mustalahti K, Collin P, Sievanen H, Salmi J, Maki M. *Osteopenia in patients with clinically silent coeliac disease warrants screening*. Lancet. 1999; 354: 744-745. http://dx.doi.org/10.1016/S0140-6736(99)01990-X

11. Walters JR, Banks LM, Butcher GP, Fowler CR. *Detection of low bone mineral density by dual energy x ray absorptiometry in unsuspected suboptimally treated coeliac disease*. Gut. 1995; 37: 220-224. http://dx.doi.org/10.1136/gut.37.2.220

12. Dorn SD, Hernandez L, Minaya MT, Morris CB, Hu Y, Leserman J, et al. *The development and validation of a new coeliac disease quality of life survey (CD-QOL)*. Aliment Pharmacol Ther. 2010; 31: 666-675. http://dx.doi.org/10.1111/j.1365-2036.2009.04220.x

13. de Lorenzo CM, Xikota JC, Wayhs MC, Nassar SM, de Souza Pires MM. *Evaluation of the quality of life of children with celiac disease and their parents: a case-control study*. Qual Life Res. 2012; 21: 77-85. http://dx.doi.org/10.1007/s11136-011-9930-7

14. Gullberg B, Johnell O, Kanis JA. *World-wide projections for hip fracture*. Osteoporos Int. 1997; 7: 407-413. http://dx.doi.org/10.1007/PL00004148

15. *Osteoporosis prevention, diagnosis, and therapy. NIH Consens Statement*. 2000; 17: 1-45.

16. Sambrook P, Cooper C. *Osteoporosis*. Lancet. 2006; 367: 2010-2018. http://dx.doi.org/10.1016/S0140-6736(06)68891-0

17. Sosa HM, Diaz CM, Diez PA, Gomez AC, Gonzalez MJ, Farrerons MJ, et al. *Guide for the prevention and treatment of glucocorticoid-induced osteoporosis of the Spanish Society of Internal Medicine.* Rev Clin Esp. 2008; 208: 33-45.
http://dx.doi.org/10.1157/13115006

18. *Consensus development conference: Diagnosis, prophylaxis, and treatment of osteoporosis.* Am J Med. 1993; 94 (6): 646-650.
http://dx.doi.org/10.1016/0002-9343(93)90218-E

19. Khan AA, Bachrach L, Brown JP, Hanley DA, Josse RG, Kendler DL, et al. *Standards and guidelines for performing central dual-energy x-ray absorptiometry in premenopausal women, men, and children.* J Clin Densitom. 2004; 7: 51-64.
http://dx.doi.org/10.1385/JCD:7:1:51

20. Younes M, Ben YH, Safer L, Fadoua H, Zrour S, Bejia I, et al. *Prevalence of bone loss in adult celiac disease and associated factors: A control case study.* Tunis Med. 2012; 90: 129-135.

21. Mora S, Weber G, Barera G, Bellini A, Pasolini D, Prinster C et al. *Effect of gluten-free diet on bone mineral content in growing patients with celiac disease.* Am J Clin Nutr. 1993; 57: 224-228.

22. Corazza GR, Valentini RA, Andreani ML, D'Anchino M, Leva MT, Ginaldi L, et al. *Subclinical coeliac disease is a frequent cause of iron-deficiency anaemia.* Scand J Gastroenterol. 1995; 30:153-156. http://dx.doi.org/10.3109/00365529509093254

23. Caraceni MP, Molteni N, Bardella MT, Ortolani S, Nogara A, Bianchi PA. *Bone and mineral metabolism in adult celiac disease.* Am J Gastroenterol. 1988; 83: 274-277.

24. McFarlane XA, Bhalla AK, Reeves DE, Morgan LM, Robertson DA. *Osteoporosis in treated adult coeliac disease.* Gut. 1995; 36: 710-714.
http://dx.doi.org/10.1136/gut.36.5.710

25. Gonzalez D, Mazure R, Mautalen C, Vazquez H, Bai J. *Body composition and bone mineral density in untreated and treated patients with celiac disease.* Bone. 1995; 16: 231-234. http://dx.doi.org/10.1016/8756-3282(94)00034-W

26. Mazure R, Vazquez H, Gonzalez D, Mautalen C, Pedreira S, Boerr L, et al. *Bone mineral affection in asymptomatic adult patients with celiac disease.* Am J Gastroenterol. 1994; 89: 2130-2134.

27. Bai JC, Gonzalez D, Mautalen C, Mazure R, Pedreira S, Vazquez H, et al. *Long-term effect of gluten restriction on bone mineral density of patients with coeliac disease.* Aliment Pharmacol Ther. 1997; 11: 157-164.
http://dx.doi.org/10.1046/j.1365-2036.1997.112283000.x

28. Scott EM, Gaywood I, Scott BB. *Guidelines for osteoporosis in coeliac disease and inflammatory bowel disease.* Gut. 2000; 46 (Suppl 1): I1-I8.
http://dx.doi.org/10.1136/gut.46.suppl_1.I1

29. Thomason K, West J, Logan RF, Coupland C, Holmes GK. *Fracture experience of patients with coeliac disease: A population based survey.* Gut. 2003; 52: 518-522.
http://dx.doi.org/10.1136/gut.52.4.518

30. Vestergaard P, Mosekilde L. *Fracture risk in patients with celiac Disease, Crohn's disease, and ulcerative colitis: a nationwide follow-up study of 16,416 patients in Denmark.* Am J Epidemiol. 2002; 156: 1-10. http://dx.doi.org/10.1093/aje/kwf007

31. Ludvigsson JF, Michaelsson K, Ekbom A, Montgomery SM. *Coeliac disease and the risk of fractures - a general population-based cohort study.* Aliment Pharmacol Ther. 2007; 25: 273-285. http://dx.doi.org/10.1111/j.1365-2036.2006.03203.x

32. Lewis NR, Scott BB. *Should patients with coeliac disease have their bone mineral density measured?*. Eur J Gastroenterol Hepatol. 2005; 17: 1065-1070.
http://dx.doi.org/10.1097/00042737-200510000-00009

33. Meyer D, Stavropolous S, Diamond B, Shane E, Green PH. *Osteoporosis in a north american adult population with celiac disease.* Am J Gastroenterol. 2001; 96: 112-119.
http://dx.doi.org/10.1111/j.1572-0241.2001.03507.x

34. Valdimarsson T, Lofman O, Toss G, Strom M. *Reversal of osteopenia with diet in adult coeliac disease.* Gut. 1996; 38: 322-327. http://dx.doi.org/10.1136/gut.38.3.322

35. Bardella MT, Fredella C, Prampolini L, Molteni N, Giunta AM, Bianchi PA. *Body composition and dietary intakes in adult celiac disease patients consuming a strict gluten-free diet.* Am J Clin Nutr. 2000; 72: 937-939.

36. Corazza GR, Di SA, Cecchetti L, Jorizzo RA, Di SM, Minguzzi L, Brusco G, et al. *Influence of pattern of clinical presentation and of gluten-free diet on bone mass and metabolism in adult coeliac disease.* Bone. 1996; 18: 525-530.
http://dx.doi.org/10.1016/8756-3282(96)00071-3

37. Drummond FJ, Annis P, O'Sullivan K, Wynne F, Daly M, Shanahan F, et al. *Screening for asymptomatic celiac disease among patients referred for bone densitometry measurement.* Bone. 2003; 33: 970-974. http://dx.doi.org/10.1016/j.bone.2003.07.002

38. Gonzalez D, Sugai E, Gomez JC, Oliveri MB, Gomez AC, Vega E, et al. *Is it necessary to screen for celiac disease in postmenopausal osteoporotic women? Calcif Tissue Int.* 2002; 71: 141-144. http://dx.doi.org/10.1007/s00223-001-1027-9

39. Laadhar L, Masmoudi S, Bahlous A, Zitouni M, Sahli H, Kallel-Sellami M et al. *Is screening for celiac disease in osteoporotic post-menopausal women necessary?* Joint Bone Spine. 2007; 74: 510-511. http://dx.doi.org/10.1016/j.jbspin.2007.01.025

40. Stenson WF, Newberry R, Lorenz R, Baldus C, Civitelli R. *Increased prevalence of celiac disease and need for routine screening among patients with osteoporosis.* Arch Intern Med. 2005; 165: 393-399. http://dx.doi.org/10.1001/archinte.165.4.393

41. *Introduction: The American Diabetes Association's (ADA) evidence-based practice guidelines, standards, and related recommendations and documents for diabetes care.* Diabetes Care. 2012; 35 (Suppl 1): S1-S2. http://dx.doi.org/10.2337/dc12-s001

42. Lindh E, Ljunghall S, Larsson K, Lavo B. *Screening for antibodies against gliadin in patients with osteoporosis.* J Intern Med. 1992; 231: 403-406.
http://dx.doi.org/10.1111/j.1365-2796.1992.tb00951.x

43. Legroux-Gerot I, Leloire O, Blanckaert F, Tonnel F, Grardel B, Ducrocq JL, et al. *Screening for celiac disease in patients with osteoporosis.* Joint Bone Spine. 2009; 76: 162-165.
http://dx.doi.org/10.1016/j.jbspin.2008.06.016

44. Santaolalla R, Fernandez-Banares F, Rodriguez R, Alsina M, Rosinach M, Marine M et al. *Diagnostic value of duodenal antitissue transglutaminase antibodies in gluten-sensitive enteropathy.* Aliment Pharmacol Ther. 2008; 27: 820-829.
http://dx.doi.org/10.1111/j.1365-2036.2008.03652.x

45. Mather KJ, Meddings JB, Beck PL, Scott RB, Hanley DA. *Prevalence of IgA-antiendomysial antibody in asymptomatic low bone mineral density.* Am J Gastroenterol. 2001; 96: 120-125.
http://dx.doi.org/10.1111/j.1572-0241.2001.03461.x

46. Ciacci C, Maurelli L, Klain M, Savino G, Salvatore M, Mazzacca G, et al. *Effects of dietary treatment on bone mineral density in adults with celiac disease: Factors predicting response. Am J Gastroenterol.* 1997; 92: 992-996.

47. Selby PL, Davies M, Adams JE, Mawer EB. *Bone loss in celiac disease is related to secondary hyperparathyroidism.* J Bone Miner Res. 1999; 14: 652-657.
http://dx.doi.org/10.1359/jbmr.1999.14.4.652

48. Kinsey L, Burden ST, Bannerman E. *A dietary survey to determine if patients with coeliac disease are meeting current healthy eating guidelines and how their diet compares to that of the British general population.* Eur J Clin Nutr. 2008; 62: 1333-1342.
http://dx.doi.org/10.1038/sj.ejcn.1602856

49. Bernstein CN, Leslie WD. *The pathophysiology of bone disease in gastrointestinal disease.* Eur J Gastroenterol Hepatol. 2003; 15: 857-864.
http://dx.doi.org/10.1097/00042737-200308000-00004

50. Fisher AA, Davis MW, Budge MM. *Should we screen adults with osteoporotic fractures for coeliac disease?* Gut. 2004; 53: 154-155. http://dx.doi.org/10.1136/gut.53.1.154-a

51. Jatla M, Zemel BS, Bierly P, Verma R. *Bone mineral content deficits of the spine and whole body in children at time of diagnosis with celiac disease.* J Pediatr Gastroenterol Nutr. 2009; 48: 175-180. http://dx.doi.org/10.1097/MPG.0b013e318177e621

52. Garcia-Manzanares A, Tenias JM, Lucendo AJ. *Bone mineral density directly correlates with duodenal Marsh stage in newly diagnosed adult celiac patients.* Scand J Gastroenterol. 2012; 8-9: 927-936. http://dx.doi.org/10.3109/00365521.2012.688217

53. Colston KW, Mackay AG, Finlayson C, Wu JC, Maxwell JD. *Localisation of vitamin D receptor in normal human duodenum and in patients with coeliac disease.* Gut. 1994; 35: 1219-1225. http://dx.doi.org/10.1136/gut.35.9.1219

54. Vogelsang H, Suk EK, Janisiw M, Stain C, Mayr WR, Panzer S. *Calcaneal ultrasound attenuation and vitamin-D-receptor genotypes in celiac disease.* Scand J Gastroenterol. 2000; 35: 172-176. http://dx.doi.org/10.1080/003655200750024344

55. Garcia-Manzanares A, Lucendo AJ. *Nutritional and dietary aspects of celiac disease.* Nutr Clin Pract. 2011; 26: 163-173. http://dx.doi.org/10.1177/0884533611399773

56. Ojetti V, Nucera G, Migneco A, Gabrielli M, Lauritano C, Danese S, et al. High prevalence of celiac disease in patients with lactose intolerance. Digestion. 2005; 71: 106-110.
http://dx.doi.org/10.1159/000084526

57. Bode S, Gudmand-Hoyer E. *Incidence and clinical significance of lactose malabsorption in adult coeliac disease.* Scand J Gastroenterol. 1988; 23: 484-488.
http://dx.doi.org/10.3109/00365528809093898

58. Annibale B, Severi C, Chistolini A, Antonelli G, Lahner E, Marcheggiano A, et al. *Efficacy of gluten-free diet alone on recovery from iron deficiency anemia in adult celiac patients.* Am J Gastroenterol. 2001; 96: 132-137.
http://dx.doi.org/10.1111/j.1572-0241.2001.03463.x

59. Jahnsen J, Falch JA, Mowinckel P, Aadland E. *Vitamin D status, parathyroid hormone and bone mineral density in patients with inflammatory bowel disease.* Scand J Gastroenterol. 2002; 37: 192-199. http://dx.doi.org/10.1080/003655202753416876

60. Stazi AV, Trecca A, Trinti B. *Osteoporosis in celiac disease and in endocrine and reproductive disorders.* World J Gastroenterol. 2008; 14: 498-505.
http://dx.doi.org/10.3748/wjg.14.498

61. Lemieux B, Boivin M, Brossard JH, Lepage R, Picard D, Rousseau L, et al. *Normal parathyroid function with decreased bone mineral density in treated celiac disease.* Can J Gastroenterol. 2001; 15: 302-307.

62. Valdimarsson T, Arnqvist HJ, Toss G, Jarnerot G, Nystrom F, Strom M. *Low circulating insulin-like growth factor I in coeliac disease and its relation to bone mineral density.* Scand J Gastroenterol. 1999; 34: 904-908.
http://dx.doi.org/10.1080/003655299750025381

63. Jameson S. *Coeliac disease, insulin-like growth factor, bone mineral density, and zinc.* Scand J Gastroenterol. 2000; 35: 894-896.
http://dx.doi.org/10.1080/003655200750023291

64. Bianchi ML, Bardella MT. *Bone in celiac disease.* Osteoporos Int. 2008; 19: 1705-1716.
http://dx.doi.org/10.1007/s00198-008-0624-0

65. Sun J. *Vitamin D and mucosal immune function.* Curr Opin Gastroenterol. 2010; 26: 591-595. http://dx.doi.org/10.1097/MOG.0b013e32833d4b9f

66. Kong J, Zhang Z, Musch MW, Ning G, Sun J, Hart J, et al. *Novel role of the vitamin D receptor in maintaining the integrity of the intestinal mucosal barrier.* Am J Physiol Gastrointest Liver Physiol. 2008; 294: G208-G216.
http://dx.doi.org/10.1152/ajpgi.00398.2007

67. Zittermann A. *Vitamin D in preventive medicine: are we ignoring the evidence?.* Br J Nutr. 2003; 89: 552-572. http://dx.doi.org/10.1079/BJN2003837

68. Buckley KA, Fraser WD. *Receptor activator for nuclear factor kappaB ligand and osteoprotegerin: regulators of bone physiology and immune responses/potential therapeutic agents and biochemical markers.* Ann Clin Biochem. 2002; 39: 551-556.
http://dx.doi.org/10.1258/000456302760413324

69. McClung M. *Role of RANKL inhibition in osteoporosis.* Arthritis Res Ther. 2007; 9 (Suppl 1): S3. http://dx.doi.org/10.1186/ar2167

70. Yogo K, Ishida-Kitagawa N, Takeya T. *Negative autoregulation of RANKL and c-Src signaling in osteoclasts.* J Bone Miner Metab. 2007; 25: 205-210.
http://dx.doi.org/10.1007/s00774-007-0751-2

71. Simonet WS, Lacey DL, Dunstan CR, Kelley M, Chang MS, Luthy R, et al. *Osteoprotegerin: a novel secreted protein involved in the regulation of bone density.* Cell. 1997; 89: 309-319. http://dx.doi.org/10.1016/S0092-8674(00)80209-3

72. Hofbauer LC, Khosla S, Dunstan CR, Lacey DL, Spelsberg TC, et al. *Estrogen stimulates gene expression and protein production of osteoprotegerin in human osteoblastic cells.* Endocrinology. 1999; 140: 4367-4370. http://dx.doi.org/10.1210/en.140.9.4367

73. Taranta A, Fortunati D, Longo M, Rucci N, Iacomino E, Aliberti F, et al. *Imbalance of osteoclastogenesis-regulating factors in patients with celiac disease.* J Bone Miner Res. 2004; 19: 1112-1121. http://dx.doi.org/10.1359/JBMR.040319

74. Coen G, Ballanti P, Balducci A, Calabria S, Fischer MS, Jankovic L, et al. *Serum osteoprotegerin and renal osteodystrophy.* Nephrol Dial Transplant. 2002; 17: 233-238.
http://dx.doi.org/10.1093/ndt/17.2.233

75. Feuerherm AJ, Borset M, Seidel C, Sundan A, Leistad L, Ostensen M, et al. *Elevated levels of osteoprotegerin (OPG) and hepatocyte growth factor (HGF) in rheumatoid arthritis.* Scand J Rheumatol. 2001; 30: 229-234.
http://dx.doi.org/10.1080/030097401316909585

76. Ueland T, Bollerslev J, Godang K, Muller F, Froland SS, Aukrust P. *Increased serum osteoprotegerin in disorders characterized by persistent immune activation or glucocorticoid excess--possible role in bone homeostasis.* Eur J Endocrinol. 2001; 145: 685-690. http://dx.doi.org/10.1530/eje.0.1450685

77. Szalay F, Hegedus D, Lakatos PL, Tornai I, Bajnok E, Dunkel K, et al. *High serum osteoprotegerin and low RANKL in primary biliary cirrhosis. J Hepatol.* 2003; 38: 395-400. http://dx.doi.org/10.1016/S0168-8278(02)00435-X

78. McCormick RK. *Osteoporosis: Integrating biomarkers and other diagnostic correlates into the management of bone fragility.* Altern Med Rev. 2007; 12: 113-145.

79. Fiore CE, Pennisi P, Ferro G, Ximenes B, Privitelli L, Mangiafico RA, et al. *Altered osteoprotegerin/RANKL ratio and low bone mineral density in celiac patients on long-term treatment with gluten-free diet.* Horm Metab Res. 2006; 38: 417-422. http://dx.doi.org/10.1055/s-2006-944548

80. Rodriguez-Bores L, Barahona-Garrido J, Yamamoto-Furusho JK. *Basic and clinical aspects of osteoporosis in inflammatory bowel disease.* World J Gastroenterol. 2007; 13: 6156-6165. http://dx.doi.org/10.3748/wjg.13.6156

81. Tilg H, Moschen AR, Kaser A, Pines A, Dotan I. *Gut, inflammation and osteoporosis: basic and clinical concepts.* Gut. 2008; 57: 684-694. http://dx.doi.org/10.1136/gut.2006.117382

82. Miheller P, Muzes G, Racz K, Blazovits A, Lakatos P, Herszenyi L, et al. *Changes of OPG and RANKL concentrations in Crohn's disease after infliximab therapy.* Inflamm Bowel Dis. 2007; 13: 1379-1384. http://dx.doi.org/10.1002/ibd.20234

83. Garcia-Manzanares A, Alvarez-Hernandez J, Pelaez N. *Soporte nutricional en la enfermedad inflamatoria intestinal.* En: Bellido Guerrero D, De Luis Román DA (Ed) Manual de nutricion y metabolismo. Editorial Diaz de Santos, S.A., 2006.

84. Di SM, Veneto G, Corrao G, Corazza GR. *Role of lifestyle factors in the pathogenesis of osteopenia in adult coeliac disease: a multivariate analysis.* Eur J Gastroenterol Hepatol. 2000; 12: 1195-1199. http://dx.doi.org/10.1097/00042737-200012110-00005

85. Mautalen C, Gonzalez D, Mazure R, Vazquez H, Lorenzetti MP, Maurino E, et al. *Effect of treatment on bone mass, mineral metabolism, and body composition in untreated celiac disease patients.* Am J Gastroenterol. 1997; 92: 313-318.

86. Di SM, Jorizzo RA, Veneto G, Cecchetti L, Gasbarrini G, Corazza GR. *Bone mass and metabolism in dermatitis herpetiformis.* Dig Dis Sci. 1999; 44: 2139-2143. http://dx.doi.org/10.1023/A:1026603309056

87. Pazianas M, Butcher GP, Subhani JM, Finch PJ, Ang L, Collins C, et al. *Calcium absorption and bone mineral density in celiacs after long term treatment with gluten-free diet and adequate calcium intake.* Osteoporos Int. 2005; 16: 56-63. http://dx.doi.org/10.1007/s00198-004-1641-2

88. Kemppainen T, Kroger H, Janatuinen E, Arnala I, Kosma VM, Pikkarainen P, et al. *Osteoporosis in adult patients with celiac disease.* Bone. 1999; 24: 249-255. http://dx.doi.org/10.1016/S8756-3282(98)00178-1

89. Sategna-Guidetti C, Grosso SB, Grosso S, Mengozzi G, Aimo G, Zaccaria T, et al. *The effects of 1-year gluten withdrawal on bone mass, bone metabolism and nutritional status in newly-diagnosed adult coeliac disease patients.* Aliment Pharmacol Ther. 2000; 14: 35-43. http://dx.doi.org/10.1046/j.1365-2036.2000.00671.x

90. Kaukinen K, Peraaho M, Lindfors K, Partanen J, Woolley N, Pikkarainen P, et al. *Persistent small bowel mucosal villous atrophy without symptoms in coeliac disease.* Aliment Pharmacol Ther. 2007; 25: 1237-1245. http://dx.doi.org/10.1111/j.1365-2036.2007.03311.x

91. American Gastroenterological Association. *American Gastroenterological Association medical position statement: Guidelines on osteoporosis in gastrointestinal diseases.* Gastroenterology. 2003; 124: 791-794. http://dx.doi.org/10.1053/gast.2003.50107

92. Svendsen OL, Hassager C, Skodt V, Christiansen C. *Impact of soft tissue on in vivo accuracy of bone mineral measurements in the spine, hip, and forearm: a human cadaver study.* J Bone Miner Res. 1995; 10: 868-873. http://dx.doi.org/10.1002/jbmr.5650100607

93. Murray JA, Van DC, Plevak MF, Dierkhising RA, Zinsmeister AR, Melton LJ, III. *Trends in the identification and clinical features of celiac disease in a North American community, 1950-2001.* Clin Gastroenterol Hepatol. 2003; 1: 19-27. http://dx.doi.org/10.1053/jcgh.2003.50004

94. Reyes GR, Jodar GE, Garcia MA, Romero MM, Gomez Saez JM, Luque FI, et al. *Clinical practice guidelines for evaluation and treatment of osteoporosis associated to endocrine and nutritional conditions.* Endocrinol Nutr. 2012; 59: 174-196. http://dx.doi.org/10.1016/j.endonu.2012.01.002

95. Cellier C, Flobert C, Cormier C, Roux C, Schmitz J. *Severe osteopenia in symptom-free adults with a childhood diagnosis of coeliac disease.* Lancet. 2000; 355: 806. http://dx.doi.org/10.1016/S0140-6736(99)04855-2

96. West J, Logan RF, Card TR, Smith C, Hubbard R. *Fracture risk in people with celiac disease: a population-based cohort study.* Gastroenterology. 2003; 125: 429-436. http://dx.doi.org/10.1016/S0016-5085(03)00891-6

97. Kanis JA, Johnell O, Oden A, Johansson H, McCloskey E. *FRAX and the assessment of fracture probability in men and women from the UK.* Osteoporos Int. 2008; 19: 385-397. http://dx.doi.org/10.1007/s00198-007-0543-5

98. Moreno ML, Vazquez H, Mazure R, Smecuol E, Niveloni S, Pedreira S, et al. *Stratification of bone fracture risk in patients with celiac disease.* Clin Gastroenterol Hepatol. 2004; 2: 127-134. http://dx.doi.org/10.1016/S1542-3565(03)00320-3

99. Fickling WE, McFarlane XA, Bhalla AK, Robertson DA. *The clinical impact of metabolic bone disease in coeliac disease.* Postgrad Med J. 2001; 77: 33-36. http://dx.doi.org/10.1136/pmj.77.903.33

100. Davie MW, Gaywood I, George E, Jones PW, Masud T, Price T, et al. *Excess non-spine fractures in women over 50 years with celiac disease: a cross-sectional, questionnaire-based study.* Osteoporos Int. 2005; 16: 1150-1155. http://dx.doi.org/10.1007/s00198-004-1822-z

101. Olmos M, Antelo M, Vazquez H, Smecuol E, Maurino E, Bai JC. *Systematic review and meta-analysis of observational studies on the prevalence of fractures in coeliac disease.* Dig Liver Dis. 2008; 40: 46-53. http://dx.doi.org/10.1016/j.dld.2007.09.006

102. Corazza GR, Di SA, Cecchetti L, Tarozzi C, Corrao G, Bernardi M, Gasbarrini G. *Bone mass and metabolism in patients with celiac disease.* Gastroenterology. 1995; 109: 122-128. http://dx.doi.org/10.1016/0016-5085(95)90276-7

103. Valdimarsson T, Toss G, Lofman O, Strom M. *Three years' follow-up of bone density in adult coeliac disease: significance of secondary hyperparathyroidism.* Scand J Gastroenterol. 2000; 35: 274-280. http://dx.doi.org/10.1080/003655200750024146

104. McFarlane XA, Bhalla AK, Robertson DA. *Effect of a gluten free diet on osteopenia in adults with newly diagnosed coeliac disease.* Gut. 1996; 39: 180-184. http://dx.doi.org/10.1136/gut.39.2.180

105. Molteni N, Bardella MT, Vezzoli G, Pozzoli E, Bianchi P. *Intestinal calcium absorption as shown by stable strontium test in celiac disease before and after gluten-free diet.* Am J Gastroenterol. 1995; 90: 2025-2028.

106.Green PH, Jabri B. *Coeliac disease.* Lancet. 2003; 362: 383-391. http://dx.doi.org/10.1016/S0140-6736(03)14027-5

107.Alaedini A, Green PH. *Narrative review: Celiac disease: understanding a complex autoimmune disorder.* Ann Intern Med. 2005; 142: 289-298.

108.Mora S, Barera G, Ricotti A, Weber G, Bianchi C, Chiumello G. *Reversal of low bone density with a gluten-free diet in children and adolescents with celiac disease.* Am J Clin Nutr. 1998; 67: 477-481.

109.Ciacci C, Cirillo M, Mellone M, Basile F, Mazzacca G, De Santo NG. *Hypocalciuria in overt and subclinical celiac disease.* Am J Gastroenterol. 1995; 90: 1480-1484.

110.Rossini M, Bianchi G, Di MO, Giannini S, Minisola S, Sinigaglia L, et al. *Determinants of adherence to osteoporosis treatment in clinical practice.* Osteoporos Int. 2006; 17: 914-921. http://dx.doi.org/10.1007/s00198-006-0073-6

Capítulo 16

Enfermedad celíaca y trastornos funcionales digestivos

Santos Santolaria Piedrafita

Unidad de Gastroenterología y Hepatología. Hospital San Jorge de Huesca, España.

ssantolariap@gmail.com

Doi: http://dx.doi.org/10.3926/oms.20

Referenciar este capítulo

Santolaria Piedrafita, S. *Enfermedad celíaca y trastornos funcionales digestivos.* En Rodrigo L y Peña AS, editores. *Enfermedad celíaca y sensibilidad al gluten no celíaca*. Barcelona, España: OmniaScience; 2013. p. 345-360.

Resumen

La enfermedad celíaca (EC) es una de las afecciones genéticamente determinadas más prevalentes en la población, que cada vez se diagnostica con mayor frecuencia en el adulto, siendo frecuente su presentación con síntomas digestivos que se pueden solapar con los descritos en la dispepsia funcional, el síndrome de intestino irritable (SII) o la diarrea funcional. Se ha demostrado una mayor frecuencia de EC, basada en un resultado positivo de la serología y atrofia vellositaria, en pacientes con dispepsia funcional (1,2-6,2%) y SII (4,7-11,4%) con respecto a la población general. Si consideramos todo el espectro de lesiones histológicas de la EC, incluyendo las formas leves como la enteropatía linfocítica, esta frecuencia podría ser todavía mayor. Pacientes con estos síntomas podrían ser erróneamente diagnosticados de un trastorno funcional digestivo si el estudio diagnóstico no se completa con la realización de serología celíaca y biopsias de duodeno. Este hecho podría tener importantes consecuencias en términos de morbilidad, derivadas de un retraso en el diagnóstico y tratamiento de la EC, así como en la calidad de vida de estos pacientes. La sensibilidad al gluten no celiaca es otra entidad clínica caracterizada por la presencia de síntomas gluten dependientes, serología celíaca negativa, y enteropatía ausente, que se ha implicado como una posible causa de algunos trastornos funcionales digestivos como el SII.

Abstract

Celiac disease (CD) is one of the most frequent genetic disorders diagnosed in adult population that may present with a wide spectrum of gastrointestinal symptoms, which bear a large degree of overlap with functional dyspepsia, irritable bowel syndrome (IBS) or functional diarrhoea. It has been proved that CD, as diagnosed by positive serology and villous atrophy, is more frequent in patients with functional dyspepsia (1.2-6.2%) and IBS (4.7-11.4%) than in the general population. This prevalence may be higher if we considered the whole spectrum of gluten-dependent mucosal histopathological lesions, including lymphocytic enteropathy. Consequently, patients with these gastrointestinal symptoms might be erroneously diagnosed as a functional bowel disorder if the diagnostic approach does not include coeliac serology and duodenal biopsies. This fact might bring as a result a delay in the CD diagnosis and treatment, with important consequences in terms of morbidity and quality of life. Nonceliac gluten sensitivity is a clinical condition characterized by symptoms that improve after gluten withdrawal, negative coeliac serology and absence of enteropathy, which may be involved as a trigger in some functional bowel disorder such as IBS.

1. Introducción

La Sociedad Europea de Gastroenterología Hepatología y Nutrición Pediátrica (ESPGHAN), ha definido recientemente la enfermedad celíaca (EC) como una enfermedad sistémica de base inmunológica provocada por el gluten en sujetos genéticamente predispuestos, caracterizada por la presencia de una combinación variable de manifestaciones clínicas gluten dependientes, anticuerpos específicos, haplotipos HLA-DQ2 o DQ8 y enteropatía.[1] Clásicamente el diagnóstico de EC precisaba la existencia de atrofia vellositaria en las biopsias de duodeno, sin embargo evidencias recientes demuestran que los pacientes con formas leves de enteropatía (lesión Marsh I o II) pueden cursar con síntomas digestivos y extradigestivos con la misma frecuencia que los pacientes con atrofia.[2-4] El diagnóstico de EC en estos pacientes, que frecuentemente presentan un resultado negativo de la serología, no es sencillo y requiere la presencia de un haplotipo HLA-DQ2 o DQ8 compatible, así como demostrar que los síntomas y la enteropatía son gluten dependientes.[5,6]

La expresión clínica de la EC es muy variable, oscilando desde formas muy graves con diarrea y deshidratación a formas oligosintomáticas o asintomáticas (EC silente). En el adulto, es más frecuente su presentación oligosintomática con síntomas digestivos, y/o extradigestivos.[7] Algunos de los síntomas digestivos, como la dispepsia, el dolor abdominal recurrente o la diarrea son muy prevalentes en la consulta de aparato digestivo, y pueden ser erróneamente atribuidos a un trastorno funcional digestivo si el estudio diagnóstico no se completa con la realización de anticuerpos antitransglutaminasa (ATGT) en suero y biopsias de duodeno. Dado que la sensibilidad de la serología es inferior al 30% en los casos de enteropatía leve, se recomienda completar el estudio diagnóstico con biopsias de duodeno en aquellos casos en los que exista un alto índice de sospecha clínica.[8] La realización de técnicas adicionales de inmunohistoquimia con anticuerpos monoclonales para linfocitos CD3 facilita la visualización de los linfocitos intraepiteliales (LIEs), y de esta manera el diagnóstico de las formas leves de enteropatía.[9]

La dispepsia funcional, el síndrome de intestino irritable o la diarrea funcional son algunos de los trastornos funcionales digestivos que se han relacionado con la enfermedad celiaca o la sensibilidad al gluten no celiaca, entidad clínica de reciente aparición.

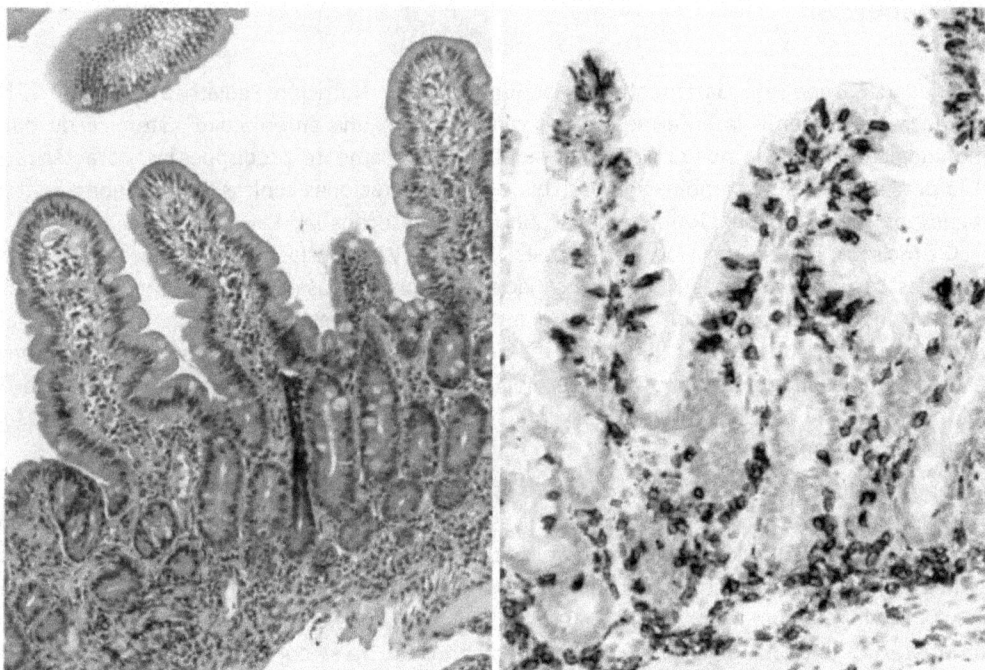

Figura 1. La inmunohistoquimia con anticuerpos monoclonales para linfocitos CD3 facilita la visualización de los linfocitos intraepiteliales y el diagnóstico de formas leves de enteropatía. A la izda, vellosidades aparentemente normales tras la tinción de hematoxilina-eosina. A la derecha, aumento significativo de linfocitos intraepiteliales tras realizar inmunotinción para linfocitos CD3 (+) (Cortesía Dr. Vera. Servicio de Anatomía Patológica. Hospital San Jorge. Huesca).

2. Dispepsia funcional

La dispepsia funcional, según los criterios de Roma III, se caracteriza por la presencia durante al menos tres meses de uno o más de los siguientes síntomas: 1) pesadez o plenitud postprandial; 2) saciedad precoz; 3) dolor epigástrico; 4) ardor epigástrico; y la ausencia de alteraciones estructurales en la endoscopia digestiva alta que puedan explicar los síntomas. Se podría concluir, por tanto, que la dispepsia funcional es un diagnóstico de exclusión que se establece cuando en un paciente que presenta síntomas atribuibles al tracto gastroduodenal, no existe ninguna evidencia de daño estructural (endoscopia negativa) o bioquímico que pueda explicar los síntomas. Se trata de una entidad muy prevalente, que aunque no reviste gravedad, ocasiona un importante impacto sobre la calidad de vida de los pacientes.[10]

La dispepsia es también un síntoma frecuente en los pacientes con EC, que puede estar presente en el 40-60% de los casos en el momento del diagnóstico. Ciacci et al[11] en un estudio retrospectivo que analizó 195 pacientes adultos con EC observaron como muchos pacientes presentaban en el momento del diagnóstico síntomas digestivos inespecíficos como dispepsia (40%), dolor abdominal (35%) y meteorismo (31%). Zipser et al[12] evaluaron mediante un cuestionario los síntomas de presentación en pacientes diagnosticados de EC entre los años 1993 y 2001, describiendo como un 77% de ellos presentaban disconfort abdominal, un 73% flatulencia, y un 46% nauseas y/o vómitos. Esteve et al[2] en un estudio realizado en nuestro país en 221 familiares de primer grado de 82 pacientes con EC, observaron como aquellos familiares con enteropatía presentaban con mayor frecuencia síntomas como dolor abdominal (39.1% vs 23.5%), hinchazón abdominal (52.2% vs 21.8%) o flatulencia (65% vs 39%).

Existen diferentes estudios que han evaluado la prevalencia de EC en pacientes con dispepsia. Aunque estos trabajos presentan una gran heterogeneidad en cuanto a metodología y definición de la dispepsia, muestran en general una prevalencia superior a la descrita en la población general, con cifras que oscilan entre el 1.2% y el 6.2%.[13] Un metaanálisis y revisión sistemática de estos estudios muestra igualmente una mayor frecuencia de un resultado positivo en la serología celíaca (7.9% vs 3.9%), así como EC diagnosticada por biopsia duodenal (3.2% vs 1.3%) en los pacientes con dispepsia con respecto a la población control, si bien estas diferencias no resultaron estadísticamente significativas.[14]

Año	Autor	País	Tipo de estudio	Pacientes	Diagnóstico dispepsia	Diagnóstico EC	EC (%)
1999	Dickey[15]	Irlanda	Serie de casos	119	Criterio médico	Biopsia	7 (5.8)
2000	Bardella[16]	Italia	Serie de casos	517	Criterio médico	Biopsia	6 (1.2)
2003	Vivas[17]	España	Casos y controles	92	Roma II	Serología + biopsia	3 (3.3)
2004	Locke[18]	USA	Estudio poblacional	34	Cuestionario	Serología	2 (5.9)
2004	Cammarota[19]	Italia	Serie de casos	396	Criterio médico	Biopsia	7 (1.7)
2005	Lima[20]	Brasil	Serie de casos	142	Criterio médico	Biopsia	4 (1.4)
2006	Lecleire[21]	Francia	Casos y controles	75	Roma II	Biopsia	1 (1.3)
2007	Ozaslan[22]	Turquía	Serie de casos	196	Roma II	Serología + biopsia	3 (1.5)
2007	Hadithi[23]	Holanda	Serie de casos	167	Criterio médico	Biopsia	3 (1.6)
2008	Giangreco[24]	Italia	Serie de casos	726	Roma II	Biopsia	15 (2)
2009	Rostami-Nejad[25]	Irán	Serie de casos	415	Criterio médico	Biopsia	28 (6.2)

Tabla 1. Estudios de prevalencia de enfermedad celíaca (EC) en pacientes con dispepsia.

Los trabajos anteriores evalúan la prevalencia de EC, basada en un resultado positivo de la serología celíaca y existencia de atrofia vellositaria, en pacientes con dispepsia. Si consideramos todo el espectro de lesiones histológicas de la EC, incluyendo las formas de enteropatía leve, esta prevalencia podría ser todavía mayor. Un estudio retrospectivo realizado en nuestro país que investigó a 142 pacientes con dispepsia tipo dismotilidad (distrés postprandial) y endoscopia negativa, encontró diferentes grados de lesión histológica duodenal en un 35% de los casos. Aquellos pacientes que presentaban una serología positiva (6.7%) o bien los haplotipos HLA DQ2 y/o DQ8 (84.1%) fueron invitados a realizar una dieta sin gluten (DSG) durante un periodo no inferior a 1 año. Esta estrategia redundó en alivio o desaparición de los síntomas dispépticos en un 91.9% y en regresión o mejoría de la lesión histológica en un 81%, estableciendo un diagnóstico final de EC en 28 de ellos (19.7%). Hay que destacar que el estudio histopatológico duodenal incluyó inmunohistoquímica con anticuerpos monoclonales para linfocitos CD3.[26]

Media, percentiles 25 y 75, y valores mínimo y maximo

LIEs (%)

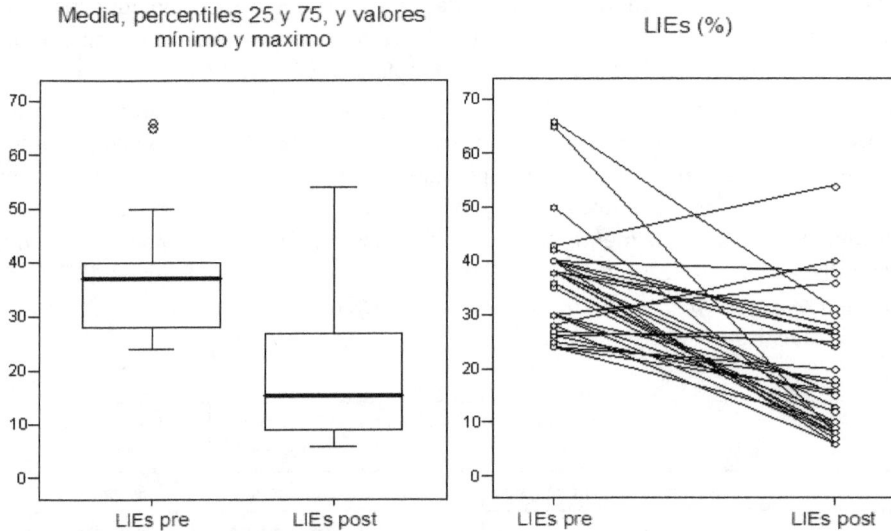

Figura 2. Linfocitos intraepiteliales (LIEs) antes y después de iniciar una dieta sin gluten, en 32 pacientes con dispepsia tipo dismotilidad con presencia de enteropatía en las biopsias de duodeno, que presentaban además un resultado positivo de la serología (ATGT) y/o un estudio genético HLA-DQ2 o DQ8 compatible.[26]

Por tanto, la EC puede ser una causa frecuente y, a menudo, insospechada de dispepsia, que podría ser erróneamente diagnosticada como dispepsia funcional si el estudio diagnóstico no se completa con la toma de biopsias de duodeno. La relación coste-eficacia de la toma de biopsias de duodeno para excluir la presencia de lesiones histológicas intestinales que puedan explicar la naturaleza de los síntomas, antes de establecer un diagnóstico de dispepsia funcional, hace necesaria la realización de estudios bien diseñados con este propósito. Entre tanto, parece razonable indicar la biopsia ante la presencia de un escenario clínico razonable, y/o indicativo de una EC. Esta recomendación adquiere mayor consistencia cuando el enfermo es portador de los haplotipos DQ2 o DQ8 del sistema HLA. La realización de una analítica general, que incluya determinación de ATGT, debería ser incluida de igual manera en la valoración inicial del paciente con dispepsia.[13]

3. Síndrome de intestino irritable

El síndrome de intestino irritable (SII) es un trastorno funcional digestivo caracterizado por la presencia de dolor o molestia abdominal, asociado a cambios en la frecuencia y/o consistencia de las deposiciones. Siguiendo las recomendaciones de Roma III, el SII se divide de acuerdo con la consistencia de las deposiciones en SII con predominio de estreñimiento (SII-E), SII con predominio de diarrea (SII-D), SII con patrón alternante o SII con patrón indefinido. Se trata de un trastorno frecuente, con una prevalencia entre el 5-15%, que aunque no reviste gravedad, puede reducir de manera significativa la calidad de vida de los pacientes. Actualmente se desconocen los mecanismos por los que se produce el SII, si bien se ha relacionado con anomalías de la función digestiva, especialmente de la motilidad y la sensibilidad, y cada vez existen más datos que apoyan la existencia de fenómenos microinflamatorios y alteraciones en la función inmune intestinal.[27]

La EC puede manifestarse con frecuencia con síntomas que son también característicos del SII, como dolor abdominal (77%), hinchazón (73%), diarrea (52%), estreñimiento (7%) y un patrón alternante en el ritmo deposicional (24%).[12] Esto conlleva que con frecuencia el SII constituya el diagnóstico inicial en muchos pacientes antes del descubrimiento años después de la EC. Otros rasgos comunes a ambas enfermedades incluyen su predominio en la mujer, el hecho de que los síntomas puedan venir precipitados por un acontecimiento estresante de la vida y la frecuente concomitancia de distimia, depresión, fatiga crónica, fibromialgia y manifestaciones propias de otros trastornos funcionales digestivos como pirosis, y dispepsia. Diversos estudios de casos y controles han evaluado la prevalencia de un resultado positivo de la serología celíaca, así como el diagnóstico de EC basado en la existencia de atrofia vellositaria, en pacientes con SII demostrando una mayor prevalencia (4.7-11.4%) con respecto a la población control.[18,28,29]

Autor	Dx	N	Serología	Biopsia	p
Sanders[28] (2001)	AAG + EMA Biopsia	Casos: 300 Controles: 300	66/300 (22%) (11 EMA+) 44/300 (15%) (2 EMA+)	14/300 (4.7%) 2/300 (0.7%)	=0.004 OR, 7 (1.7-28)
Shahbazkhain[29] (2003)	EMA Biopsia	Casos: 105 Controles:105	12/105 (11.4%) 0/105	12/105 (11.4%) 0/105 (0%)	=0.0003 OR, infinite
Locke[18] (2004)	ATGT	Casos: 50 Controles: 78	2/50 (4%) 2/78 (2.6%)	-	NS

Tabla 2. Estudios de casos y controles que han evaluado el riesgo de enfermedad celíaca en pacientes con SII (AAG: anticuerpos antigliadina; EMA: anticuerpos antiendomisio; ATGT: anticuerpos antitransglutaminasa; OR: odds ratio).

Una reciente revisión sistemática y metanálisis que incluye 2278 pacientes con criterios diagnósticos de SII, demostró en estos pacientes una mayor prevalencia de anticuerpos IgA antigliadina (AAG) (4%; IC 95% 1.7-7.2), anticuerpos antiendomisio (EMA) o ATGT (1.6%; IC 95% 0.7-3), así como EC demostrada por biopsia duodenal (4.1%; IC 95% 1.9-7). El riesgo para presentar un resultado positivo de los AAG (OR 3.4; IC 95% 1.6-7.1), EMA o ATGT (OR 2.9; IC 95% 1.3-6.3) y EC demostrada por biopsia duodenal (OR 4.3; IC 95% 1.8-10.6) también fue mayor en los pacientes con SII con respecto a la población control.[30] Sin embargo, un reciente estudio prospectivo realizado en Estados Unidos no encontró diferencias en la prevalencia de EC demostrada por biopsia duodenal en 492 pacientes con SII-D (0.4%) y 458 controles asintomáticos (0.4%). Aunque no estadísticamente significativa, los pacientes con SII-D presentaron positividad de la serología celíaca (AAG, ATGT o EMA) en un 7.3% de los casos frente a un 4.8% en el grupo control.[31]

Todos estos estudios hacen referencia a pacientes con resultado positivo de la serología celíaca o EC basada en la existencia de atrofia vellositaria. Si consideramos todo el espectro de lesiones histológicas de la EC, e incluimos todos aquellos pacientes que presentan algún grado de enteropatía, independientemente del resultado de la serología, junto con un estudio genético HLA-DQ2 o DQ8 compatible y criterios de gluten dependencia, la prevalencia de EC en pacientes con SII podría ser mayor. En este sentido, existe un estudio que evaluó todo el espectro de lesiones de la EC en 102 pacientes con SII-diarrea y serología (ATGT) (-), que mostró como hasta un 23% de ellos presentaron algún grado de enteropatía y un 30% la presencia de ATGT en el aspirado duodenal. En 26 pacientes con enteropatía, ATGT en aspirado duodenal (+) y HLA-DQ2 (+) se recomendó DSG, con mejoría de la diarrea y la serología intestinal en todos ellos.[32]

Actualmente el American College of Gastroenterology recomienda realizar cribado de EC en pacientes con SII-D y SII con patrón alternante mediante determinación de ATGT en suero. Esta recomendación está basada en estudios en los que el diagnóstico de EC se sustentó en el hallazgo de una serología celíaca positiva (ATGT y EMA) y en la existencia de atrofia vellositaria en las biopsias de duodeno.[33] Sin embargo, como se ha descrito previamente, los pacientes con formas leves de enteropatía (lesión Marsh I o II) pueden presentar síntomas digestivos característicos del SII con una frecuencia similar a los pacientes con atrofia vellositaria, pero a diferencia de estos el resultado de la serología celíaca es con frecuencia negativo. Por este motivo, la realización de biopsias de duodeno en pacientes con SII y serología celíaca negativa debería todavía considerarse cuando exista un escenario clínico sugestivo de EC, como por ejemplo aquellos pacientes con antecedentes familiares de EC, enfermedades autoinmunes o historia previa de retraso de crecimiento, infertilidad, osteoporosis o ferropenia de origen no aclarado. En estos casos, la determinación de los haplotipos HLA-DQ2 o DQ8 puede ayudar a tomar una decisión respecto a la necesidad de completar el estudio con biopsias de duodeno.[34]

4. Diarrea funcional

El diagnóstico de diarrea funcional se establece en aquellos casos en los que la diarrea, frecuentemente acuosa, no se acompaña de síntomas y/o signos de alarma, no existen alteraciones en los análisis de sangre y heces, y la sigmoidoscopia es normal. Sin embargo, pueden existir diferentes entidades, como la malabsorción de ácidos biliares, la malabsorción de disacáridos (lactosa, fructosa o sorbitol) o la EC, que pueden cursar igualmente con diarrea acuosa aparentemente funcional.[35]

Un estudio realizado en nuestro país evaluó de forma prospectiva la presencia de EC, malabsorción de ácidos biliares y malabsorción de disacaridos en 62 pacientes consecutivos con diarrea crónica acuosa y criterios de Roma II para el diagnóstico de diarrea funcional o SII-diarrea. El estudio diagnóstico incluyó la realización de forma secuencial de: 1) estudio genético HLA-DQ2 – DQ8; 2) EDA y biopsias de duodeno en aquellos pacientes con HLA-DQ2 o DQ8 positivo; 3) Test SeHCAT (gammagrafía con ácido tauroselcólico marcado con selenio 75); 4) Test de hidrogeno con lactosa y fructosa-sorbitol, cuando los estudios diagnósticos anteriores fueron negativos o bien el paciente refería una posible intolerancia. Según los resultados de estos test diagnósticos los pacientes fueron tratados bien con dieta sin gluten, retirada de azucares de la dieta o bien con colestiramina. Con esta estrategia diagnostica 28 (45.2%) pacientes fueron diagnosticados de malabsorción de ácidos biliares, 10 (16.1%) EC, 10 (16.1%) malabsorción de disacáridos; 2 (3.2%) malabsorción de ácidos biliares y disacáridos; y únicamente 12 (19.4%) pacientes se quedaron con el diagnóstico de diarrea funcional. Todos los pacientes diagnosticados de EC tenían una enteropatía leve y serología celíaca (ATGT y EMA) negativa. Reseñar que el estudio histopatológico de las biopsias de duodeno incluyó la realización de inmunohistoquimia con anticuerpos monoclonales frente a linfocitos CD3 y el diagnóstico de EC se basó en la respuesta clínica e histológica tras la DSG.[36]

5. Sensibilidad al gluten no celíaca

En los últimos años se ha introducido el concepto de sensibilidad al gluten no-celíaca (SGNC) para referirse a aquellos pacientes que presentan síntomas gluten dependientes, pero que no muestran una positividad en suero de los ATGT o EMA, y presentan enteropatía ausente, o leve, en las biopsias de duodeno. Se ha hipotetizado que a diferencia de los pacientes con EC, en los que se activa una respuesta inmune adaptativa con producción de anticuerpos, en la SGNC existe únicamente una respuesta innata a la gliadina que condiciona la aparición de cambios microinflamatorios en la mucosa intestinal reflejados en un aumento de la expresión de LIEs y liberación de citocinas y otros mediadores de la inflamación.[37,38]

	Enfermedad celíaca	Sensibilidad al gluten no celíaca
Prevalencia	Alrededor del 1%	Se sospecha que alrededor del 5-6%
Patogenia	Respuesta inmune adaptativa a péptidos del gluten	Se ha implicado una respuesta inmune innata al gluten
HLA-DQ2 y/o DQ8	Presentes y necesarios	No necesarios
Serología	ATGT y EMA (+)	ATGT y EMA (-). En ocasiones AAG (+)
Atrofia vellositaria	Presente	Ausente

Tabla 3. Diferencias entre enfermedad celíaca y sensibilidad al gluten no celíaca (AAG: anticuerpos antigliadina; EMA: anticuerpos antiendomisio; ATGT: anticuerpos antitransglutaminasa). Adaptada de Di Sabatino[39]

La SGNC puede ocasionar síntomas digestivos, como diarrea, dolor abdominal recurrente y flatulencia, así como síntomas extradigestivos como ataxia, cefalea, déficit de atención, hiperactividad o astenia, y se ha implicado como una posible causa de algunos trastornos funcionales digestivos. Existen dos trabajos que han evaluado la prevalencia de la SGNC en pacientes con SII mediante una metodología doble ciego comparando el gluten con placebo. Biesiekierski et al[40] evaluaron un total de 34 pacientes con SII en los que se había excluido el diagnóstico de EC, y que habían mejorado clínicamente tras realizar DSG. Los pacientes fueron randomizados a recibir gluten (16 gr/día) o placebo durante 6 semanas. Trece (68%) de los 19 pacientes que recibieron gluten presentaron un mal control de los síntomas digestivos, en comparación con únicamente 6 (40%) de los 15 pacientes que recibieron placebo (p=0.0001). En una escala analógica visual los pacientes que recibieron gluten presentaron desde la primera semana una peor puntuación en cuanto a síntomas globales, dolor abdominal, flatulencia, satisfacción con la consistencia de las heces y astenia. No se observaron diferencias entre los dos grupos en la determinación de lactoferrina fecal, ATGT y AAG en suero, proteína C reactiva de alta sensibilidad o en la permeabilidad intestinal determinada mediante un test dual con lactulosa-ramnosa. Carroccio et al[41] evaluaron de forma retrospectiva 276, de un total de 920, pacientes con SII según criterios de Roma II, que previamente habían respondido clínicamente a la retirada y posterior sobrecarga de trigo en la dieta con una metodología doble ciego controlada con placebo. Estos pacientes fueron posteriormente clasificados en 2 grupos: sensibilidad al trigo aislada (grupo 1, 70 pacientes) y sensibilidad al trigo asociada a hipersensibilidad alimentaria múltiple (grupo 2, 206 pacientes). Esta clasificación, se realizó tras realizar una retirada y sobrecarga con proteínas de la leche de vaca, huevos, tomate y chocolate con una metodología similar a la retirada del trigo. Los pacientes del grupo 1 presentaron más frecuentemente anemia (70%), historia familiar de EC (14%), haplotipo HLA-DQ2 o DQ8 (75%) y presencia de AEM en cultivo de mucosa duodenal (30%), mientras que los pacientes del grupo 2 presentaron con mayor frecuencia coexistencia de atopia (35%), anticuerpos IgG anti-betalactoglobina (39%), activación de basófilos determinada por citometría de flujo (80%), así como un aumento de eosinófilos en duodeno y en colon. En relación con un grupo control de pacientes con SII sin criterios de sensibilidad al trigo, los pacientes de ambos grupos presentaron una mayor frecuencia de anemia (24%), perdida de peso (35%), coexistencia de atopia (29%), historia de alergia alimentaria en la infancia (18%), así como enteropatía linfocítica en la mucosa duodenal (presente en el 96% de los pacientes del grupo 1 y 90% del grupo 2). Estos resultados, según los autores, confirman la existencia de una sensibilidad al trigo no celíaca, y sugieren que dentro de la misma podrían existir dos grupos diferentes: uno con características similares a la EC (grupo 1) y otro con características más cercanas a la alergia alimentaria (grupo 2).

Estos trabajos demuestran la relación existente entre el gluten y la aparición de síntomas digestivos en pacientes con un diagnóstico previo de un trastorno funcional digestivo como es el SII, pero también ponen de manifiesto la gran heterogeneidad de la SGNC. La falta de unos criterios diagnósticos bien definidos y la ausencia de unos parámetros biológicos y morfológicos característicos, puede convertir a la SGNC en un "cajón de sastre" donde incluir todos aquellos pacientes con síntomas funcionales digestivos que responden clínicamente a una DSG y que no presentan atrofia vellositaria ni tampoco un resultado positivo de la serología celíaca.[42] Será necesaria la realización de nuevos estudios que evalúen de forma prospectiva y controlada la evolución de los pacientes con enteropatía leve, estudio genético HLA-DQ2 y/o DQ8, pero ATGT negativos para determinar si estos pacientes constituyen realmente una entidad clínica diferente o forman parte del espectro evolutivo de la EC. La determinación de depósitos subepiteliales IgA frente a transglutaminasa tisular mediante inmunofluorescencia o la realización de un linfograma intraepitelial mediante citometría de flujo podría facilitar el diagnóstico de los pacientes que forman parte del espectro de la EC, pero se trata de técnicas no exentas de complejidad no disponibles para su realización en la práctica clínica habitual. [43,44]

6. Gluten y alteraciones de la motilidad gastrointestinal

Se ha demostrado que los pacientes con EC pueden presentar trastornos de la motilidad a lo largo de todo el tracto digestivo, como disminución en la presión del esfínter esofágico inferior, enlentecimiento del transito en el intestino delgado, retraso en el vaciamiento de la vesícula biliar, así como mayor grado de repleción de la misma durante el ayuno, y finalmente aceleración del transito colónico. Además, todas estas alteraciones tienden a normalizarse meses después de iniciar una DSG.[45]

Las alteraciones en la motilidad localizadas en el tracto gastrointestinal superior pueden explicar la aparición de síntomas como plenitud postprandial, distensión abdominal, flatulencia, nauseas, vómitos, regurgitación y pirosis. Rocco et al.[46] evaluaron el vaciamiento gástrico mediante ecografía y test de hidrógeno con octanoico en 20 pacientes con EC y 10 controles. Observaron como los pacientes con EC presentaron un retraso en el vaciamiento gástrico (252±101 minutos) en relación con los pacientes del grupo control (89±16 minutos), y como este se normalizaba un año después de iniciar una DSG (97±14 minutos). Bassoti et al[47] estudiaron la motilidad antroduodenoyeyunal mediante manometría en 11 pacientes con EC no tratada, 12 pacientes con EC en tratamiento con DSG durante al menos un año y 33 pacientes control. Observaron que los pacientes con EC presentaron alteraciones en la motilidad interdigestiva (ayuno) y postprandial en relación con los pacientes del grupo control. En el periodo de ayuno observaron una disminución de la periodicidad del complejo motor migratorio interdigestivo, con acortamiento de la fase I y fase II, y una menor velocidad de propagación de la fase III. Estas alteraciones mejoraron una vez iniciada la DSG aunque no llegaron a desaparecer por completo, hecho que los autores atribuyeron a la persistencia de signos de enteropatía leve en algunos pacientes.

La fisiopatología de estas alteraciones motoras en la EC no es bien conocida, y se ha intentado explicar por la existencia de complejas interacciones entre la malabsorción de determinados nutrientes, la existencia de una disfunción del sistema nervioso autónomo, y finalmente alteraciones en la secreción de determinadas hormonas gastrointestinales.[45] La presencia de grasas no absorbidas en el intestino delgado puede favorecer un retraso en el vaciamiento gástrico, así como un enlentecimiento del tránsito orocecal. Por otra parte, la respuesta inmunológica generada por el gluten en la mucosa intestinal, junto con el aumento de células inflamatorias en la lamina propia, así como la secreción de diversas citocinas y mediadores de la inflamación, podría afectar a las células nerviosas de los plexos nerviosos intestinales y ocasionar una neuropatía autonómica extrínseca con la consiguiente alteración de la motilidad gastrointestinal.[48] Finalmente, se han descrito alteraciones en la secreción de determinadas hormonas gastrointestinales, que entre otras funciones pueden alterar la motilidad gastrointestinal. Diversos estudios han demostrado la existencia de una disminución en la secreción postprandial de colecistoquinina y niveles plasmáticos elevados de neurotensina, péptido plasmático YY y somatostatina.[49-51] Al igual que ocurre con las alteraciones en la motilidad gastrointestinal, la secreción de estos péptidos gastrointestinales tiende a su normalización una vez que se inicia una DSG.[45]

Por otra parte, se ha demostrado que el gluten, y especialmente la gliadina, puede tener un efecto toxico directo sobre la mucosa intestinal no mediada por una respuesta inmune adaptativa, y que por tanto no precisa de los heterodímeros HLA-DQ2 y DQ8. Esta acción directa del gluten sobre el epitelio intestinal, junto con la activación de una respuesta inmune innata, se ha implicado en la producción de los síntomas digestivos y extradigestivos en los pacientes diagnosticados de SGNC.[37] Los mecanismos patogénicos implicados en esta respuesta directa a la gliadina incluyen un aumento de la permeabilidad intestinal secundaria a la liberación de zonulina, inducción de apoptosis, aumento del estrés oxidativo y estimulación del sistema nervioso colinérgico por activación de receptores opioides.[37,52] La activación de una respuesta inmune innata, con liberación de IL-15 y estimulación de los LIEs, puede conducir asimismo a una respuesta microinflamatoria y afectación de las células nerviosas de los plexos nerviosos entéricos, con la consiguiente alteración de la motilidad gastrointestinal.[53] Por último, los fructanos presentes en los cereales y la fermentación de los péptidos del gluten por bacterias reductoras de sulfatos, aumentan la producción de amonio y sulfuro de hidrogeno, gases que pueden producir igualmente síntomas digestivos y extradigestivos como la astenia.[54]

7. Resumen y conclusiones

La EC es una de las afecciones genéticamente determinadas más prevalentes en la población, que cada vez se diagnostica con mayor frecuencia en el adulto, siendo frecuente su presentación con síntomas digestivos que se pueden solapar con los descritos en la dispepsia funcional, SII o la diarrea funcional.

Se ha demostrado una mayor frecuencia de EC, basada en un resultado positivo de la serología y atrofia vellositaria, en pacientes con dispepsia funcional y SII con respecto a la población general. Si consideramos todo el espectro de lesiones histológicas de la EC, incluyendo las formas leves como la enteropatía linfocítica, esta frecuencia podría ser todavía mayor.

El diagnóstico de las formas leves de enteropatía no es sencillo ya que con frecuencia el resultado de la serología celíaca es negativo. En estos casos es necesario demostrar la presencia de un haplotipo HLA-DQ2 o DQ8 compatible, así como confirmar que los síntomas y la enteropatía son gluten dependientes. La determinación de depósitos subepiteliales IgA frente a transglutaminasa tisular o la realización de un linfograma intraepitelial podría facilitar el diagnóstico de los pacientes que forman parte del espectro de la EC, pero se trata de técnicas no exentas de complejidad no disponibles para su realización en la práctica clínica habitual.

Pacientes con síntomas digestivos gluten dependientes, serología celíaca negativa, y enteropatía ausente o leve, han sido incluidos dentro de una nueva entidad clínica denominada sensibilidad al gluten no celíaca. En el momento actual, no existen unos criterios diagnósticos bien definidos para esta entidad y algunos de estos pacientes podrían formar parte del espectro evolutivo de la EC.

La existencia de alteraciones en la motilidad localizadas en el tracto gastrointestinal superior, como retraso en el vaciamiento gástrico o una actividad motora anormal, podrían explicar la aparición de síntomas como plenitud postprandial, distensión abdominal, flatulencia, nauseas, vómitos, regurgitación y pirosis. Los síntomas característicos del SII en los pacientes con EC podrían estar ocasionados por los efectos sobre la función digestiva derivados de una acción tóxica directa del gluten sobre el epitelio intestinal, y la activación de una respuesta inmune innata.

La EC podría ser una causa frecuente y en ocasiones insospechada de síntomas muy prevalentes en la consulta de aparato digestivo, como la dispepsia, el SII o la diarrea aparentemente "funcional". Pacientes con estos síntomas pueden ser erróneamente diagnosticados de un trastorno funcional digestivo si el estudio diagnóstico no se completa con la realización de serología celíaca y biopsias de duodeno. Este hecho podría tener importantes consecuencias en términos de morbimortalidad, derivadas de un retraso en el diagnóstico y tratamiento de la EC, así como en la calidad de vida de estos pacientes.

Será necesaria la realización de estudios prospectivos bien diseñados que evalúen la relación coste-eficacia de la toma de biopsias de duodeno en los pacientes con dispepsia, SII y diarrea funcional. Entre tanto parece razonable incluir la realización de una determinación de ATGT en la valoración inicial de estos pacientes e indicar la biopsia de duodeno cuando exista un escenario clínico indicativo de EC (incluido el estudio genético HLA-DQ2 y DQ8).

Referencias

1. Husby S, Koletzko S, Korponay-Szabo IR, Mearin ML, Phillips A, Shamir R. *European Society for Pediatric Gastroenterology, Hepatology, and Nutrition guidelines for the diagnosis of coeliac disease.* J. Pediatr. Gastroenterol. Nutr. 2012; 54: 136-60. http://dx.doi.org/10.1097/MPG.0b013e31821a23d0

2. Esteve M, Rosinach M, Fernandez-Bañares F, Farre C, Salas A, Alsina M, et al. *Spectrum of gluten-sensitive enteropathy in first-degree relatives of patients with coeliac disease: clinical relevance of lymphocytic enteritis.* Gut 2006; 55: 1739-45. http://dx.doi.org/10.1136/gut.2006.095299

3. Tursi A, Brandimarte G. *The symptomatic and histologic response to a gluten-free diet in patients with borderline enteropathy.* J Clin Gastroenterol 2003; 3613-7. http://dx.doi.org/10.1097/00004836-200301000-00006

4. Kurppa K, Collin P, Viljamaa M, Haimila K, Saavalainen P, Partanen J, et al. *Diagnosing Mild Enteropathy Celiac Disease: A Randomized, Controlled Clinical Study.* Gastroenterology 2009; 136: 816-823. http://dx.doi.org/10.1053/j.gastro.2008.11.040

5. Catassi C, Fasano A. *Celiac disease diagnosis: simple rules are better than complicated algorithms.* Am J Med 2010; 123: 691-3. http://dx.doi.org/10.1016/j.amjmed.2010.02.019

6. Esteve M, Carrasco A, Fernandez-Bañares F. *Is a gluten-free diet necessary in Marsh I intestinal lesions in patients with HLADQ2, DQ8 genotype and without gastrointestinal symptoms?* Current Opinion in Clinical Nutrition & Metabolic Care 2012; 15: 505-10. http://dx.doi.org/10.1097/MCO.0b013e3283566643

7. Vivas S, Ruiz de Morales JM, Fernandez M, Hernando M, Herrero B, Casqueiro J, et al. *Age-related clinical, serological, and histopathological features of celiac disease.* Am J Gastroenterol. 2008; 103: 2360-5. http://dx.doi.org/10.1111/j.1572-0241.2008.01977.x

8. Vivas S, Santolaria S. Enfermedad Celíaca. In: Ponce J, Castells A, Gomollon F, eds. *Tratamiento de las Enfermedades Gastroenterológicas.* 3ª ed. Barcelona: Asociación Española de Gastroenterología. 2010: 265-278.

9. Mino M, Lauwers GY. *Role of lymphocytic immunophenotyping in the diagnosis of gluten-sensitive enteropathy with preserved villous architecture.* Am J Surg Pathol. 2003; 27: 1237-42. http://dx.doi.org/10.1097/00000478-200309000-00007

10. Grupo de trabajo de la guía de práctica clínica sobre dispepsia. Manejo del paciente con dispepsia. *Guía de practica clínica.* Asociación Española de Gastroenterologia, Sociedad Española de Medicina de Familia y Comunitaria y Centro Cochrane Iberoamericano, 2012.

11. Ciacci C, Cirillo M, Sollazzo R, Savino G, Sabbatini F, Mazzacca G. *Gender and clinical presentation in adult celiac disease.* Scand J Gastroenterol. 1995; 30: 1077-81. http://dx.doi.org/10.3109/00365529509101610

12. Zipser RD, Patel S, Yahya KZ, Baisch DW, Monarch E. *Presentations of adult celiac disease in a nationwide patient support group.* Dig Dis Sci. 2003; 48: 761-4. http://dx.doi.org/10.1023/A:1022897028030

13. Santolaria Piedrafita S, Fernandez Banares F. *[Gluten-sensitive enteropathy and functional dyspepsia].* Gastroenterol Hepatol. 2012; 35: 78-88. http://dx.doi.org/10.1016/j.gastrohep.2011.10.006

14. Ford AC, Ching E, Moayyedi P. *Meta-analysis: yield of diagnostic tests for coeliac disease in dyspepsia.* Aliment Pharmacol Ther. 2009; 30: 28-36. http://dx.doi.org/10.1111/j.1365-2036.2009.04008.x

15. Dickey W. *Diagnosis of coeliac disease at open-access endoscopy.* Scand J Gastroenterol. 1998; 33: 612-5. http://dx.doi.org/10.1080/00365529850171882

16. Bardella MT, Minoli G, Ravizza D, Radaelli F, Velio P, Quatrini M, et al. *Increased prevalence of celiac disease in patients with dyspepsia.* Arch Intern Med. 2000; 160: 1489-91. http://dx.doi.org/10.1001/archinte.160.10.1489

17. Vivas S, Ruiz de Morales JM, Martinez J, González MC, Martín S, Martín J, et al. *Human recombinant anti-transglutaminase antibody testing is useful in the diagnosis of silent coeliac disease in a selected group of at-risk patients.* Eur J Gastroenterol Hepatol. 2003; 15: 479-83. http://dx.doi.org/10.1097/01.meg.0000059104.41030.1c

18. Locke GR, 3rd, Murray JA, Zinsmeister AR, Melton LJ, 3rd, Talley NJ. *Celiac disease serology in irritable bowel syndrome and dyspepsia: a population-based case-control study.* Mayo Clin Proc. 2004; 79: 476-82. http://dx.doi.org/10.4065/79.4.476

19. Cammarota G, Pirozzi GA, Martino A, Zuccala G, Cianci R, Cuoco L, et al. *Reliability of the "immersion technique" during routine upper endoscopy for detection of abnormalities of duodenal villi in patients with dyspepsia.* Gastrointest Endosc. 2004; 60: 223-8. http://dx.doi.org/10.1016/S0016-5107(04)01553-6

20. Lima VM, Gandolfi L, Pires JA, Pratesi R. *Prevalence of celiac disease in dyspeptic patients.* Arq Gastroenterol. 2005; 42: 153-6. http://dx.doi.org/10.1590/S0004-28032005000300005

21. Lecleire S, Di Fiore F, Antonietti M, Savoye G, Lemoine F, Le Pessot F, et al. *Endoscopic markers of villous atrophy are not useful for the detection of celiac disease in patients with dyspeptic symptoms.* Endoscopy 2006; 38: 696-701. http://dx.doi.org/10.1055/s-2006-925373

22. Ozaslan E, Akkorlu S, Eskioglu E, Kayhan B. *Prevalence of silent celiac disease in patients with dyspepsia.* Dig Dis Sci. 2007; 52: 692-7. http://dx.doi.org/10.1007/s10620-006-9453-1

23. Hadithi M, von Blomberg BM, Crusius JB, Bloemena E, Kostense PJ, Meijer JW, et al. *Accuracy of serologic tests and HLA-DQ typing for diagnosing celiac disease.* Ann Intern Med. 2007; 147: 294-302. http://dx.doi.org/10.7326/0003-4819-147-5-200709040-00003

24. Giangreco E, D'Agate C, Barbera C, Puzzo L, Aprile G, Naso P, et al. *Prevalence of celiac disease in adult patients with refractory functional dyspepsia: value of routine duodenal biopsy.* World J Gastroenterol. 2008; 14: 6948-53. http://dx.doi.org/10.3748/wjg.14.6948

25. Rostami-Nejad M, Villanacci V, Mashayakhi R, Molaei M, Bassotti G, Zojaji H, et al. *Celiac disease and Hp infection association in Iran.* Rev Esp Enferm Dig. 2009; 101: 850-4. http://dx.doi.org/10.4321/S1130-01082009001200004

26. Santolaria S, Alcedo J, Cuartero B, Díez I, Abascal M, García Prats M, et al. *Spectrum of gluten-sensitive enteropathy in patients with dysmotility-like dyspepsia.* Gastroenterol Hepatol 2013; 36: 11-20. http://dx.doi.org/10.1016/j.gastrohep.2012.07.011

27. Grupo de trabajo de la guía de práctica clínica sobre el síndrome del intestino irritable. *Manejo del paciente con síndrome del intestino irritable.* Asociación Española de Gastroenterología, Sociedad Española de Familia y Comunitaria y Centro Cochrane Iberoamericano., 2005.

28. Sanders DS, Carter MJ, Hurlstone DP, Pearce A, Ward AM, McAlindon ME, et al. *Association of adult coeliac disease with irritable bowel syndrome: a case-control study in patients fulfilling ROME II criteria referred to secondary care.* Lancet 2001; 358: 1504-8. http://dx.doi.org/10.1016/S0140-6736(01)06581-3

29. Shahbazkhani B, Forootan M, Merat S, Akbari MR, Nasserimoghadam S, Vahedi H, et al. *Coeliac disease presenting with symptoms of irritable bowel syndrome.* Aliment Pharmacol Ther 2003; 18: 231-5. http://dx.doi.org/10.1046/j.1365-2036.2003.01666.x

30. Ford AC, Chey WD, Talley NJ, Malhotra A, Spiegel BMR, Moayyedi P. *Yield of Diagnostic Tests for Celiac Disease in Individuals With Symptoms Suggestive of Irritable Bowel Syndrome Systematic Review and Meta-analysis.* Archives of Internal Medicine 2009; 169: 651-658. http://dx.doi.org/10.1001/archinternmed.2009.22

31. Cash BD, Rubenstein JH, Young PE, Gentry A, Nojkov B, Lee D, et al. *The prevalence of celiac disease among patients with nonconstipated irritable bowel syndrome is similar to controls.* Gastroenterology 2011; 141: 1187-93.
http://dx.doi.org/10.1053/j.gastro.2011.06.084

32. Wahnschaffe U, Ullrich R, Riecken EO, Schulzke JD. *Celiac disease-like abnormalities in a subgroup of patients with irritable bowel syndrome.* Gastroenterology 2001; 121: 1329-38.

33. Spiegel BM, Farid M, Esrailian E, Talley J, Chang L. *Is irritable bowel syndrome a diagnosis of exclusion?: a survey of primary care providers, gastroenterologists, and IBS experts.* Am J Gastroenterol. 2010; 105: 848-58. http://dx.doi.org/10.1038/ajg.2010.47

34. Mearin F, Montoro M. Síndrome de intestino irritable. In: Montoro M, García Pagan J, eds. *Gastroenterologia y Hepatología: Problemas comunes en la práctica clínica.* Barcelona: Jarpyo, 2011: 523-568.

35. Fine KD, Schiller LR. *AGA technical review on the evaluation and management of chronic diarrhea.* Gastroenterology 1999; 116: 1464-86.
http://dx.doi.org/10.1016/S0016-5085(99)70513-5

36. Fernandez-Bañares F, Esteve M, Salas A, Alsina M, Farre C, Gonzalez C, et al. *Systematic evaluation of the causes of chronic watery diarrhea with functional characteristics.* Am J Gastroenterol. 2007; 102: 2520-8.
http://dx.doi.org/10.1111/j.1572-0241.2007.01438.x

37. Verdu EF, Armstrong D, Murray JA. *Between Celiac Disease and Irritable Bowel Syndrome: The "No Man's Land" of Gluten Sensitivity.* Am J Gastroenterol 2009; 104: 1587-1594. http://dx.doi.org/10.1038/ajg.2009.188

38. Troncone R, Jabri B. *Coeliac disease and gluten sensitivity.* J Intern Med 2011; 269: 582-90. http://dx.doi.org/10.1111/j.1365-2796.2011.02385.x

39. Di Sabatino A, Corazza GR. *Nonceliac gluten sensitivity: sense or sensibility?* Ann Intern Med 2012; 156: 309-11.
http://dx.doi.org/10.1059/0003-4819-156-4-201202210-00010

40. Biesiekierski JR, Newnham ED, Irving PM, Barrett JS, Haines M, Doecke JD, et al. *Gluten causes gastrointestinal symptoms in subjects without celiac disease: a double-blind randomized placebo-controlled trial.* Am J Gastroenterol. 2011; 106: 508-14.
http://dx.doi.org/10.1038/ajg.2010.487

41. Carroccio A, Mansueto P, Iacono G, Soresi M, D'Alcamo A, Cavataio F, et al. *Non-Celiac Wheat Sensitivity Diagnosed by Double-Blind Placebo-Controlled Challenge: Exploring a New Clinical Entity.* Am J Gastroenterol. 2012. http://dx.doi.org/10.1038/ajg.2012.236

42. Ferch CC, Chey WD. *Irritable bowel syndrome and gluten sensitivity without celiac disease: separating the wheat from the chaff.* Gastroenterology 2012; 142: 664-6. http://dx.doi.org/10.1053/j.gastro.2012.01.020

43. Korponay-Szabo IR, Halttunen T, Szalai Z, Laurila K, Kiraly R, Kovacs JB, et al. *In vivo targeting of intestinal and extraintestinal transglutaminase 2 by coeliac autoantibodies.* Gut. 2004; 53: 641-8. http://dx.doi.org/10.1136/gut.2003.024836

44. Jarvinen TT, Kaukinen K, Laurila K, Kyronpalo S, Rasmussen M, Maki M, et al. *Intraepithelial lymphocytes in celiac disease.* Am J Gastroenterol. 2003; 98: 1332-1337. http://dx.doi.org/10.1111/j.1572-0241.2003.07456.x

45. Tursi A. *Gastrointestinal motility disturbances in celiac disease.* J Clin Gastroenterol 2004; 38: 642-5. http://dx.doi.org/10.1097/01.mcg.0000118792.58123.c1

46. Rocco A, Sarnelli G, Compare D, De Colibus P, Micheli P, Somma P, et al. *Tissue ghrelin level and gastric emptying rate in adult patients with celiac disease.* Neurogastroenterology and Motility 2008; 20: 884-890. http://dx.doi.org/10.1111/j.1365-2982.2008.01130.x

47. Bassotti G, Villanacci V, Mazzocchi A, Mariano M, Incardona P, Clerici C, et al. *Antroduodenojejunal motor activity in untreated and treated celiac disease patients.* Journal of Gastroenterology and Hepatology 2008; 23: E23-E28. http://dx.doi.org/10.1111/j.1440-1746.2007.04868.x

48. Usai P, Usai Satta P, Lai M, Corda MG, Piras E, Calcara C, et al. *Autonomic dysfunction and upper digestive functional disorders in untreated adult coeliac disease.* Eur J Clin Invest. 1997; 27: 1009-15. http://dx.doi.org/10.1046/j.1365-2362.1997.2340781.x

49. Hopman WP, Rosenbusch G, Hectors MP, Jansen JB. *Effect of predigested fat on intestinal stimulation of plasma cholecystokinin and gall bladder motility in coeliac disease.* Gut. 1995; 36: 17-21. http://dx.doi.org/10.1136/gut.36.1.17

50. Bardella MT, Fraquelli M, Peracchi M, Cesana BM, Bianchi PA, Conte D. *Gastric emptying and plasma neurotensin levels in untreated celiac patients.* Scand J Gastroenterol. 2000; 35: 269-73. http://dx.doi.org/10.1080/003655200750024137

51. Wahab PJ, Hopman WP, Jansen JB. *Basal and fat-stimulated plasma peptide YY levels in celiac disease.* Dig Dis Sci. 2001; 46: 2504-9. http://dx.doi.org/10.1023/A:1012344424300

52. Arranz E, Garrote JA. *Novel mechanisms of gliadin immunotoxicity?* Gut. 2010; 59: 286-7. http://dx.doi.org/10.1136/gut.2009.189332

53. Bernardo D, Garrote JA, Allegretti Y, Leon A, Gomez E, Bermejo-Martin JF, et al. *Higher constitutive IL15R alpha expression and lower IL-15 response threshold in coeliac disease patients.* Clin Exp Immunol. 2008; 154: 64-73. http://dx.doi.org/10.1111/j.1365-2249.2008.03743.x

54. Bernardo D, Garrote JA, Arranz E. *Are non-celiac disease gluten-intolerant patients innate immunity responders to gluten?* Am J Gastroenterol. 2011; 106: 2201; author reply 2201-2. http://dx.doi.org/10.1038/ajg.2011.297

Capítulo 17

Enfermedad celíaca refractaria

Luis Vaquero, Laura Arias, Santiago Vivas

Servicio de Aparato Digestivo. Complejo Asistencial Universitario de León. Instituto de Biomedicina, Universidad de León, España.

luisvaqueroayala@gmail.com, lariasrodriguez@hotmail.com, svivasa@medynet.com

Doi: http://dx.doi.org/10.3926/oms.25

Referenciar este capítulo

Vaquero L, Arias L, Vivas S. *Enfermedad celíaca refractaria*. En Rodrigo L y Peña AS, editores. *Enfermedad celíaca y sensibilidad al gluten no celíaca*. Barcelona, España: OmniaScience; 2013. p. 361-375.

Resumen

La principal causa de falta de respuesta a la dieta sin gluten es la ingestión continuada, generalmente inadvertida de gluten. El diagnóstico de enfermedad celíaca refractaria (ECR) se establece tras la exclusión de otras patologías, ante la persistencia de malabsorción y atrofia vellositaria. Esta situación puede aparecer inicialmente al diagnóstico de la enfermedad (primaria) o en pacientes ya diagnosticados que después de un tiempo variable dejan de responder a la dieta sin gluten.

Comprende un heterogéneo grupo de pacientes, generalmente en la edad adulta. La enfermedad, que afortunadamente se manifiesta de forma infrecuente (<5% de la población celíaca). Es fundamental la detección de alteraciones en la población linfocitaria intraepitelial de la mucosa duodenal. Cuando entre estos linfocitos aparece una población que no expresa los receptores de superficie de la célula T (CD3 y CD8), estamos ante una forma agresiva con potencial de transformación neoplásica (ECR tipo II).

El tratamiento se basa en un adecuado soporte nutricional y en el empleo de corticosteroides o inmunosupresores (azatioprina e infliximab principalmente). Ante un diagnóstico de ECR tipo II, el elevado riesgo de progresión a linfoma intestinal de células T, obliga a emplear diferentes esquemas terapéuticos. Aunque actualmente ningún tratamiento ha demostrado claramente ser eficaz a largo plazo, la cladribina, inmunoterapia con anti-CD52 o similares y el trasplante autólogo de médula ósea, son opciones a tener en cuenta en la ECR tipo II. Son prometedores los ensayos con anticuerpos que bloquean la secreción epitelial de interleuquina-15, que es una molécula clave en la patogenia.

Abstract

The main cause of failure to respond to a gluten-free diet (GFD) is the persistent gluten ingestion, generally unnoticed. The diagnosis of refractory celiac disease (RCD) is established after exclusion of other diseases, given the persistence of malabsorption and villous atrophy. This situation may appear initially to the diagnosis of the disease (primary) or after the initial response when the symptoms relapse despite strict adherence to GFD (secondary).

RCD comprises a heterogeneous group of patients, usually in adulthood, that represent an uncommon cause of non-response to GFD (<5% of celiac population). It is essential to detect changes in intraepithelial lymphocyte population of the duodenal mucosa. When these lymphocytes appears among a population that does not express the receptor cell surface T (CD3 and CD8), this is a potentially aggressive form with a higher level of progression to lymphoma (RCD type II).

Therapy is based on an adequate nutritional support and the use of corticosteroids or immunosuppressants (azathioprine and infliximab). The high risk of progression to T cell lymphome in RCD type II forces the use of different therapeutic regimens. Although currently no treatment has clearly shown to be effective at a longer term, cladribine, immunotherapy with anti-CD52, or similars, and autologous stem cell transplantation are options to consider in the management of RCD type II. Trials using antibodies that block the epithelial secretion of interleukin-15, which is a key molecule in the pathogenesis, may be a potential target for new therapies.

1. Introducción

La retirada del gluten en la enfermedad celíaca (EC), se acompaña de la recuperación clínica e histológica en la mayoría de los pacientes. Días o semanas después del inicio de la DSG, se observa una mejoría importante de la clínica, mientras que las lesiones histológicas se recuperan más lentamente y sobre todo en adultos pueden tardar meses, e incluso persistir en más de una tercera parte de los casos durante años, en ausencia de sintomatología[1,2].

Sin embargo, un pequeño porcentaje de pacientes celíacos, no responde a la dieta estricta sin gluten y además persiste la atrofia vellositaria intestinal, constituyendo la denominada enfermedad celíaca refractaria (ECR)[3]. La ECR es una entidad relativamente infrecuente, de aparición en la forma adulta de la EC y que puede cursar con una elevada morbimortalidad. En los últimos años se ha producido un avance importante en el conocimiento de su patogenia y han surgido varias opciones de tratamiento[4]. Debido a que aparece en la celíaca del adulto, el resto del capítulo se centra solamente en las formas de la enfermedad adulta.

2. Manejo inicial de la falta de respuesta a la dieta sin gluten

El primer paso antes de llegar al diagnóstico de la ECR, es el manejo inicial del paciente que no responde a la retirada del gluten de la dieta. Esto puede suceder hasta en un 20% de los pacientes, una vez realizado el diagnóstico[2]. Además, en la EC diagnosticada en el adulto, más de un 30% de los casos no logran una recuperación de la atrofia mucosa duodenal[2]. En estos casos de falta de respuesta clínica con o sin recuperación de la mucosa, tras haber revisado el diagnóstico inicial, hay que descartar numerosas causas que pueden ocasionar la falta de respuesta a la dieta y el daño intestinal (Tabla 1).

La ingesta continuada de gluten, generalmente de una forma inadvertida y regular, es la principal causa de persistencia de la clínica. Hay que descartar fármacos u otras sustancias que contengan gluten en forma de excipiente. La persistencia de títulos elevados de anticuerpos (antitransglutaminasa y antiendomisio) son un buen indicador de que persiste el contacto con gluten[5,6]. No obstante, se ha descrito que estos anticuerpos podrían perder sensibilidad para detectar transgresiones dietéticas menores, tanto en niños, como en adultos[6,7]. En general debe realizarse un interrogatorio exhaustivo junto con un diario de la dieta y solicitar la ayuda de un dietista o nutricionista.

La intolerancia a otros alimentos, principalmente hidratos de carbono, suele acompañar a la EC, sobre todo al inicio[8,9]. La realización de test basados en la medición de hidrógeno espirado, puede ser útil para evaluar una malabsorción de hidratos de carbono, y a su vez, para descartar un sobrecrecimiento bacteriano intestinal. Tanto la intolerancia a hidratos de carbono como el sobrecrecimiento bacteriano pueden ser responsables de la persistencia de la clínica tras excluir el gluten de la dieta[10].

Asociado a la atrofia vellositaria, se puede presentar insuficiencia pancreática exocrina, tanto en niños como en adultos[9,11]. La determinación de quimiotripsina y elastasa en heces, puede ayudar al diagnóstico y a establecer la indicación para iniciar suplementos enzimáticos. Estos pacientes deberán recibir especial atención, con objeto de determinar si esa insuficiencia pancreática revierte tras la DSG, o por el contrario permanece como insuficiencia primaria. Un reciente estudio epidemiológico en Suecia, ha observado que los pacientes con EC tienen unas tres veces más riesgo de desarrollar una pancreatitis crónica y 5 veces más de precisar enzimas pancreáticas, que la población general[12].

Incumplimiento de la dieta (latente o desconocido)
Intolerancia a otros alimentos (lactosa, fructosa)
Sobrecrecimiento bacteriano
Insuficiencia pancreática
Colitis microscópica o colitis colágena
Enfermedad inflamatoria intestinal
Sprue colágeno
Giardiasis
Yeyunitis ulcerativa
Diarrea infecciosa
Enteropatía autoinmune
Síndrome de inmunodeficiencia común variable
Linfoma intestinal
Otros tumores
Celíaca refractaria

Tabla 1. Causas de no respuesta a la dieta sin gluten.

La colitis microscópica, es una entidad que comparte la predisposición genética del HLA con la EC, lo que favorece la asociación de estas dos patologías [13,14]. Esto ocurre con mayor frecuencia en el sexo femenino y cuando la clínica asociada es principalmente la diarrea persistente [14]. En estos casos es obligatorio la realización de una colonoscopia con toma de biopsias de colon y realizar el tratamiento adecuado. Se ha descrito una mayor prevalencia de la enfermedad inflamatoria intestinal, entre la población de enfermos con celiaquía que entre la población general [15] y también una posible asociación de genes de riesgo compartidos entre la EC, la colitis ulcerosa y la enfermedad de Crohn[16]. Por lo tanto se debe investigar la asociación de estas enfermedades, cuando no hay respuesta a la DSG.

La EC se asocia con frecuencia a manifestaciones de autoinmunidad[17]. De este modo se puede observar yeyunitis ulcerativa[18] o enteropatía autoinmune[19] como causa de persistencia de síntomas. También el síndrome de inmunodeficiencia común variable puede presentarse en pacientes con EC o también originar cuadros de tipo EC-like con atrofia vellositaria, pero sin respuesta a la dieta sin gluten y que precisan un manejo específico[20].

Se debe descartar siempre la presencia de malignidad, especialmente el linfoma intestinal de células T, como complicación de una EC. La pérdida ponderal, el dolor abdominal y la sudoración nocturna, son síntomas frecuentes cuando está presente este tumor[21]. La videocápsula endoscópica [22,23] y la enteroscopía de doble balón [24], son las dos técnicas que en la actualidad han demostrado ser de una gran ayuda para la localización de estos tumores.

3. Definición y epidemiología de la enfermedad celíaca refractaria

Finalmente, una vez descartadas estas causas, la ECR será diagnosticada por exclusión. La ECR fue originalmente descrita por Trier et al [25] en 1978, para definir a los pacientes con atrofia vellositaria y diarrea persistente, sin respuesta a la DSG, durante al menos 6 meses. Recientemente la Asociación Americana de Gastroenterología (AGA) [26], la ha definido como la persistencia de atrofia vellositaria y malabsorción clínica, que no responde a la DSG. Esta situación puede aparecer inicialmente sin llegar a responder a la DSG desde su diagnóstico (primaria) o en pacientes ya diagnosticados de EC que después de un tiempo variable dejan de responder a la DSG (secundaria) [27]. Para algunos autores la ausencia de respuesta inicial al gluten, haría sospechar que no es realmente una EC y lo denominan esprue refractario no celíaco [28]. En general cuando no hay una respuesta inicial a la DSG, habría que revisar el diagnóstico de EC. La existencia de datos compatibles tales como: serología típica, HLA-DQ2 (+), o antecedentes familiares, apoyan el diagnóstico de ECR. Mientras que la ausencia de alguno de estos parámetros, nos obliga a realizar un diagnóstico diferencial con otras patologías.

Su frecuencia se sitúa por debajo del 5% de todos los pacientes con EC. En un centro de referencia para EC en Boston, recientemente han descrito una prevalencia del 4% de ECR [29]. Mientras que en otros estudios, la prevalencia no supera el 1% de la población celíaca adulta [30]. La presentación en edades inferiores a 30 años es excepcional, y la mayoría de los casos ocurren con edades superiores a los 50 años y con una prevalencia superior en el sexo femenino [31].

4. Patogenia y clasificación

En los últimos años se ha progresado en el conocimiento de los mecanismos patogénicos implicados en el desarrollo de la EC. La respuesta inmune adaptativa frente al gluten a nivel de la lámina propia, ha sido bien descrita. Los linfocitos presentes en la lámina propia reaccionan frente a los péptidos de gliadina, una vez deaminados por la enzima transglutaminasa tisular. La presentación de estos péptidos está mediada por DQ2 y DQ8. Una vez reconocidos los péptidos de gliadina por estos linfocitos T (CD4+), se activan y secretan interferón-γ, que desencadena la respuesta inflamatoria y se relaciona directamente con la atrofia vellositaria [32].

Sin embargo, se ha avanzado menos en la explicación del aumento en los linfocitos intraepiteliales (LIEs) que aparecen ya en las primeras fases de la enfermedad y que no disminuyen tras la DSG [33]. Estos linfocitos T difieren fenotípicamente de los presentes en la lámina propia, ya que en su mayor parte son CD8+ con un aumento en la expresión del receptor para el antígeno de tipo γδ [34]. Actualmente están recibiendo especial atención por su implicación en las principales complicaciones de la EC: la ECR y el linfoma de células T de tipo intestinal [35,36]. La interleuquina 15 (IL-15) producida por los enterocitos, en estrecho contacto con estos LIE, parece jugar un papel fundamental en la homeostasis de esta población linfocitaria y en su potencial transformación en la ECR y desarrollo del linfoma [37,38]. Un incremento en la regulación de la transcripción de IL-15 por parte de monocitos y enterocitos, parece ser la base para el desarrollo de una ECR y especialmente para el tipo II [39].

En sujetos sanos y pacientes celíacos no complicados, los LIEs expresan en superficie el marcador CD103, que los diferencia de los linfocitos de la lámina propria. Además mayoritariamente, tienen un fenotipo de linfocito T CD3+ CD8+, pudiendo expresar el receptor de célula T (TCR) αβ o γδ [34]. En función de las características de esta población de LIEs, se diferencian dos tipos de ECR, con diferente enfoque terapéutico y pronóstico [35,39]:

- ECR tipo I: aquí la población de LIEs presenta el fenotipo de marcadores de superficie similar a los pacientes con EC activa, sin haber comenzado una DSG. Además cuando por técnicas de biología molecular se analiza el reordenamiento de los genes del receptor de la célula T (TCR), se observa que es policlonal.

- ECR tipo II: en este caso el fenotipo de los LIEs se encuentra alterado, constituyendo una población "aberrante". Esta población linfocitaria ha perdido los marcadores de superficie (CD3, CD8 y TCR), conservando el CD103 que la caracteriza como intraepitelial, así como la expresión de CD3 intracitoplasmático. Además esta población presenta un reordenamiento oligo o monoclonal del TCR. Debido a estas características, a este tipo II de la ECR también se le denomina "Linfoma críptico intestinal de célula T", considerado como un linfoma T latente [40].

5. Clínica y diagnóstico

La clínica de diarrea asociada a malabsorción, es común a los dos tipos de ECR. El tipo I, se suele presentar en pacientes más jóvenes y la clínica es menos marcada. Con frecuencia se pueden asociar otros trastornos autoinmunes, infecciones o fenómenos tromboembólicos [41]. En el tipo II, la edad media es mayor (50-60 años) y la clínica suele ser más marcada, con malabsorción severa y pérdida ponderal. En algunos pacientes se pueden presentar lesiones cutáneas principalmente en extremidades, similares al pioderma gangrenoso y también infecciones o fiebre sin causa conocida [35]. La pérdida de peso y la diarrea persistente a consecuencia de la malabsorción, se presentan hasta en un 80% de los casos y obligan a descartar una ECR en el paciente celíaco [29].

Mediante endoscopía se puede observar una atrofia de pliegues en el duodeno y también presencia de ulceraciones que pueden hacer sospechar una yeyunitis ulcerativa. Estas úlceras, también se pueden ver en estómago y colon en la ECR-II [42]. Para poder visualizar todo el intestino delgado y descartar la presencia de lesiones a diferentes niveles, puede ser útil el empleo de la cápsula endoscópica[23]. Las lesiones visualizadas por la cápsula pueden ser categorizadas mediante biopsia tomada con enteroscopía de pulsión o de doble balón (alcanza tramos distales con mayor facilidad)[43].

Pruebas radiológicas, en especial la Tomografía Axial Computarizada (TAC), ayudan a descartar la presencia de tumores, principalmente el linfoma intestinal. En ocasiones se observa un aumento en el tamaño y número de los ganglios mesentéricos sin presencia de linfoma, o un engrosamiento difuso de la pared intestinal [44].

La histología de la mucosa duodenal presenta una atrofia vellositaria marcada, similar a la que se encuentra en una EC que no ha comenzado con la DSG. Con las tinciones habituales no se puede diferenciar entre los dos tipos de ECR, siendo necesario realizar técnicas de inmunohistoquímica con tinciones frente a CD3 y CD8. Como se puede observar en la figura 1, en ambos tipos de ECR hay un aumento de LIEs que se tiñen con CD3 (a nivel del citoplasma). Pero el primer dato que nos orienta hacia ECR tipo II, es que a diferencia del tipo I y de la celíaca sin refractariedad, éstos LIEs no se tiñen con CD8 [45].

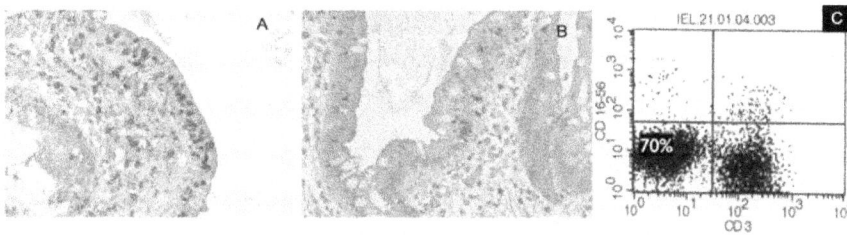

Figura 1. Población linfocitaria aberrante presente en la ECR tipo II. (A) Inmunohistoquímica de la biopsia duodenal, donde se observa un aumento de linfocitos intraepiteliales, cuyo citoplasma se tiñe con el marcador CD3 ; sin embargo, esta población no se tiñe con el marcador para el CD8 (B). En el panel C, mediante citometría de flujo, se confirma que esta población aberrante. no expresa el CD3 de superficie, en casi el 70% de los linfocitos intraepiteliales.

Más útil e informativo es la realización de citometría de flujo en muestras de biopsia para no solo categorizar las poblaciones linfocitarias, sino también cuantificar esa "población aberrante" de LIEs (Figura 1c). De este modo en la ECR-II se identifica una población mayoritaria que expresa CD103 en superficie (típico de los LIEs y a diferencia de los linfocitos de la lámina propria), pero no expresa el CD3 de superficie (sí expresa el CD3 intracitoplásmico que se observa en la inmunohistoquímica) ni el CD8 de superficie [46].

Si nos encontramos ante un tipo II de ECR, se debe buscar un posible reordenamiento clonal del TCR mediante técnicas moleculares. La presencia de oligo o monoclonalidad está habitualmente asociada a la ECR-II, aunque no es imprescindible para el diagnóstico [41].

La población de linfocitos aberrante presente en la ECR-II se puede encontrar no solamente en las biopsias de duodeno, sino también de estómago, colon y sangre periférica [42]. Esto sugiere que la ECR-II es una enfermedad que no se limita al intestino delgado, sino que se expande a todo el tracto gastrointestinal y puede diseminarse por vía hematógena. Un porcentaje de linfocitos aberrantes elevado (>80%) junto con un reordenamiento clonal del TCR, es un dato altamente predictivo del desarrollo de Linfoma T intestinal asociado a enteropatía (EATL) [47,48]

En la figura 2 se ofrece una aproximación al enfoque del paciente celíaco sin respuesta a la dieta sin gluten. En este esquema se agrupa por un lado el enfoque inicial de la falta de respuesta a la dieta y por otro el diagnóstico y manejo ante la sospecha de ECR.

6. Evolución y pronóstico

En general la ECR tiene un mal pronóstico, con una supervivencia menor del 50% a los 5 años del diagnóstico, en el tipo II [31,49] . Aunque la ECR es un grupo heterogéneo de entidades, la ECR-I podría representar un estadío más precoz de la enfermedad que la ECR-II, posiblemente con una evolución menos agresiva. El pronóstico va ligado a la presencia y tamaño de la población de LIEs aberrante, que condiciona el riesgo de desarrollo de linfoma intestinal [50].

La presencia de clonalidad del TCR observada en la ECR-II, se aprecia también en las muestras de linfoma intestinal. Esto sugiere una transformación de los linfocitos aberrantes que vemos en la ECR en un linfoma T de alto grado [36].

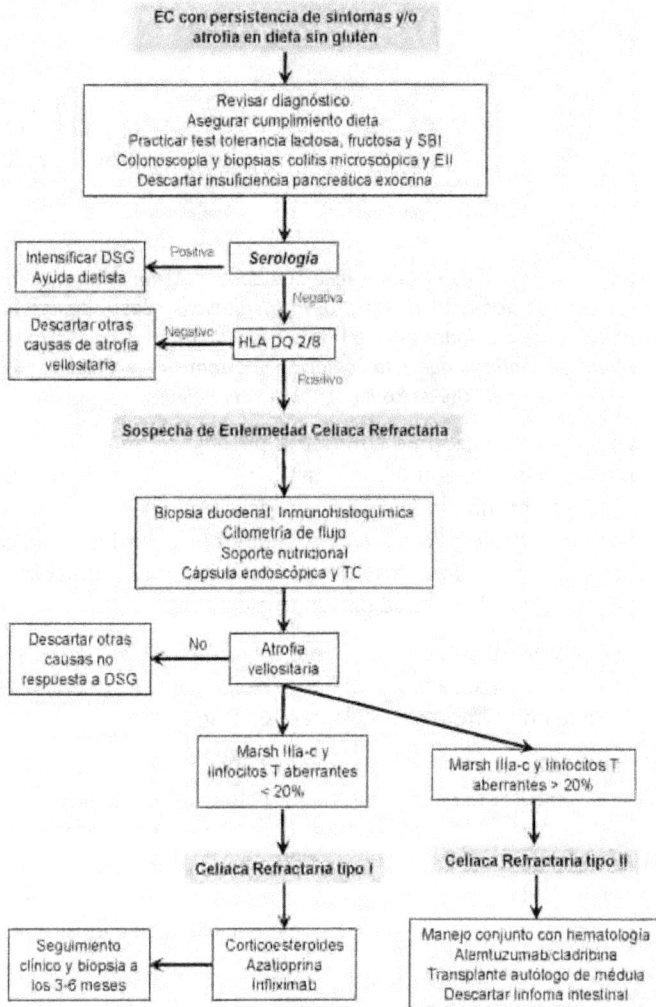

Figura 2. Enfoque del paciente celíaco sin respuesta a la dieta sin gluten.

Actualmente no está claro cómo se debe monitorizar a los pacientes con ECR, para una detección precoz de linfoma. La cápsula endoscópica puede poner de manifiesto la presencia de lesiones tumorales precoces en el intestino delgado. También la Tomografía por Emisión de Positrones (PET), podría diferenciar entre una ECR y un linfoma ya desarrollado [51]. En general, se debe realizar una estrecha monitorización clínica y buscar la aparición de una neoplasia ante el deterioro del paciente, o la aparición de síntomas de alarma. La toma de biopsias para estudio histológico, inmunohistoquímico y citometría de flujo, debería hacerse al menos cada 6 meses, hasta la resolución de la refractariedad. Ante un tipo II, habría que individualizar la toma de biopsias y acortar el intervalo de monitorización de la población de linfocitos aberrante, para detectar precozmente la progresión a linfoma [48] (Figura 2).

7. Tratamiento

El primer paso es un tratamiento de soporte principalmente nutricional, usando la vía parenteral, si es necesario. Se deben corregir las alteraciones hidroelectrolíticas y el déficit de minerales (hierro, zinc, magnesio y calcio) y vitaminas (B12, ácido fólico, vitamina K y vitamina D). Por supuesto, se debe mantener una estricta dieta sin gluten.

La evidencia actual del tratamiento está basada en series de casos y opiniones de expertos, sin disponer de ensayos clínicos controlados. Ello es debido a la baja prevalencia de esta complicación y a la diferenciación de los dos tipos de ECR [4].

7.1. Tratamiento de la ECR tipo I

Además del soporte nutricional habitual, en este grupo de pacientes se ha ensayado una dieta elemental, a base de aminoácidos. Los resultados mostraron una mejoría clínica e histológica, junto con una disminución en la secreción mucosa de interleukina 15 e interferón γ, en un grupo de pacientes con ECR-I [52]. Los resultados observados con dieta elemental son a corto plazo, precisando avanzar en el escalón terapéutico.

Aunque no hay estudios randomizados, los fármacos más empleados son los corticosteroides [41]. Se usan por vía intravenosa u oral, dependiendo del grado de severidad clínica, a una dosis de 1 mg/kg de peso de prednisona o prednisolona. También se han empleados corticosteroides de acción local como la budesonida con eficacia clínica similar [53]. En general la respuesta clínica a los corticosteroides es buena a corto plazo, a pesar de que la mejoría histológica no se observa en un gran porcentaje de casos. Además es frecuente la recidiva clínica al suspenderlos [41].

Los casos con recaída tras suspender los corticosteroides o aquéllos en remisión clínica que han pasado una ECR-I, podrían ser candidatos a tratamiento inmunosupresor de larga duración. El fármaco más ensayado ha sido la azatioprina con un elevado índice de respuesta clínica e histológica [54]. La dosis y duración del tratamiento no están bien establecidos y en general, se recomienda seguir la misma pauta que en la enfermedad inflamatoria intestinal.

La ciclosporina A, infliximab, tacrolimus y metotrexate, han obtenido resultados variables en casos clínicos aislados [55]. Quizás el infliximab ha sido el más evaluado y con mejores resultados en varios casos. Su uso se podría reservar para las situaciones de intolerancia a la azatioprina, o falta de respuesta a la misma.

7.2. Tratamiento de la ECR tipo II

No existe un tratamiento establecido para esta forma agresiva de la ECR. Se admite no obstante, que ante una población linfocitaria aberrante y clonal, el enfoque terapéutico debe ser más agresivo [56]. Aquí los corticosteroides o el infliximab, pueden favorecer una mejoría clínica transitoria, pero sin efecto alguno sobre la proliferación clonal. Los inmunosupresores como la azatioprina pueden incluso favorecer la progresión a linfoma y no está recomendado su uso [56]. La interleuquina-10 humana recombinante (IL10-hr), ha sido empleada con el objeto de inhibir la respuesta inmune de tipo Th1, frente a la gliadina. Sin embargo, no ha mostrado su eficacia, en una serie de 10 casos descritos de ECR-II [57].

Agentes antineoplásicos utilizados en el manejo de leucemias y linfomas, han sido recientemente ensayados. La cladribina (2-clorodeoxyadenosina), es un análogo sintético de la purina, empleado en la leucemia de células peludas (Tipo poco frecuente de linfoma T). Su empleo en una serie de casos de ECR-II, ocasionó una mejoría clínica e histológica, aunque con persistencia de la población linfocitaria aberrante y progresión a linfoma en el 40% de los casos [58].

El alemtuzumab, es un anticuerpo monoclonal anti-CD52, utilizado en el tratamiento de la leucemia linfocítica crónica. Su empleo en un caso de ECR-II originó una mejoría clínica e histológica, junto con un descenso progresivo de la población de linfocitos aberrantes clonales y mantenimiento de la remisión durante más de 36 meses [50]. La respuesta ha sido variable en otros casos, quizás asociado a diferentes estadíos de la enfermedad.

El transplante autólogo de médula ósea, después de una quimioterapia intensiva, ha sido utilizado, tanto en el linfoma establecido [59] como en una serie de ECR-II, con buenos resultados clínicos, histológicos y reducción en la población linfocitaria clonal [60].

A pesar de todo, en la actualidad no se dispone de un tratamiento idóneo para esta población clonal presente en la ECR-II, por lo cual se siguen buscando terapias innovadoras, que actúen de modo más específico. En este sentido, el bloqueo de la interleuquina-15 podría ser un enfoque prometedor. La producción de esta citoquina está aumentada por el epitelio de los pacientes con ECR-II [38]. Además se ha descrito que puede inducir linfoma cuando se sobre-expresa en ratones transgénicos [61] y que dirige la expansión y actividad de los LIEs frente a los enterocitos [37,38,62,63]. De este modo, bloqueando su actividad, se lograría no sólo eliminar la población de LIEs aberrante, sino también prevenir la destrucción del epitelio.

Referencias

1. Murray JA, Watson T, Clearman B, et al. *Effect of a gluten-free diet on gastrointestinal symptoms in celiac disease*. Am J Clin Nutr. 2004; 79: 669-73.

2. Rubio-Tapia A, Rahim MW, See JA, et al. *Mucosal recovery and mortality in adults with celiac disease after treatment with a gluten-free diet*. Am J Gastroenterol. 2010; 105: 1412-20. http://dx.doi.org/10.1038/ajg.2010.10

3. Vivas S, Ruiz de Morales JM. *Refractory celiac disease*. Gastroenterol Hepatol. 2008; 31: 310-6.

4. Rubio-Tapia A, Murray JA. *Classification and management of refractory coeliac disease*. Gut. 2010; 59: 547-57. http://dx.doi.org/10.1136/gut.2009.195131

5. Bazzigaluppi E, Roggero P, Parma B, et al. *Antibodies to recombinant human tissue-transglutaminase in coeliac disease: diagnostic effectiveness and decline pattern after gluten-free diet*. Dig Liver Dis. 2006; 38: 98-102. http://dx.doi.org/10.1016/j.dld.2005.10.020

6. Vahedi K, Mascart F, Mary JY, et al. *Reliability of antitransglutaminase antibodies as predictors of gluten-free diet compliance in adult celiac disease.* Am J Gastroenterol. 2003; 98: 1079-87. http://dx.doi.org/10.1111/j.1572-0241.2003.07284.x

7. Troncone R, Mayer M, Spagnuolo F, et al. *Endomysial antibodies as unreliable markers for slight dietary transgressions in adolescents with celiac disease*. J Pediatr Gastroenterol Nutr. 1995; 21: 69-72. http://dx.doi.org/10.1097/00005176-199507000-00012

8. Murphy MS, Sood M, Johnson T. *Use of the lactose H2 breath test to monitor mucosal healing in coeliac disease*. Acta Paediatr. 2002; 91: 141-4. http://dx.doi.org/10.1080/080352502317285117

9. Fine KD, Meyer RL, Lee EL. T*he prevalence and causes of chronic diarrhea in patients with celiac sprue treated with a gluten-free diet*. Gastroenterology. 1997; 112: 1830-8. http://dx.doi.org/10.1053/gast.1997.v112.pm9178673

10. Abdulkarim AS, Burgart LJ, See J, et al. Etiology of nonresponsive celiac disease: results of a systematic approach. Am J Gastroenterol. 2002; 97: 2016-21. http://dx.doi.org/10.1111/j.1572-0241.2002.05917.x

11. Tursi A, Brandimarte G, Giorgetti G. *High prevalence of small intestinal bacterial overgrowth in celiac patients with persistence of gastrointestinal symptoms after gluten withdrawal*. Am J Gastroenterol. 2003; 98: 839-43. http://dx.doi.org/10.1111/j.1572-0241.2003.07379.x

12. Carroccio A, Iacono G, Montalto G, et al. *Pancreatic enzyme therapy in childhood celiac disease. A double-blind prospective randomized study*. Dig Dis Sci. 1995; 40: 2555-60. http://dx.doi.org/10.1007/BF02220441

13. Sadr-Azodi O, Sanders DS, Murray JA, et al. *Patients With Celiac Disease Have an Increased Risk for Pancreatitis*. Clin Gastroenterol Hepatol. 2012; 10: 1136-42. http://dx.doi.org/10.1016/j.cgh.2012.06.023

14. Fine KD, Do K, Schulte K, et al. *High prevalence of celiac sprue-like HLA-DQ genes and enteropathy in patients with the microscopic colitis syndrome*. Am J Gastroenterol. 2000; 95: 1974-82. http://dx.doi.org/10.1111/j.1572-0241.2000.02255.x

15. Stewart M, Andrews CN, Urbanski S, et al. *The association of coeliac disease and microscopic colitis: a large population-based study*. Aliment Pharmacol Ther. 2011; 33: 1340-9. http://dx.doi.org/10.1111/j.1365-2036.2011.04666.x

16. Yang A, Chen Y, Scherl E, et al. *Inflammatory bowel disease in patients with celiac disease*. Inflamm Bowel Dis. 2005; 11: 528-32.
http://dx.doi.org/10.1097/01.MIB.0000161308.65951.db

17. Parmar AS, Lappalainen M, Paavola-Sakki P, et al. *Association of celiac disease genes with inflammatory bowel disease in Finnish and Swedish patients*. Genes Immun. 2012; 13: 474-80. http://dx.doi.org/10.1038/gene.2012.21

18. Ventura A, Magazzu G, Greco L. *Duration of exposure to gluten and risk for autoimmune disorders in patients with celiac disease*. SIGEP Study Group for Autoimmune Disorders in Celiac Disease. Gastroenterology. 1999; 117: 297-303.
http://dx.doi.org/10.1053/gast.1999.0029900297

19. De Tomas J, Munoz Calero A, Gonzalez Lara V, et al. *Ulcerative jejunitis: a complication of celiac disease*. Rev Esp Enferm Dig. 1994; 86: 761-3.

20. Corazza GR, Biagi F, Volta U, et al. *Autoimmune enteropathy and villous atrophy in adults*. Lancet. 1997; 350: 106-9. http://dx.doi.org/10.1016/S0140-6736(97)01042-8

21. Diez R, Garcia MJ, Vivas S, et al. *Gastrointestinal manifestations in patients with primary immunodeficiencies causing antibody deficiency*. Gastroenterol Hepatol. 2010; 33: 347-51. http://dx.doi.org/10.1016/j.gastrohep.2009.12.012

22. Halfdanarson TR, Litzow MR, Murray JA. *Hematologic manifestations of celiac disease*. Blood. 2007; 109: 412-21. http://dx.doi.org/10.1182/blood-2006-07-031104

23. Krauss N, Schuppan D. *Monitoring nonresponsive patients who have celiac disease*. Gastrointest Endosc Clin N Am. 2006; 16: 317-27.
http://dx.doi.org/10.1016/j.giec.2006.03.005

24. Green PH, Rubin M. *Capsule endoscopy in celiac disease: diagnosis and management*. Gastrointest Endosc Clin N Am. 2006; 16: 307-16.
http://dx.doi.org/10.1016/j.giec.2006.03.003

25. Heine GD, Hadithi M, Groenen MJ, et al. *Double-balloon enteroscopy: indications, diagnostic yield, and complications in a series of 275 patients with suspected small-bowel disease*. Endoscopy. 2006; 38: 42-8. http://dx.doi.org/10.1055/s-2005-921188

26. Trier JS, Falchuk ZM, Carey MC, et al. *Celiac sprue and refractory sprue*. Gastroenterology. 1978; 75: 307-16.

27. Rostom A, Murray JA, Kagnoff MF. *American Gastroenterological Association (AGA) Institute technical review on the diagnosis and management of celiac disease*. Gastroenterology. 2006; 131: 1981-2002.
http://dx.doi.org/10.1053/j.gastro.2006.10.004

28. Trier JS. *Celiac sprue*. N Engl J Med. 1991; 325: 1709-19.
http://dx.doi.org/10.1056/NEJM199112123252406

29. Biagi F, Corazza GR. *Defining gluten refractory enteropathy*. Eur J Gastroenterol Hepatol 2001; 13:561-5,Leffler DA, Dennis M, Hyett B, et al. *Etiologies and predictors of diagnosis in nonresponsive celiac disease*. Clin Gastroenterol Hepatol. 2007; 5: 445-50.
http://dx.doi.org/10.1016/j.cgh.2006.12.006

30. Roshan B, Leffler DA, Jamma S, et al. *The incidence and clinical spectrum of refractory celiac disease in a north american referral center*. Am J Gastroenterol. 2011; 106: 923-8.
http://dx.doi.org/10.1038/ajg.2011.104

31. West J. *Celiac disease and its complications: a time traveller's perspective*. Gastroenterology. 2009; 136: 32-4. http://dx.doi.org/10.1053/j.gastro.2008.11.026

32. Malamut G, Afchain P, Verkarre V, et al. *Presentation and long-term follow-up of refractory celiac disease: comparison of type I with type II*. Gastroenterology. 2009; 136: 81-90. http://dx.doi.org/10.1053/j.gastro.2008.09.069

33. Sollid LM. Coeliac disease: dissecting a complex inflammatory disorder. Nat Rev Immunol. 2002; 2: 647-55. http://dx.doi.org/10.1038/nri885

34. Marsh MN. *Gluten, major histocompatibility complex, and the small intestine. A molecular and immunobiologic approach to the spectrum of gluten sensitivity ('celiac sprue')*. Gastroenterology. 1992; 102: 330-54.

35. Collin P, Wahab PJ, Murray JA. *Intraepithelial lymphocytes and coeliac disease*. Best Pract Res Clin Gastroenterol. 2005; 19: 341-50. http://dx.doi.org/10.1016/j.bpg.2005.01.005

36. Cellier C, Delabesse E, Helmer C, et al. *Refractory sprue, coeliac disease, and enteropathy-associated T-cell lymphoma. French Coeliac Disease Study Group*. Lancet 2000; 356: 203-8. http://dx.doi.org/10.1016/S0140-6736(00)02481-8

37. Daum S, Weiss D, Hummel M, et al. *Frequency of clonal intraepithelial T lymphocyte proliferations in enteropathy-type intestinal T cell lymphoma, coeliac disease, and refractory sprue*. Gut. 2001; 49: 804-12. http://dx.doi.org/10.1136/gut.49.6.804

38. Di Sabatino A, Ciccocioppo R, Cupelli F, et al. *Epithelium derived interleukin 15 regulates intraepithelial lymphocyte Th1 cytokine production, cytotoxicity, and survival in coeliac disease*. Gut. 2006; 55: 469-77. http://dx.doi.org/10.1136/gut.2005.068684

39. Mention JJ, Ben Ahmed M, Begue B, et al. *Interleukin 15: a key to disrupted intraepithelial lymphocyte homeostasis and lymphomagenesis in celiac disease*. Gastroenterology. 2003; 125: 730-45. http://dx.doi.org/10.1016/S0016-5085(03)01047-3

40. Malamut G, Meresse B, Cellier C, et al. *Refractory celiac disease: from bench to bedside*. Semin Immunopathol. 2012; 34: 601-13. http://dx.doi.org/10.1007/s00281-012-0322-z

41. Isaacson PG. *Relation between cryptic intestinal lymphoma and refractory sprue*. Lancet 2000; 356: 178-9. http://dx.doi.org/10.1016/S0140-6736(00)02472-7

42. Daum S, Cellier C, Mulder CJ. *Refractory coeliac disease*. Best Pract Res Clin Gastroenterol. 2005; 19: 413-24. http://dx.doi.org/10.1016/j.bpg.2005.02.001

43. Verkarre V, Asnafi V, Lecomte T, et al. *Refractory coeliac sprue is a diffuse gastrointestinal disease*. Gut. 2003; 52: 205-11. http://dx.doi.org/10.1136/gut.52.2.205

44. Gay G, Delvaux M, Fassler I. *Outcome of capsule endoscopy in determining indication and route for push-and-pull enteroscopy*. Endoscopy. 2006; 38: 49-58. http://dx.doi.org/10.1055/s-2005-921176

45. Mallant M, Hadithi M, Al-Toma AB, et al. *Abdominal computed tomography in refractory coeliac disease and enteropathy associated T-cell lymphoma*. World J Gastroenterol. 2007; 13: 1696-700. http://dx.doi.org/10.1016/j.gastrohep.2009.12.012

46. Patey-Mariaud De Serre N, Cellier C, Jabri B, et al. *Distinction between coeliac disease and refractory sprue: a simple immunohistochemical method*. Histopathology. 2000; 37: 70-7. http://dx.doi.org/10.1046/j.1365-2559.2000.00926.x

47. Cellier C, Patey N, Mauvieux L, et al. *Abnormal intestinal intraepithelial lymphocytes in refractory sprue*. Gastroenterology. 1998; 114: 471-81. http://dx.doi.org/10.1016/S0016-5085(98)70530-X

48. de Mascarel A, Belleannee G, Stanislas S, et al. *Mucosal intraepithelial T-lymphocytes in refractory celiac disease: a neoplastic population with a variable CD8 phenotype*. Am J Surg Pathol. 2008; 32: 744-51. http://dx.doi.org/10.1097/PAS.0b013e318159b478

49. Liu H, Brais R, Lavergne-Slove A, et al. *Continual monitoring of intraepithelial lymphocyte immunophenotype and clonality is more important than snapshot analysis in the surveillance of refractory coeliac disease*. Gut. 2010; 59: 452-60.
http://dx.doi.org/10.1136/gut.2009.186007

50. Rubio-Tapia A, Kelly DG, Lahr BD, et al. *Clinical staging and survival in refractory celiac disease: a single center experience*. Gastroenterology. 2009; 136: 99-107; quiz 352-3.

51. Vivas S, Ruiz de Morales JM, Ramos F, Suarez-Vilela D. *Alemtuzumab for refractory celiac disease in a patient at risk for enteropathy-associated T-cell lymphoma*. N Engl J Med. 2006; 354: 2514-5. http://dx.doi.org/10.1056/NEJMc053129

52. Hoffmann M, Vogelsang H, Kletter K, et al. *18F-fluoro-deoxy-glucose positron emission tomography (18F-FDG-PET) for assessment of enteropathy-type T cell lymphoma*. Gut. 2003; 52: 347-51. http://dx.doi.org/10.1136/gut.52.3.347

53. Olaussen RW, Lovik A, Tollefsen S, et al. *Effect of elemental diet on mucosal immunopathology and clinical symptoms in type 1 refractory celiac disease*. Clin Gastroenterol Hepatol. 2005; 3: 875-85.
http://dx.doi.org/10.1016/S1542-3565(05)00295-8

54. Daum S, Ipczynski R, Heine B, et al. *Therapy with budesonide in patients with refractory sprue*. Digestion. 2006; 73: 60-8. http://dx.doi.org/10.1159/000092639

55. Goerres MS, Meijer JW, Wahab PJ, et al. *Azathioprine and prednisone combination therapy in refractory coeliac disease*. Aliment Pharmacol Ther 2003; 18:487-94.
http://dx.doi.org/10.1046/j.1365-2036.2003.01687.x

56. Gillett HR, Arnott ID, McIntyre M, et al. *Successful infliximab treatment for steroid-refractory celiac disease: a case report*. Gastroenterology. 2002; 122: 800-5.
http://dx.doi.org/10.1053/gast.2002.31874

57. Cellier C, Cerf-Bensussan N. T*reatment of clonal refractory celiac disease or cryptic intraepithelial lymphoma: A long road from bench to bedside*. Clin Gastroenterol Hepatol. 2006; 4: 1320-1. http://dx.doi.org/10.1016/j.cgh.2006.09.011

58. Mulder CJ, Wahab PJ, Meijer JW, et al. *A pilot study of recombinant human interleukin-10 in adults with refractory coeliac disease*. Eur J Gastroenterol Hepatol. 2001;13: 1183-8. http://dx.doi.org/10.1097/00042737-200110000-00010

59. Al-Toma A, Goerres MS, Meijer JW, et al. *Cladribine therapy in refractory celiac disease with aberrant T cells*. Clin Gastroenterol Hepatol. 2006; 4: 1322-7; quiz 1300.
http://dx.doi.org/10.1016/j.cgh.2006.07.007

60. Rongey C, Micallef I, Smyrk T, et al. *Successful treatment of enteropathy-associated T cell lymphoma with autologous stem cell transplant*. Dig Dis Sci. 2006; 51: 1082-6.
http://dx.doi.org/10.1007/s10620-006-8013-z

61. Al-Toma A, Visser OJ, van Roessel HM, et al. *Autologous hematopoietic stem cell transplantation in refractory celiac disease with aberrant T cells*. Blood. 2007; 109: 2243-9. http://dx.doi.org/10.1182/blood-2006-08-042820

62. Fehniger TA, Suzuki K, Ponnappan A, et al. *Fatal leukemia in interleukin 15 transgenic mice follows early expansions in natural killer and memory phenotype CD8+ T cells*. J Exp Med. 2001; 193: 219-31. http://dx.doi.org/10.1084/jem.193.2.219

63. van Heel DA. *Interleukin 15: its role in intestinal inflammation*. Gut. 2006; 55: 444-5.
http://dx.doi.org/10.1136/gut.2005.079335

Abreviaturas utilizadas

DSG: Dieta sin gluten

EC: Enfermedad celíaca

ECR: Enfermedad celíaca refractaria

EII: Enfermedad inflamatoria intestinal

HLA: Antígeno linfocitario de histocompatibilidad

IL: Interleuquina

LIEs: Linfocitos intraepiteliales

SBI: Sobrecrecimiento bacteriano intestinal

TCR: Receptor de la célula T

Capítulo 18

Seguimiento médico del paciente celíaco

Alberto Rubio-Tapia

Consultor Asociado y Profesor Asistente de Medicina. División de Gastroenterología y Hepatología. Clínica Mayo, Rochester, Minnesota, EE.UU.

rubiotapia.alberto@mayo.edu

Doi: http://dx.doi.org/10.3926/oms.28

Referenciar este capítulo

Rubio-Tapia A. *Seguimiento médico del paciente celíaco*. En Rodrigo L y Peña AS, editores. *Enfermedad celíaca y sensibilidad al gluten no celíaca*. Barcelona, España: OmniaScience; 2013. p. 377-387.

Resumen

En este capítulo se presentan recomendaciones prácticas para el seguimiento médico de enfermos celiacos. En la actualidad, la dieta sin gluten es el único tratamiento disponible para la enfermedad celiaca. Los enfermos celiacos requieren adherencia estricta a la dieta sin gluten y seguimiento médico de por vida. Los beneficios de la adherencia estricta a la dieta sin gluten incluyendo control de síntomas, sero-conversión, y recuperación de las vellosidades intestinal se discuten a detalle. A pesar de la enorme evidencia acumulada sobre los beneficios de la adherencia estricta a la dieta sin gluten en enfermos celiacos, los porcentajes de buena adherencia y/o seguimiento médico son bajos. También se resumen las ventajas y limitaciones de los 4 métodos disponibles para evaluar la adherencia a la dieta sin gluten (historia dietética, serología, histología, y cuestionarios estructurados). Tanto la opinión de expertos como las guías de manejo avaladas por diversas Sociedades Médicas están de acuerdo en que el seguimiento médico es necesario, sin embargo, no existe un consenso universal sobre como llevar a cabo el seguimiento médico en la práctica. Un diagrama de seguimiento clínico para enfermos celiacos es propuesto basado en la evidencia disponible y la experiencia institucional del autor, que incluye seguimiento médico regular, medición anual de serologías, evaluación detallada de la dieta, y monitoreo de la respuesta clínica y corrección de deficiencias nutricionales.

Abstract

This chapter presents practical recommendations for the medical follow-up of patients with celiac disease. Gluten-free diet is the only treatment available for celiac disease. Patients with celiac disease require livelong adherence to gluten-free diet and medical follow-up. The benefits of strict adherence to gluten-free diet including control of symptoms, seroconversion, and mucosal healing are discussed in detail. Despite extensive evidence of the benefits of strict adherence to gluten-free diet, rates of compliance and medical follow-up in clinical practice are less than optimal. The advantages and limitations of the 4 methods currently available for assessment of compliance to gluten-free diet (detailed dietary history, serology, histology, and surveys) are summarized. Expert opinion and guidelines endorsed by several Medical Societies agree on the need of medical follow-up, however, there is not universal consensus about how to perform the medical follow-up in practice. An algorithm for the medical follow-up of patients with celiac disease is proposed based on available evidence and Institutional experience of the author, which includes regular medical follow-up; annual measurement of serologies; eliciting a detailed dietary history; and assessment of clinical response and correction of nutritional deficiencies.

1. Cuadro inicial

- La dieta sin gluten es el único tratamiento disponible para la enfermedad celíaca.

- Los enfermos celiacos requieren seguimiento médico de por vida.

- No existe consenso sobre la forma más eficaz de realizar el seguimiento médico.

- Facilitar el apego a la dieta sin gluten y controlar la respuesta clínica al tratamiento, son

  los objetivos básicos del seguimiento médico.

2. Introducción

El único tratamiento disponible en la actualidad para la enfermedad celíaca es el *seguimiento estricto* de una *dieta sin gluten,* que implica la eliminación de todos los alimentos que contienen *trigo, cebada, y centeno.*[1] Los beneficios de la adherencia estricta a la dieta sin gluten en los pacientes celíacos son considerables, e incluyen el control de los síntomas y la prevención de complicaciones.[2]

El porcentaje de personas que logran la adherencia estricta a tratamientos que implican modificación en hábitos de alimentación (59% en promedio) se encuentra entre los más bajos, comparado con otras modalidades de tratamiento médico.[3] *La fidelidad* al *tratamiento médico* tiene una influencia directa y objetiva en el pronóstico de los enfermos. Facilitar el seguimiento de la dieta sin gluten y controlar la respuesta del enfermo al tratamiento son los objetivos básicos del seguimiento médico de la enfermedad celíaca.[4] Desafortunadamente, el seguimiento médico es deficiente en la mayoría de los enfermos celíacos y en muchos casos inexistente.[5] Por lo tanto, no es sorprendente que el porcentaje de adherencia a la dieta sin gluten sea variable (42-91%).[2] Los enfermos celíacos requieren un plan de seguimiento médico y es evidente que establecer o confirmar el diagnóstico no debe ser el fin último de la visita con el gastroenterólogo.[6]

La enfermedad celíaca es un padecimiento crónico y como tal requiere seguimiento médico de por vida.[7] Aunque la mayoría de los expertos recomiendan seguimiento médico, no hay consenso sobre cómo y quién debe llevar acabo el seguimiento médico en la práctica.[8] Existen pocos estudios de calidad para establecer reglas de seguimiento basadas en evidencia.

Los objetivos de este capítulo son 1) resumir la evidencia sobre los benefícios *de la adherencia estricta* a una dieta sin gluten y 2) proponer recomendaciones prácticas para el seguimiento médico de pacientes con enfermedad celíaca basadas en la experiencia disponible y la experiencia institucional del autor.

3. Beneficios de la adherencia a la dieta sin gluten

La dieta sin gluten es un tratamiento seguro y eficaz para controlar los síntomas de la enfermedad celíaca y también puede disminuir el riesgo de complicaciones.[9] Una notable mejoría en la diarrea puede observarse tan temprano, como a los 7 días de iniciada la dieta y la diarrea mejorará en la mayoría (80%) de los enfermos dentro de los 60 días del seguimiento estricto de la dieta sin gluten.[10]

La adherencia estricta a la dieta sin gluten se asocia con un descenso en el valor absoluto del título basal de los anticuerpos anti-transglutaminasa tisular (y otros anticuerpos específicos), que puede observarse tan temprano como a los 3 meses de iniciada la dieta sin gluten y que tiende a ser más pronunciado dentro del primer año.[11] La sero-conversión (cambio de resultado de la prueba de positivo a negativo) del anticuerpo frente a la transglutamisa tisular se observó en el 93% de los enfermos que tuvieron un seguimiento anual.[12]

La recuperación de las vellosidades intestinales suele ser incompleta y precisa de varios años de estricta adherencia a la dieta sin gluten en los enfermos diagnosticados en la edad adulta.[13,16] En nuestra experiencia, la recuperación de las vellosidades intestinales en celíacos adultos ocurrió en el 34% a los 2 años y en el 66% a los 5 años, del comienzo la dieta sin gluten.[14] Por el contrario, la recuperación de las vellosidades intestinales en los niños parece ser mucho más precoz, ocurriendo en el 95% de los casos dentro de los 2 primeros años del inicio de la dieta sin gluten, aunque la evidencia es limitada.[15]

El seguimiento estricto de una dieta sin gluten por al menos 5 años, parece disminuir riesgo de desarrollo de linfoma (el riesgo relativo fue de 78, en pacientes sin adherencia a la dieta y de 17, en enfermos con fidelidad a la dieta sin gluten).[17] El riesgo de enfermedad linfoproliferativa fue nulo en enfermos celíacos sin atrofia de vellosidades,[18] lo cual sugiere que la buena adherencia de la dieta sin gluten con la subsecuente normalización de la histología, puede ser un objetivo a considerar durante el seguimiento médico.

4. Métodos para controlar la adherencia al tratamiento

Existen 4 métodos disponibles para verificar un buen seguimiento de la dieta sin gluten, como son: 1) Consultar con la especialista en dietética. 2) Seguir la evolución de la serología. 3) Controlar los cambios de las biopsias del intestino y 4) Realizar cuestionarios estructurados para la evaluación de la adherencia a la dieta sin gluten.[8,19]

La consulta con la dietista constituye el "patrón oro" para controlar la adherencia a la dieta sin gluten.[1]

Los títulos de los anticuerpos anti-transglutaminasa tisular y anti-endomisio disminuyen notablemente y/o se normalizan en los pacientes con buena adherencia a la dieta sin gluten.[11,20,21] En enfermos con estricta adherencia a la dieta sin gluten y que logran sero-conversión, los anticuerpos anti-transglutaminasa tisular y anti-endomisio se elevan cuando se realiza una prueba de provocación con gluten.[20] Estos datos sugieren que la presencia de un anticuerpo anti-transglutaminasa (o anti-endomisio) positivo, al año de seguimiento, en el enfermo con síntomas, precisa de una evaluación adicional, para detectar la presencia de una contaminación accidental o intencional con gluten.[22] Por otro lado, un anticuerpo negativo puede observarse en pacientes sintomáticos que están expuestos a contaminaciones accidentales con pequeñas cantidades de gluten y en aquéllos que estando asintomáticos, presentan unas biopsias en el seguimiento, con atrofia persistente.[14] La ausencia de anticuerpos en el suero de pacientes sintomáticos (generalmente graves), con una estricta adherencia a la dieta sin gluten, es una característica de la enfermedad celíaca refractaria.[23]

El único método disponible en la actualidad para evaluar de forma definitiva la recuperación de la mucosa intestinal es la biopsia intestinal. La necesidad de biopsia intestinal durante el seguimiento, es un tema de gran controversia.[24] La video-cápsula es una nueva técnica que puede detectar las lesiones de la mucosa que sugieren atrofia intestinal (fisuras, ausencia de pliegues, patrón en empedrado) al momento del diagnóstico clínico y la respuesta de la mucosa después de iniciada una dieta sin gluten,[25] sin embargo, no ha sido evaluada de forma sistemática, como método de seguimiento clínico.

Finalmente, se ha propuesto la utilidad de la realización de cuestionarios estructurados para la evaluación de la adherencia a la dieta sin gluten.[1,9,26,27] En general, estos cuestionarios parecen tener una buena correlación con el nivel de los anticuerpos y/o los resultados de las biopsias intestinales de seguimiento. La información obtenida con el cuestionario desarrollado en Boston (CDAT, por sus siglas en inglés) parece ser superior al seguimiento realizado con la determinación de los anticuerpos anti-transglutaminasa tisular.[19] El cuestionario validado en Italia, tiene la ventaja de que puede ser administrado por personas sin experiencia alguna y que el tiempo promedio para contestarlo es de 1 minuto.[27] Una limitación para la implementación de cuestionarios estructurados en la práctica clínica diaria, es la necesidad de su validación en contextos clínicos e idiomas diferentes al lugar donde el cuestionario fue creado inicialmente.

5. Recomendaciones para el Seguimiento Médico

Todas las Sociedades Médicas y la opinión de los expertos internacionales, están a favor de la utilidad de realizar un seguimiento médico; sin embargo, no existe un consenso unánime acerca de cual es la mejor forma de realizarlo.[28] El seguimiento médico que obtienen los enfermos generalmente se basa en prácticas locales y/o personales.

Las recomendaciones para el seguimiento que han sido propuestas por Sociedades Médicas u opinión de expertos son muy variadas.[4,8,29] La mayoría recomiendan realizar controles periódicos de síntomas, serología (anticuerpos anti-transglutaminasa), realizar consultas con una dietista experta, y pertenecer a un grupo de soporte local y/o regional. No existe consenso en el tipo de estudios generales de laboratorio necesarios para controlar de rutina al paciente celíaco, necesidad de realizaciones periódicas de densitometría ósea y biopsias de intestino durante el seguimiento.[28] El coste de las visitas de seguimiento puede variar significativamente de acuerdo al protocolo que se decida implementar.[28] No existen estudios que sugieran que un protocolo de seguimiento es mejor que otro, en términos de pronóstico a largo plazo. La Asociación Americana de Gastroenterología (AGA) recomienda la realización de los siguientes estudios generales de laboratorio en las visitas de seguimiento; hemograma completo, folato, ferritina, calcio y fosfatasa alcalina.[4] Por el contrario, la Sociedad Americana de Gastroenterología Pediátrica, Hepatología y Nutrición (NASPGHAN) no recomienda realizar estudios generales de laboratorio en niños celíacos, de forma rutinaria, en las visitas de seguimiento.[29]

En nuestra práctica clínica realizamos seguimiento clínico de niños y adultos, entre 3 a 6 meses después de iniciada la dieta sin gluten y después cada año (Figura 1).

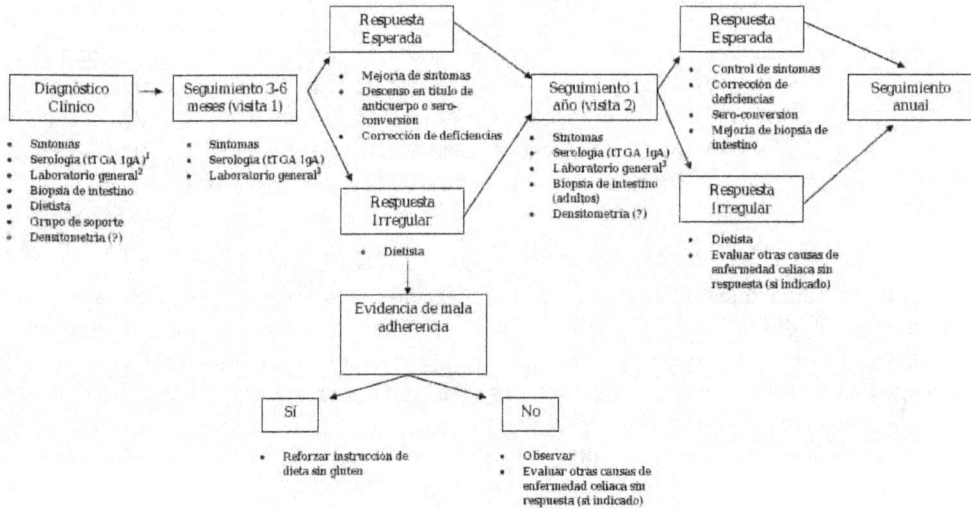

Figura 1. Diagrama de seguimiento clínico en niños y adultos. [1] tTGA IgA (anticuerpo anti-transglutaminasa tisular tipo IgA) es la serología de elección para el diagnóstico y control del paciente celíaco. [2] Laboratorio general al diagnóstico incluye hemograma completo, alanino-amino-transferasa (ALT), vitaminas (A, D, E, B12), cobre, zinc, carotenos, ácido fólico, ferritina, hierro. [3] Laboratorio general al seguimiento, solo incluirá aquellos estudios que resultaron anormales al diagnóstico para verificar su adecuada corrección con el tratamiento específico.

Los objetivos de las visitas de seguimiento incluyen:

- Documentar la mejoría/desaparición de los síntomas.

- Vigilar la adherencia a la dieta sin gluten e identificar barreras para su correcta implementación.

- Medición de peso y talla (en niños, valoración completa del crecimiento).

- Evaluar la respuesta (descenso de título) de los anticuerpos específicos, con respecto al valor basal (se debe usar el mismo anticuerpo que fue positivo al momento del diagnóstico e idealmente en el mismo laboratorio).

- Confirmar la corrección de todas las deficiencias nutricionales identificadas al momento del diagnóstico (por lo que las pruebas de laboratorio en el seguimiento deberán individualizarse).

En nuestra Institución, la visita con la dietista, se realiza al momento del diagnóstico y en la visita de seguimiento llevada a cabo dentro del año de iniciada la dieta sin gluten. Las visitas posteriores con la especialista en Nutrición, se evalúan en cada caso particular, teniendo en cuenta el resultado obtenido después de la instrucción inicial y la presencia de síntomas persistentes o recurrentes.[30] En nuestra práctica clínica habitual, favorecemos la visita con la dietista siempre que sea posible, aunque reconocemos que trabajamos en un centro especializado en el manejo de la enfermedad celíaca. Entre un grupo de enfermos celíacos de Gran Bretaña que contestaron una encuesta, la forma de seguimiento preferido fue la realización de una visita con la dietista, teniendo a un médico disponible en caso necesario.[31] Un problema frecuente, es que algunos centros carecen de acceso a dietistas con experiencia en el manejo de la dieta sin gluten. Además, no existen estudios que demuestren que la visita con una dietista y un médico, sea mejor en términos de pronóstico, que la visita con uno u otro. Un estudio hecho en Finlandia sugiere que un alto porcentaje de adherencia a la dieta (>80%) puede obtenerse con un seguimiento médico realizado en el médico de asistencia primaria.[32]

Después de la visita inicial a los 3 a 6 meses, la visita siguiente será al año de iniciado el tratamiento y los objetivos son:

- Documentar el control total de los síntomas.

- Comprobar la sero-conversión de los anticuerpos anti-transglutaminasa.

- Confirmar la corrección de los análisis de laboratorio generales que estaban alterados al momento del diagnóstico.

Existe suficiente evidencia, para indicar que el seguimiento periódico que incluye la serología anual (anti-transglutaminasa tisular) promueve la adherencia a la dieta sin gluten.[12] Aunque pueda parecer discutible, incluimos en nuestra práctica clínica habitual, la indicación de repetir la endoscopia con toma de biopsias intestinales en adultos en el seguimiento, para comprobar la respuesta histológica al tratamiento (generalmente después de 1-2 años de buena adherencia a la dieta sin gluten). La biopsia de seguimiento es de especial utilidad para evaluar la respuesta histológica a la dieta sin gluten, en aquellos enfermos que fueron diagnosticados en el contexto de una serología específica negativa y que mostraban una biopsia inicial con atrofia vellositaria (en nuestra experiencia, 15-20% de los enfermos).[33] La biopsia intestinal de seguimiento, no se considera necesaria en niños con buena respuesta clínica y sero-conversión de los anticuerpos anti-transglutaminasa.

En todos los enfermos realizamos valoración de la densidad mineral ósea mediante una densitometría al diagnóstico o dentro del año de iniciada la dieta sin gluten, aunque esta recomendación pueda parecer discutible.

Es nuestra práctica recomendar a todos nuestros pacientes el inscribirse en un grupo local y/o regional de soporte para enfermos celíacos. La participación en un grupo de soporte o asociación de pacientes, es uno de los factores relacionados de manera consistente con una mejor adherencia a la dieta sin gluten.[34]

En los pacientes con buena respuesta clínica, las visitas de seguimiento posteriores, se realizan cada año (en algunos casos cada 2 años) e incluyen evaluación de la adherencia a la dieta sin gluten y serología. En un estudio llevado a cabo en Italia, que incluyó un seguimiento clínico sistemático y con determinación de anticuerpos anti-transglutaminasa tisular anuales durante 5 años, en una serie de 2245 pacientes, se demostró que un 69% de los enfermos logró una sero-conversión permanente, un 1% no alcanzó la sero-conversión y en un 30% de los casos, los resultados de la serología de seguimiento oscilaron entre valores positivos y negativos.[12]

Los objetivos del seguimiento médico a largo plazo, del paciente con enfermedad celíaca en remisión, son reforzar la instrucción de la adherencia a la dieta sin gluten y evitar o facilitar la detección temprana de enfermedades asociadas y/o complicaciones.

6. Conclusiones

Los enfermos celíacos requieren seguimiento médico de por vida. No existe consenso sobre cómo llevar a cabo el seguimiento. Por lo general, las recomendaciones disponibles están basadas en la opinión de los expertos. Existe suficiente evidencia para asegurar que la adherencia estricta a la dieta sin gluten, produce un impacto positivo en el pronóstico a corto y largo plazo de los pacientes con enfermedad celíaca.

Agradecimientos

Este trabajo fue posible por el apoyo recibido a través del American College of Gastroenterology Junior Faculty Development Award.

Referencias

1. See J, Murray JA. *Gluten-free diet: the medical and nutrition management of celiac disease*. Nutr Clin Pract. 2006; 21: 1-15.
    http://dx.doi.org/10.1177/011542650602100101
2. Hall NJ, Rubin G, Charnock A. *Systematic review: adherence to a gluten-free diet in adult patients with coeliac disease*. Aliment Pharmacol. Ther. 2009; 30: 315-30.
    http://dx.doi.org/10.1111/j.1365-2036.2009.04053.x
3. DiMatteo MR. *Variations in patients' adherence to medical recommendations: a quantitative review of 50 years of research*. Med. Care. 2004; 42: 200-9.
    http://dx.doi.org/10.1097/01.mlr.0000114908.90348.f9
4. Rostom A, Murray JA, Kagnoff MF. *American Gastroenterological Association (AGA) Institute technical review on the diagnosis and management of celiac disease*. Gastroenterology. 2006; 131: 1981-2002.
    http://dx.doi.org/10.1053/j.gastro.2006.10.004
5. Herman ML, Rubio-Tapia A, Lahr BD, Larson JJ, Van Dyke CT, Murray JA. *Patients with celiac disease are not followed up adequately*. Clin Gastroenterol Hepatol. 2012; 10: 893-899 e1. http://dx.doi.org/10.1016/j.cgh.2012.05.007
6. Gibson PR, Shepherd SJ, Tye-Din JA. *For celiac disease, diagnosis is not enough. Clin. Gastroenterol*. Hepatol. 2012; 10: 900-1. http://dx.doi.org/10.1016/j.cgh.2012.03.020
7. Di Sabatino A, Corazza GR. *Coeliac disease*. Lancet. 2009; 373: 1480-93.
    http://dx.doi.org/10.1016/S0140-6736(09)60254-3
8. Pietzak MM. *Follow-up of patients with celiac disease: achieving compliance with treatment*. Gastroenterology. 2005; 128: S135-41.
    http://dx.doi.org/10.1053/j.gastro.2005.02.025
9. Haines ML, Anderson RP, Gibson PR. *Systematic review: The evidence base for long-term management of coeliac disease*. Aliment Pharmacol Ther. 2008; 28: 1042-66.
    http://dx.doi.org/10.1111/j.1365-2036.2008.03820.x
10. Murray JA, Watson T, Clearman B, Mitros F. *Effect of a gluten-free diet on gastrointestinal symptoms in celiac disease*. Am J Clin Nutr. 2004; 79: 669-73.
11. Nachman F, Sugai E, Vazquez H, Gonzalez A, Andrenacci P, Niveloni S, et al. *Serological tests for celiac disease as indicators of long-term compliance with the gluten-free diet*. Eur J Gastroenterol Hepatol. 2011; 23: 473-80.
    http://dx.doi.org/10.1097/MEG.0b013e328346e0f1
12. Zanini B, Lanzarotto F, Mora A, Bertolazzi S, Turini D, Cesana B, et al. *Five year time course of celiac disease serology during gluten free diet: Results of a community based "CD-Watch" program*. Dig Liver Dis. 2010; 42: 865-70.
    http://dx.doi.org/10.1016/j.dld.2010.05.009
13. Lanzini A, Lanzarotto F, Villanacci V, Mora A, Bertolazzi S, Turini D, et al. *Complete recovery of intestinal mucosa occurs very rarely in adult coeliac patients despite adherence to gluten-free diet*. Aliment Pharmacol Ther. 2009; 29: 1299-308.
    http://dx.doi.org/10.1111/j.1365-2036.2009.03992.x
14. Rubio-Tapia A, Rahim MW, See JA, Lahr BD, Wu TT, Murray JA. *Mucosal Recovery and Mortality in Adults With Celiac Disease After Treatment With a Gluten-Free Diet*. Am. J. Gastroenterol. 2010; 105: 1412-20. http://dx.doi.org/10.1038/ajg.2010.10

15. Wahab PJ, Meijer JW, Mulder CJ. *Histologic follow-up of people with celiac disease on a gluten-free diet: Slow and incomplete recovery*. Am J Clin Pathol. 2002; 118: 459-63. http://dx.doi.org/10.1309/EVXT-851X-WHLC-RLX9

16. Macdonald WC, Brandborg LL, Flick AL, Trier JS, Rubin CE. *Studies of Celiac Sprue. Iv. The Response of the Whole Length of the Small Bowel to a Gluten-Free Diet*. Gastroenterology. 1964; 47: 573-89.

17. Holmes GK, Prior P, Lane MR, Pope D, Allan RN. *Malignancy in coeliac disease --effect of a gluten free diet*. Gut. 1989; 30: 333-8. http://dx.doi.org/10.1136/gut.30.3.333

18. Elfstrom P, Granath F, Ekstrom Smedby K, Montgomery SM, Askling J, Ekbom A, et al. *Risk of lymphoproliferative malignancy in relation to small intestinal histopathology among patients with celiac disease*. J. Natl. Cancer Inst. 2011; 103: 436-44. http://dx.doi.org/10.1093/jnci/djq564

19. Leffler DA, Dennis M, Edwards George JB, Jamma S, Magge S, Cook EF, et al. *A simple validated gluten-free diet adherence survey for adults with celiac disease.* Clin Gastroenterol Hepatol. 2009; 7: 530-6, 536 e1-2. http://dx.doi.org/10.1016/j.cgh.2008.12.032

20. Burgin-Wolff A, Dahlbom I, Hadziselimovic F, Petersson CJ. *Antibodies against human tissue transglutaminase and endomysium in diagnosing and monitoring coeliac disease*. Scand J Gastroenterol. 2002; 37: 685-91. http://dx.doi.org/10.1080/00365520212496

21. Koop I, Ilchmann R, Izzi L, Adragna A, Koop H, Barthelmes H. *Detection of autoantibodies against tissue transglutaminase in patients with celiac disease and dermatitis herpetiformis*. Am J Gastroenterol. 2000; 95: 2009-14. http://dx.doi.org/10.1111/j.1572-0241.2000.02086.x

22. Green PH, Cellier C. *Celiac disease*. N Engl J Med. 2007; 357: 1731-43. http://dx.doi.org/10.1056/NEJMra071600

23. Rubio-Tapia A, Murray JA. *Classification and management of refractory coeliac disease*. Gut. 2010; 59: 547-57. http://dx.doi.org/10.1136/gut.2009.195131

24. Harris LA, Park JY, Voltaggio L, Lam-Himlin D. C*eliac disease: clinical, endoscopic, and histopathologic review.* Gastrointest. Endosc. 2012; 76: 625-40. http://dx.doi.org/10.1016/j.gie.2012.04.473

25. Murray JA, Rubio-Tapia A, Van Dyke CT, Brogan DL, Knipschield MA, Lahr B, et al. *Mucosal atrophy in celiac disease: extent of involvement, correlation with clinical presentation, and response to treatment*. Clin. Gastroenterol. Hepatol. 2008; 6: 186- 93; quiz 125. http://dx.doi.org/10.1016/j.cgh.2007.10.012

26. Biagi F, Andrealli A, Bianchi PI, Marchese A, Klersy C, Corazza GR. *A gluten-free diet score to evaluate dietary compliance in patients with coeliac disease*. Br. J. Nutr. 2009; 102: 882-7. http://dx.doi.org/10.1017/S0007114509301579

27. Biagi F, Bianchi PI, Marchese A, Trotta L, Vattiato C, Balduzzi D, et al. *A score that verifies adherence to a gluten-free diet: a cross-sectional, multicentre validation in real clinical life*. Br. J. Nutr. 2012; 28(108): 1884-8.

28. Silvester JA, Rashid M. *Long-term follow-up of individuals with celiac disease: an evaluation of current practice guidelines.* Can J Gastroenterol. 2007; 21: 557-64.

29. Hill ID, Dirks MH, Liptak GS, Colletti RB, Fasano A, Guandalini S, et al. *Guideline for the diagnosis and treatment of celiac disease in children: recommendations of the North American Society for Pediatric Gastroenterology, Hepatology and Nutrition*. J Pediatr Gastroenterol Nutr. 2005; 40: 1-19. http://dx.doi.org/10.1097/00005176-200501000-00001

30. Rubio-Tapia A, Barton SH, Murray JA. *Celiac disease and persistent symptoms*. Clin Gastroenterol Hepatol. 2011; 9: 13-7; quiz e8.
http://dx.doi.org/10.1016/j.cgh.2010.07.014

31. Bebb JR, Lawson A, Knight T, Long RG. *Long-term follow-up of coeliac disease-what do coeliac patients want?* Aliment Pharmacol Ther. 2006; 23: 827-31.
http://dx.doi.org/10.1111/j.1365-2036.2006.02824.x

32. Kurppa K, Lauronen O, Collin P, Ukkola A, Laurila K, Huhtala H, Maki M, Kaukinen K. *Factors Associated with Dietary Adherence in Celiac Disease: A Nationwide Study*. Digestion. 2012; 86: 309-14. http://dx.doi.org/10.1159/000341416

33. Rashtak S, Ettore MW, Homburger HA, Murray JA. *Combination testing for antibodies in the diagnosis of coeliac disease: comparison of multiplex immunoassay and ELISA methods*. Aliment Pharmacol Ther. 2008; 28: 805-13.
http://dx.doi.org/10.1111/j.1365-2036.2008.03797.x

34. Leffler DA, Edwards-George J, Dennis M, Schuppan D, Cook F, Franko DL, et al. *Factors that influence adherence to a gluten-free diet in adults with celiac disease*. Dig Dis Sci. 2008; 53: 1573-81. http://dx.doi.org/10.1007/s10620-007-0055-3

Capítulo 19

Calidad de vida y distrés psicológico en la enfermedad celíaca

Cristina Sfoggia, Gabriela Longarini, Florencia Costa, Horacio Vázquez, Eduardo Mauriño, Julio C. Bai

Sección Intestino Delgado; Unidad de Clínica; Departamento de Medicina; Hospital de Gastroenterología Dr. Bonorino Udaondo. Buenos Aires, Argentina.

csfoggia@hotmail.com, gabilongarini@hotmail.com, floppycosta@gmail.com, hvazquez@intramed.net, eduardomaurino@speedy.com.ar, jbai@intramed.net

Doi: http://dx.doi.org/10.3926/oms.56

Referenciar este capítulo

Sfoggia C, Longarini G, Costa F, Vázquez H, Mauriño E, Bai JC. *Calidad de vida y distrés psicológico en la enfermedad celíaca*. En Rodrigo L y Peña AS, editores. *Enfermedad celíaca y sensibilidad al gluten no celíaca*. Barcelona, España: OmniaScience; 2013. p. 389-406.

C. Sfoggia, G. Longarini, F. Costa, H. Vázquez, E. Mauriño, J.C. Bai

Resumen

Tanto la calidad de vida como el estado psíquico de los pacientes celíacos han sido objeto de estudio en investigaciones recientes. Este capítulo tiene como objetivo una revisión de las evidencias científicas publicadas sobre aspectos psicológicos de los pacientes celíacos y analizar la manera en que ellos perciben su enfermedad. Los resultados de los diversos estudios son disímiles y a veces contradictorios. La calidad de vida se haya claramente disminuida en los pacientes con síntomas clásicos de la enfermedad evaluados al diagnóstico. La dieta libre de gluten mejora significativamente dicha percepción. En cambio, la situación en los pacientes con enfermedad subclínica no es tan clara. El trastorno psíquico más referido y más estudiado en los celíacos es la depresión. La evidencia confirma que ésta se presenta en más prevalente y con más severidad entre pacientes que en la población general. Tanto los factores fisiológicos como los psico-ambientales pueden ser responsables de la misma y probablemente interaccionen entre sí. También los trastornos de ansiedad han sido estudiados y hasta el momento parece adecuado considerarlos formas reactivas frente al diagnóstico o bien asociadas a las dificultades en el seguimiento de la dieta y su impacto a nivel social. En este sentido, las evidencias parecen sugerir que estos se podrían considerar como trastornos adaptativos con estado ansioso. No existe, en cambio, acuerdo con respecto a los efectos del tratamiento sobre dichos síntomas, habiéndose reportado mejoría en algunos estudios pero no en otros. La depresión generalmente afecta de manera negativa tanto la adherencia a los tratamientos como la evolución de la enfermedad y la percepción de la calidad de vida es que resulta importante indagar su presencia al momento del diagnóstico.

Abstract

Both the quality of life and the psychological status of celiac patients have been explored in recent research. This chapter aims to review the reported evidence on psychological aspects of celiac disease patients and how is their perception of the disease. Nevertheless, studies sometimes show controversial and contradictories results. When evaluated prior to diagnosis, patients with a symptomatic clinical presentation had an evident decrease in their quality of life. The gluten-free diet improves such perception. On the other hand, evidence on quality of life of patients with subclinical disease is not so clear. Depression is the most common referred and studied mental disorder. Depression has been reported more prevalent and more severe in celiac patients than in the general population. Physiological and environmental factors seem to be responsible of this psychological disturbance and this outcome could be a result of the interaction between these factors. Also anxiety disorders had been studied, but with less clear results. Currently, it seems accurate to consider them reactive forms to diagnose or associated with difficulties in following the diet and its impacts on social life. In this sense, the evidence seems to suggest that these could be considered as adjustment disorders with anxious mood. There is, however, regarding the arrangement effects of treatment on these symptoms, having reported improvements in some studies but not in others. Depression usually negatively affects both treatment adherence and the evolution of the disease and the perception of quality of life is that it is important to investigate their presence at diagnosis.

1. Introducción

La enfermedad celíaca (EC) es una enteropatía crónica autoinmune mediada por células T precipitada por la ingesta de gluten en individuos genéticamente predispuestos y que afecta al 1% de la población general.[1] La dieta libre de gluten (DLG) es el único tratamiento efectivo para aliviar los síntomas, normalizar los cambios bioquímicos y el daño mucoso intestinal propio de la enfermedad.[1] La realización de la DLG por el resto de la vida de los pacientes puede significar un desafío debido al alto costo económico, las restricciones sociales y las dificultades de adhesión a la misma.[2] Por estos motivos, en los últimos años ha crecido el interés en evaluar una serie de aspectos tales cómo: si la enfermedad afecta la calidad de vida (CV) de los pacientes, si ello se relaciona con las características clínicas de presentación, si el tratamiento impacta positivamente estos parámetros o si las alteraciones del ánimo, como la depresión o la ansiedad, pueden influir en la CV y en la adherencia a la DLG.[3-6]

Ante la evidencia de una amplísima variabilidad sintomática de la EC, recientes esfuerzos han intentado clarificar y unificar criterios clínicos.[2] En este sentido, las formas de presentación clínica de la EC han sido clasificadas en: sintomática (con síntomas intestinales -denominada clásica- y extraintestinales) y subclínica (pacientes con o sin signos característicos que cursan por debajo del umbral de detección clínica).[2] Es esperable, y las investigaciones así lo confirman, que las diferencias clínicas correlacionen con aspectos psicológicos y de CV, tanto antes del diagnóstico como luego de iniciada la DLG.[7]

Por tal razón, el presente capítulo explorará los conocimientos científicos existentes acerca de la relación de la EC con la CV, los trastornos psicológicos, la depresión y ansiedad, y las implicaciones y consecuencias que acarrea el tratamiento específico con la DLG.

2. Calidad de vida

Por Calidad de Vida Relacionada con la Salud (CVRS) entendemos al estado de salud tal como es percibido por el individuo, en relación con la enfermedad misma y con los efectos que los tratamientos tienen sobre la persona; queda bien claro que este concepto se enfoca en el aspecto subjetivo del paciente. La medición de la CVRS es una valoración cuantitativa de la percepción subjetiva del estado de salud y que incluye no sólo los aspectos físicos sino también, los emocionales y los sociales. Dicha medición se ha vuelto insoslayable en el análisis de la efectividad de las terapéuticas empleadas y la evolución de los padecimientos, especialmente en enfermedades crónicas. El análisis de la CVRS se basa en un concepto multidimensional, que incluye la evaluación del bienestar psicológico, el estado emocional, el funcionamiento físico y social y la percepción general de la salud por parte del paciente.[3-6] En relación a las enfermedades gastrointestinales, los aspectos más relevantes abarcan la percepción del alivio de síntomas gastrointestinales y los beneficios que ello pueda acarrear en el estado funcional y el bienestar general.[4] La CVRS puede ser medida por una variedad de instrumentos, cuestionarios tanto generales como específicos para cada enfermedad. Los cuestionarios generales abarcan un espectro amplio de dominios y permiten la comparación entre diversas enfermedades y poblaciones; en cambio, los cuestionarios específicos para cada enfermedad se centran en aspectos particulares de la misma y su tratamiento y resultan más sensibles en la detección de pequeños cambios en la CV.[6] La mayoría de los estudios que evalúan la CV en pacientes con EC utilizaron cuestionarios generales que se centran en ítems genéricos desarrollados para enfermedades crónicas. Los más frecuentemente utilizados son: cuestionario *Short Form Health Survey (SF-36)*, el índice de *Psychological General Well-being (PGWB)*, el cuestionario *EuroQuol-5D (EQ)* y el índice de *Gastrointestinal Quality of Life Index (GIQLI)*.[3-6] El *SF-36* mide el estado funcional y de bienestar e incluye ocho ítems subdivididos en tres categorías: el estado de salud físico, el estado mental y una combinación de ambas que incluye vitalidad y salud general.[4,9,11] El *GIQLI* es un cuestionario auto administrado diseñado para evaluar la CV en pacientes con enfermedades gastrointestinales.[5] El cuestionario *EQ* es un cuestionario auto administrado que muestra un perfil descriptivo junto con un índice de la CV. Incluye cinco dimensiones: movilidad, atención personal, actividades diarias, dolor y ansiedad-depresión.[5,7,9] El *PGWB* es un cuestionario validado y confiable que permite evaluar el distrés y el estado mental del paciente.[10] En los últimos años se han introducido cuestionarios específicos para EC, tanto para poblaciones pediátricas como para adultos pero, lamentablemente, la evidencia respecto a su eficacia es aún limitada.[3,5,6]

2.1. Calidad de vida en pacientes con enfermedad celíaca. Importancia de la forma de presentación clínica y efecto de la dieta libre de gluten.

Desde el comienzo de las investigaciones centradas en el análisis de la CV de pacientes con EC hay un convencimiento general de que la misma se encuentra significativamente reducida antes del diagnóstico. Estudios con una adecuada caracterización clínica permitieron observar que los pacientes que cursan su enfermedad activa antes del diagnóstico con síntomas gastrointestinales clásicos presentan una marcada disminución de la CV comparada con la población general.[4,7,9] En este contexto, estudios prospectivos han demostrado que los pacientes celíacos sintomáticos presentan al diagnóstico escores de CV similares a los pacientes que padecen trastornos crónicos invalidantes tales como accidentes cerebro vasculares.[7]

Una serie limitada de estudios ha demostrado que los individuos diagnosticados con EC como consecuencia de la pesquisa en poblaciones con alto riesgo de la enfermedad tienen una mejor CV que aquellos pacientes diagnosticados por presentar síntomas[8,12-15] (Figura 1). Es de destacar que la gran mayoría de los pesquisados que resultaron padecer EC correspondían al grupo subclínico. El estudio longitudinal con un seguimiento durante cuatro años luego del diagnóstico efectuado por Nachman et al.[12] demostró que aquellos pacientes provenientes de la pesquisa tuvieron escores finales de CV similares a los de la población general y sin cambios significativos respecto de los basales. Un reciente estudio de Rosén et al.[17] evaluó la CV en adolescentes diagnosticado por pesquisa en población de alto riesgo. En dicho estudio se observó que, a pesar de caracterizarse a la población como subclínica, no todos los pacientes se veían a sí mismo como sanos, y el diagnóstico de EC junto con su tratamiento representó un beneficio en su salud. A pesar de ello, un subgrupo veía a la enfermedad como un estigma que limitaba su vida diaria, en especial en la esfera social y más acentuada en el sexo femenino.

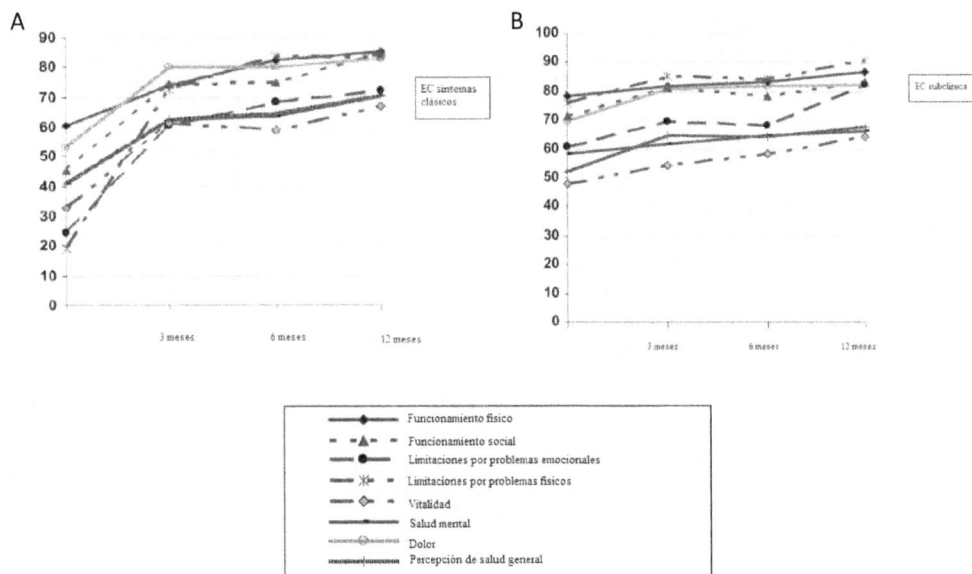

Figura 1. Evaluación longitudinal de los parámetros de calidad de vida medidos mediante el cuestionario SF-36 en una serie consecutiva de pacientes evaluados trimestralmente durante el primer año luego del diagnóstico. La evaluación se efectuó discriminando pacientes con enfermedad celíaca clásica (A) o subclínica (B). La mejoría fue notablemente significativa a los 3 meses de tratamiento.[6]

En general, los estudios sugieren que el inicio de la DLG implica una mejoría de la CV que, para algunos autores, genera escores similares a los de la población general en el largo plazo.[8] Sin embargo, otros autores postulan que la mejoría en la CV debido a la DLG no logra equipararse a la percepción de la población general.[6,11] Una evaluación rápida de estas disparidades en cuanto a la respuesta a la DLG sugiere que podrían deberse a diferencias culturales entre las poblaciones involucradas; sin embargo, las diferencias más notables parecerían residir en el tipo de diseño de las investigaciones. Así, la mayoría de los estudios acometen la investigación con un diseño transversal evaluando poblaciones diferentes tanto al diagnóstico como luego de tratamiento. Aspecto metodológico que le resta valor a las conclusiones. Los pocos estudios que tuvieron un diseño prospectivo y longitudinal sugieren que la DLG produce un impacto significativo en la CV de los pacientes. Más aún, algunos estudios reportaron un impacto positivo de la DLG en relación a la CV, tanto en las formas clásicas como en las subclínicas. Es así que Ciacci et al.[27] observaron que el 84% de sus pacientes mejoraron su percepción de la CV luego de iniciada la DLG. Casellas et al.,[5] quienes evaluaron la CV mediante la utilización de los cuestionarios *GIQLI* y *EQ* pre-tratamiento y post DLG observaron que los valores disminuidos de ambos cuestionarios pre-tratamiento mejoraron significativamente luego de la DLG y que los mismos fueron similares a los de la población general. Finalmente, Nachman et al.[8] confirmaron estas observaciones y demostraron que el impacto positivo de la DLG fue más significativo en los primeros tres meses luego de iniciado el tratamiento específico (Figura 1). Los escores de CV luego de un año de DLG fueron comparables a los de la población general, sin importar la severidad clínica que presentaran al diagnóstico ni el grado de adherencia a la DLG (Figura 1). En forma interesante, la continuación de este estudio longitudinal demostró un deterioro en los ítems del cuestionario SF-36 luego de 4 años de tratamiento (Figura 2). Lo más notable de esta observación es que los pacientes que adhirieron estrictamente a la DLG presentaban una CV similar a la de los controles. Contrariamente, los pacientes parcialmente adherentes presentaban un deterioro significativo en la misma (Figura 3).[12] Un interesante hallazgo de este estudio fue que los pacientes con clínica menos severa al momento del diagnóstico tuvieron una disminución de los índices de CV luego de cuatro años de DLG independientemente del grado de adherencia a la misma. Los autores postularon que dicho efecto se podría deber a la carga que implicaría una dieta tan restrictiva frente a la baja percepción de enfermedad.[12]

Observaciones generalizadas sugieren que pacientes de sexo femenino con EC suelen presentar mayor deterioro de la CV que los varones, tanto al diagnóstico como luego del tratamiento y aun cumpliendo estrictamente con la DLG. Estos hallazgos son principalmente observados en los dominios mentales de los diferentes cuestionarios.[3,5,6,9,11] Se ha postulado que dicho fenómeno podría deberse a la mayor prevalencia de ansiedad en las mujeres.[6] La presencia de síntomas clínicos y una disminución en la CV podría estar relacionada con la existencia de un segundo desorden aún no detectado, como suele ser el síndrome de intestino irritable, la insuficiencia pancreática, el sobrecrecimiento bacteriano o la colitis microscópica.[6,14]

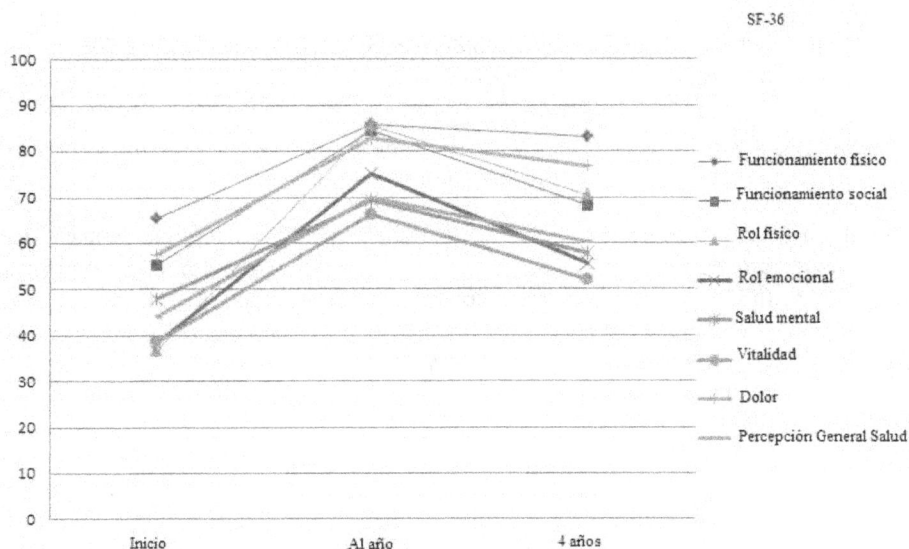

Figura 2. Calidad de vida reportada por cuestionarios del SF-36 en una población general de pacientes con enfermedad celíaca evaluada al momento del diagnóstico, al año y a los cuatro años de iniciado el tratamiento. El incremento de los escores al año de la evaluación significan mejoría de los dimensiones evaluadas. Se observa un deterioro de la mayoría de las dimensiones a los cuatro años.[12]

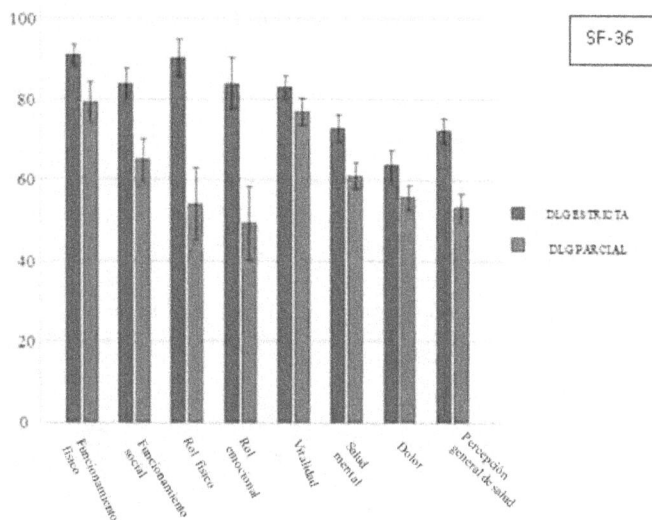

Figura 3. Calidad de vida a los cuatro años de seguimiento de acuerdo al grado de adherencia a la dieta libre de gluten: estricta (barras azules) o parcial (barras rojas). Los pacientes con adherencia estricta tienen escores significativamente mejores que aquellos de cumplimiento parcial. [12]

En resumen de esta sección, los pacientes con EC tienen una menor CV que la población general. Las evidencias sugieren que esta afectación es importante en pacientes sintomáticos, en especial aquellos con sintomatología clásica. Por el contrario, existe coincidencia entre los pocos estudios realizados que los pacientes diagnosticados por pesquisa (generalmente subclínicos) no presentan desmejoramiento de la CV. La DLG produce una rápida mejoría de todas las dimensiones de CV en los pacientes con EC sintomática. La respuesta de pacientes subclínicos ante el tratamiento parecería ser de escasa significancia.

3. Enfermedad celíaca y trastornos psicológicos

Abordar el tema de los trastornos psicológicos en la EC resulta, a primera vista, muy interesante pero suele ser difícil de comprender. Multiplicidad de investigaciones se han orientado a su evaluación, especialmente en la última década, con resultados disímiles e incluso contradictorios. Desde las primeras descripciones de la enfermedad se hizo referencia a síntomas y trastornos psicológicos aunque de forma vaga y no consistente con un cuadro específico. Así, por ejemplo, se hablaba de un "cansancio" considerado de origen psíquico, ya que persistía aun cuando el paciente hubiera mejorado clínicamente.[18] Una conducta caracterizada por "berrinches, irritabilidad y negativismo" fue descripta en 1950 en un grupo de niños que cambiaron espectacularmente apenas instaurada la DLG; mientras que, en adultos, se describió un "síndrome de insomnio, depresión y dolor de cabeza".[19]

A lo largo de la corta historia de la enfermedad se ha caracterizado a los pacientes celíacos como mentalmente peculiares, nerviosos, inestables, depresivos e incluso esquizofrénicos.[20,21] Hacia el año 1970, D. Goldberg[22] realizó la primera evaluación estandarizada en un grupo de pacientes con DLG y encontró una alta prevalencia de rasgos depresivos que no guardaban relación con los síntomas gastrointestinales ni con el estado nutricional. En el seguimiento a un año, el mismo autor no encontró pacientes esquizofrénicos entre sus evaluados [enfermedad que si había sido referido previamente por Dohan[21]] y observó que aquellos individuos que permanecían enfermos tenían a menudo una historia familiar de enfermedad psiquiátrica. Este autor concluyó que los signos de depresión, habituales en los pacientes celíacos, posiblemente tuvieran relación con factores genéticos. Posteriormente, otros autores también encontraron una mayor prevalencia de historia psiquiátrica previa al diagnóstico de EC, siendo la depresión el cuadro psíquico más frecuentemente asociado.[23] Por otro lado, los trastornos de ansiedad (estado de ansiedad reactivo al diagnóstico, fobia social y trastorno de pánico) también han sido relacionados con la EC, aunque en este caso sin pruebas concluyentes.

4. Ansiedad

Si bien se han referido la presencia de niveles elevados de ansiedad inespecífica en pacientes celíacos, ésta no parece ser un rasgo estable de la personalidad sino un estado reactivo al diagnóstico o secundario a los síntomas. Al menos esto es lo que parece sugerir un estudio realizado por Addolorato et al.[24] quienes evaluaron ansiedad y depresión utilizando la escala de *Ansiedad Estado-Rasgo de Hamilton* y el *Zung Self Rating Depression Scale*, respectivamente. Estos autores encontraron que la ansiedad revertía en el seguimiento al año. Asimismo, se ha reportado un número significativamente alto de pacientes con trastornos de pánico y depresivos pero generalmente asociados con una tercera condición médica muy frecuente en EC, la tiroiditis autoinmune, por lo que los autores proponen una posible asociación causal.[25]

Otro trastorno ansioso asociado a la EC es la fobia social en sus formas específica o generalizada y más severa, presente tanto en pacientes de reciente diagnóstico como en aquellos que ya se hallaban cumpliendo DLG.[26] Como es de esperar, también se observó un porcentaje significativamente mayor de depresión asociada. Esto podría considerarse en línea con los resultados del estudio de C. Ciacci et al.[27] quienes describen más problemas en la vida social y ansiedad relacionada con el sentirse diferente de la población general en aquellos pacientes diagnosticados después de los 20 años de edad y aún con buena adherencia a la dieta. En forma interesante, este estudio de diseño transversal de poblaciones no relacionadas, no detectó diferencias entre los pacientes con reciente diagnóstico comparado con los que se hallaban bajo DLG.[27] A diferencia de anteriores evidencias, un estudio realizado en Alemania sugirió un mayor riesgo de padecer un probable trastorno de ansiedad (pero no depresión) restringido a mujeres celíacas con DLG comparadas con la población general.[28] En dicho estudio llama la atención que el riesgo fuese menor entre aquellos pacientes que vivían solos. Nuevamente, se nos plantea la cuestión del peso de los factores sociales y se podría pensar que, para algunas mujeres celíacas que adhieren a la DLG, el entorno social pudiera ser vivido más como una carga que como una ayuda. Un estudio de seguimiento a 10 años realizado por Hallert et al.[29] que evaluó el peso de la enfermedad en términos de preocupaciones, restricciones y balance personal, demostró que las mujeres expresaban más preocupación por el impacto en las relaciones con amigos y por tener que abstenerse de "importantes cosas" en la vida. Por último, un reciente meta-análisis que evaluó la fortaleza de la asociación entre ansiedad y EC basándose en la revisión de

11 investigaciones seleccionadas, concluyó que los adultos celíacos no difieren en términos de ansiedad de aquellos de la población general o portadores de otras enfermedades crónicas.[30]

En resumen, la ansiedad parece estar presente en los pacientes con EC pero no como una característica propia de la enfermedad en si, sino posiblemente, como una forma reactiva frente al diagnóstico o bien asociada a las dificultades en el seguimiento de la dieta y su impacto a nivel social. En este sentido creemos que se debería considerar la existencia de un grupo de pacientes a quienes les cabría el diagnóstico de trastorno adaptativo con estado ansioso.

5. Depresión

La depresión es el trastorno psíquico más antiguamente referido y estudiado en EC. Usamos aquí el término en su sentido amplio sin discriminar las diferentes formas clínicas de la misma, dado que los estudios publicados han utilizado diversos instrumentos de evaluación no permitiendo la exacta transpolación de sus resultados. En 1982, Hallert y Derefeldt[23] reportaron hallazgos similares en un área de Suecia con alta prevalencia de EC; el 21% de los pacientes había recibido atención psiquiátrica previo al diagnóstico, siendo la depresión el hallazgo más frecuente. En un estudio posterior, Hallert y Aström,[31] encontraron niveles significativamente altos en la escala 2 del *Depresión Minnesota Multiphasic Personality Inventory-2* en comparación con un grupo control de pacientes quirúrgicos. Interesantemente, este resultado no correlacionó de manera significativa con los síntomas abdominales y los autores describieron un característico humor depresivo en los pacientes, diferente al de otras condiciones médicas, como por ejemplo colitis. Esto los llevó a considerar a la psicopatología depresiva como un rasgo característico de los adultos con EC, proponiendo que, posiblemente, esta sea una consecuencia de la malabsorción, hipótesis de la que nos ocuparemos más adelante. En un estudio de Vaitl y Stouthamer-Geisel, que evaluó una cohorte de pacientes con EC mediante un cuestionario auto-administrado [*Symptom Check List Revised (SCL 90-R)*] se observó que una importante proporción de pacientes tenía historia previa de síntomas psíquicos por los que habían recibido tratamiento con medicamentos (32%) y/o psicoterapia (14%). Estos autores concluyeron que los pacientes celíacos presentaban un estado "psicovegetativo" de agotamiento con remarcado componente depresivo.[32]

Una investigación realizada en Italia en 1998 evaluó, en forma transversal, la depresión en pacientes adultos con EC comparándolo con individuos sanos y pacientes con hepatitis crónica persistente.[33] Utilizando una versión modificada del *Zung Self-Rating Depression Scale* concluyeron que los síntomas depresivos constituyen un rasgo característico de los pacientes celíacos en forma independiente del momento del diagnóstico y de la realización de la DLG. A pesar de las limitaciones del diseño del estudio para establecer estas últimas apreciaciones, estos autores identificaron tres características principales asociadas a la EC: reactividad, pesimismo y astenia-anhedonia. Asimismo, Addolorato et al.[24] encontraron que un elevado número de pacientes presentaban depresión y que esta se mantenía sin cambios significativos después de un año con DLG. Los autores propusieron que la depresión hallada podría estar relacionada con una reducción en la CV. Recientemente, dos estudios longitudinales y prospectivos de Nachman et al.,[8,12] que evaluaron CV y depresión al momento del diagnóstico y a los cuatro años de seguimiento, mostraron elevados porcentajes de depresión inicial, especialmente en los pacientes que presentaban un curso clínico sintomático clásico (síntomas digestivos). Este trastorno mejoró notablemente después de un año con DLG para deteriorarse levemente en la evaluación de los cuatro años, sin volver a los niveles patológicos iniciales (Figura 4). Los autores encontraron una relación inversa entre la sintomatología depresiva y la adherencia a la dieta (Figura 5). En forma similar a estas observaciones, autores finlandeses detectaron una inicial mejoría en la CV en un grupo con DLG después de un año de tratamiento, sin embargo, la CV evaluada ocho años después del diagnóstico empeoró en relación al grupo control. A pesar de las diferencias existentes en las investigaciones en cuanto a poblaciones involucradas, materiales, metodología aplicada a las investigaciones y los resultados que imposibilitan la comparación entre los estudios, podemos decir que hay suficiente coincidencia en cuanto a que la depresión se presenta con mayor frecuencia y severidad entre los pacientes celíacos que en la población general. Para más abundar, un amplísimo estudio poblacional en Suecia, encontró una asociación estadísticamente significativa entre EC y depresión, lo que no parece dejar lugar a dudas.[34] Finalmente, un reciente meta-análisis publicado por Smith y Gerdes[30] llegó a similar conclusión revisando 18 diferentes estudios publicados. Estos autores evaluaron que se requerirían más de 8.000 nuevos reportes negativos para la asociación si se quisiera negar estos resultados. En cambio, no existe acuerdo bibliográfico con respecto a los efectos que la DLG tiene sobre dichos síntomas, habiéndose reportado mejoría en algunos estudios,[8,12,36,37] pero no en otros.[24,33]

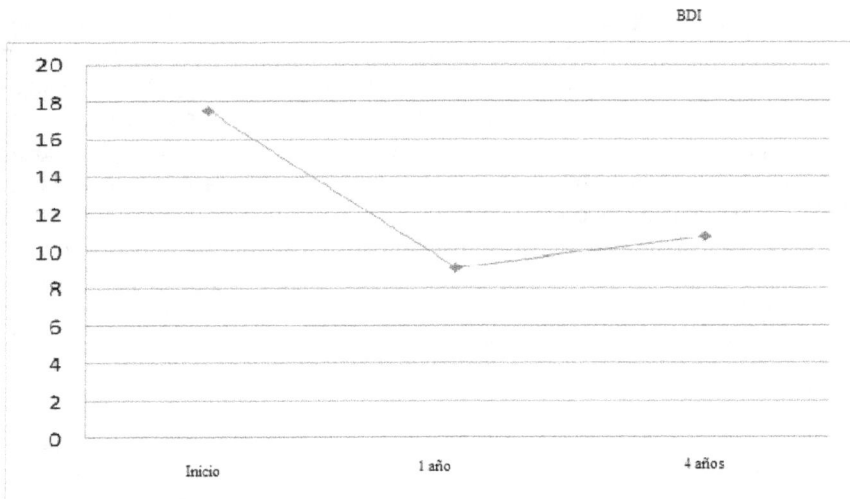

Figura 4. Curso de los niveles de depresión al diagnóstico y al seguimiento a largo plazo (uno y cuatro años) medidos mediante el Índice de Depresión de Beck (DBI) en una serie de pacientes con enfermedad celíaca.[12]

En resumen, la depresión se halla probadamente asociada a la EC y su evaluación debería formar parte del diagnóstico. Es importante considerar que la depresión puede afectar adversamente el curso de la enfermedad disminuyendo la motivación y la energía necesaria para cumplir con la dieta, impactando negativamente en las relaciones interpersonales incluida la relación médico-paciente e induciendo a una evaluación negativa de los resultados del tratamiento por parte del paciente.[51]. Las personas deprimidas tienen tres veces más probabilidades de no cumplir con los tratamientos comparadas con aquellas que no lo están.[52] Con respecto a los efectos que la DLG tiene sobre la depresión, es aún prematuro sacar conclusiones dadas las diferencias arrojadas por las investigaciones. Seguramente la evaluación de las ventajas y desventajas del tratamiento es una de las líneas de estudio a futuro. Por último, un campo interesantísimo se plantea actualmente en relación a los factores relacionados con la absorción y los procesos inmunes, sobre todo inflamatorios referidos a la conexión intestino-cerebro.

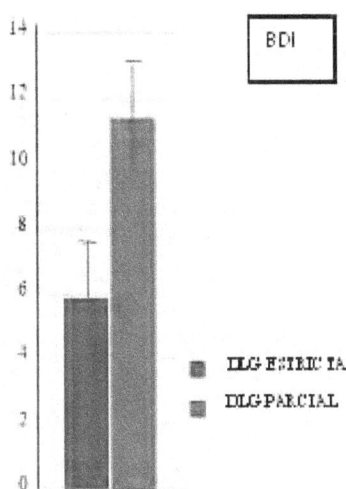

Figura 5. Niveles de depresión a los cuatro años del diagnóstico medidos mediante el Índice de Depresión de Beck (DBI) en una serie de pacientes con enfermedad celíaca categorizados de acuerdo al grado de cumplimiento de la dieta libre de gluten (barra azul: cumplimiento estricto; barra roja: cumplimiento parcial).[12]

5.1. Investigaciones acerca de la fisiopatología de la depresión

Desde el punto de vista fisiopatológico, la depresión es un cuadro complejo y multifactorial que puede ser generado por diversos factores, entre otros: los biológicos, tales como los nutricionales (ligados a la malabsorción y sus consecuencias), genéticos, inmunológicos y endocrinológicos.[25,43] Además, se deben considerar los factores psicoambientales debido a que la EC es una enfermedad crónica[51] donde el sufrimiento puede ser generado por los síntomas y por los inconvenientes de tener que seguir una dieta restrictiva de por vida. La malabsorción de nutrientes podría ser el mecanismo mediador entre EC y depresión al interferir en la producción de neurotransmisores fundamentales en la regulación del humor, en particular, las deficiencias relativas a la malabsorción de triptófano necesario para la producción de serotonina, un neurotransmisor central en la regulación del estado de ánimo y la ansiedad.[35] Hallert et al.[36] determinaron las concentraciones de los metabolitos de las tres principales monoaminas en el líquido cefalorraquídeo de una corta serie de pacientes y encontraron una significativa reducción en los niveles de 5-hidroxi-indol acético, ácido homovanílico y 3-metoxi 4-hidroxi feniletilenglicol (MOPEG), todos ellos indicativos de una reducción en el metabolismo central de las tres monoaminas (serotonina, dopamina y noradrenalina). Las concentraciones, particularmente las de MOPEG, correlacionaron inversamente con los síntomas depresivos. En un estudio posterior, los mismos autores exploraron las concentraciones de las monoaminas en pacientes tratados con DLG.[37] Este estudio sugirió que el nivel reducido de las mismas podría estar relacionado con una pobre absorción intestinal. La síntesis de monoaminas es regulada, entre otros componentes de la dieta, por la vitamina B6, que generalmente es malabsorbida por los pacientes celíacos. El mismo grupo escandinavo, realizó el seguimiento de pacientes celíacos con diagnóstico de depresión y que no habían mejorado luego de un año con DLG a pesar de haber normalizado el daño mucoso intestinal.[38] Cuando fueron reevaluados a los tres años y después de haber recibido vitamina B6 por vía oral (80 mg/día de piridoxina) observaron una significativa disminución de los síntomas depresivos. En un estudio multicéntrico, doble ciego, realizado en pacientes con DLG estricta y suplemento diario con vitamina B, se demostró una normalización de los niveles plasmáticos de homocisteína (marcador del estado de la vitamina B) que correlacionó con el mejoramiento del bienestar general y una disminución significativa de la ansiedad y la depresión.[39] Otros efectos de la malabsorción pueden causar síntomas que se confundan y/o superpongan con la depresión. La deficiencia de ácido fólico puede producir fatiga, apatía y alteraciones de la memoria. Una deficiencia de hierro, con o sin anemia, puede producir sensación de cansancio y fatiga fácil. Al respecto, una investigación italiana evaluó más recientemente la prevalencia, las características y las asociaciones de la fatiga crónica y la depresión.[40] Los resultados demostraron que la fatiga es una característica de la EC con poca mejoría con DLG. Estos autores sugirieron que la fatiga podría tener un origen cognitivo-afectivo y que tendería a disminuir en los pacientes tratados, mientras que la depresión se mantendría o incluso empeoraría.

La EC se asocia a una probabilidad aumentada de padecer otras enfermedades endocrinas autoinmunes tales como la diabetes tipo I (DM1) y la tiroiditis de Hashimoto, ambas con mayor riesgo de padecer depresión.[41,42] Carta et al.[25] encontraron alta prevalencia de trastornos de pánico y depresión en aquellos pacientes celíacos con anticuerpos antitiroideos positivos. Ellos sugirieron que la asociación con tiroiditis subclínica podría representar un significativo factor de riesgo para estos trastornos psiquiátricos. Garud et al.[43] estudiaron la prevalencia de trastornos psiquiátricos y autoinmunes en EC encontrando que el riesgo de depresión era el mismo que el de la población general, pero que resultaba ser mayor cuando se asociaba con DM1, llegando a duplicar el porcentaje de pacientes con depresión clínica.

6. La enfermedad celíaca y la esfera emocional

El componente psicoafectivo de la EC no puede dejar de considerarse siendo que el distrés psicológico y la adaptación emocional y social a la enfermedad y al tratamiento seguramente desempeñan un papel importante. La depresión puede desarrollarse como consecuencia del malestar producido por los síntomas de la enfermedad, más aún, en los casos bastante frecuentes en que el paciente no recibe un diagnóstico inicial y deambula durante años sin encontrar una respuesta a su padecimiento. Pero nuevamente nos encontramos con algunos resultados contradictorios, ya que al menos en dos estudios la depresión no correlacionó con la presencia de sintomatología somática.[11,28] Sin embargo, Nachman et al.[8] al evaluar una cohorte de pacientes al diagnóstico utilizando el *Inventario de Depresión de Beck (BDI)* encontraron un elevado número de casos de depresión moderada y/o severa en aquellos pacientes con presentación clínica sintomática clásica, pero con valores iguales a la población general en los casos subclínicos. En un estudio epidemiológico reciente desarrollado en Canadá, la prevalencia anual del trastorno depresivo mayor en personas con una o más enfermedades fue del 9.2% en comparación con el 4.0% en quienes no reportaron condición alguna.[44] En dicho estudio, la depresión mayor en personas con trastornos intestinales, enfermedad de Crohn y colitis, fue del 16.4%, hallazgos similares a los de otras investigaciones.[45,46] Toda enfermedad crónica tiene un impacto fuerte en la CV. Uno de los principales cambios, y quizás el que genera mayor deterioro, es el aspecto emocional, ya que la persona se ve obligada necesariamente a un proceso de adaptación rápido para el cual pasa por diferentes etapas que suscitan una serie de emociones comúnmente negativas (miedo, ira, ansiedad). En el caso de la EC, puede parecer que la ecuación entre los cambios necesarios en la dieta en función de los resultados que acarrean es altamente positiva. En este sentido, no debería ser muy difícil la aceptación de la enfermedad y sin duda así sucede muchas veces. Sin embargo, la adaptación a la DLG resulta más dificultosa de lo que impresiona en primera instancia. Los pacientes deben realizar cambios permanentes en aspectos importantes de su vida y en el autocontrol, para lo cual necesitan conocimientos, habilidades y disciplina. Considerando estas dificultades, no es sorprendente que un grupo importante de pacientes desarrollen problemas psicosociales. Relacionando todos estos factores, un estudio italiano evaluó el peso que representa una enfermedad crónica en relación a los síntomas psiquiátricos de la EC, el grado de aceptación de la enfermedad y los efectos que la dieta tiene sobre la CV.[4] Los resultados mostraron niveles significativamente altos de ansiedad y depresión en el grupo de celíacos como en el de pacientes diabéticos, en comparación con los controles sanos. Además, la duración de la restricción del gluten correlacionó con niveles significativamente más altos de depresión en los pacientes recientemente diagnosticados. Los autores concluyeron que los trastornos afectivos frecuentes en los pacientes celíacos se hallan ligados al hecho de tratarse de una enfermedad crónica y a las dificultades para ajustarse a la dieta, y no deberían ser considerados rasgos de la enfermedad en sí mismos. Las restricciones de la dieta inciden más de lo que se creía en el estilo de vida de los pacientes celíacos ya que interfirieren fuertemente en las actividades cotidianas y la vida social. Una encuesta realizada a pacientes celiacos (74% mujeres) mostró varias áreas en las que el mantenimiento de la DLG tiene un impacto negativo en situaciones tales como: salidas, comer afuera, con la familia, en los viajes y en el trabajo.[48] En un interesante estudio sueco se investigaron las situaciones que a menudo llevan a confusión e incomodidad en relación a la enfermedad generando conflictos (dilemas) a las personas celíacas con DLG.[49] Los resultados indicaron que los mismos afectaban diferentes áreas: la emocional, las relaciones interpersonales y las actividades de la vida diaria de los pacientes celiacos en diferentes ámbitos: en el trabajo, durante las compras, en los viajes, comiendo afuera y en casa. Los sentimientos predominantes fueron: el aislamiento, la vergüenza, el temor a la contaminación por gluten y la preocupación por molestar. En las relaciones interpersonales, situaciones como ser olvidados o descuidados, no querer llamar la atención por la enfermedad y evitar hablar del tema o descuidarse para no quedar expuestos. Por último, las complicaciones en la vida diaria se relacionaron con la menor oferta de productos libres de gluten, el doble trabajo y el estar permanentemente atentos y alertas. Pero a pesar de lo expuesto, muchos pacientes con enfermedades no crónicas no muestran elevados niveles de distrés, lo cual plantea la cuestión de cuales podrían ser los factores protectores. Muchos estudios han demostrado la importancia de considerar las características individuales y las habilidades de afrontamiento de los pacientes como factores centrales.

La forma como respondemos a nuestros males se puede convertir en un punto favorable o adverso para nuestro bienestar físico o mental. En este sentido se ha sugerido la presencia de un perfil psicológico específico o perfil celíaco.[50] Las principales características del mismo serían la irritabilidad acompañada de una elevada reactividad psicofisiológica y un tipo de conformismo que refleja tanto, la dificultad para expresar los sentimientos como el deseo de mostrar una buena imagen frente a los otros. Los autores propusieron que esta mayor reactividad psicofisiológica podría estar relacionada con la preocupación y el peso de sobrellevar una enfermedad crónica, así como con la hipervigilancia en relación a la alimentación. La tendencia a una conducta conformista puede relacionarse con evitar situaciones de mayor exposición coherente con un estilo de vida limitado por la presencia de una enfermedad crónica.

7. Conclusiones y recomendaciones

En los últimos años, el concepto de CV en relación a la EC ha cobrado relevancia. Los pacientes con EC clásica previo al diagnóstico presentan una disminución de su CV que con el inicio de la DLG experimentan una significativa mejoría. En cambio, la situación en los pacientes con EC subclínica no es tan clara. La depresión es más prevalente y más severa en los pacientes celíacos que en la población general. Desconocemos si existe un factor etiopatogénico preponderante que de cuenta de la misma, sin embargo, es más adecuado pensar en una red de factores que posiblemente interactúen en proporciones variables. En cambio, no existe tal certeza con respecto a los trastornos ansiosos. En todo caso, es necesario que se tome en cuenta la necesidad de evaluar la presencia de ambos trastornos al diagnóstico, en especial la depresión. Esta recomendación se relaciona con la probada asociación que este trastorno psíquico tiene sobre la evolución, adherencia y respuesta a los tratamientos, tal como se ha observado en diferentes enfermedades crónicas. Su evaluación en la consulta primaria puede realizarse mediante sencillas preguntas (apéndice) y a partir de las mismas decidir si resulta pertinente una derivación psiquiátrica o psicológica.

Referencias

1. Green PH, Cellier C. *Celiac disease.* N Engl J Med. 2007; 357: 1731-43.
   http://dx.doi.org/10.1056/NEJMra071600

2. Ludvigsson JF, Leffler DA, Bai JC, Biagi F, Fasano A, Green PH et al. *The Oslo definitions for coeliac disease and related terms.* Gut. 2013; 62: 43-52.
   http://dx.doi.org/10.1136/gutjnl-2011-301346

3. Hallert C, Lohiniemi S. *Quality of life of celiac patients living on a gluten-free diet.* Nutrition. 1999; 15: 795-7. http://dx.doi.org/10.1016/S0899-9007(99)00162-8

4. Fera T, Cascio B, Angelini G, Martinl S, Guidetti CS. *Affective disorders and quality of life in adult coeliac disease patients on a gluten-free diet.* Eur J Gastroenterol Hepatol. 2003; 15: 1287-92. http://dx.doi.org/10.1097/00042737-200312000-00006

5. Casellas F, Rodrigo L, Vivancos JL, Riestra S, Pantiga C, Baudet JS et al. *Factors that impact health-related quality of life in adults with celiac disease: a multicenter study.* World J Gastroenterol. 2008; 7(14): 46-52. http://dx.doi.org/10.3748/wjg.14.46

6. Kurppa K, Collin P, Mäki M, et al. *Celiac disease and health-related quality of life.* Expert Rev Gastroenterol Hepatol. 2011; 5: 83-90. http://dx.doi.org/10.1586/egh.10.81

7. Gray AM, Papanicolas IN. *Impact of symptoms on quality of life before and after diagnosis of coeliac disease: results from a UK population survey.* BMC Health Serv Res. 2010; 27(10): 105. http://dx.doi.org/10.1186/1472-6963-10-105

8. Nachman F, Mauriño E, Vázquez H et al. *Quality of life in celiac disease patients: prospective analysis on the importance of clinical severity at diagnosis and the impact of treatment.* Dig Liver Dis. 2009; 41: 15-25. http://dx.doi.org/10.1016/j.dld.2008.05.011

9. Norström F, Lindholm L, Sandström O, Nordyke K, Ivarsson A. *Delay to celiac disease diagnosis and its implications for health-related quality of life.* BMC Gastroenterol. 2011; 7(11): 118. http://dx.doi.org/10.1186/1471-230X-11-118

10. Roos S, Kärner A, Hallert C. *Psychological well-being of adult coeliac patients treated for 10 years.* Dig Liver Dis. 2006; 38: 177-80. http://dx.doi.org/10.1016/j.dld.2006.01.004

11. Hallert C, Grännö C, Grant C, Hultén S, Midhagen G, Ström M et al. *Quality of life of adult coeliac patients treated for 10 years.* Scand J Gastroenterol. 1998; 33: 933-8.
    http://dx.doi.org/10.1080/003655298750026949

12. Nachman F, del Campo MP, González A et al. *Long-term deterioration of quality of life in adult patients with celiac disease is associated with treatment noncompliance.* Dig Liver Dis. 2010; 42: 685-91. http://dx.doi.org/10.1016/j.dld.2010.03.004

13. Mustalahti K, Lohiniemi S, Collin P, Vuolteenaho N, Mäki M. *Gluten-free diet and quality of life in patients with screen detected celiac disease.* Effect Clin Pract. 2002; 5: 105-13.

14. Johnston SD, Rodgers C, Watson RG. *Quality of life in screen-detected and typical coeliac disease and the effect of excluding dietary gluten.* Eur J Gastroenterol Hepatol. 2004; 16: 1281-6. http://dx.doi.org/10.1097/00042737-200412000-00008

15. Paavola A, Kurppa K, Ukkola A, et al. *Gastrointestinal symptoms and quality of life in screen-detected celiac disease.* Dig Liver Dis. 2012; 44: 814-8.
    http://dx.doi.org/10.1016/j.dld.2012.04.019

16. Zarkadas M, Cranney A, Case S et al. *The impact of a gluten-free diet on adults with coeliac disease: results of a national survey.* J Hum Nutr Diet. 2006; 19: 41-9.
    http://dx.doi.org/10.1111/j.1365-277X.2006.00659.x

17. Rosén A, Ivarsson A, Nordyke K, Karlsson E, Carlsson A, Danielsson L et al. *Balancing health benefits and social sacrifices: a qualitative study of how screening-detected celiac disease impacts adolescents' quality of life.* BMC Pediatr. 2011; 10(11): 32. http://dx.doi.org/10.1186/1471-2431-11-32

18. Hess Thaysen HE. *Non-tropical Sprue.* Munksgaard, Copenhagen. 1932.

19. Daynes G. *Bread and tears - naughtiness, depression and fits due to wheat sensitivity.* Proc Royal Soc Med. 1956; 49: 391-94.

20. Paulley JW. *Emotion and personality in the etiology of steatorrhea.* American J Dig Dis. 1959; 4: 352-60. http://dx.doi.org/10.1007/BF02231167

21. Dohan FC. *Cereals and schizophrenia: data and hypothesis.* Acta Psychiatr Scand. 1966; 42: 125-32. http://dx.doi.org/10.1111/j.1600-0447.1966.tb01920.x

22. Goldberg D. *A psychiatric study of patients with diseases of the small intestine.* Gut. 1970; 11: 459-65. http://dx.doi.org/10.1136/gut.11.6.459

23. Hallert C, Derefeldt T. *Psychic disturbances in adult coeliac disease. I. Clinical observations.* Scand J Gastroenterol. 1982; 17: 17-9. http://dx.doi.org/10.3109/00365528209181037

24. Addolorato G, Capristo E, Chittoni C et al. *Anxiety but not depression decreases in coeliac patients after one-year gluten-free diet: a longitudinal study.* Scand J Gastroenterol. 2001; 36: 502-06. http://dx.doi.org/10.1080/00365520119754

25. Carta MG, Hardoy MC, Boi MF et al. *Association between panic disorder, major depressive disorder and celiac disease: a possible role of thyroid autoimmunity.* J Psychosom. 2002; 53: 789-93. http://dx.doi.org/10.1016/S0022-3999(02)00328-8

26. Addolorato G, Mirijello A, Dangelo C et al. *Social phobia in celiac disease.* Scand J Gastroenterol. 2008; 43: 410-5. http://dx.doi.org/10.1080/00365520701768802

27. Ciacci C, D'Agate C, De Rosa A et al. *Self-rated quality of life in celiac disease.* Dig Dis Sci. 2003; 48: 2216-20. http://dx.doi.org/10.1023/B:DDAS.0000004530.11738.a2

28. Hauser W, Janke KH, Klump B, Gregor M, Hinz A. *Anxiety and depression in adult patients with celiac disease on a gluten-free diet.* World J Gastroenterol. 2010; 16: 2780-7. http://dx.doi.org/10.3748/wjg.v16.i22.2780

29. Hallert C, Grännö C, Hultén S, Midhagen G, Ström M et al. *Living with celiac disease: controlled study of the burden of illness.* Scand J Gastroenterol. 2002; 37: 39-42. http://dx.doi.org/10.1080/003655202753387338

30. Smith DF, Gerdes LU. *Meta-analysis on anxiety and depression in adult celiac disease.* Acta Psychiatr Scand. 2012; 125: 189-93. http://dx.doi.org/10.1111/j.1600-0447.2011.01795.x

31. Hallert C, Aström J. *Psychic disturbances in adult coeliac disease. II. Psychological findings.* Scand J Gastroenterol. 1982; 17: 21-24. http://dx.doi.org/10.3109/00365528209181038

32. D. Vaitl, F. Stouthamer-Geisel. *Die Zöliakie - eine psychosomatisch fehleingeschätzte Störung.* Publiziert MMW. 1992; 134.

33. Ciacci C, Iavarone A, Mazzacca G, De Rosa A. *Depressive symptoms in adult coeliac disease.* Scand J Gastroenterol. 1998; 33: 247-50. http://dx.doi.org/10.1080/00365529850170801

34. Ludvigsson JF, Reutfors J, Osby U, Ekbom A, Montgomery SM. *Coeliac disease and risk of mood disorders–a general population-based cohort study.* J Affect Disord. 2007; 99: 117-26. http://dx.doi.org/10.1016/j.jad.2006.08.032

35. Russo S, Kema I, Fokkema M, Boon CJ, Willemse HBP, Elisabeth Ge et al. *Tryptophan as a link between psychopathology and somatic states.* Psychosomatic Medicine. 2003; 65: 665-71. http://dx.doi.org/10.1097/01.PSY.0000078188.74020.CC

36. Hallert C, Aström J, Sedvall G. *Psychic disturbances in adult coeliac disease. III. Reduced central monoamine metabolism and signs of depression.* Scand J Gastroenterol. 1982; 17: 25-8. http://dx.doi.org/10.3109/00365528209181039

37. Hallert C, Sedvall G. *Improvement in central monoamine metabolism in adult coeliac patient starting a gluten-free diet.* Psychol Med. 1983; 13: 267-71. http://dx.doi.org/10.1017/S003329170005087X

38. Hallert C, Aström J, Walan A. *Reversal of psychopathology in adult coeliac disease with the aid of pyridoxine (vitamin B6).* Scand J Gastroenterol. 1983; 18: 299-304. http://dx.doi.org/10.3109/00365528309181597

39. Hallert C, Svensson M, Tholstrup J *et al. Clinical trial: B vitamins improve health in patients with celiac disease living on a gluten-free diet.* Aliment Pharm Ther. 2009; 29: 811-6. http://dx.doi.org/10.1111/j.1365-2036.2009.03945.x

40. Siniscalchi M, Iovino P, Tortora R, Forestiero S, Somma A, Capuano L et al. *Fatigue in adult coeliac disease.* Aliment Pharmacol Ther. 2005; 22: 489-94. http://dx.doi.org/10.1111/j.1365-2036.2005.02619.x

41. Anderson RJ, Freedland KE, Clouse RE, Lustman PJ. *The prevalence of comorbid depression in adults with diabetes: a meta- analysis.* Diabetes Care. 2001; 24: 1069-78. http://dx.doi.org/10.2337/diacare.24.6.1069

42. Björntorp P. *Epidemiology of the relationship between depression and physical illness.* Physical Consequences of Depression. 2001: 67-85.

43. Garud S, Leffler D, Dennis M et al. *Interaction between psychiatric and autoimmune disorders in coeliac disease patients in the Northeastern United States.* Aliment Pharmacol Ther. 2009; 29: 898-905. http://dx.doi.org/10.1111/j.1365-2036.2009.03942.x

44. Gagnon L, Patten SB. *Major depression and its association with long-term medical conditions.* Can J Psychiatry. 2002; 47: 149-52.

45. Patten SB, Beck CA, Kassam A, Williams JV, Barbui C, Metz LM. *Long-term medical conditions and major depression: strength of association for specific conditions in the general population.* Can J Psyquiatry. 2005; 50: 195-202.

46. Bernklev T, Jahnsen J, Lygren I, Jahnsen J, Moum B et al. *Health-related quality of life in patients with inflammatory bowel disease measured with the short form-36: psychometric assessments and a comparison with general population norms.* Inflamm Bowel Dis. 2005; 11: 909-18. http://dx.doi.org/10.1097/01.mib.0000179467.01748.99

47. Addolorato G, Marsigli L, Capristo E et al. *Anxiety and depression: a common feature of health care seeking patients with irritable bowel syndrome and food allergy.* Hepatogastroenterology. 1998; 45: 1559-64.

48. Lee A, Newman JM. *Celiac diet: its impact on quality of life.* J. Am Diet Assoc. 2003; 103: 1533-35. http://dx.doi.org/10.1016/j.jada.2003.08.027

49. Sverker A, Hensing G, Hallert C. *Controlled by food-lived experiences of coeliac disease.* J Hum Nutr Dietet. 2005; 18: 171-80. http://dx.doi.org/10.1111/j.1365-277X.2005.00591.x

50. Ciacci C, Troncone A, Vacca M, De Rosa A. *Characteristics and quality of illness behaviour in celiac disease.* Psychosomatics, 2004; 45: 336-42. http://dx.doi.org/10.1176/appi.psy.45.4.336

51. Katon WJ. *Clinical and health services relationships between major depression, depressive symptoms, and general medical illness.* Biological Psychiatry. 2003: 54: 216-26. http://dx.doi.org/10.1016/S0006-3223(03)00273-7

52. DiMatteo MR, Lepper HS, Croghan TW. *Depression is a risk factor for noncompliance with medical treatment: meta-Analysis of the effects of anxiety and depression on patient adherence.* Arch Inter Med. 2000; 160: 2101-7.
http://dx.doi.org/10.1001/archinte.160.14.2101

Capítulo 20

Análisis de aceptabilidad, aspectos culturales e impacto personal del diagnóstico

Eduardo Cueto Rúa,[1] Luciana Guzmán,[1] Cecilia Zubiri,[1] Gabriela Inés Nanfito,[1] María Inés Urrutia,[2] Leopoldo Mancinelli[3]

[1] Gastroenterología Pediátrica. Servicio de Gastroenterología, Hospital Sor María Ludovica, La Plata, Argentina.

[2] Calculista Científico. Servicio de Gastroenterología, Hospital Sor María Ludovica, La Plata, Argentina.

[3] Psicología Clínica. Servicio de Gastroenterología, Hospital Sor María Ludovica, La Plata, Argentina.

cuetorua.eduardo@gmail.com, guzman_155@hotmail.com, cecizubiri03@hotmail.com, gnanfito@hotmail.com, urrutia@isis.unlp.edu.ar, leopoldomancinelli@gmail.com

Doi: http://dx.doi.org/10.3926/oms.167

Referenciar este capítulo

Cueto-Rúa E, Guzmán L, Zubiri C, Nanfito GI, Urrutia MI, Mancinelli L. *Análisis de aceptabilidad, aspectos culturales e impacto personal del diagnóstico*. En Peña AS, Rodrigo L. editores. *Enfermedad celíaca y sensibilidad al gluten no celíaca*. Barcelona, España: OmniaScience; 2013. p. 407-431.

E. Cueto Rúa, L. Guzmán, C. Zubiri, G.I. Nanfito, M.I. Urrutia, L. Mancinelli

Resumen

Hemos realizado 1500 encuestas de **"Aceptabilidad de la condición celíaca"** donde puntualizamos la incidencia de los distintos reclamos de la comunidad escuchados en las reuniones previas en las que participábamos invitados como expertos. Quisimos saber quiénes y cómo eran los que concurrían y para ellos averiguamos sexo, edad, instrucción, cantidad de celíacos en el hogar, y años que llevaban haciendo la dieta, el nivel de cumplimiento, con qué cuadro clínico habían iniciado el tratamiento, que cosas le fastidiaban de la vida cotidiana, cuáles eran sus deseos frente a esta singular dolencia, sus fantasías y su expectativa real.

Comprobamos que la población que concurría era substancialmente femenina y el impacto positivo de la instrucción en el cumplimiento de la dieta. Descubrimos que la cantidad de celíacos en una misma familia conspira con el adecuado cumplimiento de la dieta. Los problemas sociales que más le desagradaban, destacándose el hecho de no disponer de menús seguros en Restaurantes.

Supimos que la fantasía era "un remedio que los cure" y que la expectativa real era "disponer de alimentos aptos, seguros, ricos y baratos a lo largo y ancho del país" y "una ley" que los contemple. Cuando analizamos las 1306 encuestas del **"Impacto de diagnósticos"** vimos que las palabras utilizadas por el médico y la instrucción del paciente no juega un rol importante en tiempo que asume aceptar la celiaquía y que las palabras utilizadas por el médico impactan de un modo en el adulto celíaco de otro modo en la madre del niño celíaco, y que estas palabras favorecen las sensaciones en los grupos de autoayuda pero entorpecen la aceptación.

Abstract

We have performed 1500 surveys about **"Acceptability of celiac condition"** based on a questionnaire on the incidence of different claims of the community. The questionnaire design resulted from our participation as guest expert in previous meetings. We wanted to know who were and how they feel those who assist to those meetings. For that we investigated age, sex, school level, number of celiac patients at home, time on and the levels of adherence to the diet, clinical features at the beginning of treatment, what things disturbed every-day life, which were their wishes when confronted with this peculiar condition, their fantasies and their real expectations.

We found that most of the attendants were females and the positive impact of school instruction in complete adherence to the diet. We noticed that the number of persons with the condition in the same family conspires with the dietary compliance. The most important social problem was not having restaurants with gluten-free food menus.

We also discovered that their fantasy was "a remedy that would heal them up" and that their real expectation was to have "safe, rich and cheap food across the whole country"and "a law" that take them into account. When analyzing the 1306 surveys **"Impact of the Diagnosis"**, we saw that the words used by the physician and patient education does not play a role in accepting while assuming celiac disease and that the words used by medical impact of a mode adult celiac otherwise in celiac child's mother, and that these words encourage feelings in self-help groups but hinder acceptance.

1. Introducción

Hemos dicho siempre y más aún desde la perspectiva de pediatras, que el concepto de celiaquía o de enfermedad celíaca se construye con palabras y gestos. Por esta razón siempre cuidamos y medimos nuestra actitud al momento de dar el diagnóstico y en los controles clínicos posteriores. Nuestra intención es impactar positivamente en la construcción del concepto de esta singular dolencia que le impondrá a nuestro pequeño paciente un nuevo modo de vida.

También hemos dicho e inculcado que estos cuidados deben ser observados por la madre, el padre y el resto de los miembros de la familia. A modo de ejemplo decimos que si a un niño celíaco diagnosticado a los 2 años, se le dice "pobrecito" o se le pone cara o gesto de "dolor o lástima" hasta los 22 años, no podemos esperar que sea una persona plena y/o segura de si misma. Sin saberlo, habíamos actuado en concordancia con los postulados de Pedro Lain Entralgo (1908-2001), que decía: *"El médico debe saber ponerse en el lugar del otro, sentir como el o ella y disponerse a ayudarle cuando enfrenta dificultades"*.

Haber concebido los problemas de esta forma y las enormes implicancias que tenía la intolerancia a un alimento símbolo de la cultura occidental, en ocasiones de carácter divino, fundamos en el año 1978 la Asociación Celíaca Argentina, primera del continente americano y segunda del mundo.[1]

Inspirado en las enseñanzas del Dr. Horacio Toccalino (1931-1977) y con más de 40 años de historia, nuestro grupo se ha ocupado de investigar la celiaquía en varios aspectos, dentro de los cuales destacamos el haber establecido una relación matemática precisa y objetiva de enteropatía en función de la relación vellosidad cripta, que hemos utilizado eficazmente y que no ha requerido modificaciones durante más de 30 años,[2] el descubrimiento en el año 1985 del valor de los autoanticuerpos músculo liso,[3] la variabilidad de los mismos en ocasión del desafío[4] y también en función del cumplimiento o no de la dieta, utilizándolo además desde aquella época en la pesquisa de familiares asintomáticos.[5] Destacamos también el hecho de utilizar un puntaje o *score* de criterios clínicos y de laboratorio que nos han permitido estimar muy eficazmente la probabilidad de padecer celiaquía.[6,7] Podemos agregar que el Ministerio de Salud de la Nación Argentina los ha propuesto para su uso[8] y se accede libremente a estos por la web. Por último, nos hemos ocupado históricamente de la problemática social de la persona celíaca, hemos colaborado en la legislación vigente y hemos estudiado y analizado sus sensaciones, necesidades y demandas.[9]

Hemos sido invitados a escribir este capítulo precisamente por estos últimos aspectos.

Desde marzo de 2008 y hasta diciembre de 2009 realizamos encuestas a 1500 celíacos que concurrían a las reuniones de la Asociación Celíaca Argentina (ACA), procurando evaluar **algunos aspectos sociales y culturales** y desde agosto de 2011 y hasta diciembre de 2012 realizamos otra encuesta para evaluar el **impacto del diagnóstico**.

Para el conocimiento del lector queremos decir que Argentina tiene una prevalencia de EC que es muy semejante a los países de Europa. Nuestro país, especialmente las grandes ciudades de la costa atlántica y del Río de La Plata y sus afluentes, ha sido receptivo de una gran corriente migratoria de Europa, especialmente de españoles e italianos. Argentina es además un gran productor, exportador y consumidor de trigo, por lo tanto, estaban dadas las condiciones. En cuanto a la prevalencia de la EC, un trabajo del Dr. JC Gómez y col realizado en parejas que hacía el examen prenupcial entre los años 1999 y 2000 la estableció en 1/167.[10] Por otra parte un examen multicéntrico realizado por la Dra. M Mora y col realizados en niños sometidos a estudios prequirúrgicos para intervenciones programadas o de urgencia o para estudios de aptitud física para deportes estableció una prevalencia 1/79.[11] En nuestro Servicio de Gastroenterología del Hospital Interzonal especializado en Pediatría de la ciudad de La Plata, consultada la base de datos, hemos hecho entre el 1º de Enero de 2000 y 31 de Diciembre de 2010, 852 diagnósticos con una relación mujer/varón de 2/1.

2. Aceptabilidad

En la primer encuesta denominada **aceptabilidad** abordamos los siguientes puntos 1) Edad, 2) Sexo, 3) Cantidad de celíacos en el hogar, 4) Orden de nacimiento del paciente: –primero, del medio, último o único–. Agregamos una condición más que es el hijo último separado por más de seis años del hermano que le precede y a este lo llamamos hijo último-único, 5) Años que lleva realizando la dieta, 6) Forma Clínica que presentaba al momento del diagnóstico, 7) Instrucción del paciente, 8) Instrucción de la madre del paciente, sea niño o adulto. 9) Transgresiones, 10) Frecuencia de ellas, 11) Ámbito donde transgrede, 12) Si éstas ocurren en soledad o en compañía, 13) Qué tipo de alimentos prohibidos desea comer, 14) Qué tipo de producto produjo finalmente la transgresión, 15) Otras tentaciones, 16) Si concurre a los distintos grupos de autoayuda, 17) Si siente contención o maltrato en ellos y/o en grupo familiar, 18) Qué le fastidia de su condición, 19) Qué fantasías tiene con la celiaquía, 20) Qué espera realmente que ocurra con esta entidad, y 21) En qué provincia vive.

Para cumplir el objetivo se diseñó una encuesta que fue realizada en quienes concurrían a las reuniones de la Asociación Celíaca Argentina de las distintas filiales del país y otras ONG que apoyan al celíaco y su familia. Se realizó el trabajo en 11 Provincias de la República Argentina con la siguiente distribución: Provincia Buenos Aires 57,8%; Ciudad Autónoma de Buenos Aires 13,1; Santa Fe 7,6%; San Luis 4,9%; Córdoba 4,0%; Tierra del Fuego 3,3%; Neuquén 2,9%; Misiones 2,3%; Salta 1,8%; Otras Provincias 4,3%. Cabe destacar que cuando participábamos (los profesionales) de estos encuentros la concurrencia a estas reuniones se duplicaba o triplicaba.

Concluidas las encuestas establecimos una puntuación a priori de 1 a 10 para calificar el cumplimiento de la dieta. Atribuimos 10 puntos a aquel que la cumplía rigurosamente y que consumía alimentos debidamente rotulados; 7 puntos a quienes realizaban una transgresión anual; 3 puntos al que transgredía mensualmente; 2 puntos al que lo hacía semanalmente y 1 punto al que lo hacía a diario. Esto nos permitió otorgarle una "nota" que califica el grado de cumplimiento de la dieta a cada provincia. Analizadas sólo aquellas que tenían un número superior a 25 encuestados, los resultados fueron: Córdoba: con 60 participantes/un puntaje promedio de 8,71; Santa Fe: 114/8,62; Ciudad de Buenos Aires 196/8,60; Provincia de Buenos Aires: 866/8,08; Tierra del Fuego: 50/8,04; Salta: 27/7,81; San Luis: 73/7,03; Neuquén: 43/6,04.

El conjunto de los encuestados se distribuyó en grupos de edades "sociales": primera infancia (1 a 5 años), niños de segunda infancia (6 a 12 años), adolescentes (13 a 17 años), adultos jóvenes (18 a 40 años), adultos (41 a 60 años) y adultos mayores o ancianos (más de 61 años). Este trabajo nos permitió conocer singularmente la problemática celíaca.

A esta altura del libro ya es sabido que la Enfermedad Celíaca es una intolerancia permanente al gluten pero es necesario recordar que la proteína en cuestión es un alimento de una enorme carga simbólica y se encuentra agregado legalmente a una innumerable cantidad de alimentos industrializados. Esta proteína tóxica para la persona celiaca se encuentra en el trigo, avena, cebada y centeno y le debemos a Dicke, Weijers y a Van de Kamer los trabajos científicos que cambiaron la historia de la celiaquía de una vez y para siempre. Si hubiera un Premio Nobel Póstumo, estos investigadores sin duda lo merecerían.[12,13]

Las preguntas que nos hacíamos eran ¿qué ocurre durante y después del momento en que el médico le da el diagnóstico?, ¿cómo impacta este hecho en la vida de la persona?, ¿cómo construye una nueva relación a partir de esto?, ¿cómo es el cumplimiento de la dieta?, ¿qué cosas la hacen claudicar?, ya sea alimentos en particular, ambientes o situaciones sociales especiales. Queríamos saber además si el grado de instrucción del paciente adulto o de la madre influía en el cumplimiento de la dieta.

Decíamos y decimos aún "El concepto de celiaquía se construye y el primer ladrillo de esta construcción lo pone el médico al momento de anunciarla..."

Las palabras que utilizaba, la expresión de su rostro, la transmisión de tranquilidad, el haber llegado a un diagnóstico final y bueno, con la idea de resolución de un problema y no el inicio de otro, nos había parecido imprescindible para que el celíaco sintiera que esto era un punto de partida hacia una vida mejor y no un quiebre a partir del cual comienza una serie de padecimientos o adversidades.

Una vez realizado el diagnóstico para el paciente lo importante es el control de su alimentación basada en una dieta sin trigo avena cebada y centeno. Decimos siempre "en 7 segundos el médico indica una dieta que el celíaco debe cumplir durante más de 70 años". Sabíamos que de los miles de alimentos de los que dispone el ser humano, solo se les estaban vedados cuatro, trigo, avena, cebada y centeno. Uno de ellos, la avena, esta siendo estudiada con resultados contrapuestos[14,15] y tal como manifestara Real y col, "Estos resultados sugieren que existe una amplia gama de variación de potencial inmunotoxicidad de la avena que podría ser debido a diferencias en el grado de inmunogenicidad en sus secuencias".[16]

El amplio uso de cereales con gluten en las culturas occidentales hace que el seguimiento de la dieta sea todo un desafío. La misma, que en teoría parece sencilla de mantener, en la práctica representa un desafío tanto para los pacientes que deben realizarla,[17] como para los nutricionistas y médicos que deben colaborar y orientar en su cumplimiento.

Para un celíaco el consumo de gluten, sea voluntario o no, lleva a asumir riesgos potenciales de asociación de enfermedades, por lo que es importante la advertencia al respecto.[18]

Luego de haber analizado ampliamente las variables encuestadas surgen algunas observaciones como las siguientes. El porcentaje de aceptabilidad global de la DSG (Dieta Sin Gluten) en las personas que concurren a las reuniones de los grupos de autoayuda, ronda el 70% siendo, seguramente por esta razón, ligeramente mayor que el de la bibliografía consultada, [19] aunque hay países con una fuerte cultura celíaca en los que la dieta arroja un mayor grado de cumplimiento. [20]

El grupo de adolescentes representa un desafío. En varias publicaciones se aprecia la misma observación. [21,22] La adolescencia constituye un período de la vida en el cual frecuentemente se abandona la dieta sin gluten. Por esto es de suma importancia el control médico periódico, la determinación de anticuerpos séricos y la búsqueda de signos y síntomas de deficiencias nutricionales y otras enfermedades autoinmunes.

En relación a lo observado a la cantidad de celíacos que hay en un hogar, parece evidenciarse que cuando sólo hay un miembro afectado, la dieta se cumple muy bien y pareciera que la familia juega un rol protector. Cuando hay varios integrantes con esta condición, la transgresión en uno de ellos puede desencadenar un efecto dominó en el resto de los miembros afectados. Es allí donde se ve el mayor índice de fracaso. Parece haber entre los integrantes una conducta "permisiva". Si bien cuando se transgrede la dieta, algunos pacientes pueden tener síntomas como cefaleas, vómitos y dolor abdominal, muchos se mantienen asintomáticos. Destacamos, en el caso de haber más de un integrante, en general estos últimos han surgido por el estudio familiar por lo cual nunca se sintieron enfermos y las transgresiones no se reflejan clínicamente.

Cuando se analiza cómo se relaciona el orden, de nacimiento, del hijo con la adherencia a la dieta, resulta lógico que los hijos únicos sean los que mejor desempeñen el tratamiento. Son hijos especiales donde la familia pone una atención centralizada en ese único niño. Para el caso de los únicos-últimos, que son aquellos niños cuyo hermano precedente le lleva más de 6 años, tienen un comportamiento diferente ya que podrían ser hijos no esperados, con todas las connotaciones y vivencias que puede sentir la madre ante el hecho. En general, son niños demasiado consentidos, posiblemente por la culpa sentida, en estas circunstancias. No es casualidad que este niño último-único sea el que peor hace la dieta, el que tiene más caries (consumo de golosinas) y el más constipado o estreñido (consumo pobre en fibra y desmedido de lácteos). [23,24]

Apreciamos en esta encuesta que cuanto más antiguo es el diagnóstico, mayor es el porcentaje de transgresores a la dieta, tal como han observado otros autores. [25]

Parecería estar relacionado a la falta de expresión clínica de dichas transgresiones y, por lo tanto, al no sentirse enfermo, el paciente continúa realizándolas. [26,27]

En cuanto a la forma de presentación de la EC se observa que la misma influye de alguna manera en el adecuado cumplimiento del régimen libre de gluten, pero contrariamente a lo esperado, los cuadros de inicio más graves no hacen tan bien la dieta como aquellos que provienen de las formas mono sintomáticas y en los que se llega la diagnóstico por hallazgo a través de enfermedades asociadas. Por otra parte los que tienen menor adherencia son los que surgen de la pesquisa familiar. Estos pacientes, generalmente asintomáticos, no han tenido percepción de enfermedad y no sienten los beneficios de la dieta.

Con respecto a la relación entre el nivel de instrucción y el cumplimiento de la DSG (dieta sin gluten) nos pareció lógico el resultado por el cual, cuanto más instruido sea el paciente, mayor acceso a la información y al sistema de salud y posiblemente su poder económico para llevar a cabo el cumplimiento de una dieta de coste elevado.[28] También nos llamó la atención que tanto en niños como en adultos los hijos de madres que abandonaron los estudios universitarios son los que alcanzaron porcentualmente la mayor puntuación del cumplimiento sin alcanzar este dato un valor estadísticamente significativo. En ninguna medida se propone con este resultado abandonar los estudios, sino ahondar el cuidado ante una situación similar (Gráfico 1A).

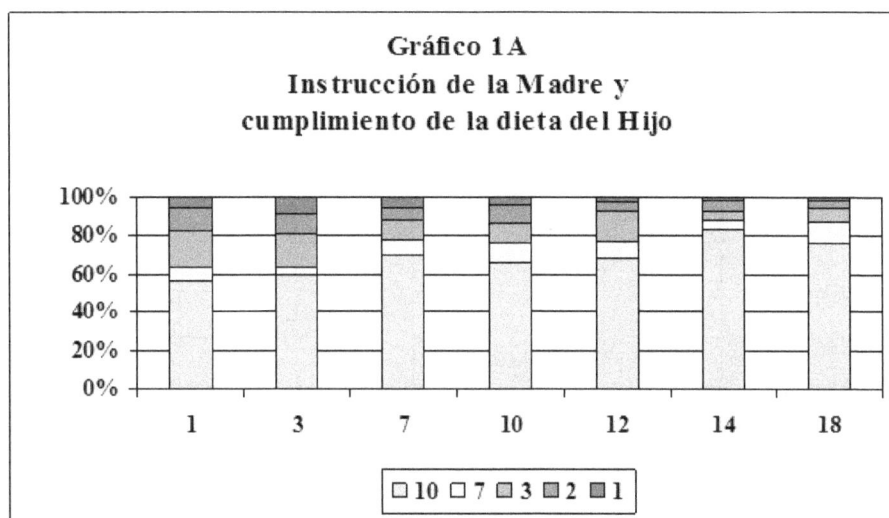

Gráfico 1A
Instrucción de la Madre y
cumplimiento de la dieta del Hijo

Para la rápida comprensión de los gráficos de Aceptabilidad hemos utilizado los tradicionales colores del semáforo. Verde que esta muy bien, Amarillo que es de cuidado y distintos tonos de naranja a rojo que resaltan el mal cumplimiento de la dieta.

Gráfico 1A. Muestra el grado de cumplimiento de la dieta y los distintos grados de instrucción alcanzado por la madre del niño. Si comparamos los dos primeros grupos (analfabeto o primaria incompleta), con los dos últimos (universitarios incompletos y graduado) la diferencia es muy significativa. p = 0.00001.

Aunque todavía hay muchos datos controvertidos y por explorar, un significativo número de artículos publicados en la última década han proporcionado la importante evidencia sobre la eficacia a largo plazo de la DSG en la prevención de las complicaciones y asociaciones no deseadas.[29]

Sin embargo, a pesar de los beneficios de la DSG, un porcentaje de pacientes no la siguen o no la realizan de forma estricta.[30] Lo ideal es que el equipo que controla el seguimiento de los celíacos incluya la supervisión regular de médicos, nutricionistas y psicólogos, pero entendemos que el mayor apoyo viene de las asociaciones de celíacos que no tienen que imaginarse o estudiar el problema, ya que lo viven a diario.

Por último de estas encuestas surgió que la "Fantasía" del celíaco es la curación de esta dolencia mediante algún descubrimiento de la ciencia… las realidades son que los celíacos querían alimentos disponibles seguros y baratos a lo largo y ancho del país y una Ley celíaca que atienda verdaderamente su problemática social.

2.1. Conclusiones de la aceptabilidad

En resumen las conclusiones del trabajo de **ACEPTABILIDAD** fueron:

a) El cumplimiento de la DSG fue del 70%.

b) El cumplimiento de la DSG es igual en ambos sexos, sean adultos o niños.

c) El peor rendimiento se observó en el grupo de adolescentes (Gráfico 2A).

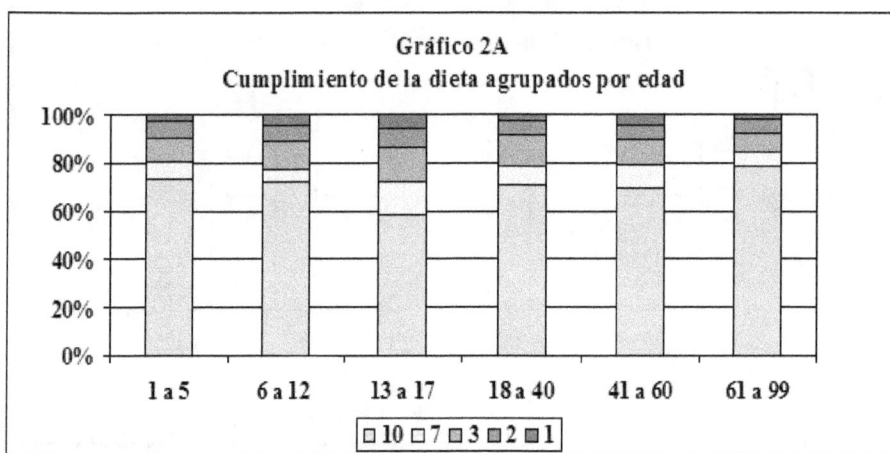

Para la rápida comprensión de los gráficos de Aceptabilidad hemos utilizado los tradicionales colores del semáforo. Verde que esta muy bien, Amarillo que es de cuidado y distintos tonos de naranja a rojo que resaltan el mal cumplimiento de la dieta.

Gráfico 2A. Muestra el nivel de cumplimiento de la dieta agrupados por edades sociales. Nótese que el mejor nivel lo alcanza el grupo de personas adultas mayores de más de 61 años, el segundo grupo es el de los niños de 1 a 5 años, al cuidado de las madres y el peor el grupo de adolescentes entre 13 a 17 años.

d) El cumplimiento de la DSG disminuyó a medida que aumentaba el número de integrantes con EC en una misma familia (Gráfico 3A).

e) El cumplimiento de la DSG disminuyó a medida que aumentaba el número de años de diagnóstico (Gráfico 4A).

Para la rápida comprensión de los gráficos de Aceptabilidad hemos utilizado los tradicionales colores del semáforo. Verde que

Gráfico 3A
Cantidad de celíacos en el grupo familiar
y cumplimiento de la dieta

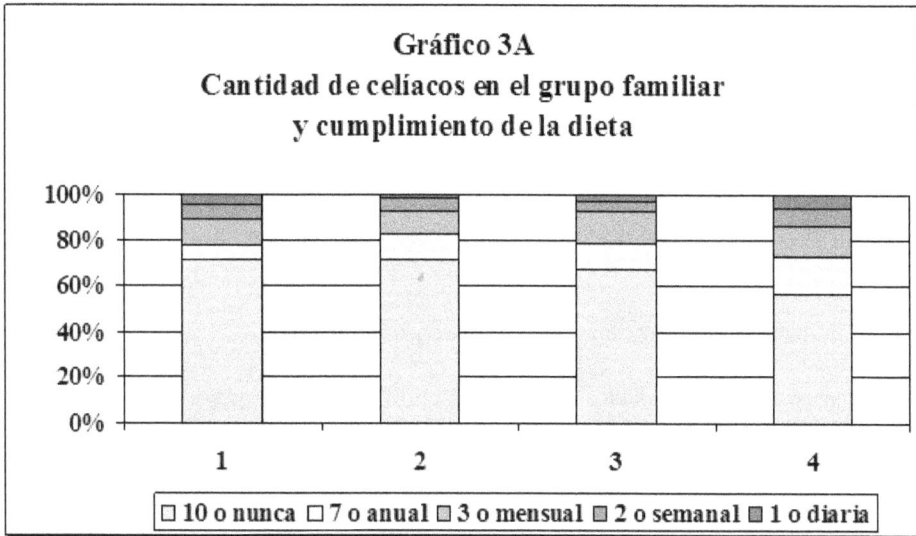

esta muy bien, Amarillo que es de cuidado y distintos tonos de naranja a rojo que resaltan el mal cumplimiento de la dieta.

Gráfico 3A. Muestra el nivel de cumplimiento mostrando una declinación en función
de la cantidad de miembros en la familia. Esta observación alcanzó una diferencia estadísticamente
significativa p = 0.04.

Gráfico 4A
Años de diagnóstico y cumplimiento de la dieta

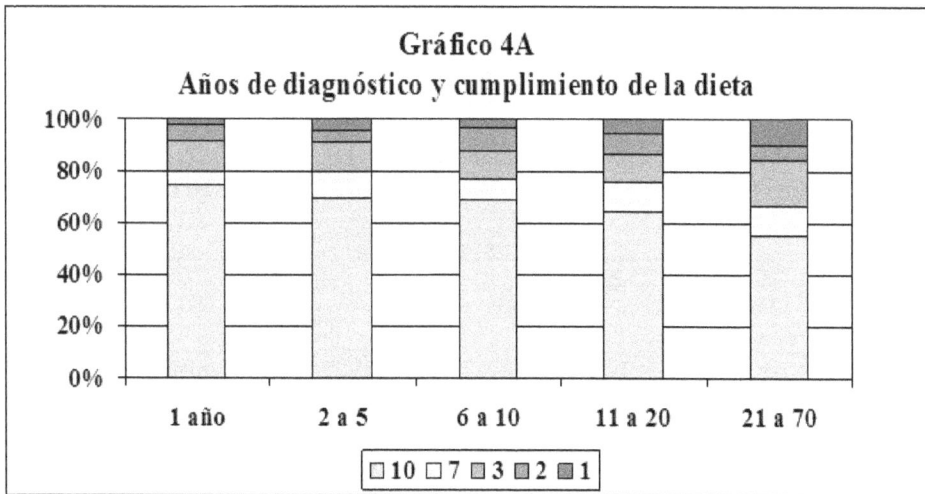

Para la rápida comprensión de los gráficos de Aceptabilidad hemos utilizado los tradicionales colores del semáforo. Verde que
esta muy bien, Amarillo que es de cuidado y distintos tonos de naranja a rojo que resaltan el mal cumplimiento de la dieta.

Gráfico 4A. Muestra el deterioro paulatino en la calidad de la dieta a medida que pasan los años de la
misma. Se agrupan por crecientes cantidades de años y el análisis de este fenómeno arroja un valor
altamente significativo p = 0.001.

f) El cumplimiento de la DSG fue porcentualmente mejor cuanto mayor fue el nivel de instrucción de las madres de los niños celíacos y del adulto con EC sin ser éste valor estadísticamente significativo.

g) El mejor cumplimiento de la DSG se dio en los hijos únicos y el peor en los hijos únicos-últimos.

h) La mejor adherencia al tratamiento se detectó en los casos diagnosticados por hallazgo y formas mono sintomáticas, y el peor cumplimiento en quienes el diagnóstico surgió por catastro familiar.

i) El mayor número de transgresiones se realizó dentro del hogar.

j) Se deseó intensamente productos como pan, facturas y sándwiches.

k) Se claudicó ante alimentos más accesibles y de menor tamaño como golosinas y galletitas.

l) Las cuatro cosas que más le fastidian son (Gráfico 5A).

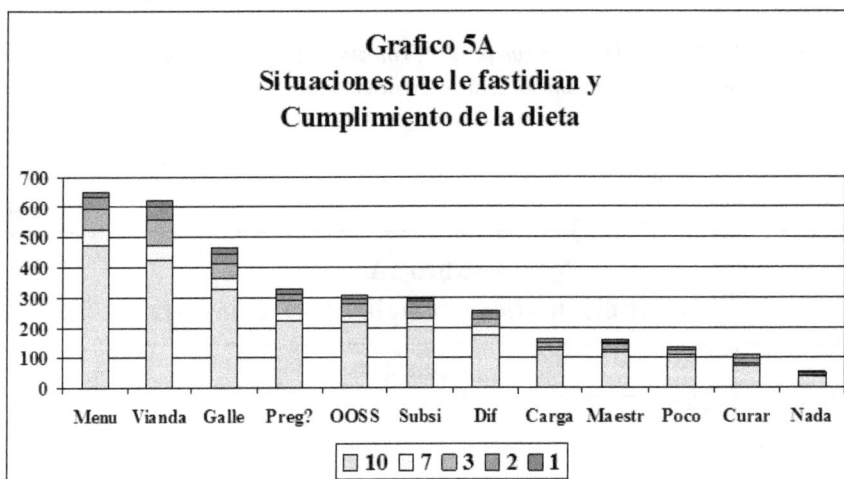

Grafico 5A
Situaciones que le fastidian y Cumplimiento de la dieta

Para la rápida comprensión de los gráficos de Aceptabilidad hemos utilizado los tradicionales colores del semáforo. Verde que esta muy bien, Amarillo que es de cuidado y distintos tonos de naranja a rojo que resaltan el mal cumplimiento de la dieta.

*El Gráfico 5A. Muestra en nivel decreciente lo que constituye los "fastidios" de la persona celiaca. Para su mejor comprensión ponemos el significado de ella: **Menú**: No tener menús en los restaurantes; **Vianda**; tener que llevarse la comida; **Galle**: no disponer de galletitas en los lugares que están abiertos las 24 horas; **Preg?**: Que le formulen preguntas extemporáneas sobre la celiaquía; **OOSS**: No estar contemplados por el sistema privado de salud; **Subsi**: No recibir un subsidio por su condición celiaca; **Dif**; que lo hagan sentir diferente; **Carga**: Sentirse una carga para la familia; **Maestr**: que los maestros no se tomen el tema seriamente, **Poco**: Cuando un profesional le dice que un poco no le hace nada; **Curar**: Cuando un profesional le dice que se va a curar algún día. **Nada**: que nada le molesta.*

1) No disponer de menús en los restaurantes.

2) Tener que llevar siempre una vianda y/o un tupper.

3) No disponer de galletitas aptas en los quioscos que están abiertos las 24 h.

4) Que le formulen preguntas sobre la celiaquía en cualquier momento y lugar.

m)La fantasía del celíaco fue: una curación.

n) La realidad esperada, lo tangible: conseguir la sanción de una ley que los contemple.

o) En términos generales el cumplimiento de la dieta es bueno.

3. Segunda encuesta: Aspectos socioculturales. Impacto del diagnóstico, palabras utilizadas por el médico, sensaciones del paciente, su instrucción y tiempo necesario para asumirlo.

3.1. Introducción

Las relaciones humanas pueden ser de variadas formas, algunas de carácter superficial, otras muy profundas y las hay de singular complejidad, como la denominada relación médico-paciente. Tal como dice el Dr. *Moreno Rodríguez*: «la relación médico-paciente, ha sido, es y seguirá siendo el aspecto más sensible y humano de la medicina».[31] En nuestra actividad médica de pediatras dar un diagnóstico que durará toda la vida nos ha llevado a meditar la forma adecuada de hacerlo, medir las palabras, pensarlas, meditarlas, analizarlas, ponernos siempre en el lugar del que las recibe y acompañar las mismas con gestos y una actitud acorde. Debíamos ser considerados, gentiles, amables y también firmes. Cuando decíamos o decimos "hay que trabajar para que las cosas sucedan, las cosas no suceden solas", estamos pensando también en este momento único del acto del diagnóstico.

Los preceptos del buen actuar médico se hallan centralmente contemplados en el Juramento Hipocrático. «... dirigiré la dieta con los ojos puestos en la recuperación de los pacientes, en la medida de mis fuerzas y de mi juicio...» «... dirigiré la recuperación de los pacientes, en la medida de mis fuerzas y de mi juicio...».[32]

Las características del médico en esta interrelación las resumió *Hipócrates* hace más de 2000 años cuando consideró que el médico debía reunir cuatro cualidades fundamentales: conocimientos, sabiduría, humanidad y probidad. Estas condiciones quedan bien reflejadas en los tres parámetros establecidos por *Pedro Lain Entralgo*: 1º Saber ponerse en el lugar del otro. 2º Sentir como él o ella. 3º Disponerse a ayudarle cuando enfrenta dificultades.[33]

Consideramos que para poder lograr dichos parámetros, debemos conocer minuciosamente la etiopatogenia, las diferentes formas de presentación, como arribar al diagnóstico, el tratamiento y las complicaciones de la enfermedad celíaca, pero "como siente el paciente" sólo lo podemos saber escuchándolos y brindándoles la oportunidad de expresarse. Con este propósito hemos diseñado las diferentes encuestas y con estas premisas nos abocamos al estudio del impacto del diagnóstico y la evaluación de nuestra responsabilidad en el mismo.

4. Análisis del impacto del diagnóstico

Para continuar el análisis de impacto del diagnóstico en una segunda etapa realizamos 1306 encuestas en las reuniones de los diferentes grupos de auto ayuda, reconocidos en Argentina o sus filiales o delegaciones.

Para este objetivo se diseñaron tres encuestas iguales una destinada a: 1) al celíaco adulto, 2) al pariente del mismo y 3) al niño celíaco que pudiera contestarla por sí o con la ayuda de su mamá.

Se completó la encuesta en forma anónima con los siguientes datos: 1-**Edad** en años; 2-**Sexo**; 3-**Cantidad** de celíacos en el hogar o convivientes; 4-**Años** que llevaba realizando la dieta 5-**Instrucción** del paciente o de la madre del niño (1 a 7: primaria, 8 a 12: secundaria, 14 estudios universitarios parciales, 18 graduado). 6-**Reacción** el día del diagnóstico con el siguiente menú de respuestas: 6.1-Alegría, 6.2-Tranquilidad, 6.3-Resignación, 6.4-Malestar, 6.5-Tristeza, 6.6-Fastidio, 6.7-Angustia, 6.8-Bronca-furia-rabia, 6.9-Temor o Miedos. 7-¿En **Cuánto tiempo asumió** la condición de celíaco/a? R: una semana, un mes, seis meses, un año, muchos años, nunca lo asumí. 8-**Transgresiones** a la dieta con las siguientes respuestas posible: Nunca transgredí, lo hago Anualmente, Mensualmente, Semanalmente, Diariamente. 9-¿Cómo me siento en los distintos grupos de **Autoayuda** a los que concurro? Y las respuesta posibles fueron 9.1 muy bien, 9.2 bien, 9.3 regular, 9.4 usado, 9.5 agredido, 9.6 fuera de lugar. 10-¿Dónde quiere encontrar o **comprar** sus alimentos? y debían elegir solo dos[2] lugares 10.1 Almacenes de barrio, 10.2 Supermercados, 10.3 Dietéticas, 10.4 Farmacias. 11-**Ciudad** en la que vive. 12-**Provincia** en la que vive. 13-**Palabras** utilizadas por el médico al momento del diagnóstico y/o que usted recuerde especialmente agrupadas del siguiente modo 1-Una grave enfermedad o **desgracia**, 2-Una verdadera **enfermedad**, 3-Una Enfermedad **celíaca**, 4-Una **intolerancia** alimentaria, 5-Una **dieta** soluciona el problema.

La encuesta se realizó en pacientes de diferentes edades que abarcaron desde 1 hasta 84 años. En el caso de los pacientes pediátricos o incapacitados para responder, las mismas fueron realizadas por sus padres. Se encuestaron en las siguientes provincias con sus porcentajes: Buenos Aires: 44,1%; Córdoba 12,3%; Ciudad Autónoma de Buenos Aires 11,2%; Chubut 10,9; Entre Ríos 7,0%, Corrientes 3,1%; Santa Cruz 3,1%; Río Negro 1,6%; Jujuy 1,5%; San Luis 1,3%; La Pampa 1,2%; Resto de las Provincias 2,6%. Participaron habitantes de 164 ciudades diferentes.

1) Se analizó edad, sexo y cantidad de celíacos en la familia, diferenciando entre adultos, pariente de y niños celíacos (Tabla 1).

2) Se agruparon los pacientes según los años de dieta y se analizó su distribución en porcentajes, lográndose seis grupos que muestran la mayor participación en los que están entre 2 a 5 años de tratamiento dietético (Tabla 2).

Enfermedad celíaca y sensibilidad al gluten no celíaca

	Adultos celíacos 58,6%	Parientes de celíacos 36,4%	Niño celíaco 5%
Número 1306 Sexo	765 M 79,2% V 18,8%	476 M 67,4% V 32,6%	65 M 68,8% V 31,2%
Promedio de edad DS	42,5 años +/- 14,04		11,3 años +/- 3,00
Años de estudio Promedio DS Mediana Modo	13,4 +/- 3,64 14 12		7,2 +/- 3,13 8 8

M: mujeres, V: Hombres

Tabla 1. Muestra los datos generales de la población estudiada. El grupo Pariente de celiaco es muy disperso, porque entre los parientes había madres de niños, esposas de adultos y abuelas de niños, por lo que no se puede promediar ni la edad ni la instrucción.

1306 casos	Adulto celíaco 48,6 %	Pariente de 36,4%	Niño celíaco 5%
0 años	13,7 %	11,9 %	12,5 %
1 año	17,4 %	19,9 %	20,3 %
2 a 5 años	37,9 %	39,0 %	40,6 %
6 a 10 años	17,9 %	20,3 %	20,3 %
11 a 20 años	8,3 %	8,1 %	6,3 %
21 o más años	4,7 %	0,8 %	0,0 %

Tabla 2. Muestra la distribución por años de dieta. Nótese que el grupo que más concurre a las reuniones es el comprendido entre 2 a 5 años de dieta. Si sumamos al siguiente grupo de 6 a 10 años de dieta, entre ambos superan en los tres grupos el 50% de la población que concurre a estas reuniones.

3) En cuanto a la "Reacción al diagnóstico", existe una dependencia entre esta variable y ser adulto, pariente o niño celíaco, con una diferencia significativa (P = 0,001). Se observa que los sentimientos angustia y tranquilidad son los que presentan mayores porcentajes. Analizando exclusivamente estos dos se destaca que cuando contesta la encuesta el "Pariente de", (en su mayoría madres), se trasluce que el mayor porcentaje está en el sentimiento de "angustia", contrariamente en adultos y niños el mayor porcentaje se da en el sentimiento de "tranquilidad" (Tabla 3 y Gráfico 6).

Reacción al diagnóstico 1306 casos	Adulto celíaco 58,6%	Pariente de celíaco 36,4%	Niño celíaco 5%
1-Alegría	7,9%	3,7%	9,8%
2-Tranquilidad	24,6%	24,6%	29,5%
3-Resignación	14,3%	8,9%	6,6%
6-Malestar/fastidio	8,0%	9,3%	8,2%
7-Angustia/tristeza	26,2%	34,6%	21,3%
8-Bronca/furia	8,6%	5,4%	14,8%
9-Temor o miedo	10,4%	13,6%	9,8%

Tabla 3. Muestra las distintas reacciones al diagnóstico. Los sentimientos prevalentes son angustia y tranquilidad en los tres grupos. En el grupo de niños el prevalente es "Tranquilidad" en los otros dos el prevalente es "Angustia".

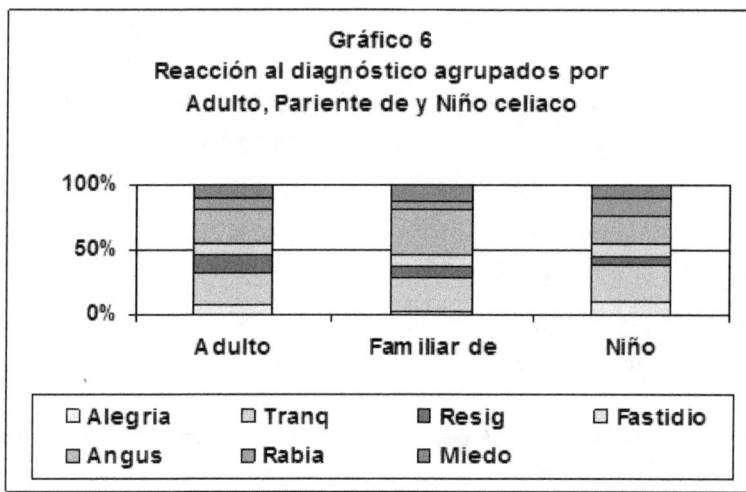

Gráfico 6
Reacción al diagnóstico agrupados por Adulto, Pariente de y Niño celiaco

Los gráficos realizados para el trabajo de impacto, para su mejor comprensión van en distintos tonos de color azul celeste lo que se entiende como una reacción buena o positiva y en distintos tonos de naranja a rojo lo que se entiende como una reacción mala o negativa.

Gráfico 6. De Impacto. Se destaca a pesar de la similitud de las reacciones, que el grupo de "familiar de celíaco" supera levemente por las sensaciones de "fastidio", "angustia", "rabia" y "miedo" a los otros dos grupos.

4) En relación al tiempo transcurrido para asimilar o asumir la celiaquía, se observa que el niño es quien más rápidamente asume su nueva condición. Cuando el análisis se hizo considerando la aceptación agrupados los primeros seis meses, la diferencia porcentual observada con el adulto es estadísticamente significativa (P = 0,023). En el grupo niños, la aceptación fue del 70,7% en el primer mes, en Adultos fue de 61,1 % (Tabla 4)

Tiempo que tardo en asumirlo 1306 casos	Adulto celíaco %	Pariente de celíaco %	Niño celíaco %
1 semana	42,6	43,4	53,8
1 mes	18,5	24,7	16,9
6 meses	10,5	7,4	15,4
1 año	9,6	11,3	4,6
Varios años	7,2	5,4	4,6
Nunca	11,6	7,8	4,6

Tabla 4. Muestra el tiempo insumido en aceptar la condición celíaca. Se destaca que la aceptación es superior al 60% en los tres grupos, en un mes o menos.

5) Si analizamos las palabras expresadas (o las que cree recordar del momento del diagnóstico) "Desgracia" aparece con mayor peso en el pariente (madre). Si analizamos la expresión "Enfermedad celíaca", la madre recuerda (o cree recordar) que el diagnóstico fue transmitido o percibido como "Enfermedad", mientras que el adulto y el niño lo recuerdan con la palabra "Celíaca".

Si comparamos los porcentajes entre la percepción de la madre y del adulto la diferencia es altamente significativa (P = 0,000) (Tabla 5 y Gráfico 7).

Utilizada o recordada	Adulto celíaco %	Pariente de celíaco %	Niño celíaco %
Desgracia	6,9	13,9	4,2
Enfermedad	11,5	34,3	25,0
Celíaca	55,4	24,1	41,7
Intolerancia	13,7	8,8	4,2
Dieta	12,4	19,0	25,0

Tabla 5. Muestra las palabras dichas por médico o recordadas por el paciente o pariente al momento de dar el diagnóstico.

Otra observación fue que las palabras utilizadas por el médico o interpretadas por el paciente no influyen significativamente en el tiempo que le tomó a éste asumir o aceptar su dolencia. Si podemos decir que la palabra "desgracia" tiene la única ventaja de ser la que produce el porcentaje más alto de cumplimiento de la dieta pero la desventaja de ser la que produce el mayor porcentaje de la falta de aceptación de la enfermedad.

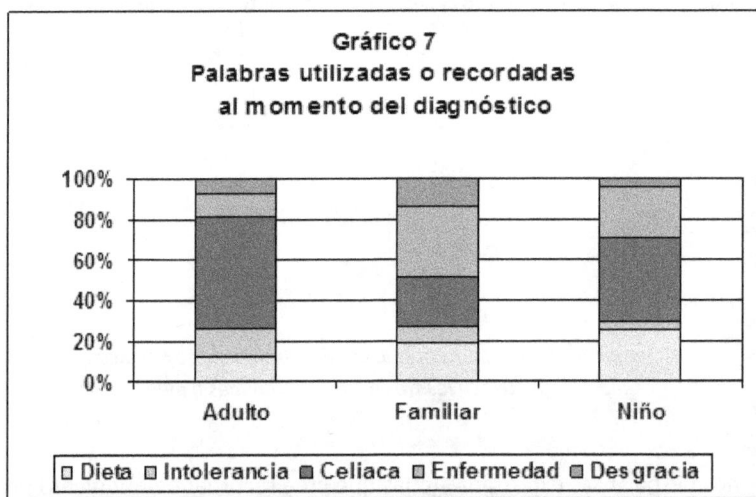

Los gráficos realizados para el trabajo de impacto, para su mejor comprensión van en distintos tonos de color azul celeste lo que se entiende como una reacción buena o positiva y en distintos tonos de naranja a rojo lo que se entiende como una reacción mala o negativa.

Gráfico 7. De Impacto. Muestra claramente que la palabra dicha por el médico o recordada por la madre o familiar es ampliamente la palabra "enfermedad". Contrariamente adultos y niños recuerdan la palabra "celíaca". La palabra "desgracia" también supera en el grupo familiar a los otros dos grupos.

6) La comparación entre los grupos con la instrucción primaria y universitaria versus la asimilación en una semana o nunca, no fue significativa. El tiempo insumido en asimilar la celiaquía, en esta muestra, parece estar más en relación con su historia personal o transfondo del paciente que con su grado de instrucción. Lo mismo ocurre cuando comparamos el recuerdo de las palabras utilizadas por el médico al momento de dar el diagnóstico en función de los grados alcanzados de estudios (primario, secundarios, universitarios parciales o graduados) el recuerdo está al margen de la instrucción.

7) En el análisis global las palabras utilizadas por el médico al momento del diagnóstico y el grado de cumplimiento de la dieta, mostraron que aquellas personas que percibían tener una enfermedad grave o recordaban el diagnóstico como una "desgracia", hacían mejor la dieta que aquellas en las que se había hablado de una "intolerancia", con una diferencia altamente significativa (P = 0,008) (Tabla 6 y Gráfico 8).

Palabras vs. Transgresiones	Desgracia %	Enfermedad Celíaca %	Celíaca o Celiaquía %	Intolerancia %	Dieta %
Nunca	84,2	83,6	73.0	70,7	83,0
Anualmente	5,3	3,4	8,7	14,6	8,0
Mensualmente	3,5	6,0	12,8	7,3	4,0
Semanalmente	5,3	6,0	4,1	3,7	4,0
Diariamente	1,8	0,9	1,4	3,7	1,0

Tabla 6. Muestra la relación entre las palabras dichas por el medico y los distintos niveles de transgresiones a la dieta.

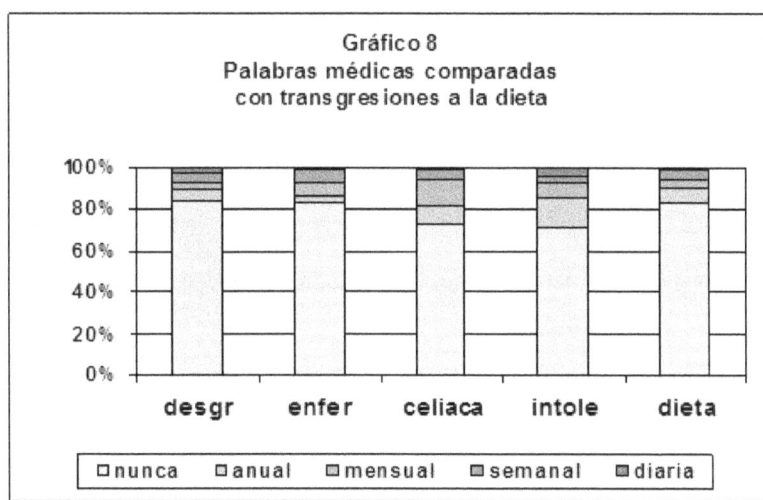

Los gráficos realizados para el trabajo de impacto, para su mejor comprensión van en distintos tonos de color azul celeste lo que se entiende como una reacción buena o positiva y en distintos tonos de naranja a rojo lo que se entiende como una reacción mala o negativa.

Gráfico 8. De Impacto. Muestra que las palabras "desgracia" y "enfermedad" impactan satisfactoriamente en el cumplimiento de la dieta, contrariamente a la palabra "intolerancia" que pareciera hacer disminuir el adecuado cumplimiento.

8) Con relación a cómo se sentían en las reuniones de los grupos de auto ayuda, en esta oportunidad el porcentaje alcanzado de bienestar fue del 92%.

9) En cuanto al "par de lugares" donde deseaban adquirir los alimentos los resultados fueron.

"Almacenes y Supermercados": 51,2 %   "Supermercados y Dietéticas": 41,6 %

"Almacenes y Dietéticas":   3,8 %   "Supermercados y Farmacias":   2,4 %

"Almacenes y Farmacias"   0,5 %   "Dietéticas y Farmacias":   0,5 %

El supermercado fue elegido por 95,2% de los encuestados, el almacén de barrio por el 55,5%, la dietética por el 45,9% y la farmacia sólo por el 3,4%.

En resumen las conclusiones del trabajo de **IMPACTO** fueron

1. La reacción ante el diagnóstico fue diferente en función del grupo al que pertenecían. De un modo reaccionan los celíacos adultos o niños y de otro el pariente (madre)

2. El sentimiento prevalente en el adulto celíaco y en el pariente (madre) fue "angustia", en el niño celiaco fue "tranquilidad".

3. Si bien la amplia mayoría de los celíacos asumen rápidamente su condición, en este punto se destacan significativamente la rapidez de los niños.

4. Las palabras del médico al dar el diagnóstico impactan significativamente en la madre, no así en los adultos.

5. Las palabras de médico tampoco influyen en el tiempo que insume la aceptación de tal condición.

6. La instrucción del celíaco no modifica el resultado de las variables analizadas.

7. El dramatismo puesto por el médico al momento del diagnóstico hace que el grupo "parientes" hagan mejor la dieta y se sientan muy bien en los grupos de autoayuda. Contrariamente cuando se le resta gravedad, los pacientes suelen no sentirse bien en estos grupos.

8. El dramatismo puesto por el médico al momento del diagnóstico no impacta en el cumplimento del grupo "adultos celíacos".

9. El dramatismo puesto por el médico al momento del diagnóstico hace que los pacientes adultos no asuman nunca su condición de celíacos a pesar de hacer bien la dieta.

10. La gente elige ampliamente el supermercado como lugar de provisión, en un segundo lugar, distante, los almacenes de barrio seguidos de cerca por las dietéticas y muy lejos las farmacias.

Se podría inferir con este último punto que el paciente celíaco quiere vivir su condición con normalidad y no asociado al sistema médico asistencial.

5. Celiaquía: una mirada sistémica

El diagnóstico de enfermedad celíaca sobre uno de los miembros de la familia provoca en el gran sistema familiar una serie de reacomodamientos y cambios estructurales que suelen mantenerse durante bastante tiempo.

A partir de la noticia, nada es igual en ese grupo familiar: su funcionamiento abandona la espontaneidad habitual y los movimientos más simples y habituales se ven entorpecidos por una capa de complejidad. Lo que antes resultaba simple, como una salida al parque, una excursión de pesca o la concurrencia a un restaurante, ahora recibe una atención más detenida, una serie de preparativos y muchas veces se puede abortar.

Por otra parte, es probable que el grupo familiar se vea en cierta medida escindido en dos subsistemas claramente diferenciados: uno formado por el paciente (en adelante para ambos géneros) y la persona que oficiará el apoyo logístico (la madre si es un niño o adolescente; la esposa o esposo si se trata de un paciente adulto). El otro subsistema formado por el resto de la familia.

La diferencia que se evidencia entre estos subgrupos obedece al cambio que se ha producido en las relaciones interpersonales desde el momento en que se recibe el diagnóstico, porque dos de sus miembros, el paciente y su apoyo, han comenzado a establecer un vínculo mucho más estrecho, visitas al médico, asesoramiento higiénico y dietético, participación en grupos de esclarecimiento de la temática celíaca, etc.

El resto de la familia, si bien está al tanto de las nuevas pautas culinarias y dietéticas, podría no encontrarse tan imbuido del espíritu del tratamiento. Se puede decir, sin temor a exagerar, que el resto de la familia quisiera mirar hacia otro lado antes que hacerse cargo de una realidad tan compleja.

Esa diferencia entre ambos subsistemas, que no necesariamente se da en todos los casos, pero que se verifica en muchos, se pone de manifiesto en conflictos interpersonales, ya que no todos viven el problema que se ha presentado con el mismo grado de dramatismo y esas diferencias entre las reacciones de unos y otros generan malestar.

5.1. Grado de adherencia y equilibrio familiar

La adherencia al tratamiento radica, en la condición celíaca que nos ocupa, en mantener una actitud de alerta continua para evitar aquéllos alimentos no tolerados. Para sostener este régimen de conducta en el tiempo es necesario que los subsistemas mencionados lleguen a actuar en conjunto, haciendo que la familia como un todo se "ponga el tratamiento al hombro". De ese modo, todos estarían interesados en los secretos del proceso, en las minucias de la dieta y en los recursos culinarios.

La familia en equilibrio, en sintonía con el tratamiento, haría suya la causa y trataría con los medios a su alcance de fomentar y mantener la adherencia, borrando la brecha que en un principio separaba a los dos subsistemas.

Cuando tal reparación no es posible, la brecha entre los subsistemas se agranda, los conflictos se incrementan y el sistema trata de salvarse sacrificando su costado más débil: la adherencia al tratamiento. Se interrumpe la dieta y la familia prefiere ignorar la realidad.

5.2. Adherencia al tratamiento y adolescencia

Como ocurre con todas las patologías crónicas y con el trasplante de órganos, la adolescencia del paciente es una ventana a la resistencia, a la rebeldía y a la inobservancia de la dieta en los celíacos. Esto es así porque a los sentimientos hostiles que despierta la realidad de estar sometido a un régimen riguroso, privado de disfrutar las delicias que otros gozan sin freno, se suman las incomodidades y molestias propias de la edad en que se siente a contramano del mundo adulto, deseoso de desafiarlo y enfrentarlo. Una manera obvia e infalible para desafiar a los adultos referentes de su medio consiste en boicotear la dieta.

Los adultos de la casa, que se estaban adaptando a los rigores del tratamiento, se ven obligados a afrontar otra fuente de conflictos: la adolescencia del celíaco. En el tironeo entre unos y otros, éste puede presionar a los adultos con amenazas de abandonar el régimen, en una posición de fuerza abonada por aliados ajenos a la familia: la pandilla o el grupo de pares.

El adolescente tiene necesidad imperiosa de pertenecer a su grupo, de ganarse el afecto que con sus padres tiene asegurado a perpetuidad. Por lo tanto no vacilará en proceder de modo tal que satisfaga a sus compañeros, aunque resulte doloroso para aquéllos.

La falta de adherencia al tratamiento en esta fase puede estar cimentada por el cóctel de adolescencia-rebeldía-influencia grupo de pares e impericia parental.

5.3. Adherencia al tratamiento y familia extensa

La familia extensa, abuelos, tíos, primos, puede ejercer una importante influencia en el modo en que se enfrenta el tratamiento, de acuerdo al tipo de relación que se haya establecido entre la familia del celíaco y sus parientes, al grado de proximidad que exista entre ellos. Suele ocurrir que ciertas lagunas en la adherencia al tratamiento se encuentren "fogoneadas" por mensajes de adultos mayores que descreen del diagnóstico y que consideran fuera de toda lógica la prohibición de un alimento tan con-sagrado y puro como el pan. Afortunadamente, este hecho en nuestra medio va en franca disminución.

Hay que tener en cuenta que algunas sugerencias ofrecidas por personas mayores, dignas de toda confianza para el celíaco y repetidas con regularidad de ritual, pueden ejercer una considerable influencia, sobre todo si se potencian con el goce que supone el abandono de la dieta. Lo que aconseja o sugiere el abuelo, tomado de su experiencia personal, puede ser bien recibido por su nieto, que aguardaba alguna excusa para satisfacer su deseo oral.

De ahí la importancia de conocer la opinión de todos los integrantes de la familia, nuclear y extensa, para evitar mensajes bien intencionados pero deletéreos.

5.4. Adherencia al tratamiento y medios de comunicación

Un coadyuvante importante en el mantenimiento de la adherencia al tratamiento viene dado por los programas de televisión que se producen en nuestro país. Sugerencias, métodos culinarios y de higiene de los elementos de cocina, testimonios de celíacos y muchas notas que despiertan el interés de los televidentes, tolerantes o intolerantes al gluten y la posibilidad de mostrar un régimen alimenticio que resulte apetitoso para todos y que deje de lado la visión de una dieta elemental sin gracia. De esta manera se trata de ir cerrando la brecha entre tolerantes e intolerantes, de modo tal que aquéllos se vean cada día más tentados de probar la dieta de éstos. La divulgación masiva, el testimonio constante de muchísimos celíacos, famosos o anónimos, que nos muestran una vida plena y placentera con adherencia total al tratamiento, rescata a la celiaquía del oscuro rincón donde estaba confinada y permite morigerar su dramatismo. Hay que admitir que en la condición celíaca hay una serie de sistemas que se articulan entre sí y se influyen recíprocamente y hay que hacer notar que el más amplio de los sistemas, el de los medios de comunicación ejercen sobre la patología y su modo de conceptualizarla, una influencia decisiva. A través de ellos la intolerancia al gluten llega al gran público, que comienza a incorporarla a democratizarla y a otorgarle legitimidad y prestigio.

5.5. Fomento de la adherencia al tratamiento

Siendo la observancia de la dieta libre de gluten la piedra angular del tratamiento, los esfuerzos en ese sentido, como hemos dicho, comienzan en la primera entrevista médica, cuando se expone el diagnóstico y las condiciones del tratamiento y se mantienen en el tiempo sin solución de continuidad. Las consignas están dirigidas al celíaco pero deben llegar con igual intensidad y claridad a todos los miembros de su sistema familiar, porque todos deben ser portadores del mensaje médico y colaborar en el refuerzo continuo y sostenido de sus prescripciones. Hay que tener en cuenta que la intolerancia se presenta frente a un elemento altamente ubicuo, que integra la mayoría de los productos comestibles y que no es detectable fácilmente, por lo que el paciente, además de contar con una firme convicción respecto a la dieta, debe mantener una actitud alerta en todas las situaciones gastronómicas.

La adherencia al tratamiento puede encontrar fisuras que se corresponden con momentos de desasosiego, de frustración, de rabia por alguna circunstancia dolorosa, o por cuadro psicológico reactivo a estresantes ambientales. El paciente se encuentra acorralado y apela al fusible de la comida. El sistema familiar, que ya conoce este tipo de reacciones, se apresura a hacer una consulta médica para evitar que la reacción desesperada del paciente se convierta en pauta habitual.

5.6. Gluten y tabaco: la cultura celíaca y la consideración del otro

La intolerancia al gluten y al humo del cigarrillo presenta, desde el punto de vista sistémico, algunas coincidencias. Hasta mediados del siglo pasado, las personas no fumadoras que deseaban viajar, comer o descansar en espacios libres de humo, debían solicitarlo expresamente y eran derivados a lugares inhóspitos y alejados. En este momento son los fumadores los que deben permanecer en pequeños cubículos si quieren fumar en restaurantes y abstenerse totalmente de hacerlo si viajan en micros o en aviones.

En la actualidad la situación de los celíacos en lugares públicos se asemeja a la de los antiguos no fumadores. Llegan a ciudades que no conocen o conocen muy poco la celiaquía y deben ingeniárselas para "armar" una comida discreta. Es probable también que en los restaurantes que ofrecen comida sin gluten, no tengan mucha conciencia acerca de los cuidados especiales de los utensilios, ni tengan gran experiencia en estos platos.

Sin embargo, la situación va cambiando; los platos más sofisticados se ven más apetitosos. Los medios sociales abundan en avisos y ofrecimientos variados y es de prever que en un tiempo no muy lejano los pacientes celíacos puedan disponer de las mismas comodidades que hoy disfrutan los no fumadores.

5.7. Aceptación de la enfermedad

Cuando se habla de aceptación de la enfermedad, se supone que el paciente ha realizado un insight o asimilación, una constatación súbita y esclarecedora sobre su situación, que cambia radicalmente su posición frente al tratamiento. Tal vez esa sea una visión idealizada de lo que debe ser un proceso zigzagueante, con idas y vueltas, con avances y retrocesos negociados con las personas referentes de su medio. Por ese motivo, por la inexistencia de un punto definitivo de convicción, es que el paciente debe seguir recibiendo el estímulo y el seguimiento que lo mantenga en alerta con respecto a su ajuste a las prescripciones del tratamiento.

Hay muchas circunstancias cotidianas que ponen al celíaco a contrapelo de su condición, renegando de sus restricciones, sobre todo aquéllas situaciones que generan exclusión y que lo colocan al costado de su grupo de pares. Cuando debe presentarse a un festejo grupal con su tupper o vianda de alimentos Sin Gluten (DSG), siente que ese gesto lo margina de la celebración y lo marca con una incómoda distinción.

Puede argumentarse, y es una apreciación lógica, que después de varios años de manejo de la dieta sin gluten, el paciente logra una identificación tal con su gimnasia alimenticia, que su desenvolvimiento social transcurre de manera tersa, sin molestias. Sin embargo, es probable que algún problema personal o el mínimo inconveniente logístico que le impida acceder a los alimentos que necesita en el momento apropiado, resulte suficiente para desatar una reacción de angustia o rabia proyectada masivamente sobre su condición de intolerante al gluten.

Hay que admitir que la verdadera aceptabilidad de la condición celíaca se dará cuando los alimentos libres de gluten circulen con la misma fluidez y sean tan accesibles, económicos y gustosos como aquéllos de consumo general. La falta de estos elementos, o la dificultad para conseguirlos, hiere la estima personal del paciente y lo coloca en condición de ciudadano de segunda, por aquello que sabiamente reza nuestro mayor poema criollo: -"Sangra mucho el corazón, del que tiene que pedir" (Martín Fierro).[34]

Las conclusiones sobre el impacto del diagnóstico en el celíaco y su entorno muestran a las claras la necesidad de distinguir a los actores de este drama. Porque la respuesta ante el enunciado de una condición crónica debe ser procesada de manera diferente en los cerebros del niño y de su madre. Mientras ésta se preocupa hondamente porque valora el término cronicidad en toda su amplitud, para aquél no deja de ser una cuestión efímera, de corto o cortísimo alcance. De ahí la respuesta tranquila del niño y la reacción alarmada, angustiada de su madre. El chico puede aceptar rápidamente su condición, porque el asunto será manejado íntegramente por su madre o algún adulto significativo o referente de su familia.

Con respecto a la influencia del mensaje médico en la marcha, exitosa o no, del proceso terapéutico, en una mejor y más plena aceptación de la condición celíaca, una más pronta y firme aceptación de dicha condición, surge con fuerza la necesidad de protocolizar la comunicación del equipo médico de modo tal de calibrar, cada vez con mayor precisión, su influencia en el manejo de esta causa.

La elección de los puestos de venta, para nutrirse de los productos dietéticos adecuados, tiene una connotación totalmente afín con la condición celíaca, esto es, con la necesidad imperiosa de integrarse a la comunidad, de encontrarse con vecinos y amigos en las góndolas del supermercado, de borrar, siquiera simbólicamente, las barreras que lo separan de los tolerantes al gluten. Aprovisionarse en una farmacia sugiere, para la condición celíaca, mostrar una contramarca que lo discrimina.

Finalmente creemos que este tipo de encuestas son necesarias, muy útiles y nos pueden ayudar a comprender más profundamente la celiaquía y sus aspectos sociales y emocionales.

Referencias

1. Cueto-Rúa EA, Pecotche G. *La Enfermedad celíaca y su entorno. Creación del Club de Madres.* En: XI Congreso Argentino de Pediatría. Argentina, Mar del Plata. Sesión Temas Libres. Coordinador R. Maggi. 1981.

2. Drut R, Cueto-Rúa EA. *Análisis cuantitativo e inmunohistoquímico de la mucosa yeyunal de niños con enfermedad celíaca y con dieta libre de gluten.* Arch Argen Pediatr. 1985; 83: 20-4.

3. Comité de Gastroenterología de la Sociedad Argentina de Pediatría. *Conclusiones de la Jornada de Diagnóstico de Intestino Delgado.* Hospital de Niños de La Plata. Arch Arg Pediatr. 1986; 84: 38-9.

4. Cueto-Rúa EA, Menna ME, Morales V, Pecotche G. *Enfermedad celíaca y anticuerpos anti músculo liso.* Arch Arg Pediatr. 1986; 84: 269-73.

5. Cueto-Rúa EA, Menna ME, Morales V, Drut R. *Anticuerpos antimúsculo liso en la detección y seguimiento del enfermo celíaco.* Acta Gastroent Latinoamer. 1987; 3: 227-34.

6. Cueto-Rúa EA. *Enfermedad Celíaca.* Programa Nacional de Actualización Pediátrica 2004; 1: 13-30.

7. Cueto-Rúa EA, Gómez JC, Crivelli A, Guzmán L. *Guías, criterios y score de Diagnóstico.* Ministerio de Salud de la Povincia de Buenos Aires Disponible en: http://www.ms.gba.gov.ar/EducacionSalud/celiaquia/celiaquia.html

8. Programa de Enfermedad Celíaca. Ministerio de Salud de la Nación. Argentina. Disponible en: http://www.msal.gov.ar/celiacos/w-criterios-biopsia.html

9. Guzmán L, Cueto-Rúa EA. *Enfermedad celíaca.* Factores que influyen en la adherencia al tratamiento. Revista Ludovica Pediátrica 2011; 5: 166-74.

10. Gomez JC, Selvaggio GS, Viola M et al. *Prevalence of celiac disease in Argentina: screening of an adult population in the La Plata area.* Am J Gastroenterol. 2001; 96: 2700-04. http://dx.doi.org/10.1111/j.1572-0241.2001.04124.x

11. Mora M, Litwin N, Tocca MDC. *Prevalencia de enfermedad celíaca: estudio multicéntrico en población pediátrica en cinco distritos urbanos de Argentina.* Rev Argent Salud Pública. 2010; 1(4): 26-31. Disponible en http://bit.ly/11iSAvB

12. Dicke WK. *Coeliac disease. Investigation of harmfull effects of certain types of cereal on patients with coeliac disease.* MD Thesis Univ Utrecht.

13. Dicke WK, Weijers HA, Van de Kamer JH. *Coeliac disease presence in weath of a factors faving feleteriuseffects in cases of coeliac diseas.* Acta Paediat. 1953; 42: 34-42. http://dx.doi.org/10.1111/j.1651-2227.1953.tb05563.x

14. Janatuinen EK, Pikkarainen PH, Kemppainen TA, et al. *A comparison of diets with and without oats in adults with celiac disease.* N Engl J Med. 1995; 333: 1033-7. http://dx.doi.org/10.1056/NEJM199510193331602

15. Comino I, Real A, de Lorenzo L, Cornell H, López-Casado MÁ, Barro F, et al. *Diversity in oat potential immunogenicity: basis for the selection of oat varieties with no toxicity in coeliac disease.* Gut. 2011; 60: 915-22. http://dx.doi.org/10.1136/gut.2010.225268

16. Real A, Comino I, de Lorenzo L, Merchaán F, Gil-Humanes J, Giménez MJ, et al. *Molecular and immunological characterization of gluten proteins isolated from oat cultivars that differ in toxicity for celiac disease.* PLoS One. 2012; 7(12): e48365. http://dx.doi.org/10.1371/journal.pone.0048365

17. Edwards G, Leffler DA, Dennis MD, Franko DL, Blom-Hoffman J, et al. *Psychological*

correlates of gluten-free diet adherence in adults with celiac disease. J Clin Gastroenterol. 2009; 43: 301-6. http://dx.doi.org/10.1097/MCG.0b013e31816a8c9b

18. Ruiz A, Polanco I. *Exposición al gluten y aparición de enfermedades autoinmunes en la enfermedad celíaca*. Pediátrika. 2002; 22: 311-9.

19. Hall NJ, Rubin G, Charnock A. *Source school of applied sciences, University of Sunderland, Sunderland, UK. Systematic review: adherence to a gluten-free diet in adult patients with coeliac disease.* Aliment Pharmacol Ther. 2009; 30: 315-30. http://dx.doi.org/10.1111/j.1365-2036.2009.04053.x

20. Kurppa K, Lauronen O, Collin P, et al. *Factors Associated with Dietary Adherence in Celiac Disease: A Nationwide Study.* Digestion. 2012; 86: 309-14. http://dx.doi.org/10.1159/000341416

21. Roma E, Roubani A, Kolia E, Panayiotou J, Zellos A, Syriopoulou VP. *Dietary compliance and life style of children with coeliac disease.* J Hum Nutr Diet. 2010; 23: 176-82. http://dx.doi.org/10.1111/j.1365-277X.2009.01036.x

22. Olsson C, Hörnell A, Ivarsson A, Sydner YM. *The everyday life of adolescent coeliacs: issues of importance for compliance with the gluten-free diet.* J Hum Nutr Diet. 2008; 21: 359-67. http://dx.doi.org/10.1111/j.1365-277X.2008.00867.x

23. Cueto-Rúa EA. *Estreñimiento. Una epidemia programada.* Revista Gastrohnup. 2011; 13: 58-65.

24. Cueto-Rúa EA, Miculán S. *Constipación y encopresis.* Ludovica Pediátrica. 2008; 2: 71-3.

25. Black JL, Orfila C. *Impact of coeliac disease on dietary habits and quality of life.* J Hum Nutr Diet. 2011; 24(6): 582-7. http://dx.doi.org/10.1111/j.1365-277X.2011.01170.x

26. Leffler DA, Edwards-George J, Dennis M, Schuppan D, Cook F, Franko DL, et al. *Factors that influence adherence to a gluten-free diet in adults with celiac disease.* Dig Dis Sci. 2008; 53: 1573-81. http://dx.doi.org/10.1007/s10620-007-0055-3

27. Errichiello S, Esposito O, Di Mase R Camarca ME, Natale C, Limongelli MG, et al. *Celiac disease: predictors of compliance with a gluten-free diet in adolescents and young adults.* J Pediatr Gastroenterol Nutr. 2010; 50: 54-60. http://dx.doi.org/10.1097/MPG.0b013e31819de82a

28. Samaşca G, Iancu M, Pop T, Butnariu A, Andreica M, Cristea V, et al. *Importance of the educational environment in the evolution of celiac disease.* Labmedicine. 2011; 42: 497-501. http://dx.doi.org/10.1309/LM1HFQPSN56ZQYLJ

29. Hopman EG, Koopman HM, Wit JM, Mearin ML. *Dietary compliance and health-related quality of life in patients with coeliac disease.* Eur J Gastroenterol Hepatol. 2009; 21: 1056-61. http://dx.doi.org/10.1097/MEG.0b013e3283267941

30. Rosén A, Ivarsson A, Nordyke K, Karlsson E, Carlsson A, Danielsson L, et al. *Balancing health benefits and social sacrifices: A qualitative study of how screening-detected celiac disease impacts adolescents' quality of life.* BMC Pediatrics. 2011; 11: 32. http://dx.doi.org/10.1186/1471-2431-11-32

31. Moreno Rodríguez MA. *El arte y la ciencia del diagnóstico médico. Principios seculares y problemas actuales.* La Habana: Editorial. Científico-Técnica; 2001. P. 59.

32. Rancich AM, Gelpi RJ. *Análisis de los principios éticos en Juramentos Médicos utilizados en las Facultades de Medicina de la Argentina en relación al Hipocrático.* Medicina Buenos Aires. 1998; 58: 147-52.

33. Lain Entralgo P. *La relación médico enfermo.* Madrid: Revista de Occidente; 1964.

34. Hernández J. *Consejos de Martín Fierro y el viejo Vizcacha.* Disponible en: http://www.redargentina.com/refranes/consejosferro.asp

Capítulo 21

Detección de la fracción inmunotóxica del gluten: Aplicaciones en seguridad alimentaria

Isabel Comino[1], Ana Real[1], María de Lourdes Moreno[1], Ángel Cebolla[2], Carolina Sousa[1]

[1]Departamento de Microbiología y Parasitología. Facultad de Farmacia, Universidad de Sevilla, España.

[2]Biomedal S.L.

icomino@us.es, arc@us.es, lmoreno@us.es, acebolla@biomedal.com, csoumar@us.es

Doi: http://dx.doi.org/10.3926/oms.24

Referenciar este capítulo

Comino I, Real A, Moreno ML, Cebolla A, Sousa C. *Detección de la fracción inmunotóxica del gluten: Aplicaciones en seguridad alimentaria.* En Rodrigo L y Peña AS, editores. *Enfermedad celíaca y sensibilidad al gluten no celíaca.* Barcelona, España: OmniaScience; 2013. p. 433-445.

I.Comino, A.Real, M.D.Moreno, A.Cebolla, C.Sousa

Resumen

En la actualidad, la única terapia existente para los pacientes celíacos es seguir una dieta sin gluten estricta durante toda su vida. Sin embargo, la dieta libre de gluten supone numerosas restricciones debido a sus implicaciones sociales y económicas. Varios estudios han sugerido que las transgresiones de la dieta son relativamente frecuentes en los pacientes celíacos. Por todo ello, y dada la importancia que supone a día de hoy el tratamiento nutricional en el manejo de la enfermedad celíaca, es fundamental el desarrollo de nuevas estrategias destinadas al control de la dieta. De hecho, existen cereales como la avena cuya toxicidad para los pacientes celíacos está en entredicho. Se ha demostrado que además de la sensibilidad interindividual de cada paciente hacia la avena, la inmunogenicidad de la misma varía en función del cultivar empleado. La incorporación de algunas variedades de avena inocuas en los alimentos libres de gluten, podría no sólo mejorar la calidad nutricional del paciente, sino también proporcionar ciertos beneficios en el tratamiento de enfermedades relacionadas con el colesterol, la diabetes o problemas de tránsito intestinal. Además, en el estudio de otros cereales tóxicos para los pacientes celíacos, se ha encontrado que las variedades de cebada cultivables, aunque con diferencias entre ellas, presentan menores niveles de gluten tóxico en comparación con las silvestres. Este hecho resulta importante en los programas de selección de especies cultivables y a la hora de la elaboración de determinados alimentos y/o bebidas que proceden de cereales tóxicos.

Abstract

The only therapy currently available to celiac patients is a life-long strict gluten-free diet. However, this generates numerous social and economic repercussions. Various studies have suggested that failure to comply with the diet is frequent in celiac patients. For this reason, and because of the importance given today to the nutritional aspect in the management of celiac disease, the development of new strategies for monitoring the gluten-free diet is essential. In this sense, the celiac-toxicity of cereals such as oats is questioned. Studies have shown that besides the inter-individual sensitivity to oats, the immunogenicity of this cereal for celiac patients varies according to the cultivars. The incorporation of harmless varieties of oats in food products not only may improve the nutritional quality but moreover, in the search for less-toxic barley, it has been demonstrated that the cultivated varieties contain lower levels of immunogenic gluten than do the wild ones.

1. Introducción

En la actualidad, la única terapia existente para los pacientes celíacos consiste en el seguimiento de una dieta estricta ausente de gluten durante toda la vida, mediante la exclusión de la dieta de las proteínas tóxicas del trigo (gliadinas y gluteninas), y de sus homólogos en la cebada (hordeínas), el centeno (secalinas), y la avena (aveninas), así como los híbridos de estos cereales (como kamut y triticale) y sus derivados (almidón, harina, etc.)[1].

En la mayoría de los pacientes celíacos el cumplimiento estricto de una dieta sin gluten (DSG) conduce, en pocos meses, a la recuperación rápida y completa de la arquitectura normal y la función de la mucosa del intestino delgado, así como a la remisión de los síntomas y a la normalización de las pruebas serológicas[2]. Sin embargo, el mantenimiento de una DSG no es tarea sencilla, no sólo por el elevado coste económico que implica, sino que existen también situaciones que favorecen su ingesta involuntaria, como por ejemplo, la presencia de gluten en una gran cantidad de productos manufacturados. Aproximadamente, más de la mitad de los alimentos que se comercializan a día de hoy contienen gluten de trigo, cebada, centeno o avena, incluyendo aquellos en los que sólo interviene como espesante o aglutinante. El riesgo que suponen estos alimentos para los celíacos hace conveniente un control riguroso del contenido en gluten.

En la normativa europea, la cantidad de gluten aceptada en los alimentos que optan a ser etiquetados como "exento de gluten" es de 20 partes por millón (ppm o mg/kg), aunque también se establece otra categoría: de alimentos con "contenido muy reducido en gluten", que se utiliza para productos fabricados con trigo, centeno, cebada, avena o sus variedades híbridas, pero que hayan recibido un tratamiento especial para eliminar el gluten. Los alimentos con el etiquetado de "contenido muy reducido en gluten" no pueden superar las 100 ppm (REGLAMENTO (EC) No 41/2009 sobre la composición y etiquetado de productos alimenticios apropiados para personas con intolerancia al gluten, http://bit.ly/RdEqVI). Por ello, el control de productos libres de gluten requiere el uso de métodos cuantitativos, altamente específicos y con gran poder de detección. El empleo de métodos de control inadecuados expone a los pacientes celíacos a un riesgo elevado para su salud. Además, da lugar a graves perjuicios económicos y problemas legales asociados a una dudosa identificación de los productos libres de gluten. A nivel industrial, se debe realizar un control muy riguroso de las materias primas que emplean, y del producto final que comercializan.

Cuando se requiere certificar alimentos aptos para el consumo por pacientes celíacos, ningún producto está exento de análisis. La contaminación involuntaria y la adulteración ponen en serio riesgo la salud y calidad de vida de estos pacientes. El uso industrial de harina de trigo o componentes derivados de ella (almidón, gluten) utilizados con el fin de aumentar la capacidad de retención de agua, mejorar las características en la textura o preservar la estructura u otros atributos de calidad, conduce a la presencia de proteínas tóxicas en los productos menos sospechosos. Además, durante el proceso de elaboración, los alimentos se someten a tratamientos térmicos y a otros procesos que pueden modificar la estructura del gluten contenido en los mismos. Esta modificación de los productos supone una barrera para la correcta cuantificación del gluten.

Dada la complejidad del sistema a analizar, la única forma de proporcionar a los pacientes celíacos una dieta segura es el empleo de ensayos de alta sensibilidad y especificidad. Algunas de las técnicas empleadas para el análisis de gluten son la espectrometría de masas, los métodos inmunológicos basados en anticuerpos monoclonales (AcMos) o las técnicas de PCR.

La espectrometría de masas se basa en la determinación de los espectros de masas característicos de diferentes fracciones del gluten. Además, con este tipo de técnicas se pueden caracterizar los péptidos contenidos en distintos tipos de alimentos[3]. No obstante, requieren instrumentación compleja, equipamiento costoso, instalaciones amplias, complejo proceso de elaboración de librerías de perfiles de espectros y compleja calibración del equipo.

Los AcMos producidos específicamente frente al gluten son las metodologías más empleadas en el análisis de alimentos. Estos anticuerpos reconocen regiones repetitivas del gluten[4,5] o han sido diseñados a partir de regiones conocidas como tóxicas, dentro de las secuencias proteicas del gluten[6-9]. Algunos de estos anticuerpos han sido incorporados en diversos ensayos tipo ELISA para ser usados en el análisis del contenido en gluten de los alimentos[8-10]. Estos métodos son los más convenientes y extensamente empleados, al unir sencillez, sensibilidad y economía, además de detectar directamente las proteínas tóxicas para los pacientes celíacos.

Otra de las alternativas, usada principalmente como complementaria a las anteriores, está basada en técnicas de PCR, mediante el uso de cebadores que codifican secuencias repetitivas de las prolaminas[11,12]. A diferencia de los ELISAs, la PCR es una técnica indirecta para detectar proteínas del gluten, además, no cuantifica la presencia de estas proteínas, sino la del ADN que las codifica.

2. Seguridad de la avena en la dieta libre de gluten

La introducción de la avena en la dieta libre de gluten ha sido un tema de debate en los últimos años[13,14]. La adherencia a una DSG estricta puede resultar a veces difícil debido a la estrecha gama de ingredientes permitidos y cualquier disminución en las restricciones dietéticas, como es el consumo de avena, puede suponer un alivio para los pacientes celíacos. A nivel nutricional, la avena es una fuente importante de proteínas, grasas, vitaminas, minerales y fibras, y por lo tanto, podría ser beneficiosa para las personas con enfermedad celíaca. Además, la palatabilidad de la avena y su amplia disponibilidad, podrían contribuir a una mayor aceptación de una dieta carente de trigo, cebada y centeno.

La avena se diferencia de otros cereales en su contenido en prolaminas, que representa entre un 10-20% del total proteico, en contraste con el trigo en donde las prolaminas pueden llegar a representar entre el 40-50%. Además, las prolaminas de los distintos cereales varían en tamaño molecular y en el contenido aminoacídico. En la avenina, la proporción de prolinas y glutaminas (aminoácidos abundantes en las regiones tóxicas) es menor que en otros cereales tóxicos (Figura 1).

Janatuinen *et al.*[17] llevaron a cabo el primer ensayo controlado sobre la toxicidad de la avena en la enfermedad celíaca. Desde entonces, varios estudios han evaluado la seguridad del consumo de avena en los pacientes celíacos. Algunos investigadores aseguran que los pacientes celíacos toleran la avena sin signos de inflamación intestinal[14,17,18], de hecho en muchos países está permitido el uso de avena en alimentos "sin gluten", por ejemplo Gluten-Free Oats®. Por el contrario, existen investigaciones que confirman la toxicidad de la avena en determinados tipos de pacientes celíacos y la imposibilidad de un consumo de avena de manera habitual. Arentz-Hansen *et al.*[15] describieron el deterioro intestinal sufrido por algunos pacientes tras el consumo de avena y una dieta libre de gluten. Estos pacientes pueden desencadenar una respuesta inmunológica frente a las aveninas, similar a la producida por el gluten de trigo, centeno o cebada. Un estudio dirigido por el Dr. Knut Lundin[19] con un total de 19 celíacos adultos que estuvieron consumiendo 50 gramos de avena diarios durante doce semanas, demostró que uno de los pacientes celíacos incluido en el estudio resultó ser sensible a la avena. La biopsia intestinal mostró una atrofia parcial, que se recuperó considerablemente al dejar de consumir el cereal, pero de nuevo desarrolló una atrofia subtotal y dermatitis aguda al volver a consumir avena. Esto sugiere la necesidad de distinguir grupos de pacientes celíacos en función de su sensibilidad frente a los cereales, e identificar el origen de la inmunogenicidad en los péptidos de las aveninas.

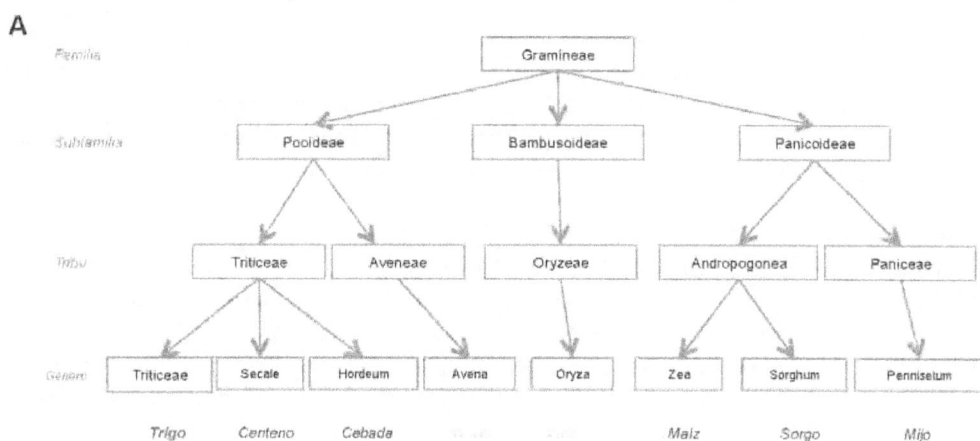

A

Familia: Gramineae

Subfamilia: Pooideae — Bambusoideae — Panicoideae

Tribu: Triticeae — Aveneae — Oryzeae — Andropogonea — Paniceae

Género: Triticeae | Secale | Hordeum | Avena | Oryza | Zea | Sorghum | Pennisetum

Trigo — Centeno — Cebada — Maíz — Sorgo — Mijo

B

Características básicas de las prolaminas	TRIGO	AVENA	ARROZ
Nº de genes	>100	8-25	34 (transcritos 21)
Tamaño	20-40 kDa	19-31 kDa	10-16 kDa
Prevalencia de aas	Gln (35%) Pro (25%)	Gln (30%) Pro (10%)	Gln (22%) Pro (<otros cereales)
Prolaminas en base al total de proteínas de la semilla	40-50%	10-20%	25%

Figura 1. Relación taxonómica y molecular de la avena con otros cereales alimenticios en el contexto de la enfermedad celíaca. A. Taxonomía de la avena en la familia de las gramíneas en relación a cereales tóxicos para los celíacos como el trigo, la cebada y el centeno; y cereales no tóxicos como el arroz, el maíz, el sorgo y el mijo. B. Características moleculares de las prolaminas de trigo, avena y arroz. Modificado según Kagnoff.[16]

Silano *et al.*[20,21] realizaron una serie de ensayos *in vitro* con distintas variedades de avena y comprobaron que todas las variedades objeto de estudio eran tóxicas para los pacientes celíacos, pero existían diferencias en los niveles de toxicidad. Por lo tanto, es crítico aclarar cualitativa y/o cuantitativamente, el potencial inmunotóxico de la avena, por las evidentes consecuencias clínicas para los pacientes celíacos.

2.1. Diversidad en el potencial inmunogénico de diferentes variedades de avena

Hasta el momento, la diferencia en el tipo de avena usada, la pureza y el diseño del estudio no han permitido una respuesta clara sobre si la avena es segura o no para todos los pacientes celíacos. Además, la avena "pura" (no contaminada), es considerada como libre de gluten según la regulación sobre EC Nº 41/2009. Sin embargo, un estudio realizado por nuestro grupo de investigación explica las aparentes contradicciones encontradas en investigaciones previas relacionadas con la seguridad de la avena en los pacientes celíacos[21]. En dicho trabajo, demostramos que la inmunogenicidad de la avena varía en función del cultivar empleado.

Se utilizaron 9 variedades de avena de distintas fuentes comerciales australianas y españolas. La pureza del material de avena fue cuidadosamente controlada y mostró estar libre de contaminación. El análisis de los productos de amplificación de ADN confirmó que las muestras de avena no estaban contaminadas con trigo, cebada, centeno o mezclas de estos cereales. La toxicidad de las distintas variedades de avena fue evaluada mediante ensayos inmunológicos con el AcMo G12, un anticuerpo obtenido frente a uno de los péptidos más tóxicos descritos para la enfermedad celíaca, el péptido 33-mer de la α-2 gliadina. Se distinguieron tres grupos de variedades de avena, en función de su reactividad con el AcMo G12: un grupo con reactividad elevada, un grupo que mostró una reactividad intermedia y otro sin reacción detectable (Figura 2). La potencial inmunotoxicidad de los tres tipos de avena fue evaluada mediante proliferación celular y liberación de interferón-γ (IFN-γ), utilizando linfocitos T procedentes de sangre periférica de pacientes celíacos. Con ello, se demostró que la reactividad del AcMo G12 frente a las proteínas de almacenamiento de las distintas variedades de avena, estaba correlacionada con los estudios inmunológicos realizados a partir de muestras procedentes de pacientes celíacos. Por tanto, estos resultados dan una explicación racional de por qué sólo determinadas avenas son capaces de desencadenar una respuesta inmunológica en los pacientes celíacos.

La incorporación de algunas variedades de avena en los alimentos libres de gluten, podría no sólo mejorar la calidad nutricional del paciente, sino también podría proporcionar ciertos beneficios en el tratamiento de algunas enfermedades relacionadas con el colesterol, la diabetes o los problemas de tránsito intestinal. Nuestro estudio proporciona nuevos conocimientos sobre el dilema de la avena en la enfermedad celíaca y sugiere métodos prácticos para la selección de aquellas variedades tolerables por los pacientes celíacos.

Dada la importancia de la fuente de avena usada, este trabajo debería ser tenido en cuenta en las normativas sobre seguridad alimentaria, en el etiquetado de productos sin gluten que puedan contener avena, así como en el diseño de ensayos clínicos sobre el efecto de la avena en los pacientes celíacos.

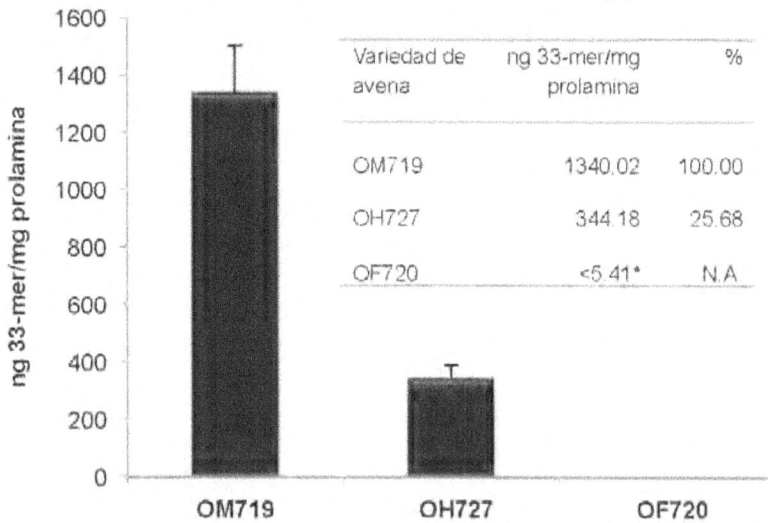

Variedad de avena	ng 33-mer/mg prolamina	%
OM719	1340.02	100.00
OH727	344.18	25.68
OF720	<5.41*	N.A.

Figura 2. Determinación de la concentración de péptido 33-mer en diferentes variedades de avena. La concentración de péptido 33-mer se determinó mediante ELISA competitivo utilizando el G12-HRP. OM719, OH727, OF720: variedades de avena. %: Porcentaje de 33-mer en cada variedad con respecto a la más reactiva, OM719. *Concentración de 33-mer inferior al límite de cuantificación del ensayo (5,4 ng/mL). N.A.: No aplicable. Modificado según Comino et al.[21]

3. Variación natural en la inmunotoxicidad de variedades de cebada cultivables y silvestres

El cumplimiento de la DSG presenta muchas veces dificultades debido a ingestas inadvertidas, pero especialmente, debido a transgresiones voluntarias, ya sean por desconocimiento del paciente ante las consecuencias de la ingesta de gluten, por sucumbir a la tentación de ingerir comidas no permitidas en la dieta pero altamente apetecibles, o por la presión social que supone tener que demandar un tratamiento especial a la hora de comer. Como consecuencia de ello, distintas estrategias han sido propuestas con el objetivo de conseguir nuevas terapias capaces de ayudar a la DSG[22-25]. Una posible alternativa se basa en la identificación de nuevas variedades de cereales con perfiles de toxicidad reducida, lo que podría contribuir a la mejora de la calidad y variedad de los alimentos destinados al colectivo celíaco. En el caso de la avena, los estudios inmunológicos realizados revelaron que determinadas variedades no presentaban toxicidad para los pacientes celíacos[21]. También se ha analizado la posible inmunogenicidad de distintas variedades de trigo mediante anticuerpos frente a péptidos inmunogénicos del trigo y reactividad de células T de individuos celíacos[6]. Sin embargo, se desconoce si todas las variedades de cebada son igualmente tóxicas para los pacientes celíacos. En este sentido, nuestro grupo de investigación ha estudiado la toxicidad de diferentes líneas de cebada, investigando variedades de *Hordeum vulgare*, una cebada cultivable, y variedades de *Hordeum chilense*, una cebada silvestre, utilizada para el desarrollo de nuevos cereales cultivables.

La cebada es un importante cereal de cultivo, usado principalmente para la alimentación, obtención de la malta y para la elaboración de cervezas y bebidas destiladas. En los últimos años el consumo de cebada se ha visto aumentado, en gran parte debido a su alto valor nutricional. Las semillas de cebada aportan carbohidratos complejos (principalmente almidón), minerales, vitaminas, y fibra, lo que proporciona beneficios en la reducción del colesterol sanguíneo. Además, el alto contenido en fibra y otros componentes tienen un efecto saciante, lo que puede afectar positivamente en el control del peso, así como en la mejora del tránsito intestinal[26,27].

En nuestro estudio se compara por primera vez las diferencias en los niveles de toxicidad entre distintas variedades de cebada[28]. Se realizó un riguroso control de la pureza de las muestras tanto mediante examen visual, como por técnicas de PCR, y seguidamente, el patrón de bandas de hordeína fue analizado mediante MALDI-TOF MS. Los resultados obtenidos revelaron que existía un mayor número de bandas de hordeínas para el caso de las variedades silvestres. Estas diferencias en el espectro de masas podrían estar relacionadas tanto con propiedades funcionales de la semilla, como con la toxicidad de las líneas, en relación con la enfermedad celíaca.

El perfil de toxicidad de las distintas variedades fue evaluado mediante técnicas inmunológicas basadas en el AcMo G12, mientras que la proliferación celular y liberación de IFN-γ se utilizaron como índices de activación inmunológica. Los resultados obtenidos mediante técnicas inmunológicas G12 mostraron grandes diferencias entre las líneas de *H. vulgare* y *H. chilense*, siendo las líneas de cebada silvestre las más inmunogénicas. Así mismo, diferencias en el potencial inmunotóxico fueron encontradas entre variedades de una misma especie de cebada (Figura 3).

La capacidad estimulatoria de estas variedades de cebada fue evaluada mediante proliferación celular y liberación de IFN-γ a partir de sangre periférica y mucosa intestinal de pacientes celíacos activos. Todas las variedades de cebada fueron capaces de estimular la secreción de IFN-γ, tanto a nivel de sangre periférica, como de mucosa intestinal. No obstante, una de las variedades silvestres fue la que mostró una mayor actividad en relación con la patogénesis de la enfermedad celíaca.

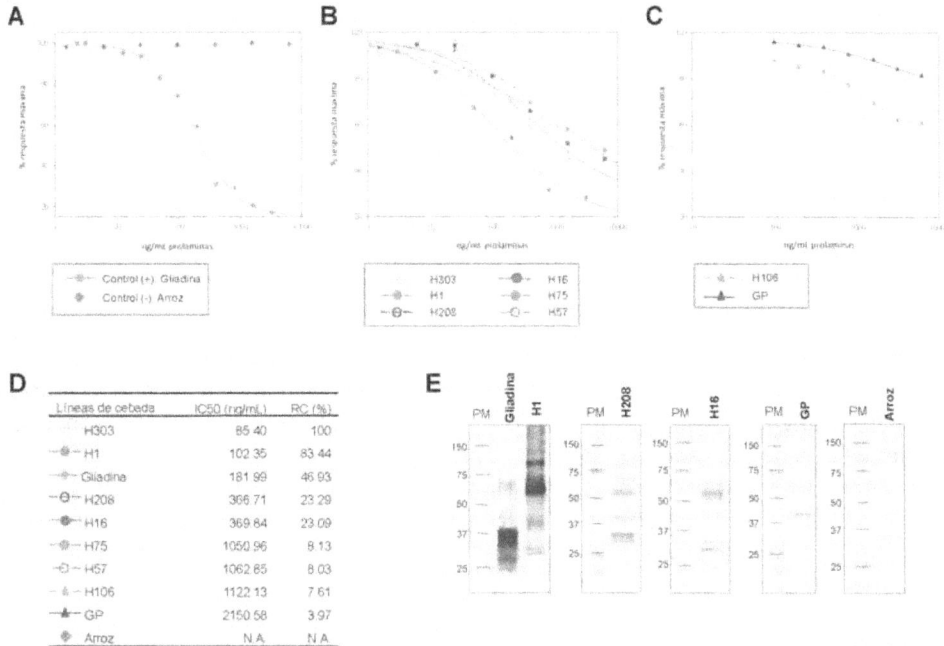

Líneas de cebada	IC50 (ng/mL)	RC (%)
H303	85.40	100
H1	102.35	83.44
Gliadina	181.99	46.93
H208	366.71	23.29
H16	369.84	23.09
H75	1050.96	8.13
H57	1062.85	8.03
H106	1122.13	7.61
GP	2150.58	3.97
Arroz	N.A.	N.A.

Figura 3. Afinidad relativa del AcMo anti-gliadina 33-mer G12 frente a diferentes líneas de cebada. (A, B, C y D) ELISA competitivo G12 para determinar la afinidad relativa de este anticuerpo frente a las diferentes líneas de cebada. Como control positivo y negativo se usó gliadina y arroz, respectivamente. (E) Western blot G12 de las prolaminas de las diferentes líneas de cebada. Las membranas fueron reveladas con el AcMo G12. PM, peso molecular (kDa). IC50: concentración de antígeno con la que se obtiene una reducción del 50% de la señal máxima. RC: Reactividad cruzada. Modificado según Comino et al.[28]

Se ha establecido una correlación entre la especie de cebada utilizada y su inmunotoxicidad para pacientes celíacos. Se ha demostrado que las variedades de cebada cultivables, aunque con diferencias entre ellas, presentan menores niveles de gluten tóxico que las silvestres. Estos hallazgos podrían ayudar al desarrollo de nuevas líneas con bajos niveles de gluten, que puedan ser destinadas a la elaboración de alimentos y bebidas con cantidades de gluten que estén por debajo del umbral permitido para los pacientes celíacos. Así por ejemplo, durante la elaboración de la cerveza se puede disminuir miles de veces la cantidad inicial de péptidos tóxicos, en los distintos procesos de extracción y fermentación[29]. Las variedades de cebada con inmunotoxicidad reducida[28], podrían ser incluidas en programas de mejora genética dirigidos al desarrollo de variedades que pudieran servir de materia prima para la elaboración de cervezas libres de péptidos tóxicos, ya que la cantidad de material tóxico de partida podría ser inferior usando variedades seleccionadas.

La incorporación de un germoplasma silvestre en programas de cultivo, es una práctica común para ampliar la base genética de las especies cultivadas. Sin embargo, hay que tener cuidado de no aumentar la toxicidad de las variedades cultivadas, como en el caso de la cebada, ya que, según los resultados obtenidos por Comino *et al.*[28], las variedades silvestres pueden contener mayores niveles de gluten tóxico que las variedades cultivadas.

4. Conclusiones

La dieta libre de gluten es actualmente el único tratamiento para los pacientes celíacos, por tanto, es fundamental la caracterización y cuantificación de la fracción tóxica del gluten en los alimentos y materias primas destinadas al colectivo celíaco. Existe un amplio rango de variabilidad en el potencial inmunotóxico de distintas variedades de cereales. Además, se ha demostrado que no hay una correlación estricta entre la cantidad de gluten y el potencial inmunotóxico, debido al hecho de que algunos epítopos del gluten pueden ser menos inmunogénicos que otros y, por lo tanto, necesitan una mayor concentración para provocar un efecto tóxico equivalente.

Para el caso de la avena, se ha comprobado que la inmunogenicidad de la misma varía en función del cultivar empleado, encontrándose variedades inocuas para los pacientes celíacos, lo que podría suponer un enriquecimiento de la DSG. Así mismo, se ha demostrado que las variedades de cebada cultivables, aunque con diferencias entre ellas, presentan menores niveles de gluten tóxico en comparación con las silvestres. Este hecho resulta importante en los programas de selección de especies cultivables y a la hora de la elaboración de determinados alimentos y/o bebidas que proceden de cereales tóxicos, como es el caso de las cervezas.

Referencias

1. Kupper C. *Dietary guidelines and implementation for celiac disease*. Gastroenterol. 2005; 128: S121-7. http://dx.doi.org/10.1053/j.gastro.2005.02.024

2. Green PH, Jabri B. *Coeliac disease*. Lancet. 2003; 362: 383-91. http://dx.doi.org/10.1016/S0140-6736(03)14027-5

3. Camafeita E, Alfonso P, Mothes T, Méndez E. *Matrix-assisted laser desorption/ionization time-of-flight mass spectrometric micro-analysis: The first non-immunological alternative attempt to quantify gluten gliadins in food samples*. J. Mass Spectrom. 1997; 32: 940-47. http://dx.doi.org/10.1002/(SICI)1096-9888(199709)32:9<940::AID-JMS550>3.0.CO;2-2

4. Osman AA, Uhlig HH, Valdes I, Amin M, Méndez E, Mothes T. *A monoclonal antibody that recognizes a potential coeliac-toxic repetitive pentapeptide epitope in gliadins*. Eur. J. Gastroenterol. Hepatol. 2001; 13: 1189-93. http://dx.doi.org/10.1097/00042737-200110000-00011

5. Doña V, Urrutia M, Bayardo M, Alzogaray V, Goldbaum FA, Chirdo FG. *Single domain antibodies are specially suited for quantitative determination of gliadins under denaturing conditions*. J. Agric. Food Chem. 2010; 58: 918-26. http://dx.doi.org/10.1021/jf902973c

6. Spaenij-Dekking EH, Kooy-Winkelaar EM, Nieuwenhuizen WF, Drijfhout JW, Koning F. *A novel and sensitive method for the detection of T cell stimulatory epitopes of alpha/beta- and gamma-gliadin*. Gut. 2004; 53: 1267-73. http://dx.doi.org/10.1136/gut.2003.037952

7. Mitea C, Kooy-Winkelaar Y, van Veelen P, de Ru A, Drijfhout JW, Koning F *et al. Fine specificity of monoclonal antibodies against celiac disease-inducing peptides in the gluteome*. Am. J. Clin. Nutr. 2008; 88: 1057-66.

8. Morón,B, Bethune MT, Comino I, Manyani H, Ferragud M, López MC *et al. Toward the assessment of food toxicity for celiac patients: characterization of monoclonal antibodies to a main immunogenic gluten peptide*. PLoS One. 2008; 3: e2294. http://dx.doi.org/10.1371/journal.pone.0002294

9. Morón B, Cebolla A, Manyani H, Alvarez-Maqueda M, Megías M, Thomas MC, *et al. Sensitive detection of cereal fractions that are toxic to celiac disease patients by using monoclonal antibodies to a main immunogenic wheat peptide*. Am. J. Clin. Nutr. 2008; 87: 405-14.

10. Méndez E, Vela C, Immer U, Janssen FW. *Report of a collaborative trial to investigate the performance of the R5 enzyme linked immunoassay to determine gliadin in gluten-free food*. Eur. J. Gastroenterol. Hepatol. 2005; 17: 1053-63. http://dx.doi.org/10.1097/00042737-200510000-00008

11. Henterich N, Osman AA, Méndez E, Mothes T. *Assay of gliadin by real-time immunopolymerase chain reaction*. Nahrung. 2003; 47: 345-48. http://dx.doi.org/10.1002/food.200390079

12. Hernández M, Esteve T, Pla M. *Real-time polymerase chain reaction based assays for quantitative detection of barley, rice, sunflower, and wheat*. J. Agric. Food Chem. 2005; 53: 7003-9. http://dx.doi.org/10.1021/jf050797j

13. Koskinen O, Villanen M, Korponay-Szabo I, Lindfors K, Mäki M, Kaukinen K. *Oats not induce systematic or mucosal autoantibody response in children with coeliac disease.* J. Pediatric Gastroeneterol. Nutr. 2009; 48: 559-65.
http://dx.doi.org/10.1097/MPG.0b013e3181668635

14. Pulido OM, Gillespie Z, Zarkadas M, Dubois S, Vavasour E, Rashid M, Switzer C *et al. Introduction of oats in the diet of individuals with celiac disease: a systematic review.* Adv. Food Nutr. Res. 2009; 57: 235-85.
http://dx.doi.org/10.1016/S1043-4526(09)57006-4

15. Arentz-Hansen H, Fleckenstein B, Molberg Ø, Scott H, Koning F, Jung G *et al. The molecular basis for oat intolerance in patients with celiac disease.* PLoS Medic. 2004; 1: 84-92. http://dx.doi.org/10.1371/journal.pmed.0010001

16. Kagnoff MF. *Overview and pathogenesis of celiac disease.* Gastroenterol. 2005; 128: S10-18. http://dx.doi.org/10.1053/j.gastro.2005.02.008

17. Janatuinen EK, Pikkarainen PH, Kemppainen TA, Kosma VM, Järvinen RM, Uusitupa MI *et al. A comparison of diets with and without oats in adults with celiac disease.* N. Engl. J. Med. 1995; 333: 1033-37. http://dx.doi.org/10.1056/NEJM199510193331602

18. Thompson T. *Oats and the gluten-free diet.* J Am Diet Assoc. 2003; 103:376-9.
http://dx.doi.org/10.1053/jada.2003.50044

19. Lundin KE, Nilsen EM, Scott HG, Løberg EM, Gjøen A, Bratlie J *et al. Oats induced villous atrophy in coeliac disease.* Gut. 2003; 52: 1649-52.
http://dx.doi.org/10.1136/gut.52.11.1649

20. Silano M, Di Benedetto R, Maialetti F, De Vincenzi A, Calcaterra R, Cornell HJ *et al. Avenins from different cultivars of oats elicit response by coeliac peripheral lymphocytes.* Scand. J. Gastroenterol. 2007; 42: 1302-5.
http://dx.doi.org/10.1080/00365520701420750

21. Comino I, Real A, de Lorenzo L, Cornell H, López-Casado MÁ, Barro F *et al. Diversity in oat potential immunogenicity: Basis for the selection of oat varieties with no toxicity in coeliac disease.* Gut. 2011; 60: 915-20. http://dx.doi.org/10.1136/gut.2010.225268

22. Sollid LM, Khosla C. *Novel therapies for coeliac disease.* J. Intern. Med. 2011; 269: 604-13. http://dx.doi.org/10.1111/j.1365-2796.2011.02376.x

23. Tripathi A, Lammers KM, Goldblum S, Shea-Donohue T, Netzel-Arnett S, Buzza MS *et al. Identification of human zonulin, a physiological modulator of tight junctions, as prehaptoglobin-2.* Proc. Natl. Acad. Sci. U.S.A. 2009; 106: 16799-804.
http://dx.doi.org/10.1073/pnas.0906773106

24. Gil-Humanes J, Pistón F, Tollefsen S, Sollid LM, Barro F. *Effective shutdown in the expression of celiac disease-related wheat gliadin T-cell epitopes by RNA interference.* Proc. Natl. Acad. Sci. U.S.A. 2010; 107: 17023-28.
http://dx.doi.org/10.1073/pnas.1007773107

25. Daveson AJ, Jones DM, Gaze S, McSorley H, Clouston A, Pascoe A, *et al. Effect of hookworm infection on wheat challenge in celiac disease-a randomised double-blinded placebo controlled trial.* PLoS One. 2011; 6: e17366.
http://dx.doi.org/10.1371/journal.pone.0017366

26. Baik BK, Ullrich SE. *Barley for food: characteristics, improvement, and renewed interest.* J. Cereal Science. 2008; 48: 304-18. http://dx.doi.org/10.1016/j.jcs.2008.02.002

27. Finnie C, Svensson B. *Barley seed proteomics from spots to structures.* J. Proteomics. 2009; 72: 315-24. http://dx.doi.org/10.1016/j.jprot.2008.12.001

28. Comino I, Real A, Gil-Humanes J, Pistón F, de Lorenzo L, Moreno ML, *et al. Significant differences in potential immunotoxicity of barley varieties for celiac disease*. Molecular Nutrition and Food Research. 2012; 56: 1697-707.
 http://dx.doi.org/10.1002/mnfr.201200358

29. Dostálek P, Hochel I, Méndez E, Hernando A, Gabrovská D. *Immunochemical determination of gluten in malts and beers.* Food Add. Contam. 2006; 11: 1074-78.
 http://dx.doi.org/10.1080/02652030600740637

Capítulo 22

Alimentos sin gluten derivados de cereales

Cristina Molina-Rosell

Instituto de Agroquímica y Tecnología de Alimentos (IATA-CSIC). España

crosell@iata.csic.es

Doi: http://dx.doi.org/10.3926/oms.27

Referenciar este capítulo

Molina-Rosell C. *Alimentos sin gluten derivados de cereales*. En Rodrigo L y Peña AS, editores. *Enfermedad celíaca y sensibilidad al gluten no celíaca*. Barcelona, España: OmniaScience; 2013. 447-461.

Resumen

En las últimas décadas se ha incrementado la necesidad por los productos libres de gluten o sin gluten como consecuencia del aumento del número de enfermos celíacos diagnosticados. Los celíacos buscan productos libres de gluten que posean la misma apariencia que los productos con gluten, sin olvidar los aspectos nutricionales de los mismos.

El presente capítulo pretende aportar información sobre diversos aspectos relacionados con el diseño y desarrollo de alimentos sin gluten derivados de cereales, sus características tecnológicas, nutricionales y sensoriales. La presencia de productos sin gluten disponibles en el mercado ha experimentado un crecimiento exponencial durante la última década. Inicialmente, el desarrollo de estos productos buscaba obtener productos económicamente viables y sensorialmente aceptables. Sin embargo, actualmente el interés creciente por la alimentación saludable, también se extiende a los alimentos sin gluten.

Los alimentos sin gluten derivados de cereales son ricos en hidratos de carbono y grasas, y deficientes en algunos macronutrientes y micronutrientes. Es por ello, que las dietas libres de gluten pueden ocasionar a largo plazo dietas desequilibradas con deficiencia en algún nutriente. La incorporación de otros ingredientes/nutrientes como aceites omega-3, proteínas específicas, fibras, probióticos y prebióticos se vislumbra como alternativa para mejorar la composición nutricional de los alimentos libres de gluten.

Abstract

In the last decades, the demand of gluten free products has been increased due to the raise of diagnosed celiac patients. Celiac population looks for gluten free products with resemblance to gluten products, even with similar nutritional quality.

The present chapter aims to provide information about the design and development of cereal based gluten free products, and also their technological, nutritional and sensory characteristics. During the last decade there has been an exponential increase of the gluten free products launched to the market. Initially, the development of these products was focused on making economically viable and sensorial acceptable products. However, currently the awareness for a healthy diet also applies to gluten free foods.

Gluten-free foods derived from grains are rich in carbohydrates and fats, and deficient in some macronutrients and micronutrients. It is for this reason that gluten free diets can cause long-term unbalanced diets deficient in some nutrient. The addition of other ingredients / nutrients like omega-3 oils, specific proteins, fibers, probiotics and prebiotics is seen as an alternative to improve the nutritional composition of gluten free foods.

1. Introducción

Los cereales constituyen la base de la alimentación para una gran parte de la población mundial, y ocupan un lugar indiscutible en la base de la pirámide nutricional recomendada por las distintas guías nutricionales. Sin embargo, pese a los beneficios del consumo de cereales estos pueden causar alergias e intolerancias alimenticias, siendo de especial interés la intolerancia al gluten y la celiaquía. Se entiende por "gluten" una fracción proteínica del trigo, el centeno, la cebada, la avena o sus variedades híbridas y derivados de los mismos, que algunas personas no toleran y que es insoluble en agua y en 0,5M NaCl.[1]

El gluten está presente en cereales como trigo (*Triticum aestivum*), centeno (*Secale cereale*), espelta (*Triticum spelta*), kamut (*Triticum turgidum*), triticale (*Triticum spp x Secale cereale*) y algunas variedades de avena (*Avena sativa*).[2]

Actualmente el colectivo celíaco tiene como único tratamiento una terapia nutricional que restringe la alimentación de los celíacos a productos libres de gluten, y por tanto se excluye el consumo de cereales como el trigo, centeno, cebada y alimentos que contengan estos cereales. Concretamente, el Reglamento CE N 41/2009[1] define "productos alimenticios para personas intolerantes al gluten", aquellos productos alimenticios destinados a una alimentación particular elaborados, tratados o preparados especialmente para responder a las necesidades nutricionales particulares de las personas intolerantes al gluten.

Los límites en la composición y el etiquetado de los alimentos libres de gluten establecidos por el Reglamento CE N 41/2009[1] apropiados para personas con intolerancia al gluten son:

- Los productos alimenticios para personas con intolerancia al gluten, constituidos por

  uno o más ingredientes procedentes del trigo, el centeno, la cebada, la avena o sus variedades híbridas, que hayan sido tratados de forma especial para eliminar el gluten, no contendrán un nivel de gluten que supere los 100 mg/kg en los alimentos tal como se venden al consumidor final. El etiquetado, la publicidad y la presentación de los productos mencionados llevarán la mención "contenido muy reducido de gluten". Pueden llevar el término "exento de gluten" si el contenido de gluten no sobrepasa los 20 mg/kg en total, medido en los alimentos tal como se venden al consumidor final.

- La avena contenida en alimentos para personas con intolerancia al gluten debe ser

  producida, preparada o tratada de forma especial para evitar la contaminación por el trigo, el centeno, la cebada, o sus variedades híbridas y su contenido de gluten no debe sobrepasar los 20 mg/kg.

- Los productos alimenticios para personas con intolerancia al gluten constituidos por

  uno o más ingredientes que sustituyan el trigo, el centeno, la cebada, la avena o sus variedades híbridas, no contendrán un nivel de gluten que supere los 20 mg/kg en los alimentos tal como se venden al consumidor final. El etiquetado, la presentación y la publicidad de esos productos deberá llevar la mención "exento de gluten".

La categoría de alimentos más afectada por esta limitación es el pan y los productos de panadería procedentes del trigo. Por ello este capítulo se centra principalmente en este tipo de alimentos y las diversas alternativas tecnológicas que se han desarrollado para mimetizar la funcionalidad del gluten en los productos de panadería. Existen otros alimentos que pueden contener 'gluten invisible', es decir, el trigo o derivados de gluten puede aparecer entre los ingredientes por utilizarse como espesante o película protectora. En este último grupo se incluyen hamburguesas, salsas, sopas en polvo, quesos procesados, etc.

En general, los productos libres de gluten son de inferior calidad que sus correspondientes homólogos con gluten, debido a que su estructura se disgrega con facilidad y poseen textura muy seca.

2. Ingredientes para la fabricación de alimentos derivados de cereales sin gluten

El gluten representa casi un 80% de las proteínas que se encuentran en el trigo, es el que confiere a la harina sus propiedades elásticas, y dota de consistencia y esponjosidad al pan. La composición del gluten, mayoritariamente proteica formada por gluteninas y gliadinas, explica su cohesividad y propiedades viscoelásticas. La fracción de gliadinas contribuye a las propiedades viscosas y a la extensibilidad de la masa panaria, mientras que las gluteninas confieren elasticidad y fuerza a la masa. Las proporciones relativas de gliadinas y gluteninas afectan a las propiedades funcionales de las masas panarias.

La eliminación del gluten, especialmente en las formulaciones de pan, origina masas líquidas que generan panes con textura disgregable y otros defectos de calidad asociados al color y sabor. Por ello, la fabricación de productos de panificación libres de gluten requiere el uso de ingredientes poliméricos que mimeticen la funcionalidad del gluten durante el proceso de panificación.

2.1. Cereales y otros granos sin gluten

Los cereales libres de gluten disponibles para la fabricación de panes sin gluten son el arroz, maíz, trigo sarraceno, teff y kamut®. Se ha observado un notable incremento del uso de harina de arroz en la formulación de productos libres de gluten por sus características organolépticas y su hipoalergenicidad,[3] aunque es necesario el uso de algún hidrocoloide, emulgente, enzima o proteínas para conferir propiedades viscoelásticas.[4] Numerosos estudios se han centrado en obtener productos libres de gluten tipo pan con harina de arroz, en los cuales se ha analizado el impacto de la harina integral de arroz,[5] el efecto de hidrocoloides,[6] las mezclas con otras harinas y almidones,[7-10] o bien con otras proteínas.[11-12] Estos estudios confirman la importancia de las características de la harina, el resto de los ingredientes y el proceso en las características instrumentales y sensoriales de los productos obtenidos.

Brites et al.[13] describieron el proceso de panificación de pan de maíz basándose en la tecnología de la producción de broa (pan tradicional portugués). También se ha descrito la producción de pan de sorgo.[14-15] Las harinas de cereales, entre ellos el arroz y otros granos no convencionales tales como leguminosas, musáceas, raíces y tubérculos, se perciben como potenciales ingredientes en el desarrollo de numerosos productos a nivel mundial, e inclusive existen muchos productos tradicionales en diversos países.

Los pseudocereales como el sorgo, mijo, quinoa, amaranto y trigo sarraceno, también se están introduciendo como ingredientes en la formulación de productos libres de gluten. En el norte de América se pueden localizar diversos panes basados en amaranto, con el cual se consigue mejorar la composición nutricional dado que posee mayor cantidad de proteínas, fibra y minerales.[16] Las harinas procedentes del trigo sarraceno y el mijo son más ricas en proteínas y minerales, por ello se han propuesto para el desarrollo de productos alternativos nutritivamente más enriquecidos.

2.2. Otros ingredientes, aditivos y coadyuvantes tecnológicos

Otros ingredientes generalmente presentes en la fabricación de panes sin gluten son el almidón, derivados lácteos, huevo, proteína de soja e hidrocoloides. La presencia de cierta cantidad de almidón mejora significativamente la calidad de los panes sin gluten. Con este propósito se usan preferiblemente los almidones de arroz, patata o tapioca.

Hidrocoloides

Los hidrocoloides son aditivos esenciales en la producción de panes libres de gluten, puesto que pueden mimetizar en cierta medida la funcionalidad del gluten, a través de la viscosidad que confieren o de sus propiedades viscoelásticas. En la industria de la panificación estos compuestos contribuyen a mejorar la textura de los alimentos, su capacidad de retención de agua, retrasar su envejecimiento y en general incrementar la calidad de los productos durante su almacenamiento.[17]

Hidrocoloides como la goma de garrofín, la goma guar, la goma xantana y el agar se han utilizado como sustitutos del gluten en el desarrollo de panes de harina de arroz dirigidos a la población celíaca o con intolerancia al gluten.[6,18-19] El volumen específico de estos panes aumentó en presencia de hidrocoloides excepto en el caso de la goma xantana. Sin embargo, Gambus et al.[20] obtuvieron mayor volumen en el pan libre de gluten en presencia de xantana, la cual también disminuyó la dureza de la miga del pan fresco y almacenado 72 horas. Asimismo, estos autores concluyeron que la combinación de goma xantana, pectina y goma de guar originaba los productos de mejor calidad.

Las características de la miga también se ven modificadas por la presencia de hidrocoloides, concretamente, se ha obtenido mayor porosidad en presencia de 1% carboximetilcelulosa (CMC) y β-glucanos o 2% de pectina. Entre los derivados de celulosa, la hidroxipropilmetil celulosa (HPMC) es un adecuado agente estructurante, y por tanto sustituto del gluten, con buena capacidad de retener gas.[21] La goma de xantana y el HPMC han destacado como buenos mejorantes reemplazantes de gluten[22] (Figura 1). Respecto al mecanismo de actuación, se ha descrito que la adición de HPMC a la harina de arroz, incrementa significativamente las propiedades viscoelásticas de las masas, siendo el efecto global un reforzamiento de la masa de harina de arroz.[21]

En general, se recurre a combinaciones de aditivos y/o coadyuvantes tecnológicos para obtener productos sin gluten sensorialmente aceptables.

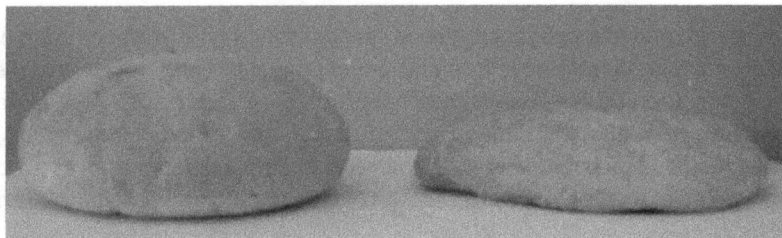

Figura 1. Efecto del HPMC sobre el volumen de un pan de arroz (Foto: C. Marco).

Proteínas

Los panes libres de gluten son en general deficientes en proteínas si se comparan con sus homólogos fabricados con harina de trigo. Por ellos se han propuesto distintas estrategias para incrementar el contenido proteico de los panes y otros productos sin gluten derivados de cereales. El enriquecimiento de galletas de harina de arroz con harina de soja (25%) permite aumentar el valor proteico con reducido costo y además mejorar las características sensoriales.[23] Marco y Rosell[24] describieron que la mezcla resultante de la combinación de harina de arroz con 13 g/100 g de aislado proteico de soja y 4 g/100 g de HPMC origina un pan sin gluten con un aporte energético de 220,31 kcal/100 g de pan y cuyo perfil de composición (42,38% de hidratos de carbono, 10,56% de proteínas y 0,95% de lípidos) se asemeja al de los productos panarios con gluten. La adición de sólidos lácteos, inulina y surimi de pescado se ha propuesto como alternativa para aumentar el contenido en fibra dietética y proteína en los panes libres de gluten.[25] El uso de las harinas de legumbres en la formulación de productos libres de gluten se está incrementando debido a su alto contenido en proteínas. Con dicho objetivo se han utilizado harinas de guisante, lentejas, judías y garbanzos.[26]

Fibra dietética

El enriquecimiento de los productos de panificación libres de gluten con fibra dietética confiere textura, capacidad gelificante, espesante, emulgente y estabiliza las propiedades de los alimentos libres de gluten. Entre las fibras que se han propuesto para el enriquecimiento de panes sin gluten se pueden citar las procedentes de trigo, maíz, avena y cebada.[27] La adición de estas fibras hasta 6 g/100 g mejora el perfil nutricional del producto sin alterar considerablemente sus características sensoriales. Cuando se adicionan niveles de 9 g/100 g se consiguen productos con un contenido en fibras 218% superior a los panes de referencia, pero se deteriora significativamente la calidad sensorial.

Stojceska et al.[28] aumentaron el contenido total de fibra dietética en productos libres de gluten aplicando la extrusión y la incorporación de distintas frutas y vegetales como manzana, remolacha, zanahoria, cranberry y harina de teff. Estos autores incorporaron hasta un 30% a una formulación libre de gluten constituida por harina de arroz, almidón de patata, almidón de maíz, leche en polvo y harina de soja. Mediante la optimización de las condiciones de extrusión se podían obtener productos libres de gluten enriquecidos en fibra dietética.

Enzimas

Otra alternativa para mejorar la calidad de los panes sin gluten es el uso de enzimas o coadyuvantes tecnológicos.[29] Amilasas, proteasas, hemicelulasas, lipasas, transglutaminasa y oxidasas son enzimas que se han utilizado para mejorar la calidad de los productos de panificación. Algunas de estas enzimas se han utilizado como coadyuvante tecnológicos para mejorar la calidad de los panes libres de gluten. Entre las diversas enzimas disponibles la transglutaminasa y la glucosa oxidasa han permitido mejorar la textura de los panes sin gluten, aunque el efecto depende en gran medida de la harina utilizada en la formulación.[30-31] Ambas enzimas forman enlaces intra e intermoleculares entre las proteínas del arroz originando una red proteica. Sin embargo, la red proteica generada por estas enzimas no mimetiza completamente la funcionalidad del gluten, y es necesario la presencia de hidrocoloides[30-31] La acción de la transglutaminasa también se puede potenciar mediante la adición de otras proteínas que incrementen la cantidad de residuos de lisina que son los limitantes de la acción de entrecruzamiento enzimático. Moore et al.[32] estudiaron el impacto de la transglutaminasa en la formulación de panes libres de gluten conteniendo proteínas de soja, de leche o huevo. El efecto más notable fue una reducción del volumen de pan debido a la polimerización de las proteínas.

Masas madre

El uso de masas madre representa una alternativa muy atractiva para mejorar la calidad de los panes libres de gluten. Las masas madre son iniciadores naturales de la fermentación que se han usado en la fermentación de numerosos alimentos. Estas masas se obtienen al mezclar harina, agua y otros ingredientes y ser fermentadas por bacterias acido-lácticas y levaduras presentes de forma natural. Estos microorganismos proceden principalmente de las harinas y del ambiente, pero la microbiota específica de cada masa madre depende de factores exógenos como la temperatura, y tiempo de fermentación. El uso de masas madre en panificación está muy extendido por los efectos positivos que confiere a la calidad de los productos de panadería. Entre ellos merece destacar la mejora de la textura, aroma y sabor, el incremento del valor nutritivo y vida media más prolongada. Por ello su uso se ha extendido a alimentos horneados libres de gluten. Existe escasa información sobre el uso de masas madre en la formulación de productos de panadería libres de gluten. Crowley et al.[33] realizaron un estudio comparativo sobre la influencia de masas madre constituidas por diversas bacterias acido-lácticas sobre la textura en productos libres de gluten. En los últimos años se han publicado distintas patentes centradas en el uso de diversas bacterias acido-lácticas para la fabricación de productos de panificación libres de gluten dirigidos a mejorar la calidad y reducir la toxicidad del gluten residual que pueda estar presente.[34-35]

3. Procesos para la obtención de productos sin gluten derivados de cereales

La producción de alimentos sin gluten derivados de cereales se enfrenta con numerosos inconvenientes tecnológicos derivados de la ausencia de la funcionalidad del gluten. Esta ausencia ha obligado a adaptar formulaciones y procesos de fabricación para la obtención de panes, galletas, bizcochos, pizzas, pastas y otros productos derivados de cereales, con características sensoriales lo más similares posible a sus homólogos con gluten.

3.1. Proceso de fabricación de panes libres de gluten

Tipo pan	Composición cualitativa
Pan de molde	Almidón de maíz, agua, azúcar, huevo, margarina vegetal, acidulante, conservante, levadura, espesante, sal, gasificantes, antioxidantes
Pan Rústico	Almidón de maíz, agua, margarina vegetal, acidulante, conservante, antioxidantes, aromas, colorantes, huevos, azúcar, levadura, emulgente, dextrosa, humectantes, estabilizantes, sal
Pan Carré	Almidón de maíz, agua, margarina vegetal, acidulante, conservante, antioxidantes, aromas, colorantes, huevos, azúcar, levadura, emulgente, dextrosa, humectante, estabilizante, sal
Panecillo redondo	Almidón de patata, almidón de maíz, agua, caseinatos, azúcar, aceite vegetal, harina de maíz, levadura, proteína de soja, estabilizantes, sal, conservantes
Brioches	Almidón de maíz, agua, azúcar, huevo, margarina vegetal, acidulante, conservante, aromas, colorante, espesante, levadura, emulgente, sal, gasificantes, anís, canela, antioxidantes
Pan Carré	Almidón de maíz, harina de arroz, agua, aceite vegetal, azúcar, espesante, proteína de altramuz, levadura, sal, fibra vegetal, aromas, emulgente
Pan de Molde	Almidón de maíz, agua, azúcar, huevo, margarina vegetal, acidulante, conservante, aromas, colorante, levadura, espesante, emulgente, sal, gasificantes, antioxidante
Baguette precocido	Almidón de maíz, agua, azúcar, levadura, espesantes, sal, gasificantes, acidulante, conservante, aroma, colorante
Baguette precocido	Almidón de maíz, agua, azúcar, espesante, emulgente, sal, levadura, conservante, gasificantes, antioxidante
Barra de pan	Almidón de maíz, margarina vegetal, sal, azúcar, emulgente, gasificantes, antioxidante, espesante, conservante y levadura
Pan de Molde	Almidón de maíz, margarina vegetal, sal, azúcar, emulgente, gasificantes, antioxidante, espesante, conservante y levadura

Tabla 1. Ingredientes y aditivos presentes en la formulación de panes comerciales libres de gluten.

La producción de los panes libres de gluten difiere significativamente del método de panificación tradicional de los panes de trigo, en el que los ingredientes sólidos se amasan con el agua, seguido de la fermentación en masa, división, boleado, fermentación y horneado. Las formulaciones son generalmente muy complejas y consisten en mezclas de los ingredientes anteriormente citados y diversos aditivos (Tabla 1). La mayoría de panes libres de gluten se fabrican con un elevado contenido de agua, y las masas que originan son muy fluidas. Además se requieren amasados y fermentaciones muy cortos. Respecto a la formulación, en numerosas ocasiones se ha recurrido a la metodología de superficie de respuesta para optimizar la concentración de cada uno de los ingredientes.[21] Un aspecto importante es la búsqueda de parámetros característicos de las masas sin gluten que permitan predecir la calidad del producto horneado.

Matos y Rosell[36] describieron correlaciones estadísticamente significativas entre la consistencia de la masa, la consistencia de la masa sometida a calentamiento y enfriamiento y la dureza de la miga, por lo que estos parámetros podrían utilizarse para predecir la calidad final del producto.

3.2. Proceso de fabricación de galletas libres de gluten

La fabricación de galletas libres de gluten no conlleva dichos problemas, puesto que la red de gluten se desarrolla mínimamente y los constituyentes esenciales en este tipo de productos son el almidón y el azúcar. Para la fabricación de galletas libres de gluten se han utilizado almidones de maíz, mijo, trigo sarraceno, arroz y patata, combinados con grasas (aceite de palma, grasa microencapsulada, sólidos lácteos con bajo contenido en grasa). Las combinaciones de arroz, maíz, patata y soja con grasa microencapsulada originan galletas libres de gluten con calidad comparable a las obtenidos con harina de trigo.[37] Las galletas tipo *cookies* también se han podido obtener sustituyendo harina de trigo por harina de arroz. Una formulación optimizada para conseguir estos productos incluía harina de arroz integral (70%), harina de soja (10%), almidón de maíz (10%) y almidón de patata (10%).[37]

3.3. Proceso de fabricación de bizcochos libres de gluten

El bizcocho es el producto obtenido por amasado y cocción procedente de las masas preparadas con harinas, almidón y féculas. En los bizcochos la red de gluten no es necesaria y el constituyente más importante es el almidón, que determina la estructura del bizcocho. Se han propuesto numerosas formulaciones para la fabricación de bizcochos sin gluten. Gularte y Pallarés[38] compararon las características de bizcochos libres de gluten (elaborados con harina de arroz) y bizcochos con gluten. Ambos bizcochos no presentaron diferencias significativas respecto a color, textura y masticabilidad. Incluso se han formulado bizcochos sin gluten enriquecidos en proteínas mediante la adición de harinas de legumbres[26] o bien en diversas fibras dietéticas.[39]

3.4. Fabricación de pasta y productos extruídos sin gluten

La producción de pasta incluye la preparación de una masa obtenida al mezclar la harina de trigo duro (semolina) con agua y posteriormente la extrusión de la misma para obtener la forma y dimensión de la pasta deseada. En la pasta libre de gluten la ausencia de gluten se puede contrarrestar con la mezcla de almidón pregelatinizado y harina de maíz antes de adicionar el agua, o bien pregelatinizando parte del almidón durante el mezclado o la extrusión. Otra alternativa ha sido la utilización de altas o ultra altas temperaturas durante el proceso de secado de la pasta para desnaturalizar las proteínas y mantener la integridad de la pasta durante la cocción. Los pseudo-cereales también se han utilizado en la formulación de la pasta libre de gluten. La combinación de trigo sarraceno, amaranto y quinoa en presencia de albúmina de huevo, emulgentes y enzimas ha permitido obtener pasta, tipo *noodles*, libre de gluten con adecuadas características de calidad.[40] El trigo sarraceno es el que origina los *noodles* de mejor calidad, con una adecuada firmeza. También se han utilizado mezclas de harina de maíz y quinoa, o bien mezclas de quinoa y harina de arroz para la obtención de espaguetis libres de gluten.[41]

4. Productos de panificación libres de gluten

4.1. Calidad de productos de panificación libres de gluten

Tradicionalmente, los productos dirigidos a la población celíaca se diseñaban atendiendo únicamente a la ausencia de alérgenos, utilizando mezclas de polímeros que pudieran originar productos con características sensoriales similares a sus homólogos con gluten. En los últimos años, el colectivo celíaco ha atraído la atención de las empresas de alimentación y tecnólogos de alimentos, y se han desarrollado una gran variedad de productos sin gluten. En el caso de productos de panadería, la diversidad de productos comerciales obedece principalmente a la introducción de numerosos formatos y presentaciones más que al diseño de nuevos productos con características sensoriales y/o nutricionales distintas. Los productos de panadería sin gluten disponibles en el mercado se caracterizan por estar constituidos por mezclas de almidones y harina de cereales sin gluten. La calidad y características de los panes sin gluten dependen principalmente de los ingredientes utilizados en su fabricación (Figura 2). Así, los panes de maíz poseen un intenso aroma y sabor. En 2002, Arendt et al.[42] revisaron la calidad de los panes libres de gluten comerciales, detectando una baja calidad debido a su rápido envejecimiento, textura seca y disgregable e intenso aroma desagradable. Los panes libres de gluten tienden a envejecer rápidamente, debido a la alta cantidad de almidón en las formulaciones. Además debido a la ausencia de gluten existe mayor cantidad de agua disponible que origina cortezas blandas y un rápido endurecimiento de la miga. En los últimos años se han realizado numerosos estudios para mejorar la calidad de estos productos mediante la adición de masas madre, hidrocoloides, enzimas, emulgentes, y proteínas.

Dado que la calidad es un término totalmente subjetivo, se han realizado algunas investigaciones para establecer relaciones entre los atributos sensoriales y parámetros tecnológicos determinados con instrumentación analítica. Matos y Rosell[36] han establecido algunas correlaciones entre las propiedades de hidratación de la miga de pan sin gluten y la cohesividad y capacidad de recuperación de la miga.

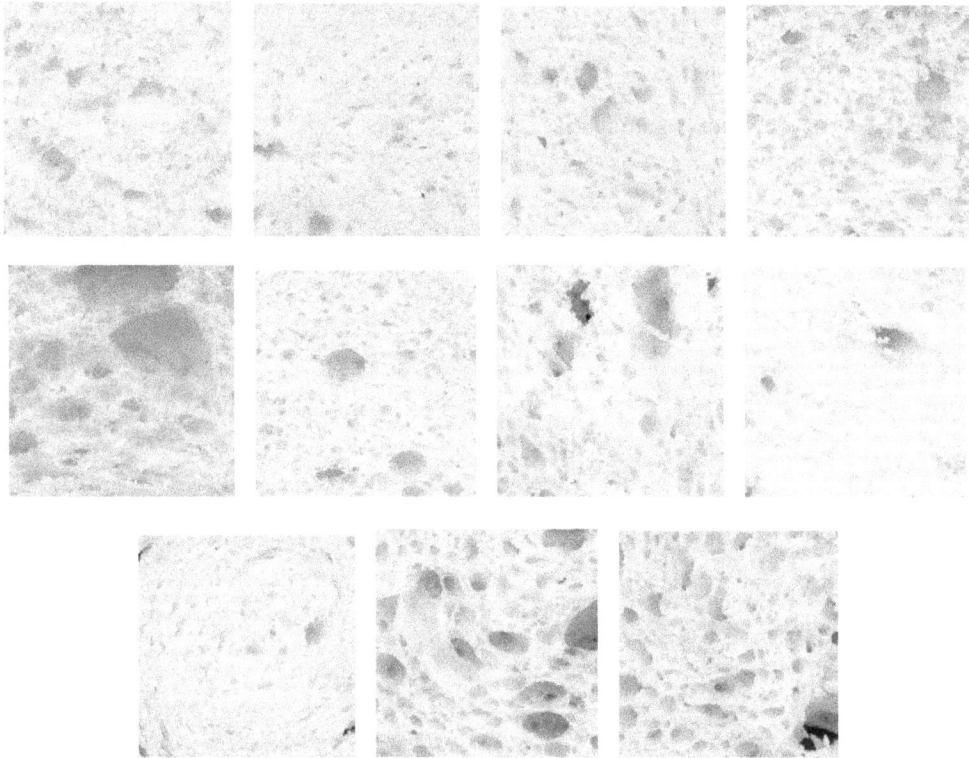

Figura 2. Imagen digital de distintas migas de pan sin gluten comercial (30x30 mm) (Foto: M.E. Matos).

4.2. Aspectos nutricionales de los productos libres de gluten

Los productos libres de gluten generalmente no se enriquecen o fortifican, y frecuentemente se obtienen de harinas refinadas o almidones. Como consecuencia estos productos no tienen la misma cantidad de nutrientes que sus homólogos con gluten. En un estudio realizado por Matos y Rosell[43] se evaluaron nutricionalmente 11 tipos diferentes de panes sin gluten comerciales disponibles en los supermercados de España. La composición nutricional de los panes sin gluten comerciales varió entre 40-62% de hidratos de carbono, 0-8% de proteínas, 1-11% de grasas y cantidades muy variables de fibras (0-6%) (Tabla 2). Este perfil difiere considerablemente de los productos de panadería con gluten que, a pesar de los diversos formatos existentes, poseen una composición nutricional muy similar entre ellos, la cual varía entre 41-56% de hidratos de carbono, 8.0-13.0% de proteínas y 2.0-4.0% de grasas, entre sus constituyentes mayoritarios. Estos datos ponen de manifiesto las diferencias nutricionales que pueden ocasionar la ingesta continuada de los panes sin gluten si no se produce una modificación en la ingesta de nutrientes procedente de otros alimentos.

Estas divergencias en el perfil nutricional de los productos sin gluten y sus homólogos con gluten han propiciado una reformulación de los productos sin gluten dirigida a conseguir productos nutricionalmente equilibrados y que proporcionen los nutrientes necesarios para las personas que se ven obligadas a seguir estas pautas terapéuticas. Así, se han diseñado panes sin gluten enriquecidos en calcio e inulina para combatir deficiencias de calcio y aportar una mayor ingesta de fibra dietética.[44]

Producto	Humedad (%)	Proteína (%)	Grasa (%)	Minerales (%)	Hidratos de Carbono totales (%)
1	29.63	3.16	8.51	2.12	86.21
2	31.63	6.94	16.91	1.10	75.05
3	29.50	7.31	16.56	1.66	74.47
4	27.17	15.05	7.33	1.85	75.76
5	26.27	5.13	10.64	2.01	82.22
6	41.66	4.92	4.86	2.03	88.18
7	33.60	3.96	8.28	4.53	83.22
8	21.10	1.01	2.00	4.03	92.96
9	31.33	0.91	2.03	5.43	91.63
10	36.13	1.91	26.10	3.57	68.42
11	42.03	2.80	18.32	3.98	74.91
Media	31.82	4.83	11.05	2.94	81.18

Tabla 2. Composición química, expresada en g/100 g de materia seca, de 11 tipos de panes libres de gluten comerciales.[43]

Agradecimientos

Se agradece la financiación recibida del Consejo Superior de Investigaciones Científicas (CSIC) y de la Generalitat Valenciana a Grupos de Excelencia Científica (Proyecto Prometeo 2012/064), así como a la Asociación de Celíacos de Madrid (España).

Referencias

1. Reglamento (CE) nº 41/2009 de la Comisión, de 20 de enero de 2009, sobre la composición y etiquetado de productos alimenticios apropiados para personas con intolerancia al gluten. Diario Oficial n° L 016 de 21/01/2009 pp. 0003-5.

2. Comino I, Real A, de Lorenzo L, Cornell H, López-Casado MA, Barro F et al. *Diversity in oat potential immunogenicity: basis for the selection of oat varieties with no toxicity in coeliac disease.* Gut. 2011; 60: 915-22. http://dx.doi.org/10.1136/gut.2010.225268

3. Rosell CM, Gómez M. *Rice.* In: Bakery products: Science and Technology. Ed Y.H. Hui. Blackwell Publishing, Ames, Iowa. USA. ISBN: 978-0-81-380187-2. 2006. pp. 123-133. http://dx.doi.org/10.1002/9780470277553.ch6

4. Rosell CM, Marco C. *Rice.* In: Gluten free cereal products and beverages. Ed E.K. Arendt, F. dal Bello. Elsevier Science, UK. ISBN: 978-0-12-373739-7. 2008. pp. 81-100. http://dx.doi.org/10.1016/B978-012373739-7.50006-X

5. Kadan RS, Robinson MG, Thibodeux DP, Pepperman AB. *Texture and other physiochemical properties of whole rice bread.* Journal Food Science. 2001; 66: 940-4. http://dx.doi.org/10.1111/j.1365-2621.2001.tb08216.x

6. Lazaridou A, Duta D, Papageorgiou M, Belc N, Biliaderis CG. *Effects of hydrocolloids on dough rheology and bread quality parameters in gluten-free formulations.* Journal of Food Engineering. 2007; 79: 1033-47. http://dx.doi.org/10.1016/j.jfoodeng.2006.03.032

7. Pruska-Kędzior A, Kędzior Z, Gorący M, Pietrowska K, Przybylska A, Spychalska K. *Comparison of rheological, fermentative and baking properties of gluten-free dough formulations.* European Food Research Technology. 2008. 227: 1523-36. http://dx.doi.org/10.1007/s00217-008-0875-1

8. Sciarini LS, Ribotta PD, León AE, Pérez GT. *Influence of gluten-free flours and their mixtures on batter properties and bread quality.* Food Bioprocess Technology. 2010; 3: 577-85. http://dx.doi.org/10.1007/s11947-008-0098-2

9. Matos ME, Rosell CM. *Quality indicators of rice based gluten-free bread-like products: relationships between dough rheology and quality characteristics.* Food Bioprocess Technology. 2012. http://dx.doi.org/10.1007/s11947-012-0903-9

10. Demirkesen I, Mert B, Sumnu G, Sahin S. *Rheological properties of gluten-free bread formulations.* Journal of Food Engineering. 2010. 96: 295-303. http://dx.doi.org/10.1016/j.jfoodeng.2009.08.004

11. Marco C, Rosell CM. *Functional and rheological properties of protein enriched gluten free composite flours.* Journal of Food Engineering. 2008; 88(1): 94-103. http://dx.doi.org/10.1016/j.jfoodeng.2008.01.018

12. Marco C, Rosell CM. *Effect of different protein isolates and transglutaminase on rice flour properties.* Journal of Food Engineering. 2008; 84(1): 132-9. http://dx.doi.org/10.1016/j.jfoodeng.2007.05.003

13. Brites C, Trigo MJ, Santos C, Collar C, Rosell CM. *Maize based gluten free bread: influence of production parameters on sensory and instrumental quality.* Food Bioprocess Technology: An International Journal. 2010; 3(5): 707-15. http://dx.doi.org/10.1007/s11947-008-0108-4

14. Taylor JRN, Dewar J. *Developments in sorghum food technologies.* In: Taylor, S. Ed. Advances in Food and Nutrition Research, 43. San Diego, CA. Academic Press, 2001. pp. 217-64. http://dx.doi.org/10.10186/S1043-4526(01)43006-3

15. Taylor JRN, Schober T, Bean SR. *Non-traditional uses of sorghum and pearl millet.* Journal of Cereal Science. 2006; 44: 252-71. http://dx.doi.org/10.1016/j.jcs.2006.06.009

16. Gambus H, Gambus F, Sabat R. *The research on quality improvement of gluten-free bread by Amaranthus flour addition.* Zywnosc. 2002. 9: 99-112.

17. Molina-Rosell C. *Hidrocoloides en panadería.* Molinería y Panadería. 2011; 16-23.

18. Kang MY, Choi YH, Choi HC. *Interrelation between physicochemical properties of milled rice and retrogradation of rice bread during cold storage.* Journal Korean Society Food Science Technology. 1997; 26: 886-91.

19. Cato L, Gan JJ, Rafael LGB, Small DM. *Gluten free breads using rice flour and hydrocolloid gums.* Food Australia. 2004. 56: 75-8.

20. Gambus H, Sikora M, Ziobro R. *The effect of composition of hydrocolloids on properties of gluten-free bread.* Acta Scientiarum Polonorum-Technologia Alimentaria. 2007; 6: 61-74.

21. Gujral HS, Guardiola I, Carbonell JV, Rosell CM. *Effect of cyclodextrinase on dough rheology and bread quality from rice flour.* Journal of Agricultural and Food Chemistry. 2003; 51(13): 3814-8. http://dx.doi.org/10.1021/jf034112w

22. Anton AA, Artfield SD. *Hydrocolloids in gluten-free breads: a review.* International Journal of Food Sciences and Nutrition. 2008. 59: 11-23. http://dx.doi.org/10.1080/09637480701625630

23. Jaekel LZ, Schons PF, Rodrigues RS, Silva LH. *Caracterização físico-química e avaliação sensorial de biscoito tipo "cookies" com grãos de soja.* En: Congresso de Iniciação Científica, 8. Anais CD Rom. Pelotas: UFPel. 2004.

24. Marco C, Rosell CM. *Breadmaking performance of protein enriched, gluten-free breads.* European Food Research and Technology. 2008; 227(4): 1205-13. http://dx.doi.org/10.1007/s00217-008-0838-6

25. Gallagher E, Gormley TR, Arendt EK. *Recent Advances in the Formulation of Gluten-free Cereal-based Products.* Trends Food Science Technology. 2004; 15: 143-52. http://dx.doi.org/10.1016/j.tifs.2003.09.012

26. Gularte MA, Gómez, M. Rosell CM. *Impact of legume flours on quality and in vitro digestibility of starch and protein from gluten-free cakes.* Food Bioprocess Technology: An International Journal. 2012; 5: 3142-50. http://dx.doi.org/10.1007/s11947-011-0642-3

27. Sabanis D, Lebesi D, Tzia C. *Effect of dietary fibre enrichment on selected properties of gluten-free bread.* LWT-Food Science and Technology. 2009; 42: 1380-89. http://dx.doi.org/10.1016/j.lwt.2009.03.010

28. Stojceska V, Ainsworth P, Plunkett A, Ibanolu S. *The advantage of using extrusion processing for increasing dietary fibre level in gluten-free products.* Food Chemistry. 2010; 121: 156-64. http://dx.doi.org/10.1016/j.foodchem.2009.12.024

29. Rosell CM, Collar C. *Effect of various enzymes on dough rheology and bread quality.* In: Recent Research Developments in Food Biotechnology. Enzymes as Additives or Processing Aids. Ed R. Porta, P. Di Pierro and L. Mariniello. Research Signpost, Kerala, India. ISBN: 978-8-13-080228-2. 2008. pp. 165-83.

30. Gujral HS, Rosell CM. *Functionality of rice flour modified with a microbial transglutaminase.* Journal of Cereal Science. 2004; 39(2): 225-30. http://dx.doi.org/10.1016/j.jcs.2003.10.004

31. Gujral H, Rosell CM. *Improvement of the breadmaking quality of rice flour by glucose oxidase.* Food Research International. 2004; 37(1): 75-81. http://dx.doi.org/10.1016/j.foodres.2003.08.001

32. Moore MM, Heinbockel M, Dockery P, Ulmer HM, Arendt EK. *Network formation in gluten-free bread with application of transglutaminase.* Cereal Chemistry. 2006. 83: 28-36. http://dx.doi.org/10.1094/CC-83-0028

33. Crowley P, Schober T, Clarke C, Arendt E. *The effect of storage time on textural and crumb grain characteristics of sourdough wheat bread.* European Food Research and Technology. 2002; 214: 489-96. http://dx.doi.org/10.1007/s00217-002-0500-7

34. Gallo G, De Angelis M, McSweeney PLH, Corbo MR, Gobetti M. *Partial purification and characterization of an X-prolyl dipeptidyl aminopeptidase from Lactobacillus sanfranciscensis CB1.* Food Chemistry. 2005; 9: 535-44. http://dx.doi.org/10.1016/j.foodchem.2004.08.047

35. Sikken D, Lousche K. *Starter preparation for producing bakery products.* European Patent EP13611796. 2003.

36. Matos ME, Rosell CM. *Relationship between instrumental parameters and sensory characteristics in gluten-free breads.* European Food Research Technology. 2012; 235: 107-17. http://dx.doi.org/10.1007/s00217-012-1736-5

37. Schober TJ, O'Brien CM, McCarthy D, Darnedde A, Arendt EK. *Influence of gluten free flour mixes and fat powders on the quality of gluten free biscuits.* European Food Research and Technology, 2003; 216: 369-76. http://dx.doi.org/10.1007/s00217-003-0694-3

38. Gularte MA, Pallares MG. *Reología y características físicas de bizcochos de harina de arroz.* En: Simposio Latino Americano de Ciencia de Alimentos, 5. Anais CD Rom. Montevidéo: Suctal. 2003.

39. Gularte MA, de la Hera E, Gómez M, Rosell CM. *Effect of different fibers on batter and gluten-free layer cake properties.* LWT-Food Science and Technology. 2012; 48: 209-14.http://dx.doi.org/10.1016/j.lwt.2012.03.015

40. Schoenlechner R, Jurackova K, Berghofer E. *Pasta production from the pseudo-cereals amaranth, quinoa and buckwheat.* Proceedings of the 12th ICC Cereal and Bread Congress, 2004. Harrogate, UK.

41. Ramírez JL, Silva Borges JT, Euzebio do Nascimento R, Ramirez Ascheri DP. *Functional properties of precooked macaroni of raw quinoa flour (Chenopodium quinoa Wild) and rice flour (Oryza sativa L).* Alimentaria. 2003; 342: 71-5.

42. Arendt EK, O'Brien CM, Schober TJ, Gallagher E, Gormley TR. *Development of gluten free cereal products.* Farm Food. 2002; 21-7.

43. Matos Segura ME, Rosell CM. *Chemical composition and starch digestibility of different gluten-free breads.* Plant Foods for Human Nutrition. 2011; 66(3): 224-30. http://dx.doi.org/10.1007/s11130-011-0244-2

44. Krupa U, Rosell CM, Sadowska J, Soral-Smietana M. *Bean starch as ingredient for gluten-free bread.* Journal of Food Processing and Preservation. 2010; 34(Suppl. 2): 501-18. http://dx.doi.org/10.1111/j.1745-4549.2009.00366.x

Capítulo 23

Variedades de trigo aptas para celíacos

María J. Giménez, Francisco Barro

Instituto de Agricultura Sostenible, Consejo Superior de Investigaciones Científicas, 14080 Córdoba, España.

mjga06@ias.csic.es, fbarro@ias.csic.es

Doi: http://dx.doi.org/10.3926/oms.140

Referenciar este capítulo

Giménez MJ, Barro F. *Variedades de trigo aptas para celíacos.* En Peña AS, Rodrigo L. editores. *Enfermedad celíaca y sensibilidad al gluten no celíaca.* Barcelona, España: OmniaScience; 2013. p. 463-477.

Resumen

El trigo cultivado es genéticamente muy complejo debido a su origen a partir de especies diploides ancestrales mediante procesos de hibridación natural y posterior poliploidización. Los trabajos realizados hasta la fecha han mostrado que todas las variedades de trigo cultivadas y las especies silvestres emparentadas contienen epítopos tóxicos. El ARNi es una herramienta excelente para el silenciamiento específico de genes. Con esta tecnología se han eliminado los epítopos tóxicos presentes en los tres grupos de gliadinas del trigo harinero. Los anticuerpos monoclonales mostraron una disminución en la presencia de gluten tóxico cercana al 98%. Los ensayos con linfocitos T de extractos proteicos procedentes de las nuevas líneas de trigo eran 100 veces menos reactivos que sus genotipos parentales. Estos resultados suponen un importantísimo avance en la consecución de trigos aptos para los celíacos. Diversos estudios muestran que la ingesta diaria de entre 10 y 50 mg de gluten pueden ser seguros para los celíacos, por lo que las líneas descritas en este artículo podrían servir para la elaboración de productos para celíacos. El carácter "silenciamiento de gliadinas" puede ser transferido mediante cruzamiento a variedades comerciales de trigo permitiendo disponer de suficiente variabilidad genética para obtener líneas aún menos tóxicas que las ya producidas. Más aún, estas líneas podrían servir de base para tratar otras patologías relacionadas con el gluten como son la anafilaxis dependiente de ejercicio físico y la sensibilidad al gluten.

Abstract

Cultivated wheat is genetically very complex due to its origin from ancestral diploid species through a process of natural hybridization and subsequent polyploidization. All cultivated wheat varieties and their wild relatives contain toxic epitopes in relation to coeliac disease. RNAi is an excellent tool for silencing single or group genes. Using this technology In combination with genetic transformation, we have down-regulated toxic epitopes present in the ω-, γ- and α-gliadins of bread wheat. Monoclonal antibodies showed a decrease in the presence of toxic gluten close to 98%. Protein extracts from those lines were assayed using specific T cells for DQ2 and DQ8 epitopes, showing that the new wheat lines were 100 times less reactive than their parental genotypes. These results represent a major breakthrough in achieving wheats suitable for CD patients. The silencing of gliadins is a new breeding trait and can be transferred by crossing to elite wheat varieties. A daily intake between 10 and 50 mg of gluten could be safe for most CD patients, suggesting that the transgenic lines reported here could be used in foodstuff tolerated by many CD patients. Moreover, these lines could serve as a basis for treating other gluten pathologies such as Wheat-dependent exercise-induced anaphylaxis and gluten sensitivity.

1. Introducción

Aunque la enfermedad celíaca (EC) es conocida desde la Antigüedad, las primeras referencias relacionando la ingesta de ciertos alimentos con la misma no aparecieron hasta finales del siglo XIX. Durante la primera mitad del siglo XX el efecto pernicioso del pan ya era conocido, pero no fue hasta después de la Segunda Guerra Mundial que Dicke, Weijers y Van De Kamer[1] señalaron que ciertos granos de cereales, especialmente de trigo y centeno, eran perjudiciales para los niños con enfermedad celíaca, probando el papel del gluten como agente desencadenante de la enfermedad. Desde entonces, la dieta sin gluten es la única terapia eficaz para combatirla y, durante este tiempo, se han hecho grandes avances en la identificación de los elementos dentro del gluten responsables de provocar la enteropatía. A simple vista pudiera parecer que, una vez conocidos, los epítopos tóxicos podrían fácilmente eliminarse mediante técnicas de mejora genética vegetal y, de ese modo, obtener variedades aptas para el consumo de los celíacos. De hecho, un proceso semejante se ha llevado a cabo desde el inicio de la agricultura con otros cultivos, cuyas especies cultivadas ya no producen las sustancias tóxicas (o lo hacen en menor medida) que en muchas ocasiones sí presentan las especies silvestres de las que derivan como, por ejemplo, antinutritivos en legumbres, glucosinolatos en coles y, más recientemente, ácido erúcico en colza. En el caso del trigo, el principal de los cereales con gluten, no es una tarea simple debido a la complejidad genética del mismo así como la de las proteínas que componen este último.

2. El trigo

El término trigo designa al conjunto de cereales, tanto cultivados como silvestres, del género botánico *Triticum*, tribu *Triticeae*, perteneciente a la subfamilia *Poiideae* de la familia de las gramíneas. La cebada y el centeno se incluyen en la misma tribu que el trigo mientras que la avena pertenece a otra tribu de la misma subfamilia. Otras gramíneas de gran importancia son el maíz y el arroz que, junto con el trigo, son los principales cereales de la dieta básica de la humanidad.[2]

El grano del trigo es utilizado para hacer harina, sémola, cerveza y una gran variedad de productos alimenticios, existiendo cierta especificidad en cada región del mundo en cuanto a los tipos de trigo que se utilizan para cada uso; en los miles de años transcurridos desde el inicio de su cultivo, cada cultura ha desarrollado hábitos y costumbres respecto de las características de ese consumo.

Desde el punto de vista genético, el trigo cultivado es muy complejo debido a su origen a partir de especies diploides ancestrales mediante procesos de hibridación natural y posterior poliploidización. Las dos especies de trigo de importancia agrícola, el duro (para fabricación de pastas), y harinero (el 90% de todo el trigo producido en el mundo), son tetraploide (dos genomas, AABB) y hexaploide (tres genomas, AABBDD), respectivamente (Figura 1). El primero se originó en la naturaleza mediante la hibridación espontánea de dos especies diploides hace 0,5 y 2 millones de años, cada una donadora de los genomas A y B. El trigo harinero (AABBDD) se originó en los campos de cultivo, hace unos 8.000 años, mediante la hibridación espontánea entre el trigo duro (AABB) y *A. tauschii*, una especie diploide donadora del genoma D (Figura 1). Todas las especies de trigo poseen un número cromosómico múltiplo de 7, contando las especies diploides, tetraploides y hexaploides con 14, 28 y 42 cromosomas, respectivamente. Los cromosomas de trigo se nombran por un número y una letra que indican el genoma del que procede. Debido al estrecho parentesco entre las especies donadoras de los genomas A, B y D, para cada par de cromosomas homólogos de uno de los genomas, presentes en el trigo harinero, existe un par de cromosomas semejantes (homeólogos) en los otros genomas. En la práctica, la composición poliploide del trigo implica que cada uno de sus genes se encuentra codificado por duplicado (trigo duro) o triplicado (trigo harinero), por lo que la modificación de un carácter mediante mejora genética implica un mayor esfuerzo que el que habría de realizarse para una especie diploide.

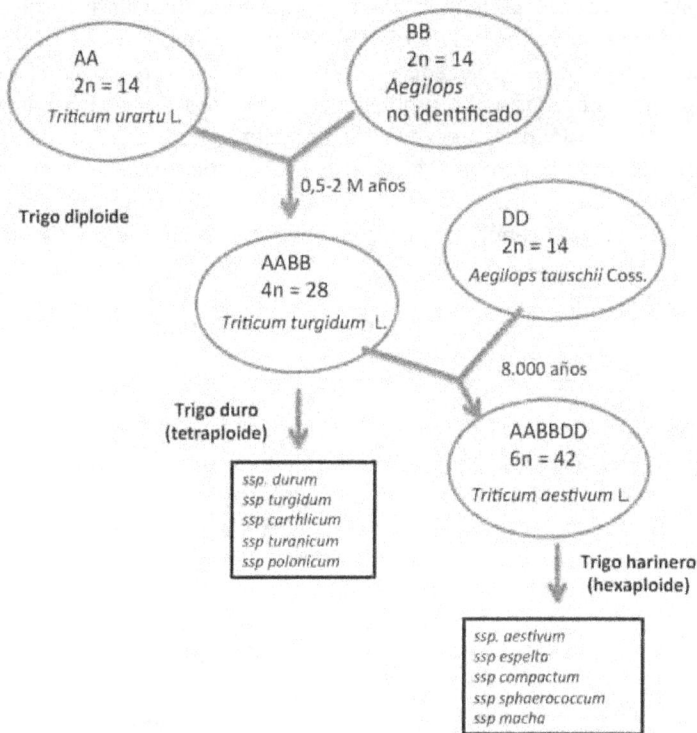

Figura 1. Origen del trigo harinero (hexaploide) y trigo de pasta (tetraploide) a partir de ancestros diploides y posterior poliploidización. El trigo harinero, que representa el 90% del trigo que se cultiva en el mundo, tiene un origen muy reciente.

3. Las proteínas del trigo

El grano de trigo está constituido por proteínas con funciones estructurales o metabólicas y proteínas de reserva (gluten).[3] Estas últimas tienen como función proveer de sustancias nutritivas, amino ácidos, a la plántula en los primeros estadios del desarrollo. De acuerdo con la clasificación original de Osborne[4] basada en las diferencias de solubilidad de las proteínas del grano de trigo, éste estaría compuesto de albúminas, globulinas, prolaminas (gliadinas) y glutelinas (gluteninas). El gluten representa el 80% del total de proteína del grano y estaría formado por gliadinas y gluteninas (Figura 2), que presentan propiedades fisicoquímicas diferentes debido a su distinta habilidad para formar polímeros. Mientras que las gliadinas son monoméricas, las gluteninas se ensamblan en polímeros, estabilizados por puentes disulfuro que las mantienen físicamente unidas entre sí, formando enormes agregados de tamaño variable. Estas proteínas son las más grandes que se conocen en la naturaleza.

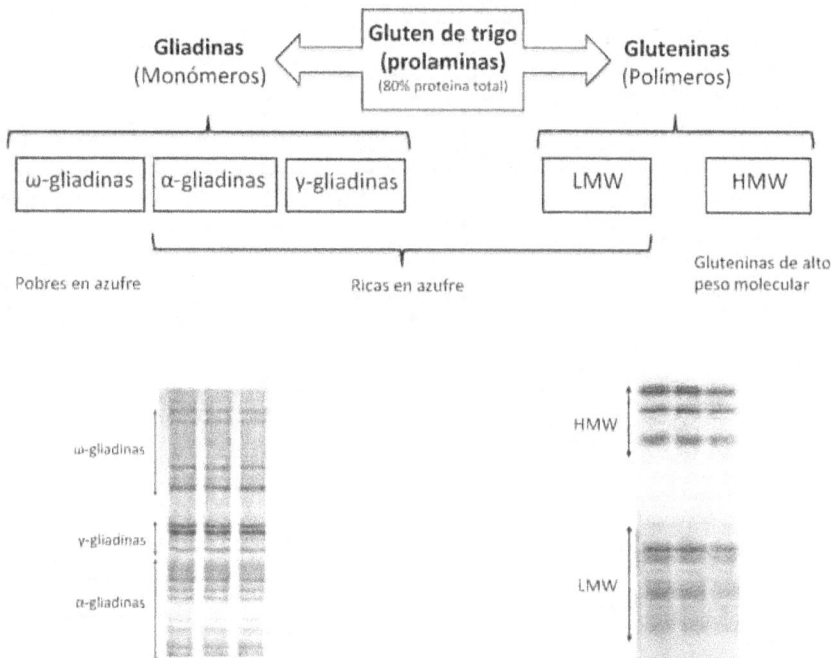

Figura 2. Composición del gluten de trigo. El gluten es una mezcla compleja de proteínas pertenecientes a dos grandes grupos: las gluteninas y las gliadinas. Mientras que las gluteninas forman polímeros las gliadinas permanecen como monómeros. Las proteínas de cada grupo puede extraerse y separarse en geles SDS-PAGE (gluteninas) y geles A-PAGE (Gliadinas). Las gluteninas están formadas por gluteninas de alto (HMW) y bajo (LMW) peso molecular. Las gliadinas están formadas por tres grupos estructurales; ω-, γ- y α-gliadinas.

La clasificación de las proteínas del gluten basada en la solubilidad está hoy superada gracias al conocimiento de su naturaleza y genética, de modo que las gluteninas también deben ser consideradas prolaminas por ser solubles en etanol acuoso tras la reducción de los puentes disulfuro intercatenarios y porque, además, están estrechamente relacionadas por su evolución con las gliadinas.[5] Dentro de las gluteninas se distinguen dos fracciones en función de su separación mediante electroforesis en geles de poliacrilamida con sodio dodecil sulfato (SDS-PAGE): gluteninas de alto y bajo peso molecular (HMW y LMW, de sus siglas en inglés, respectivamente), mientras que las gliadinas se clasifican a su vez en tres grupos estructurales:

α-, γ- and ω-gliadinas según su movilidad en geles de poliacrilamida a pH ácido (A-PAGE) (Figura-2).

El gluten es, por lo tanto, un complejo de proteínas cuya regulación genética es también compleja. Las especies diploides de trigo contienen dos genes de gluteninas HMW, estrechamente ligados, codificados en el *locus Glu-1* del brazo largo del cromosoma 1, y un grupo de genes de gluteninas LMW, también estrechamente ligados entre sí, codificados por el *locus Glu-3* del brazo corto del cromosoma 1. Las gliadinas ocurren en grupos de genes ligados (bloques) localizados en el brazo corto de los cromosomas 1 y 6 (Figura 3). La mayoría de las γ- y ω-gliadinas están localizadas en el *locus Gli-1* del brazo corto del cromosoma 1, a poca distancia del *locus Glu-3* (subunidades de gluteninas de LMW), mientras que las α-gliadinas están controladas por el *locus Gli-2* presente en el brazo corto del cromosoma 6. Existen también otros *loci* menores en el brazo corto del cromosoma 1 que regulan algunas gliadinas y gluteninas LMW. Cada uno de los bloques incluye un número variable de genes que se heredan como un locus, siendo muy difícil separar un gen de gliadina de otro, dentro del mismo bloque, mediante recombinación genética. Como el trigo harinero posee tres genomas, su complemento es tres veces mayor: varios cientos de genes de proteínas diferentes que se heredan en bloques, siendo la mayoría de ellas gliadinas y gluteninas LMW.

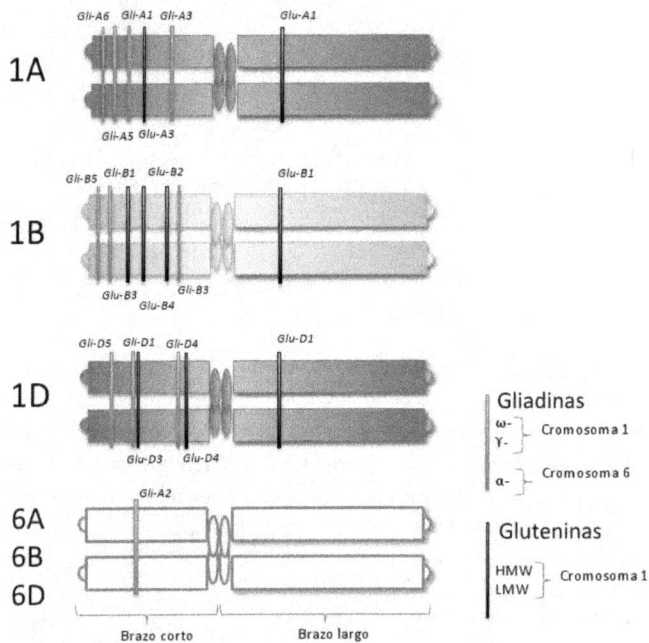

Figura 3. Localización cromosómica de los loci de gluteninas y gliadinas en trigo hexaploide. Las gluteninas de alto peso molecular se localizan en el brazo largo del grupo de cromosomas 1.
Las ω- y γ-gliadinas se localizan en varios loci en el brazo corto del grupo de cromosomas 1 mientras que las α-gliadinas se localizan en el cromosoma 6. Las gluteninas de bajo peso molecular se localizan también en el brazo corto del grupo de cromosomas 1 estrechamente ligadas a los loci de gliadinas.

4. La fracción tóxica del gluten

La norma del códex alimentario relativa a los alimentos para regímenes especiales destinados a personas intolerantes al gluten (CODEX STAN 118 – 1979) entiende por gluten "una fracción proteínica del trigo, el centeno, la cebada, la avena o sus variedades híbridas y derivados de los mismos, que algunas personas no toleran y que es insoluble en agua y en 0,5M NaCl". Es más, en el mismo códex se recoge una definición de "prolaminas" identificándola con "gliadinas" que, a pesar de haber sido señalada como incorrecta, no ha sido corregida en la última revisión de 2008. Estas definiciones de gluten y prolaminas pueden llevar a la confusión por lo que es importante aclarar que no todas las proteínas del gluten son tóxicas, y que aquellas tóxicas, no lo son en la misma medida. Nosotros usaremos el término gluten para referirnos a la totalidad de la fracción de prolaminas, y no debe confundirse con el gluten de los alimentos para celíacos, que en realidad se refiere al contenido en la porción tóxica del mismo. A este último nos referiremos como gluten tóxico.

Las proteínas del gluten de trigo son ricas en los aminoácidos prolina (15%) y glutamina (30%) y presentan contenidos inusualmente bajos en los ácidos aspártico y glutámico. La elevada cantidad de prolina es la causa de que las proteínas del gluten sean difícilmente digeridas por las proteasas gastrointestinales, resultando en péptidos relativamente grandes que se acumulan en el intestino delgado.[6] Estos péptidos son sustratos perfectos para la desamidación de residuos de glutamina en glutamato mediada por la transglutaminasa 2 (TG2), fundamental para la creación de epítopos estimuladores de linfocitos T implicadas en la EC.[7,8]

Las gliadinas son, sin duda, el principal componente tóxico del gluten, especialmente las α-gliadinas y las γ-gliadinas ya que la mayoría de las células T CD4+ específicas de DQ2 (o DQ8).[9-11] derivadas de biopsias del intestino delgado de pacientes celíacos parecen reconocer esta fracción. Durante los últimos años, en base a la capacidad de estimular la proliferación de linfocitos T, se han identificado epítopos inmunotóxicos en las proteínas del gluten de trigo y otras gramíneas. En el momento de redactar este capítulo, y sólo considerando el trigo harinero, se pueden encontrar en la base de datos de epítopos IEDB (http://www.iedb.org/) 190 epítopos estimuladores de linfocitos T relacionados con la EC. De ellos, 94 tienen su origen en moléculas de α-gliadinas, 74 en γ-gliadinas, 12 en ω-gliadinas, 8 en gluteninas LMW y 2 en gluteninas HMW. Por tanto, la fracción de gliadinas del gluten es, con diferencia, mayoritariamente responsable de la EC. Puesto que son los epítopos inmunogénicos los que inducen la respuesta autoinmune que da lugar a la EC, la toxicidad de cada una de las variantes de las proteínas del gluten vendrá determinada por el tipo y número de aquellos que contenga. Un péptido en particular, el 33-mer de α-gliadina (residuos 57-89), altamente resistente a la proteólisis, contiene 6 epítopos reconocidos por linfocitos T lo que le convierte en un contribuyente principal a la inmunotoxicidad del gluten.[12]

5. ¿Hay variedades de trigo no tóxicas?

El gluten confieren unas propiedades viscoelásticas únicas a la masa del trigo, de ahí la enorme variedad de alimentos que pueden fabricarse. El hombre, en el proceso de domesticación del trigo, ha ido seleccionando para este carácter y, en ningún momento se ha realizado una selección genética teniendo en cuenta el carácter toxicidad en relación a la EC. Sin embargo, dentro del gluten, existe cierta variabilidad para el contenido relativo de cada una de las fracciones de prolaminas: gluteninas y gliadinas, tanto a nivel específico como dentro de la especie.[13-15] Esta variabilidad justifica que en la base de datos de proteínas del GenBank (http://www.ncbi.nlm.nih.gov/genbank/) se pueden encontrar las secuencias de 129 α-gliadinas diferentes. Setenta y una de estas variantes han sido incorporadas durante el año 2012. Sobre esta base se están haciendo grandes esfuerzos por encontrar variantes no tóxicas o con baja toxicidad tanto en el trigo como en las especies silvestres relacionadas, rastreando la presencia de epítopos estimuladores de linfocitos T en las secuencias de genes de gliadinas de las distintas especies de trigo[16] El análisis de las secuencias de genes de gliadinas ha puesto de manifiesto que el simple cambio en algunos aminoácidos de los péptidos tóxicos sería suficiente para que pierdan su carácter estimulador de los linfocitos T y, puesto que existen variantes naturales no tóxicas de estos péptidos,[16] se ha sugerido la selección genética como herramienta para la obtención de variedades que contengan las variantes no tóxicas de los epítopos.[17] Sin embargo, debido al estrecho ligamiento de los genes que se encuentran en ellos, la recombinación dentro de un *locus* es muy poco probable, y hasta la fecha parece poco factible que por cruzamiento y recombinación puedan obtenerse variedades de trigo no tóxicas. Estos estudios han permitido conocer también que las secuencias de prolaminas de *Aegilops tauschi*, donante de uno de los tres genomas del trigo harinero (el genoma D), son más ricas en epítopos inmunotóxicos que las de otras especies relacionadas.[18] Ésta podría ser una de las razones por las que el trigo harinero es más tóxico que el trigo duro, que no posee el genoma D. Sin embargo, cuando se examina el contenido en gluten en variedades de trigo duro y harinero, aunque hay diferencias entre las variedades,[19] estos valores están muy por encima del límite máximo permitido para celiacos (Figura 4). En consecuencia, la toxicidad de gluten ha pasado a ser más una cuestión cuantitativa que cualitativa y la solución está en aplicar las modernas técnicas biotecnológicas para el desarrollo de variedades de trigo menos tóxicas que puedan ser toleradas por los celiacos.

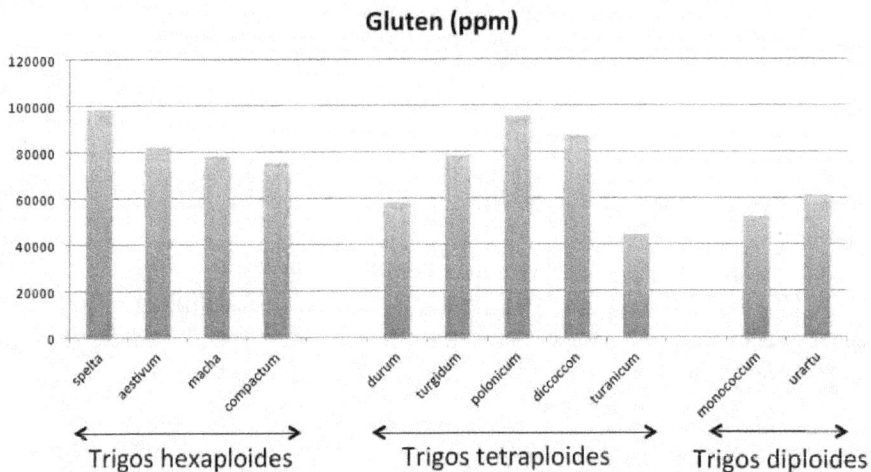

Figura 4. Contenido en gluten en genotipos de trigos hexaploides, tetraploides y diploides. El contenido en gluten se determinó mediante ensayos ELISA con el anticuerpo R5. Los valores indicados representan la media de siete líneas dentro de cada genotipo.

6. Desarrollo de variedades de trigo aptas para celíacos

El carácter bajo contenido en gluten tóxico es, como hemos visto, extremadamente complejo y su regulación genética insuficientemente conocida. Las técnicas biotecnológicas basadas en el silenciamiento específico de genes mediante ARN de interferencia (RNAi) es la alternativa mejor explorada hasta la fecha. Esta técnica consiste en un mecanismo de silenciamiento post-transcripcional de genes muy específico, por el que pequeñas moléculas de ARN complementarias a un ARN mensajero (ARNm) conducen a la degradación de éste, impidiendo así su traducción en proteínas.[20,21] El descubrimiento de su mecanismo les valió a los investigadores Andrew Fire y Craig Mello la concesión del premio Nobel de medicina del año 2006 , y ya apuntaron la potencialidad que la técnica tendría en medicina, ya que cualquier gen del que se sepa la secuencia puede ser la diana de un ARN interferente diseñado a medida y por tanto se puede apagar cesando el efecto adverso que tenga.

En principio la aproximación más directa es eliminar específicamente las gliadinas donde se han descrito epítopos tóxicos de forma que las nuevas variedades conserven sus propiedades de calidad panadera. La utilización de está tecnología para el silenciamiento específico de las gliadinas en el grano de trigo implica un conocimiento muy preciso de la síntesis de este grupo de proteínas en el grano,[22] y la utilización de promotores muy específicos,[22,23] que funcionen solo en el grano, de forma que el fragmento de silenciamiento se encuentre sincronizado con la síntesis de las gliadinas que queremos silenciar. De este modo se han silenciado con éxito las α-gliadinas en la variedad "Florida"[24] y las γ-gliadinas en la variedad "Bobwhite (Figura 5).[25] Sin embargo, la reducción del contenido en grupos específicos de gliadinas no ha dado lugar a variedades con niveles de toxicidad que puedan ser consideradas aptas para los pacientes celíacos (Figura 5B). Una de las razones para explicar esta falta de reducción en los niveles de toxicidad puede ser la compensación que se produce en la síntesis de prolaminas,[26] de forma que la disminución de un grupo específico de gliadinas es compensada con proteínas de otro grupo de gliadinas, que también contienen epítopos tóxicos. No obstante, las variedades de trigo con niveles reducidos de distintas fracciones tóxicas podrían contribuir a reducir la carga de gluten para toda la población si se introducen como parentales en programas de mejora para la obtención de variedades "menos tóxicas" mediante cruzamiento, recombinación genética y selección de los genotipos que combinen ambos silenciamientos.

Para evitar este efecto compensatorio, y conseguir una disminución mucha más efectiva de la toxicidad en las nuevas variedades de trigo, la mejor alternativa es el uso de ARNs de interferencia quiméricos capaces de silenciar los genes de los tres grupos ω-, γ- y α-gliadinas. La construcción de un fragmento ARNi quimérico implica la identificación de zonas altamente conservadas en los genes de cada uno de los tres grupos de gliadinas y la combinación de dichas secuencias en un único fragmento de silenciamiento. El silenciamiento génico podría potenciarse utilizando el mismo fragmento de silenciamiento y una combinación de promotores, específicos de grano, pero con diferentes patrones de expresión. Esta estrategia permitiría que el fragmento de silenciamiento funcione durante etapas más prolongadas del desarrollo del grano.

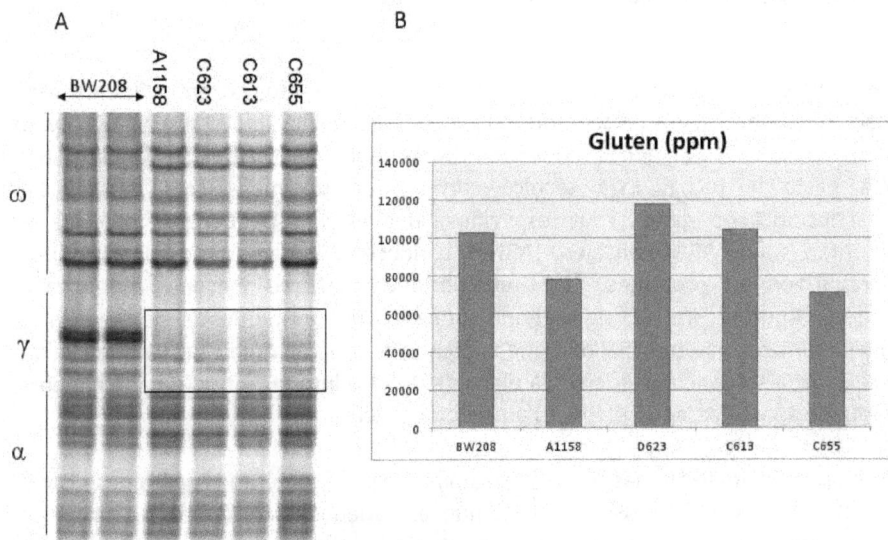

Figura 5. Silenciamiento específico de γ-gliadinas en el grano de trigo. A. La expresión del vector de silenciamiento es altamente específico y solo reduce las γ-gliadinas. B. Contenido en gluten, determinado mediante ELISA R5, de varias líneas con las γ-gliadinas silenciadas.

Con esta técnica hemos producido una colección de más de 50 líneas de trigo de diferentes variedades y por tanto con distintos patrones de gliadinas. Como se observa en la Figura 6A, el fragmento quimérico utilizado fue muy efectivo en el silenciamiento de los genes pertenecientes a los tres grupos de gliadinas. La utilización de diferentes promotores, aparentemente no mejora el efecto del silenciamiento, y los dos promotores utilizados fueron igualmente efectivos en el silenciamiento de las gliadinas.[27] Además, el fragmento RNAi quimérico fue igualmente muy efectivo en el silenciamiento de las gliadinas de diferentes variedades de trigo.[24] La especificidad del fragmento RNAi quimérico se muestra en la figura 6B, observándose silenciamiento en la fracción de gliadinas pero no en las albuminas y globulinas. Sin embargo, el silenciamiento específico de las gliadinas en el grano provoca un efecto compensatorio con otras proteínas como gluteninas[27,28] y también con la fracción de albuminas y globulinas,[28] de forma que no hay grandes diferencias en el contenido total de proteína entre las líneas sin gliadinas y sus respectivos controles con gliadinas.[27] La cuantificación mediante ELISA sándwich con el anticuerpo R5 ha puesto de manifiesto que en algunas líneas, el porcentaje de gluten ha disminuido en torno al 98%. Esto datos se vieron corroborados con los ensayados con linfocitos T específicos de determinados epítopos altamente estimuladores. Los resultados de la cuantificación de la proliferación de linfocitos T específicas de los epítopos DQ2-α-II, DQ8-α-I, DQ2-γ-VII y DQ8-γ-I en respuesta al gluten procedente de las líneas silenciadas, y digerido con pepsina y tripsina, fueron realmente espectaculares.[27] Para algunas de estas líneas fueron necesarias cantidades de proteína cien veces mayores que las de sus respectivos controles para obtener una respuesta en la activación de linfocitos T que reconocen el epítopo DQ2- α-II[24] situado en el 33 mer, uno de los péptidos más inmunotóxicos que se conocen.[13] La respuesta de los clones de linfocitos T específicos para otros epítopos (DQ2-γ-VII, DQ8-α-I, y DQ8-γ-I) localizados en γ- y α-gliadinas no superaron el nivel de detección para las concentraciones más altas de los extractos proteicos evaluados.[27] Similares resultados se encontraron con clones de linfocitos T que reconocen epítopos altamente estimuladores presentes en las ω-gliadinas,[29] los cuales mostraron una respuesta proliferativa muy reducida en comparación con los controles con gliadinas.[27]

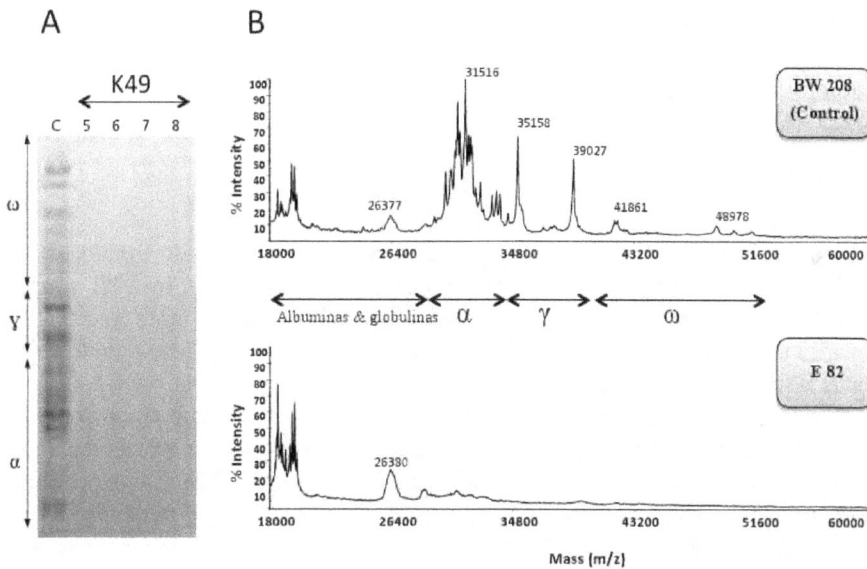

C; línea control con gliadinas.

Figura 6. Silenciamiento de genes de los tres grupos de gliadinas mediante ARNi. A. Gel A-PAGE donde se muestra que la expresión de un ARNi quimérico que contiene secuencias altamente conservadas para los tres grupos de gliadinas provoca un silenciamiento efectivo de todas las gliadinas en el grano de trigo harinero. B. Espectrometría de masas MALDI-TOF donde se muestra que el silenciamiento es específico de gliadinas y otras fracciones como albuminas y globulinas no se reducen.

Las variedades de trigo descritas muestran muy reducidas las tres fracciones de gliadinas por lo que podrían ser aptas para otras patologías relacionadas con el gluten. Por ejemplo, la anafilaxis dependiente de ejercicio físico, que se produce en individuos sensibles después de practicar deporte, es disparada por genes codificados en el brazo corto del cromosoma 1B de trigo duro y harinero, las ω-5-gliadinas.[30,31] En las líneas descritas, esta fracción proteica se encuentra altamente disminuida, por lo que estas harinas podría ser de ayuda para combatir esta grave patología. La sensibilidad al gluten, una nueva patología de intolerancia al gluten, que excluye la celiaquía y alergia, afecta al 6% de la población en USA,[32] y cuyo tratamiento también es una dieta sin gluten, podría asimismo beneficiarse de las nuevas variedades descritas en este trabajo.

Un aspecto importante es conservar la calidad harino-panadera de las nuevas variedades sin gluten tóxico. Lo ideal es que puedan ser utilizadas ampliamente para la producción de pan y de otros productos alimenticios para celiacos y otras intolerancias al gluten y sus propiedades organolépticas sean lo más parecidas al pan elaborado con trigo normal.

Las subunidades de gluteninas HMW son funcionalmente muy importantes, ya que constituyen las principales determinantes de la elasticidad del gluten, propiedad que se correlaciona directamente con la calidad panadera de la harina. La calidad panadera de estas líneas se ha evaluado mediante la prueba de sedimentación SDS, ya que los volúmenes de sedimentación obtenidos están altamente correlacionados con la calidad panadera.[33] La mayoría de las líneas sin gliadinas mostraron unos valores de sedimentación SDS comparables a las líneas control, y solo cinco líneas tuvieron valores significativamente más bajos que las líneas control.[24] Sin embargo, los valores de sedimentación SDS de estas cinco líneas aún son comparables a los de trigos harineros de calidad media.

7. Conclusiones

Hasta la fecha los distintos estudios indican que todas las variedades de trigo cultivadas y las especies silvestres emparentadas son tóxicas, aunque con diferencias entre ellas, pero muy por encima del límite tolerado por los celíacos. El ARNi es una herramienta excelente para el silenciamiento específico de epítopos estimuladores de linfocitos T presentes en los tres grupos de gliadinas. Estos resultados suponen un importantísimo avance en la consecución de trigos aptos para la mayoría de los enfermos celíacos. Más aún, estas líneas podrían servir de bases para tratar otras patologías relacionadas con el gluten como son la anafilaxis dependiente de ejercicio físico y la senbilidad al gluten no celíaco. El carácter "silenciamiento" puede ser transferido mediante cruzamiento a otras variedades de trigo permitiendo disponer de suficiente variabilidad genética para poder seleccionar líneas aún menos tóxicas que las ya producidas. En el caso de la toxicidad descrita en algunas gluteninas, especialmente las de alto peso molecular, fácilmente podrían seleccionarse variedades que porten alelos no tóxicos de las mismas, y que también pueden utilizarse como parentales en los programas de mejora.

Referencias

1. Dicke WK, Weijers HA, Van De Kamer JH. *Coeliac disease. II. The presence in wheat of a factor having a deleterious effect in cases of coeliac disease.* Acta Paediatr. 1953; 42(1): 34-42. http://dx.doi.org/10.1111/j.1651-2227.1953.tb05563.x

2. FAOSTAT. Enero de 2013. http://faostat.fao.org/site/339/default.aspx

3. Shewry PR, Halford NG. *Cereal seed storage proteins: structures, properties and role in grain utilization.* J Exp Bot. 2002; 53(370): 947-58. http://dx.doi.org/10.1093/jexbot/53.370.947

4. Osborne TB. *The proteins of the wheat kernel.* Carnegie institution of Washington, 1907.

5. Shewry PR, Tatham AS, Forde J, Kreis M, Miflin BJ. *The classification and nomenclature of wheat gluten proteins: A reassessment.* J Cereal Sci. 1986; 4(2): 97-106. http://dx.doi.org/10.1016/S0733-5210(86)80012-1

6. Wieser H. *The precipitating factor in coeliac disease.* Baillière's Clin Gastroenterology. 1995; 9(2): 191-207. http://dx.doi.org/10.1016/0950-3528(95)90027-6

7. Wal Y van de, Kooy Y, Veelen P van, Peña S, Mearin L, Papadopoulos G, et al. *Cutting Edge: Selective deamidation by tissue transglutaminase strongly enhances gliadin-specific T cell reactivity.* J Immunol. 1998; 161(4): 1585-88.

8. Molberg O, Mcadam SN, Körner R, Quarsten H, Kristiansen C, Madsen L, et al. *Tissue transglutaminase selectively modifies gliadin peptides that are recognized by gut-derived T cells in celiac disease.* Nat Med. 1998; 4(6): 713-17. http://dx.doi.org/10.1038/nm0698-713

9. Lundin, KE, Scott H, Hansen T, Paulsen G, Halstensen TS, Fausa O, et al. *Gliadin-specific, HLA-DQ(alpha 1*0501,beta 1*0201) restricted T cells isolated from the small intestinal mucosa of celiac disease patients.* J Exp Med. 1993; 178(1): 187-96. http://dx.doi.org/10.1084/jem.178.1.187

10. Lundin KE, Scott H, Fausa O, Thorsby E, Sollid LM. *T cells from the small intestinal mucosa of a DR4, DQ7/DR4, DQ8 celiac disease patient preferentially recognize gliadin when presented by DQ8.* Hum Immunol. 1994; 41(4): 285-91. http://dx.doi.org/10.1016/0198-8859(94)90047-7

11. Arentz-Hansen H, Mcadam SN, Molberg Øyvind, Fleckenstein B, Lundin KEA, Jørgensen TJD, et al. *Celiac lesion T cells recognize epitopes that cluster in regions of gliadins rich in proline residues.* Gastroenterology. 2002; 123(3): 803-9. http://dx.doi.org/10.1053/gast.2002.35381

12. Shan L, Molberg O, Parrot I, Hausch F, Filiz F, Gray GM, et al. *Structural basis for gluten intolerance in celiac sprue.* Science. 2002; 297(5590): 2275-9. http://dx.doi.org/10.1126/science.1074129

13. Wieser H. *Comparative investigations of gluten proteins from different wheat species I. Qualitative and quantitative composition of gluten protein types.* Eur Food Res Technol. 2000; 211(4): 262-8. http://dx.doi.org/10.1007/s002170000165

14. Wieser H, Koehler P. *Is the calculation of the gluten content by multiplying the prolamin content by a factor of 2 valid?* Eur Food Res Technol. 2009; 229(1): 9-13. http://dx.doi.org/10.1007/s00217-009-1020-5

15. Žilić S, Barać M, Pešić M, Dodig D, Ignjatović-Micić D. *Characterization of proteins from grain of different bread and durum wheat genotypes.* Int J Mol Sci. 2011; 12(9): 5878-94. http://dx.doi.org/10.3390/ijms12095878

16. Spaenij-Dekking L, Kooy-Winkelaar Y, Van Veelen P, Wouter Drijfhout J, Jonker H, Van Soest L, et al. *Natural variation in toxicity of wheat: potential for selection of nontoxic varieties for celiac disease patients.* Gastroenterology. 2005; 129(3): 797-806.
http://dx.doi.org/10.1053/j.gastro.2005.06.017

17. Mitea C, Salentijn EMJ, Van Veelen P, Goryunova SV, Van der Meer IM, Van den Broeck HC, et al. *A universal approach to eliminate antigenic properties of alpha-gliadin peptides in celiac disease.* PLoS One. 2010; 5(12).
http://dx.doi.org/10.1371/journal.pone.0015637

18. Xie Z, Wang C, Wang K, Wang S, Li X, Zhang Z, et al. *Molecular characterization of the celiac disease epitope domains in α-gliadin genes in* Aegilops tauschii *and hexaploid wheats (Triticum aestivum L.).* Theor Appl Gene. 2010; 121(7): 1239-51.
http://dx.doi.org/10.1007/s00122-010-1384-8

19. Molberg Ø, Uhlen AK, Jensen T, Flæte NS, Fleckenstein B, Arentz-Hansen H, et al. *Mapping of gluten T-cell epitopes in the bread wheat ancestors: Implications for celiac disease.* Gastroenterology. 2005; 128(2): 393-401.
http://dx.doi.org/10.1053/j.gastro.2004.11.003

20. Fire A, Xu S, Montgomery MK, Kostas SA, Driver SE, Mello CC. *Potent and specific genetic interference by double-stranded RNA in Caenorhabditis elegans.* Nature. 1998; 391(6669): 806-11. http://dx.doi.org/10.1038/35888

21. Mello CC, Conte D. *Revealing the world of RNA interference.* Nature. 2004; 431(7006): 338-42. http://dx.doi.org/10.1038/nature02872

22. Pistón F, Marín S, Hernando A, Barro F. *Analysis of the activity of a γ-gliadin promoter in transgenic wheat and characterization of gliadin synthesis in wheat by MALDI-TOF during grain development.* Mol Breed. 2009; 23(4):655-67.
http://dx.doi.org/10.1007/s11032-009-9263-1

23. Pistón F, León E, Lazzeri PA, Barro F. *Isolation of two storage protein promoters from Hordeum chilense and characterization of their expression patterns in transgenic wheat.* Euphytica. 2008; 162(3): 371-9. ttp://dx.doi.org/10.1007/s10681-007-9530-3

24. Osorio C, Wen N, Gemini R, Zemetra R, Wettstein D von, Rustgi S. *Targeted modification of wheat grain protein to reduce the content of celiac causing epitopes.* Funct Integr Genomics. 2012; 12(3): 417-38. http://dx.doi.org/10.1007/s10142-012-0287-y

25. Gil-Humanes J, Pistón F, Hernando A, Alvarez JB, Shewry PR, Barro F. *Silencing of γ-gliadins by RNA interference (RNAi) in bread wheat.* J Cereal Sci. 2008; 48(3): 565-8.
http://dx.doi.org/10.1016/j.jcs.2008.03.005

26. Pistón F, Gil-Humanes J, Rodríguez-Quijano M, Barro F. *Down-regulating γ-gliadins in bread wheat leads to non-specific increases in other gluten proteins and has no major effect on dough gluten strength.* PLoS ONE. 2011; 6(9): e24754.
http://dx.doi.org/10.1371/journal.pone.0024754

27. Gil-Humanes J, Pistón F, Tollefsen S, Sollid LM, Barro F. *Effective shutdown in the expression of celiac disease-related wheat gliadin T-cell epitopes by RNA interference.* Proc Natl Acad Sci. USA. 2010; 107(39): 17023-28.
http://dx.doi.org/10.1073/pnas.1007773107

28. Gil-Humanes J, Pistón F, Shewry PR, Tosi P, Barro F. *Suppression of gliadins results in altered protein body morphology in wheat.* J Exp Bot. 2011; 62(12): 4203-13.
http://dx.doi.org/10.1093/jxb/err119

29. Camarca A, Anderson RP, Mamone G, Fierro O, Facchiano A, Costantini S, et al. *Intestinal T cell responses to gluten peptides are largely heterogeneous: implications for a peptide-based therapy in celiac disease.* J Immunol. 2009; 182(7): 4158-66. http://dx.doi.org/10.4049/jimmunol.0803181

30. Morita E, Matsuo H, Chinuki Y, Takahashi H, Dahlström J, Tanaka A. *Food-dependent exercise-induced anaphylaxis -importance of omega-5 gliadin and HMW-glutenin as causative antigens for wheat-dependent exercise-induced anaphylaxis-.* Allergol Int 2009; 58(4): 493-8. http://dx.doi.org/10.2332/allergolint.09-RAI-0125

31. Palosuo K, Alenius H, Varjonen E, Koivuluhta M, Mikkola J, Keskinen H, et al. *A novel wheat gliadin as a cause of exercise-induced anaphylaxis.* J Allergy Clin Immunol. 1999; 103(5): 912-7. http://dx.doi.org/10.1016/S0091-6749(99)70438-0

32. Sapone A, Lammers KM, Casolaro V, Cammarota M, Giuliano MT, Rosa MD, et al. *Divergence of gut permeability and mucosal immune gene expression in two gluten-associated conditions: celiac disease and gluten sensitivity.* BMC Medicine. 2011; 9(1): 23. http://dx.doi.org/10.1186/1741-7015-9-23

33. Carter BP, Morris CF, Anderson JA. *Optimizing the SDS sedimentation test for end-use quality selection in a soft white and club wheat breeding program.* Cereal Chem. 1999; 76(6): 907-11. http://dx.doi.org/10.1094/CCHEM.1999.76.6.907

Capítulo 24

Microbiota intestinal y enfermedad celíaca

Moisés Laparra, Marta Olivares, Yolanda Sanz

Ecología Microbiana y Nutrición. Instituto de Agroquímica y Tecnología de Alimentos. Consejo Superior de Investigaciones Científicas (IATA-CSIC). Valencia, España.

mlaparra@iata.csic.es, m.olivares@iata.csic.es, yolsanz@iata.csic.es

Doi: http://dx.doi.org/10.3926/oms.33

Referenciar este capítulo

Laparra M, Olivares M, Sanz Y. *Microbiota intestinal y enfermedad celíaca.* En Rodrigo L y Peña AS, editores. *Enfermedad celíaca y sensibilidad al gluten no celíaca.* Barcelona, España: OmniaScience; 2013. p. 479-496.

M. Laparra, M. Olivares, Y. Sanz

Resumen

La microbiota intestinal desempeña importantes funciones metabólicas e inmunológicas en el huésped que pueden influir en su estado de salud y en el riesgo de padecer ciertas enfermedades. Estudios epidemiológicos indican que factores ambientales, como el tipo de lactancia y la incidencia de infecciones gastrointestinales, que influyen en el ecosistema intestinal, también pueden estar implicados en el riesgo de padecer la enfermedad celíaca (EC). La lactancia materna parece ejercer un efecto protector frente al desarrollo de la enfermedad y a su vez favorece la colonización del intestino del recién nacido por bifidobacterias. Este proceso de colonización constituye un estímulo esencial para el desarrollo de adecuadas respuestas inmunológicas y para reforzar la función de la barrera intestinal frente a diversos alergenos y patógenos. Estudios recientes sugieren alteraciones en el patrón de colonización en niños de riesgo en los primeros meses de vida, que podrían estar relacionados con el riesgo de padecer la enfermedad. También se ha demostrado que la microbiota intestinal de pacientes celíacos presenta alteraciones en comparación con la de controles sanos. Además, las alteraciones de la microbiota de los pacientes y alguno de sus aislados pueden contribuir al proceso de patogénesis activando respuestas inflamatorias de tipo Th1 características de la enfermedad. Como consecuencia, el uso de estrategias de intervención nutricional, basadas en la administración de probióticos, se está investigando como posible estrategia preventiva así como para mejorar la calidad de vida de los pacientes celíacos. Este tipo de intervención podría contribuir a restablecer el equilibrio intestinal y a atenuar la respuesta patológica al gluten en los pacientes, así como favorecer el desarrollo de un fenotipo de tolerancia al gluten en sujetos de riesgo por diversos mecanismos.

Abstract

Intestinal microbiota is considered to develop important metabolic and immunologic functions affecting the host's health and disease risk. Evidence from epidemiologic studies suggests that environmental factors influencing the intestinal ecosystem, such as type of milk-feeding practices and incidence of gastrointestinal infections, can also contribute to determining the risk of developing celiac disease (CD). Breast-feeding seems to exert a protective role against CD, and also favors bifidobacteria colonization in the infant's gut. Colonization of the newborn intestine is consider a critical stimulus for adequate development of immune and intestinal barrier functions, modulating host protection mechanisms against allergens and pathogens. Observational studies indicate that the gut colonization patterns of infants at genetic risk of developing CD differ from those of non-risk infants, which could also influence CD development. Imbalances in gut microbiota of CD patients in comparison to healthy controls have also been reported in several observational studies. It is hypothesized that these alterations and specific bacteria isolated from patients could contribute to CD pathogenesis by activation of the pro-inflammatory Th_1-type response characteristic of the disease according to *in vitro* and animal studies. Therefore, dietary intervention strategies based on the use of probiotics are being considered as potential adjuvant and preventive strategies to control the disease, as well as to improve quality of CD patients' life. These strategies could theoretically contribute to restoring the intestinal ecosystem, thereby ameliorating the severity of pathological manifestations of CD, and to developing a gluten-tolerant phenotype in subjects at risk as a consequence of different mechanisms.

1. Introducción

La enfermedad celíaca (EC) es una enteropatía crónica de carácter autoinmune, desencadenada por una intolerancia a las proteínas del gluten de los cereales, incluido el trigo, la cebada, el centeno y posiblemente la avena, que cursa con severas alteraciones funcionales y morfológicas de la mucosa del intestino delgado. Los cuadros típicos de la enfermedad suelen presentarse en los primeros años de vida y cursan frecuentemente con sintomatología gastrointestinal; no obstante, cada vez son más frecuentes las manifestaciones extra-intestinales o atípicas, especialmente en edades posteriores de la vida. La EC está también asociada a otras patologías de base inmunológica como dermatitis herpetiforme, déficit de IgA, diabetes Mellitus tipo I, tiroiditis y hepatitis autoinmune.[1,2]

En esta patología intervienen factores genéticos y ambientales, principalmente el gluten; no obstante, otros factores como el tipo de lactancia, la incidencia de infecciones gastrointestinales y la composición de la microbiota intestinal también podrían estar involucrados como se esquematiza en la figura 1.[3-5] La susceptibilidad genética a padecer la EC viene determinada por los alelos específicos HLA-DQ de clase II del Complejo Mayor de Histocompatibilidad (MHC) que codifican el heterodímero HLA-DQ2 o HLA-DQ8, que interviene en la presentación de antígenos. El 95% de los pacientes celíacos expresan las moléculas HLA-DQ2/DQ8, indicando que es un factor necesario para que se desarrolle la patología; no obstante, estos factores de riesgo también están presentes en el 30% de la población general y tan sólo un bajo porcentaje desarrolla la EC, lo que indica que su presencia no es suficiente para que se manifieste la enfermedad. Estudios sobre poblaciones de gemelos también han demostrado que en un 25% de los casos uno de los gemelos no desarrolla la EC,[6] indicando que además del genotipo existen otros factores ambientales implicados en el desarrollo de esta patología.

En los últimos años se han detectado desequilibrios en la composición de la microbiota intestinal en pacientes con EC y en individuos de riesgo.[3,7,8] El proceso de colonización en los primeros estadios de la vida y la interacción de la microbiota intestinal con el sistema inmune innato y adaptativo en esta y posteriores etapas de la vida, podrían ser cruciales para el desarrollo de tolerancia oral a las proteínas del gluten y para determinar el riesgo y severidad de la patología.

En la actualidad, el único tratamiento para la EC es el seguimiento de una dieta estricta exenta de gluten a lo largo de toda la vida del paciente. Aunque la sintomatología suele remitir tras el seguimiento de esta estrategia dietética, su mantenimiento es difícil debido a la presencia de gluten en la mayoría de alimentos elaborados. Además, un porcentaje (8-18%) de pacientes presentan EC refractaria y no responden a esta pauta dietética (revisado por Mooney et al.[9]).Este hecho incrementa la necesidad de desarrollar estrategias terapéuticas y preventivas adicionales al seguimiento de una dieta exenta de gluten. Entre estas se incluyen la hidrólisis del gluten ingerido con enzimas proteolíticas, la utilización de agentes moduladores de la permeabilidad intestinal, el diseño de vacunas basadas en péptidos con especificidad por las moléculas HLA-DQ2 que faciliten la desensibilización al gluten y estrategias de intervención nutricional basadas en ingredientes alimentarios con propiedades inmunomoduladoras e influencia positiva en la función barrera intestinal.[10]

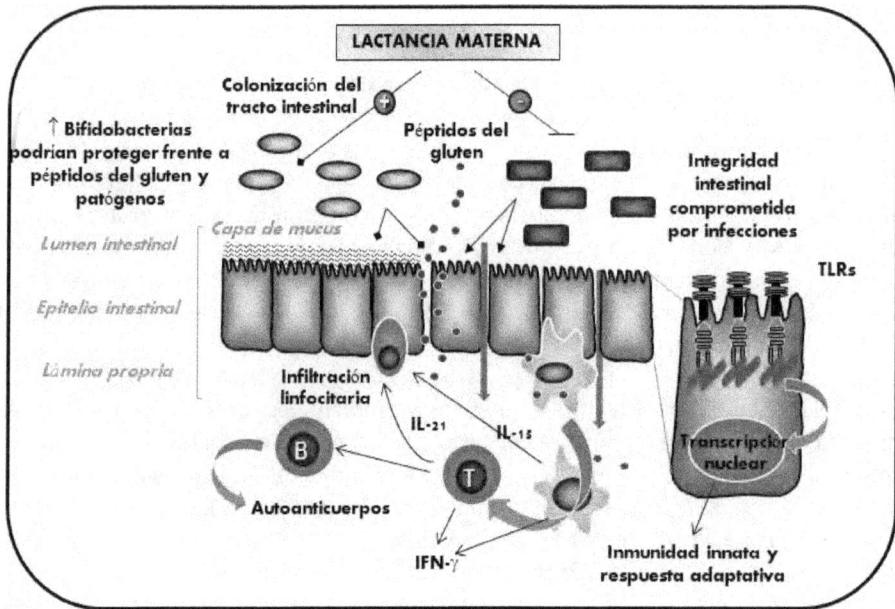

Figura 1. Influencia de la lactancia materna y microbiota intestinal
en la patogénesis de la enfermedad celíaca.

2. Microbiota intestinal, lactancia y genotipo HLA-DQ

Entre los factores ambientales relacionados con la etiología de la EC, además de la ingesta de gluten, se incluyen el tipo de lactancia, el momento de introducción del gluten en la dieta, la incidencia de infecciones y la composición de la microbiota intestinal.[3,11,12] Estudios epidemiológicos indican que la lactancia materna podría ejercer un efecto protector frente al desarrollo de la EC.[13] Diversos trabajos han identificado la presencia de microorganismos y de oligosacáridos prebióticos en la leche materna y han descrito su efecto sobre la composición de la microbiota intestinal del lactante y la modulación de su sistema inmune, lo que podría influir también en el riesgo de sufrir ciertas patologías (revisado en Fernández et al.[14]). En los niños alimentados con lactancia materna las bifidobacterias predominan en la microbiota intestinal, mientras que la lactancia artificial favorece la colonización de una microbiota más heterogénea y más parecida a la de la población adulta.[15,16] Por otro lado, el análisis comparativo de muestras de heces de gemelos y de población adulta e infantil con diferente grado de parentesco ha permitido concluir que el genotipo también condiciona la composición de la microbiota intestinal.[17-20] Los autores Toivanen et al.[21] señalaron que ciertos genes del MCH podrían estar implicados en las diferencias en la microbiota fecal observadas en ratones con distinto fondo genético.

En el contexto de la EC, un estudio prospectivo de una cohorte de recién nacidos con riesgo de sufrir EC por sus antecedentes familiares mediante PCR a tiempo real demostró que tanto el tipo de lactancia como el genotipo HLA-DQ influyen en el proceso de colonización intestinal de la microbiota.[4,22] En niños con un alto riesgo de sufrir la enfermedad, analizado con independencia del tipo de lactancia, se observó una reducción en el número de *Bifidobacterium* spp. y de la especie *B. longum;* no obstante, la lactancia materna atenuó las diferencias y favoreció la colonización por especies de este género. También se observó un incremento del número de bacterias del género *Staphylococcus* asociado con el mayor riesgo genético, en niños lactantes, con leche materna y artificial. Además, se detectó un aumento en el número de *B. fragilis* asociado con el riesgo genético pero sólo en niños alimentados con fórmula.[4] En un subgrupo de esta cohorte también se evaluó la colonización por especies del género *Bacteroides* mediante DGGE y se demostró que la diversidad en especies era mayor en los niños alimentados con lactancia artificial que en los niños alimentados con lactancia materna.[22] El análisis de prevalencia, al considerar sólo el tipo de alimentación, mostró que la microbiota intestinal de los niños alimentados por lactancia artificial se caracterizaba por la presencia de *B. intestinalis* y la de los alimentados por lactancia materna por *B. uniformis*. Por otro lado, el análisis en función del genotipo demostró mayor diversidad en especies en los niños con bajo riesgo que en los de alto riesgo; además, se detectó mayor prevalencia de las especies *B. vulgatus* y *B. uniformis* que en los niños con alto y bajo riesgo, respectivamente. Al considerar las variables de tipo de lactancia y riesgo genético de manera conjunta, se concluyó que la prevalencia de *B. uniformis* caracterizaba la microbiota intestinal de los niños de bajo riesgo y estaba favorecida por la lactancia materna. Globalmente, se observó que la lactancia materna atenuaba las diferencias de la microbiota relacionadas con el genotipo, lo que podría explicar en parte el efecto protector que se le ha atribuido a la lactancia materna sobre el desarrollo de la EC.

3. Infecciones y enfermedad celíaca

Algunos estudios epidemiológicos han relacionado la incidencia de infecciones, de origen bacteriano o viral, con el riesgo de sufrir la EC. Se han propuesto varias hipótesis para explicar la asociación entre la incidencia de infecciones y la EC, incluyendo la similitud entre el antígeno bacteriano o viral y los péptidos inmunogénicos de la gliadina que podría provocar una reacción similar; y la sobre-estimulación del sistema inmune secundaria a una infección con producción de citoquinas inflamatorias TNF-α, INF-γ o IL-15 (revisado en Jabri y Sollid[23]).

Un estudio realizado en Suiza en el que se analizaron los datos perinatales de más de tres mil niños que habían desarrollado la EC, mostró que el principal factor de riesgo para su aparición había sido la exposición a infecciones durante la etapa neonatal.[24] Un estudio posterior se centró en establecer una asociación a través de las diferencias en los niveles séricos de anticuerpos frente a algunos agentes infecciosos entre individuos sanos y celíacos. Los resultados mostraron una menor prevalencia de anticuerpos IgG en los pacientes celíacos, lo que sugirió que las infecciones por los tres virus testados (rubeola, citomegalovirus y el virus Epstein-Barr) podrían ejercer un efecto protector sobre el desarrollo de la EC.[12]

Kagnoff et al.[25] propusieron que la aparición de la EC podía desencadenarse a partir de una infección por el adenovirus tipo 12 por la similitud que la secuencia de la alfa-gliadina presenta con la proteína E1d de este virus. La detección de un incremento en los anticuerpos IgG frente a la proteína E1d en sueros de niños celíacos respecto a los niveles del grupo control, parecía respaldar esta hipótesis.[26] Sin embargo, otros estudios han llegado a conclusiones contradictorias. Así, Howdle et al.[27] no encontraron diferencias en los niveles séricos de esta proteína entre pacientes celíacos y controles. Otro agente infeccioso que se ha asociado a la EC en estudios epidemiológicos es el virus de la hepatitis C. Esta asociación se basó en el hecho de que la incidencia de patologías hepáticas crónicas en pacientes con EC es 15 veces mayor que en la población no celíaca[28] y que en un 5% de los casos la aparición de patologías hepáticas autoinmunes se acompañan de celiaquía.[29] No obstante, a pesar de que este virus se considera un agente capaz de desencadenar procesos autoinmunes secundarios, los estudios no indican que exista un incremento de enfermedad celíaca en pacientes con hepatitis C,[30] y la asociación podría ser simplemente casual.[31] Un estudio prospectivo con mil novecientos treinta y un niños con el genotipo de riesgo para la EC indicó que una mayor incidencia de infecciones por rotavirus, basada en los niveles séricos de anticuerpos frente a este patógeno, incrementaba el riesgo de sufrir la enfermedad. De igual manera, hay estudios que asocian la EC con infecciones por *Campylobacter jejuni*[32] y *Giardia lamblia*[33] en casos individuales. Estas observaciones parecen sugerir la posible implicación de las infecciones gastrointestinales en el desencadenamiento de la EC, a través de un aumento de la permeabilidad intestinal, o bien, por una amplificación de la respuesta inmune frente a los péptidos del gluten.

4. Microbiota intestinal en pacientes celíacos

En los últimos años se han descrito alteraciones en la composición de la microbiota intestinal en biopsias y heces de niños y adultos celíacos en comparación con la de controles.[7,8,34] El análisis microbiológico de biopsias duodenales por técnicas de hibridación *in situ* y citometría de flujo demostró que la relación entre bacterias Gram-positivas y Gram-negativas en pacientes celíacos, en el momento del diagnóstico y tras el tratamiento con una dieta exenta de gluten durante al menos 2 años, era inferior a la detectada en individuos control, así como la relación entre bacterias potencialmente beneficiosas *(Bifidobacterium + Lactobacillus)* y potencialmente perjudiciales *(E. coli + Bacteroides)*.[7] Análisis realizados por PCR a tiempo real, han demostrado que el número de *Bacteroides* spp. de la microbiota duodenal y fecal de pacientes con enfermedad celíaca (tratados o no con dieta exenta de gluten) era superior a los detectados en individuos control.[34] El número de *E. coli* y *Staphylococcus* spp. también fue mayor en pacientes no tratados en comparación con controles, pero sus concentraciones se normalizaron tras el seguimiento de una dieta exenta de gluten. Las concentraciones de *Bifidobacterium* spp. y *B. longum* en heces y biopsias de pacientes celíacos fueron inferiores a las de controles, aunque en biopsias las diferencias fueron estadísticamente significativas sólo entre pacientes en el momento del diagnóstico y controles.[8]

El análisis de los grupos filogenéticos y la prevalencia de genes asociados a factores de virulencia en enterobacterias asiladas de heces de niños celíacos y sanos también han mostrado diferencias significativas.[35] El análisis de los grupos filogenéticos (A, B, C y D) de clones de *E. coli* demostró que en el grupo control no había diferencias en su proporción, mientras que en los dos grupos de niños celíacos los aislados comensales (A y B1) pertenecían, principalmente, al grupo filogenético A. En la distribución de los clones virulentos, representados por los grupos filogenéticos B2 y D, también se observaron diferencias entre los dos grupos de niños celíacos, siendo los aislados del grupo B2 los más frecuentes en casos de pacientes con EC activa y los del grupo D en pacientes con EC tratada con dieta sin gluten. Otros autores también describieron la mayor prevalencia de los grupos filogenéticos virulentos, especialmente el B, en pacientes con la enfermedad de Crohn y con colitis ulcerosa.[36] Además, en celíacos los clones de *E. coli* de los grupos filogenéticos virulentos (B2 y D) de niños con EC en fase activa y no activa presentaron una mayor carga de genes que codifican para factores de virulencia que aquellos aislados del grupo control. La prevalencia de los genes que codifican para la fimbria P, la cápsula K5 y la hemolisina fue significativamente mayor en los dos grupos de celíacos que en los niños sanos. Estos resultados sugieren que la microbiota entérica de pacientes celíacos tiene un mayor potencial patogénico que la de sanos, lo que podría favorecer el desarrollo o agravar los síntomas de la enfermedad.[35] El análisis de aislados del género *Staphylococcus* en medio de cultivo selectivo también ha puesto de manifiesto que los niños celíacos, tratados y sin tratar, presentan mayor abundancia de *Staphylococcus epidermidis* con genes de resistencia a metacilina, que es uno de los principales patógenos implicados en infecciones nosocomiales.[37] Por último, el análisis de aislados del género *Bacteroides* ha permitido detectar un incremento de la especie *B. fragilis,* productora de metaloproteasas e implicada en infecciones oportunistas, en pacientes celíacos, tratados y no tratados, en comparación con sanos.[38]

Globalmente, todos estos estudios indican que existen desequilibrios en la composición de la microbiota intestinal de pacientes celíacos en comparación con controles; el hecho de que estas alteraciones sólo se restablezcan parcialmente tras el seguimiento de una dieta sin gluten indica que no son sólo una consecuencia secundaria del proceso inflamatorio asociado a la fase activa de la enfermedad y que podrían jugar un papel más relevante en su etio-patogénesis.

5. Mecanismos de patogénesis de la microbiota

La tolerancia oral a los componentes de los alimentos constituye un proceso biológicamente complejo resultante de la interacción entre distintos factores ambientales y genéticos del individuo, y que puede depender de la edad, dosis y periodo postnatal de contacto con el antígeno, estructura y composición antigénica e integridad de la barrera intestinal y grado de activación del sistema inmune de la mucosa en el momento de la exposición.[39,40] Los mecanismos mediante los que alteraciones de la microbiota intestinal pueden contribuir a la etiología o patogénesis de la EC derivan de su interacción con las células epiteliales e inmunocompetentes con activación de mecanismos de transmisión de señales y mediadores de la inflamación, su capacidad para degradar o reducir el glicocalix y mucus secretado que van a condicionar las propiedades barrera del epitelio intestinal y su posible translocación hasta la lámina propia.[41,42]

Estudios *in situ* en asas intestinales de ratas han demostrado que la presencia de comensales potencialmente patógenos (*E. coli* CBL2) o patógenos *(Shigella)* agrava las alteraciones en la permeabilidad intestinal causada por las gliadinas y favorece la translocación de las mismas a la lámina propria.[43] En condiciones fisiológicas, el epitelio intestinal constituye una barrera casi impermeable a macromoléculas, sin embargo, la EC está asociada a un aumento de la permeabilidad intestinal[44] que facilita el acceso de los péptidos derivados de las gliadinas a la lámina propia y su interacción con los componentes responsables de la respuesta inmunológica. Las gliadinas, al igual que algunos patógenos, provocan alteraciones en proteínas relacionadas con las uniones intercelulares y relocalización de los distintos componentes moleculares (zonulina, ocludina, cadherina y claudinas) que las conforman.[45] La relocalización de los componentes en las uniones estrechas y el aumento de permeabilidad paracelular ocurren de modo paralelo a la respuesta inflamatoria con la producción de citoquinas como el factor de necrosis tumoral α (TNFα) e interleuquina 1 β (IL-1β). Éstas ejercen una función importante favoreciendo aún más el aumento de permeabilidad intestinal e infiltración linfocitaria[46,47] y la activación del factor nuclear de transcripción kappa-B (NfκB).[48]

La influencia de la microbiota y el genotipo sobre la composición del glicocalix del epitelio intestinal también se ha considerado un posible mecanismo de patogénesis en el contexto de la EC. El glicocalix en el epitelio intestinal tiene una función importante en la prevención del contacto directo de los compuestos ingeridos y patógenos intestinales con las células epiteliales.[43] Estudios previos han demostrado alteraciones en la proporción y/o composición de los glicoconjugados que componen el glicocalix y capa de mucus en pacientes celíacos.[49] Los pacientes celíacos presentan una mayor proporción de residuos de D-galactosa y α(1,2)-fucosa, si bien, estos no se encuentran en la mucosa de los individuos sanos[49] que si presentan residuos de β-gal(1→3)galNAc.[50] Así se ha sugerido que patrones particulares de glicosilación podían favorecer la adhesión de diversos patógenos. Aunque, también se ha postulado que estos cambios en los patrones de glicosilación podrían ser motivados por alteraciones en la microbiota intestinal. Diversos estudios han demostrado modificaciones en los patrones de fucosilación y/o galactosilación de los distintos glicoconjugados en el epitelio intestinal de distintos modelos animales.[51-53] Sin embargo, se carece de estudios relativos a la función particular del genotipo del hospedador y la composición de la microbiota en los patrones de glicosilación y en el riesgo de padecer la EC.

La capa de mucus secretada al medio luminal constituye una barrera física a los componentes dietéticos y a las bacterias comensales y patógenas intestinales. Esta barrera depende en gran medida de su composición en diferentes mucinas.[41,42] Estudios *ex vivo* han evidenciado mayores niveles de expresión (mRNA) de mucina tipo 2 (MUC2) en biopsias de pacientes celíacos en comparación con los niveles encontrados en biopsias de individuos sometidos a una dieta sin gluten.[50] La biosíntesis y secreción de MUC2 constituye un proceso que se ha asociado a un posible mecanismo de defensa del organismo frente a infecciones por patógenos intestinales,[54,55] limitando también la proporción de comensales en contacto con la mucosa epitelial.[55] No obstante, la mayor expresión de MUC2 en pacientes celíacos también se ha asociado a metaplasia de células goblet[50] relacionada con atrofia y daño de la mucosa intestinal.[56] En este sentido, en asas intestinales de rata se ha demostrado que las gliadinas reducen el número de células productoras de mucus y que esta reducción es aún más acusada en presencia de patógenos intestinales (*Shigella* CBD8) y potenciales (*E. coli* CBL2).[43]

También se ha postulado que la disbiosis intestinal detectada en individuos celíacos podría ser consecuencia de una alteración en la producción de péptidos antimicrobianos en el huésped como las defensinas (hD5 y hD6).[50] Sin embargo, otro estudio llevado a cabo en adultos celíacos con una dieta libre de gluten demuestra una menor expresión de hD1 en biopsias duodenales, mientras que la de hD2, -3 y -4 no sufren modificaciones significativas en sus niveles de expresión.[57] La producción de defensinas forma parte primordial en los mecanismos de defensa del hospedador y modula la composición del ecosistema intestinal.[58,59] Estos péptidos se producen en respuesta a antígenos bacterianos como el lipopolisacárido (LPS) de bacterias Gram negativas y el peptidoglicano (muramildipéptido) de bacterias Gram positivas.[60] A pesar que en individuos celíacos se ha detectado un menor número de copias de los genes que codifican defensinas, esto no siempre se relaciona con una reducción en la producción final de los péptidos activos.[61]

Los TLRs tienen una función primordial durante el desarrollo de la respuesta inmune innata frente a antígenos ambientales así como en la discriminación entre bacterias comensales y patógenos intestinales.[62] La estimulación de los TLRs activa distintas vías de señalización y regula la expresión de distintos genes y citoquinas inflamatorias lo que les confiere un papel crítico en la activación y severidad de la respuesta inmune innata. La respuesta frente a estos estímulos parece estar asociada a la interacción con las moléculas del sistema de histocompatibilidad (MHC-II) contribuyendo a la maduración de los linfocitos T "helper".[63] Estudios recientes han sugerido la participación de los TLRs en la EC.[64-66] En estos estudios se reporta una mayor expresión de TLR2[64-66] y TLR9,[65] mientras que los resultados sobre el efecto en la expresión del TLR4 son más controvertidos. [64-66] En ningún caso se reportan alteraciones significativas en la expresión de TLR3[65,66] y/o TLR5.[65] Aunque recientes estudios *in vivo* han demostrado el papel crítico de la producción de interferón (IFN)-α/β en la activación y maduración de células T, CD4+ y CD8+, durante las fases iniciales de infecciones víricas.[67] El incremento en la expresión de TLR2 y TLR4 también se ha confirmado en células dendríticas y monocitos de niños celíacos incluso tras su tratamiento con dieta exenta de gluten.[68] Los diferentes estudios parecen sugerir que la señalización molecular a través de estos receptores, mediada por su interacción con componentes bacterianos como por ejemplo el LPS de bacterias Gram negativas, podría contribuir a la activación y severidad de la respuesta inmune innata y a la enteropatía. Además, distintos componentes de la familia de los TLRs, asociados a la señalización molecular por la vía MyD88, son potentes inductores de la producción de interferones tipo I con la consiguiente traducción de genes inducibles como respuesta a moléculas microbianas y/o víricas.[69] Esta interacción contribuye significativamente a la respuesta inmune mediada por células T.[70] Además, diversas citoquinas proinflamatorias como IL-6, TNF y los interferones también pueden favorecer la aparición de procesos autoinmunes.[71]

La posible influencia de las alteraciones de la composición de la microbiota intestinal en el proceso inflamatorio característico de la EC se ha evaluado principalmente mediante estudios *in vitro*.[72] En este trabajo se detectó que la microbiota fecal de pacientes celíacos inducía mayor producción de citoquinas inflamatorias *in vitro* en células mononucleares de sangre periférica (PBMCs) que la de sanos, lo que podría contribuir al desarrollo del perfil de citoquinas tipo Th1 característico de la EC. Estudios posteriores confirmaron que cultivos puros de enterobacterias (*E. coli* IATA-CBL2 y *Shigella* IATA-CBD8), aisladas de heces de celíacos, activaban la secreción de IL-12 y/o IFN-γ asociada a un aumento en la expresión de moléculas HLA-DR y CD40 en PBMCs.[73] Estos resultados sugieren que determinados componentes de la microbiota alterada de celíacos junto con los péptidos del gluten podrían contribuir al proceso de inflamación de la EC. Utilizando un modelo de asas intestinales, la inoculación conjunta de *E. coli* IATA-CBL2, gliadinas e IFN-γ demostró su influencia negativa reduciendo la producción del inhibidor de metaloproteasas (TIMP-1) y una mayor secreción del factor de crecimiento endotelial (VEGF).[73] Además, recientes estudios *in vitro* sugieren un potencial papel en la EC para distintas cepas de *Bacteroides fragilis*, las cuales, presentan factores de virulencia que pueden favorecer la alteración de la permeabilidad del epitelio intestinal y contribuyen a la producción de patrones peptídicos derivados de las gliadinas con potencial inflamatorio.[38]

En general, las evidencias científicas existentes, sugieren la convergencia parcial de los mecanismos de acción de los péptidos del gluten y de potenciales patógenos de la microbiota intestinal, que podría agravar la respuesta inflamatoria y la alteración de la permeabilidad intestinal en la EC.

6. Mecanismos de protección de potenciales probióticos

En base a las asociaciones establecidas entre la EC y la disbiosis intestinal, se ha sugerido la posibilidad de utilizar estrategias de intervención sobre el ecosistema intestinal, basadas en la administración de probióticos,[3,74] para el restablecimiento y mantenimiento del estado de salud y la reducción del riesgo de enfermedad en estos pacientes. Los probióticos se han definido como microorganismos vivos que administrados en cantidades adecuadas ejercen un efecto beneficioso sobre el huésped.[75] Entre los mecanismos por los que los probióticos podrían contribuir a la adquisición de tolerancia oral a los antígenos de la dieta, así como a reducir la severidad con que se presenta la EC y a la recuperación de los pacientes diagnosticados, se incluyen los efectos inmunomoduladores, la capacidad para hidrolizar y reducir la toxicidad de péptidos derivados de las gliadinas, la mejora de las propiedades barrera del epitelio intestinal y el restablecimiento de la composición de la microbiota intestinal.

Estudios comparativos entre animales libres de gérmenes y convencionales indican que la colonización del intestino por la microbiota es necesaria para el adecuado desarrollo de las respuestas inmunitarias de la mucosa y a nivel sistémico, como por ejemplo la producción de inmunoglobulinas y antígenos.[76] Estudios realizados con algunas cepas probióticas indican que tienen un papel importante en diversos procesos que dependen directamente del tejido linfoide asociado a mucosas, como la tolerancia oral a los antígenos ambientales y la propia microbiota comensal, y la liberación de quimioquinas y citoquinas que determina el equilibrio de las poblaciones linfocitarias Th1/Th2.[77] Además, pueden participar en la respuesta innata a través de su interacción con los TLRs de células epiteliales y presentadoras de antígenos. En el marco de la EC son relativamente escasos los estudios que han valorado la capacidad inmunomoduladora de cepas probióticas o bacterias potencialmente beneficiosas.[74,78-80] El modelo de ratón transgénico que expresa las moléculas HLA-DQ8, sensibilizado con gliadina y adyuvante[74,78,79] que presenta una respuesta celular característica Th1, aunque no desarrolla daño de la mucosa intestinal, ha sido utilizado para el valorar el efecto de distintas especies de lactobacilos *(L. paracasei, L. fermentum* y *L. casei)* y *Bifidobacterium lactis.* Estos estudios han demostrado que cepas de estas especies tienen un efecto activador más que supresor sobre la respuesta inmune innata y adaptativa. Al cultivar células dendríticas inmaduras de médula ósea, aisladas de estos animales, con los lactobacilos se favoreció la maduración de células dendríticas y en algunas la producción de TNFα específica frente a gliadinas, tanto *ex vivo,* como *in vivo.*[79] Además, la co-administración de *L. casei* a animales sensibilizados potenció la respuesta de células T CD4+ frente a gliadinas. En este contexto, se ha sugerido que la cepa *L. casei* ATCC 9595 podría ser utilizada como coadyuvante en vacunas favoreciendo la respuesta inmune celular.[78] Otro estudio realizado con la cepa *Bifidobacterium longum* CECT 7347 en ratas lactantes sensibilizadas con interferón-γ por vía intraperitoneal y a las que se administró gliadinas oralmente,[80] permitió reproducir parcialmente la enteropatía.[80,81] En este modelo la administración de la bifidobacteria causó una menor proporción de células CD4+ y CD4+Foxp3+ (células T reguladoras) a nivel sistémico y redujo la producción de TNF-α y aumentó la de IL-10 en el intestino delgado, en comparación con el modelo de enfermedad al que se administró un placebo. En la modulación de la respuesta celular desencadenada por las gliadinas la producción de IL-10 desempeñan un papel fundamental, reduciendo la producción de IFN-γ y proliferación celular específica del antígeno y las células T reguladoras.[82,83]

En este sentido, estudios *in vitro* también pusieron de manifiesto que distintas bifidobacterias (*B. longum* CECT 7347 y *B. bifidum* CECT 7365) ejercen un efecto positivo favoreciendo la producción de IL-10 e inhibiendo la de IFN-γ en células mononucleares aisladas de sangre periférica.[72] Posteriores estudios *in vivo* con un modelo animal de asas intestinales demostraron que *B. bifidum* CECT 7365 promueve la proliferación de células "goblet" productoras de mucus, cuya proporción se reduce al aumentar la secreción de IFN-γ.[43] Además, con la administración conjunta de la bifidobacteria e IFN-γ no se observaron efectos negativos en la expresión de zonulina-1 y se cuantificó una mayor producción de factores quimiotácticos (MCP-1) e inhibidores de metaloproteasas (TIMP-1), evidenciando un menor daño tisular causado por el IFN-γ. Por otro lado, estudios *in vitro* han demostrado que la especie *B. longum* CECT 7347 es capaz de aumentar el grado de digestión de las gliadinas dando lugar a la aparición de patrones peptídicos con un menor potencial inflamatorio que los generados durante el proceso de digestión gastrointestinal.[84] En otros estudios también se ha detectado que distintas especies del género *Rothia,* principalmente presentes en la cavidad oral, poseen capacidad proteolítica sobre las gliadinas, pero su posible efecto *in vivo* se desconoce.[85,86]

El potencial inmunomodulador de los probióticos también se ha demostrado en otras patologías inflamatorias o autoinmunes. En ratones que reproducen un modelo experimental de colitis se ha demostrado que algunas cepas probióticas, capaces de inducir *in vitro* la producción de IL-10 y disminuir IL-12, ejercen un efecto protector *in vivo* frente a la colitis.[87] De modo similar, se han demostrado efectos positivos del compuesto probiótico VSL#3 en la diabetes autoinmune de ratón.[88] En humanos, ciertos probióticos también han demostrado ser útiles en la remisión de la pouchitis, si bien, su eficiencia es más controvertida en pacientes con colitis ulcerosa y en enfermedad de Crohn.[89]

En el contexto de la EC, los estudios realizados *in vitro* y en animales de experimentación sugieren que cepas como *B. longum* CECT 7347 podrían ejercer efectos protectores favoreciendo la síntesis de citoquinas anti-inflamatorias y reguladoras y reduciendo la respuesta inflamatoria y tóxica mediada por las gliadinas y las alteraciones de la microbiota; no obstante, se requiere de estudios en humanos con adecuado diseño experimental para valorar la eficacia y grado de protección que la bacteria evaluada en estudios preclínicos puede conferir a los pacientes.

Agradecimientos

Este trabajo se ha financiado con los proyectos AGL2011-25169 y Consolider Fun-C-Food CSD2007-00063 del Ministerio de Economía y Competitividad español. M. Laparra posee un contrato postdoctoral del CSIC y M. Olivares una beca predoctoral del CSIC.

Referencias

1. Setty M, Hormaza L, Guandalini S. *Celiac disease: risk assessment, diagnosis, and monitoring.* Mol Diagn Ther. 2008; 12(5): 289-98.
    http://dx.doi.org/10.1007/BF03256294
2. Schuppan D, Junker Y, Barisani D. *Celiac disease: from pathogenesis to novel therapies.* Gastroenterology. 2009; 137(6): 1912-33.
    http://dx.doi.org/10.1053/j.gastro.2009.09.008
3. Sanz Y, De Palma G, Laparra M. *Unraveling the ties between celiac disease and intestinal microbiota.* Int Rev Immunol. 2011; 30(4): 207-18.
    http://dx.doi.org/10.3109/08830185.2011.599084
4. De Palma G, Capilla A, Nova E, Castillejo G, Varea V, Pozo T et al. *Influence of milk-feeding type and genetic risk of developing coeliac disease on intestinal microbiota of infants: the PROFICEL study.* PLoS One. 2012; 7(2): e30791.
    http://dx.doi.org/10.1371/journal.pone.0030791
5. Pozo-Rubio T, Capilla A, Mujico JR, De Palma G, Marcos A, Sanz Y et al. *Influence of breastfeeding versus formula feeding on lymphocyte subsets in infants at risk of coeliac disease: the PROFICEL study.* Eur J Nutr. 2012; Doi: 10.1007/s00394-012-0367-8.
    http://dx.doi.org/10.1007/s00394-012-0367-8
6. Greco L, Romino R, Coto I, Di Cosmo N, Percopo S, Maglio M et al. *The first large population based twin study of coeliac disease.* Gut. 2002; 50: 624-8.
    http://dx.doi.org/10.1136/gut.50.5.624
7. Nadal I, Donat E, Ribes-Koninckx C, Calabuig M, Sanz Y. *Imbalance in the composition of the duodenal microbiota of children with coeliac disease.* J Med Microbiol. 2007; 56: 1669-74. http://dx.doi.org/10.1099/jmm.0.47410-0
8. Collado MC, Donat E, Ribes-Koninckx C, Calabuig M, Sanz Y. *Imbalances in faecal and duodenal* Bifidobacterium *species composition in active and non-active coeliac disease.* BMC Microbiol. 2008; 8: 232. http://dx.doi.org/10.1186/1471-2180-8-232
9. Mooney PD, Evans KE, Singh S, Sanders DS. *Treatment failure in coeliac disease: a practical guide to investigation and treatment of non-responsive and refractory coeliac disease.* J Gastrointest Liver Dis. 2012; 21(2): 197-203.
10. Sanz Y. *Novel perspectives in celiac disease therapy.* Mini-Rev Med Chem. 2009; 9(3): 359-67. http://dx.doi.org/10.2174/1389557510909030359
11. Sollid LM. *Coeliac disease: dissecting a complex inflammatory disorder.* Nat Rev Immunol. 2002; 2(9): 647-55. http://dx.doi.org/10.1038/nri885
12. Plot L, Amital H, Barzilai O, Ram M, Nicola B, Shoenfeld Y. *Infections may have a protective role in the etiopathogenesis of celiac disease.* Ann N Y Acad Sci. 2009; 1173: 670-84. http://dx.doi.org/10.1111/j.1749-6632.2009.04814.x
13. Persson LA, Ivarsson A, Hernell O. *Breast-feeding protects against celiac disease in childhood epidemiological evidence.* Adv Exp Med Biol. 2002; 503: 115-23.
    http://dx.doi.org/10.1007/978-1-4615-0559-4_13
14. Fernández L, Langa S, Martín V, Maldonado A, Jiménez E, Martín R et al. *The human milk microbiota: Origin and potential roles in health and disease.* Pharmacol Res. 2012;
    http://dx.doi.org/10.1016/j.phrs.2012.09.001
15. Salminen S, Isolauri E. *Intestinal colonization, microbiota, and prebiotics.* J Pediatr. 2006; 149: S115-20. http://dx.doi.org/10.1016/j.jpeds.2006.06.062

16. Bezirtzoglou E, Tsiotsias A, Welling GW. *Microbiota profile in feces of breast- and formula-fed newborns by using fluorescence in situ hybridization (FISH).* Anaerobe. 2011; 17(6): 478-82. http://dx.doi.org/10.1016/j.anaerobe.2011.03.009

17. Van de Merwe JP, Stegeman JH, Hazenberg MP. *The resident faecal flora is determined by genetic characteristics of the host. Implications for Crohn's disease?* Antonie Van Leeuwenhoek. 1983; 49(2): 119-24. http://dx.doi.org/10.1007/BF00393669

18. Zoetendal EG, Akkermans ADL, Akkermans-van Vliet WM, de Visser JAGM, de Vos WM. *The Host Genotype Affects the Bacterial Community in the Human Gastrointestinal Tract.* Microb Ecol Health Dis. 2001; 13(3): 129-34.
http://dx.doi.org/10.1080/089106001750462669

19. Stewart JA, Chadwick VS, Murray A. *Investigations into the influence of host genetics on the predominant eubacteria in the faecal microflora of children.* J Med Microbiol. 2005; 54: 1239-42. http://dx.doi.org/10.1099/jmm.0.46189-0

20. Palmer C. Bik EM, DiGiulio DB, Relman DA, Brown PO. *Development of the Human Infant Intestinal Microbiota.* PLoS Biol. 2007; 5(7): e177.
http://dx.doi.org/10.1371/journal.pbio.0050177

21. Toivanen P, Vaahtovuo J, Eerola E. *Influence of major histocompatibility complex on bacterial composition of fecal flora.* Infect Immun. 2001; 69(4): 2372-7.
http://dx.doi.org/10.1128/IAI.69.4.2372-2377.2001

22. Sánchez E, De Palma G, Capilla A, Nova E, Pozo T, Castillejo G et al. *Influence of environmental and genetic factors linked to celiac disease risk on infant gut colonization by Bacteroides species.* Appl Environ Microbiol. 2011; 77(15): 5316-23.
http://dx.doi.org/10.1128/AEM.00365-11

23. Jabri B, Sollid LM. *Tissue-mediated control of immunopathology in coeliac disease.* Nat Rev Immunol. 2009; 9(12): 858-70. http://dx.doi.org/10.1038/nri2670

24. Sandberg-Bennich S, Dahlquist G, Källén B. *Coeliac disease is associated with intrauterine growth and neonatal infections.* Acta Paediatr. 2002; 91(1): 30-3.
http://dx.doi.org/10.1111/j.1651-2227.2002.tb01635.x

25. Kagnoff MF, Paterson YJ, Kumar PJ, Kasarda DD, Carbone FR, Unsworth DJ et al. *Evidence for the role of a human intestinal adenovirus in the pathogenesis of coeliac disease.* Gut. 1987; 28(8): 995-1001. http://dx.doi.org/10.1136/gut.28.8.995

26. Lähdeaho ML, Lehtinen M, Rissa HR, Hyöty H, Reunala T, Mäki M. *Antipeptide antibodies to adenovirus E1b protein indicate enhanced risk of celiac disease and dermatitis herpetiformis.* Int Arch Allergy Immunol. 1993; 101(3): 272-86.
http://dx.doi.org/10.1159/000236457

27. Howdle PD, Blair Zajdel ME, Smart CJ, Trejdosiewicz LK, Blair GE, Losowky MS. *Lack of a serologic response to an E1B protein of adenovirus 12 in coeliac disease.* Scand J Gastroenterol. 1989; 24(3): 282-96. ttp://dx.doi.org/10.3109/00365528909093047

28. Lindgren S, Sjöberg K, Eriksson S. *Unsuspected coeliac disease in chronic "cryptogenic" liver disease.* Scand J Gastroenterol. 1994; 29(7): 661-74.
http://dx.doi.org/10.3109/00365529409092489

29. Volta U, De Franceschi L, Molinaro N, Cassani F, Muratori L, Lenzi M et al. *Frequency and significance of anti-gliadin and anti-endomysial antibodies in autoimmune hepatitis.* Dig Dis Sci. 1998; 43(10): 2190-5.
http://dx.doi.org/10.1023/A:1026650118759

30. Hernández L, Johnson TC, Naiyer AJ, Kryszak D, Ciaccio EJ, Min A et al. *Chronic hepatitis C virus and celiac disease, is there an association?* Dig Dis Sci. 2008; 53(1): 256-61. http://dx.doi.org/10.1007/s10620-007-9851-z

31. Garg A, Reddy C, Duseja A, Chawla Y, Dhiman RK. *Association between celiac disease and chronic hepatitis C virus infection.* J Clin Exp Hepatol. 2011; 1(1): 41-4. http://dx.doi.org/10.1016/S0973-6883(11)60116-3

32. Stene LC, Honeyman MC, Hoffenberg EJ, Haas JE, Sokol RJ, Emery L et al. *Rotavirus infection frequency and risk of celiac disease autoimmunity in early childhood: a longitudinal study.* Am J Gastroenterol. 2006; 101(10): 2333-40. http://dx.doi.org/10.1111/j.1572-0241.2006.00741.x

33. Verdú EF, Mauro M, Bourgeois J, Armstrong D. *Clinical onset of celiac disease after an episode of Campylobacter jejuni enteritis.* Can J Gastroenterol. 2007; 21(7): 453-5.

34. Collado MC, Donat E, Ribes-Koninckx C, Calabuig M, Sanz Y. *Specific duodenal and faecal bacterial groups associated with paediatric coeliac disease.* J Clin Pathol. 2009; 62(3): 264-9. http://dx.doi.org/10.1136/jcp.2008.061366

35. Sánchez E, Nadal I, Donat E, Ribes-Koninckx C, Calabuig M, Sanz Y. *Reduced diversity and increased virulence-gene carriage in intestinal enterobacteria of coeliac children.* BMC Gastroenterol. 2008; 8: 50. http://dx.doi.org/10.1186/1471-230X-8-50

36. Kotlowski R, Bernstein CN, Sepehri S, Krause DO. *High prevalence of Escherichia coli belonging to the B2+D phylogenetic group in inflammatory bowel disease.* Gut. 2007; 56(5): 669-75. http://dx.doi.org/10.1136/gut.2006.099796

37. Sánchez E, Ribes-Koninckx C, Calabuig M, Sanz Y. *Intestinal* Staphylococcus *spp. and virulent features associated with coeliac disease.* J Clin Pathol. 2012; 65(9): 830-4. http://dx.doi.org/10.1136/jclinpath-2012-200759

38. Sánchez E, Laparra JM, Sanz Y. *Discerning the role of Bacteroides fragilis in celiac disease pathogenesis.* Appl Environ Microbiol. 2012; 78(18): 6507-15. http://dx.doi.org/10.1128/AEM.00563-12

39. Brandtzaeg P. *History of oral tolerance and mucosal immunity.* Ann N Y Acad Sci. 1996; 778: 1-27. http://dx.doi.org/10.1111/j.1749-6632.1996.tb21110.x

40. Brandtzaeg P. *The gut as communicator between environment and host: immunological consequences.* Eur J Pharmacol. 2011; 668: S16-32. http://dx.doi.org/10.1016/j.ejphar.2011.07.006

41. Patsos G, Corfield A. *Management of the human mucosal defensive barrier: evidence for glycan legislation.* Biol Chem. 2009; 390(7): 581-90. http://dx.doi.org/10.1515/BC.2009.052

42. Koropatkin NM, Cameron EA, Martens EC. *How glycan metabolism shapes the human gut microbiota.* Nat Rev Microbiol. 2012; 10(5): 323-35. http://dx.doi.org/10.1038/nrmicro2746

43. Cinova J, De Palma G, Stepankova R, Kofronova O, Kverka M, Sanz Y et al. *Role of intestinal bacteria in gliadin-induced changes in intestinal mucosa: study in germ-free rats.* PLoS One. 2011; 6(1): e16169. http://dx.doi.org/10.1371/journal.pone.0016169

44. Sapone A, Lammers KM, Casolaro V, Cammarota M, Giuliano MT, De Rosa M et al. *Divergence of gut permeability and mucosal immune gene expression in two gluten-associated conditions: celiac disease and gluten sensitivity.* BMC Med. 2011; 9: 23. http://dx.doi.org/10.1186/1741-7015-9-23

45. Clemente MG, Virgiliis S, Kang JS, Macatagney R, Musu MP, Di Pierro MR et al. *Early effects of gliadin on enterocyte intracellular signalling involved in intestinal barrier function.* Gut. 2003; 52(2): 218-23. http://dx.doi.org/10.1136/gut.52.2.218

46. Ma D, Forsythe P, Bienenstock J. *Live* Lactobacillus reuteri i*s essential for the Inhibitory effect on tumor necrosis factor alpha-induced interleukin-8 expression.* Infect Immun 2004; 72(9): 5308-14. http://dx.doi.org/10.1128/IAI.72.9.5308-5314.2004

47. Victoni T, Coelho FR, Soares AL, de Freitas A, Secher T, Guabiraba R et al. *Local and remote tissue injury upon intestinal ischemia and reperfusion depends on the TLR/MyD88 signaling pathway.* Med Microbiol Immunol. 2010; 199(1): 35-42. http://dx.doi.org/10.1007/s00430-009-0134-5

48. Viatour P, Merville MP, Bours V, Chariot A. *Phosphorylation of NF-kappaB and IkappaB proteins: implications in cancer and inflammation.* Trends Biochem Sci. 2005; 30(1): 43-52. http://dx.doi.org/10.1016/j.tibs.2004.11.009

49. Vecchi M, Torgano G, Tronconi S, Agape D, Ronchi G. *Evidence of altered structural and secretory glycoconjugates in the jejunal mucosa of patients with gluten sensitive enteropathy and subtotal villous atrophy.* Gut. 1989; 30: 804-10. http://dx.doi.org/10.1136/gut.30.6.804

50. Forsberg G, Fahlgren A, Hörstedt P, Hammarström S, Hernell O, Hammarström ML. *Presenceof bacteria and innate immunity of intestinal epithelium in childhood CD.* Am J Gastroenterol. 2004; 95: 894-904. http://dx.doi.org/10.1111/j.1572-0241.2004.04157.x

51. Umesaki Y, Okada Y, Matsumoto S, Imaoka A, Setoyama H. *Segmented filamentous bacteria are indigenous intestinal bacteria that activate intraepithelial lymphocytes and induce MHC class II molecules and fucosyl asialo GM1 glycolipids on the small intestinal epithelial cells in the ex-germ free mouse.* Microbiol Immunol. 1995; 39: 555-62.

52. Bry L, Falk PG, Midtvedt T, Gordon JI. *A model of host-microbial interactions in an open mammalian ecosystem.* Science. 1996; 273: 1380-3. http://dx.doi.org/10.1126/science.273.5280.1380

53. Freitas M, Axelsson LG, Cayuela C, Midtvedt T, Trugnan G. *Microbial-host interactions specifically control the glycosylation pattern in intestinal mouse mucosa.* Histochem Cell Biol. 2002; 118: 149-61. http://dx.doi.org/10.1007/s00418-002-0432-0

54. Bergstrom KS, Kissoon-Singh V, Gibson DL, Ma C, Montero M, Sham HP et al. *Muc2 protects against lethal infectious colitis by disassociating pathogenic and commensal bacteria from the colonic mucosa.* PLoS Pathog. 2010; 6(5): e1000902. http://dx.doi.org/10.1371/journal.ppat.1000902

55. Johansson ME, Ambort D, Pelaseyed T, Schütte A, Gustafsson JK, Ermund A et al. *Composition and functional role of the mucus layers in the intestine.* Cell Mol Life Sci. 2011; 68(22): 3635-41. http://dx.doi.org/10.1007/s00018-011-0822-3

56. Rothey GA, Day DW. *Intestinal metaplasia in endoscopic biopsy specimens of gastric mocusa.* J Clin Pathol. 1985; 38: 613-21. http://dx.doi.org/10.1136/jcp.38.6.613

57. Intrieri M, Rinaldi A, Scudiero O, Autiero G, Castaldo G, Nardone G. *Low expression of human beta-defensin 1 in duodenum of celiac patients is partially restored by a gluten-free diet.* Clin Chem Lab Med. 2010; 48(4): 489-92. http://dx.doi.org/10.1515/cclm.2010.098

58. Salzman NH, Hung K, Haribhai D, Chu H, Karlsson-Sjöberg J, Amir E et al. *Enteric defensins are essential regulators of intestinal microbial ecology.* Nat Immunol. 2010; 11(1): 76-83. http://dx.doi.org/10.1038/ni.1825

59. Salzman NH. *Paneth cell defensins and the regulation of the microbiome: détente at mucosal surfaces.* Gut Microbes. 2010; 1(6): 401-6.
http://dx.doi.org/10.4161/gmic.1.6.14076

60. Vaishnava S, Behrendt CL, Ismail AS, Eckmann L, Hooper LV. *Paneth cells directly sense gut commensals and maintain homeostasis at the intestinal host-microbial interface.* Proc Natl Acad Sci USA. 2008; 105: 20858-63.
http://dx.doi.org/10.1073/pnas.0808723105

61. Fernández-Jimenez N, Castellanos-Rubio A, Plaza-Izurieta L, Gutierrez G, Castaño L, Vitoria JC et al. *Analysis of beta-defensin and Toll-like receptor gene copy number variation in celiac disease.* Hum Immunol. 2010; 71(8): 833-6.
http://dx.doi.org/10.1016/j.humimm.2010.05.012

62. Medzhitov R. *Toll-like receptors and innate immunity.* Nat Rev Immunol. 2001; 1: 135-45. http://dx.doi.org/10.1038/35100529

63. Frei R, Steinle J, Birchler T, Loeliger S, Roduit C, Steinhoff D et al. *MHC class II molecules enhance Toll-like receptor mediated innate immune responses.* PLoS One. 2010; 5(1): e8808. http://dx.doi.org/10.1371/journal.pone.0008808

64. Szebeni B, Veres G, Dezsofi A, Rusai K, Vannay A, Bokodi G et al. *Increased mucosal expression of Toll-like receptor (TLR)2 and TLR4 in coeliac disease.* J Pediatr Gastroenterol Nutr. 2007; 45(2): 187-93.
http://dx.doi.org/10.1097/MPG.0b013e318064514a

65. Kalliomäki M, Satokari R, Lähteenoja H, Vähämiko S, Grönlund J, Routi T et al. *Expression of microbiota, Toll-like receptors, and their regulators in the small intestinal mucosa in celiac disease.* J Pediatr Gastroenterol Nutr. 2012; 54(6): 727-32.
http://dx.doi.org/10.1097/MPG.0b013e318241cfa8

66. Eiró N, González-Reyes S, González L, González LO, Altadill A, Andicoechea A et al. *Duodenal expression of toll-like receptors and interleukins are increased in both children and adult celiac patients.* Dig Dis Sci. 2012; 57(9): 22778-85.
http://dx.doi.org/10.1007/s10620-012-2184-6

67. Huber JP, Farrar JD. *Regulation of effector and memory T-cell functions by type I interferon.* Immunology. 2011; 132(4): 466-74.
http://dx.doi.org/10.1111/j.1365-2567.2011.03412.x

68. Cseh Á, Vásárhelyi B, Szalay B, Molnár K, Nagy-Szakál D, Treszl A et al. *Immune phenotype of children with newly diagnosed and gluten-free diet-treated celiac disease.* Dig Dis Sci. 2011; 56(3): 792-8. http://dx.doi.org/10.1007/s10620-010-1363-6

69. Alexopoulou L, Holt AC, Medzhitov R, Flavell RA. *Recognition of double-stranded RNA and activation of NF-kappaB by Toll-lie receptor 3.* Nature. 2001; 413: 732-8.
http://dx.doi.org/10.1038/35099560

70. Schnare M, Barton GM, Holt AC, Takeda K, Akira S, Medzhitov R. *Toll-like receptor 3 control activation of adaptive immune responses.* Nat Immunol. 2001; 2: 947-50.
http://dx.doi.org/10.1038/ni712

71. Drakesmith H, Chain B, Beverley P. *How can dendritic cells cause autoimmune disease?* Immunol Today. 2000; 21: 214-7. http://dx.doi.org/10.1016/S0167-5699(00)01610-8

72. Medina M, De Palma G, Ribes-Koninckx C, Calabuig M, Sanz Y. Bifidobacterium *strains suppress* in vitro *the pro-inflammatory milieu triggered by the large intestinal microbiota of coeliac patients.* J Inflammation (London, U.K.). 2008; 5: 19.
http://dx.doi.org/10.1186/1476-9255-5-19

73. De Palma G, Cinova J, Stepankova R, Tuckova L, Sanz Y. *Pivotal advance: bifidobacteria and gram negative bacteria differentially influence immune responses in the proinflammatory milieu of celiac disease.* J Leukoc Biol. 2010; 87: 765-78.
http://dx.doi.org/10.1189/jlb.0709471

74. D'Arienzo R, Stefanile R, Maurano F, Mazzarella G, Ricca E, Troncone R et al. *Immunomodulatory effects of Lactobacillus casei administration in a mouse model of gliadin-sensitive enteropathy.* Scand J Immunol. 2011; 74(4): 335-41.
http://dx.doi.org/10.1111/j.1365-3083.2011.02582.x

75. FAO/WHO. *Guidelines for the Evaluation of Probiotics in Food. Report.* 2002.
ftp://ftp.fao.org/es/esn/food/wgreport2.pdf

76. Tlaskalová-Hogenová H, Stepánková R, Hudcovic T, Tucková L, Cukrowska B, Lodinová-Zádníková R et al. *Commensal bacteria (normal microflora), mucosal immunity and chronic inflammatory and autoimmune diseases.* Immunol Lett. 2004; 93(2-3): 97-108.
http://dx.doi.org/10.1016/j.imlet.2004.02.005

77. Isolauri E, Sütas Y, Kankaanpää P, Arvilommi H, Salminen S. *Probiotics: effects on immunity.* Am J Clin Nutr. 2001; 73: 444S-50S.

78. D'Arienzo R, Maurano F, Luongo D, Mazzarella G, Stefanile R et al. *Adjuvant effect of Lactobacillus casei in amouse model of gluten sensitivity.* Immunol Lett. 2008; 119: 78-83. http://dx.doi.org/10.1016/j.imlet.2008.04.006

79. D'Arienzo R, Maurano F, Lavermicocca P, Ricca E, Rossi M. *Modulation of the immune response by probiotic strains in a mouse model of gluten sensitivity.* Cytokine. 2009; 48: 254-9. http://dx.doi.org/10.1016/j.cyto.2009.08.003

80. Laparra JM, Olivares M, Gallina O, Sanz Y. Bifidobacterium longum *CECT 7347 modulates immune responses in a gliadin-induced enteropathy animal model.* PLoS One. 2012; 7(2): e30744. http://dx.doi.org/10.1371/journal.pone.0030744

81. Stepánková R, Kofronová O, Tucková L, Kozáková H, Cebra JJ, Tlaskalová-Hogenová H. *Experimentally induced gluten enteropathy and protective effect of epidermal growth factor in artificially fed neonatal rats.* J Pediatr Gastroenterol Nutr. 2003; 36: 96-104.
http://dx.doi.org/10.1097/00005176-200301000-00018

82. Gianfrani C, Levings MK, SArtirana C, Mazzarella G, Barba G, Zanzi D et al. *Gliadin-specific type 1 regulatory T cells from the intestinal mucosa of treated celiac patients inhibit pathogenic T cells.* J Immunol. 2006; 177(6): 4178-86.

83. Salvati VM, Mazzarella G, Gianfrani C, Leving MK, Stefanile R, Giulio B et al. *Recombinant human interleukin 10 suppresses gliadin dependent T cell activation in* ex vivo *cultured coeliac intestinal mucosa.* Gut. 2005, 54(1): 46-63.
http://dx.doi.org/10.1136/gut.2003.023150

84. Laparra JM, Sanz Y. *Bifidobacteria inhibit the inflammatory response induced by gliadins in intestinal epithelial cells via modifications of toxic peptide generation during digestion.* J Cell Biochem. 2010; 109(4); 801-7.

85. Helmerhorst EJ, Zamakhchari M, Schuppan D, Oppenheim FG. *Discovery of a novel and rich source of gluten-degrading microbial enzymes in the oral cavity.* PLoS One. 2010; 5(10): e13264. http://dx.doi.org/10.1371/journal.pone.0013264

86. Zamakhchari M, Wei G, Dewhirst F, Lee J, Schuppan D, Oppenheim FG et al. *Identification of Rothia bacteria as gluten-degrading natural colonizers of the upper gastro-intestinal tract.* PLoS One. 2011; 6(9): e24455.
http://dx.doi.org/10.1371/journal.pone.0024455

87. Foligne B, Zoumpopoulou G, Dewul J, Younes BA, Charevre F, Sirard JC et al. *A key role of dendritc cells in probiotic functionality.* PLoS One. 2007; 2(3): e313.
http://dx.doi.org/10.1371/journal.pone.0000313

88. Calcinaro F, Dionisi S, Marinaro M, Candeloro P, Bonato V, Marzotti S et al. *Oral probiotic administration induces interleukin-10 production and prevents spontaneous autoimmune diabetes in the non-obese diabetic mouse.* Diabetologia. 2005; 48(8): 1565-75. http://dx.doi.org/10.1007/s00125-005-1831-2

89. Veerappan GR, Betteridge J, Young PE. *Probiotics for the treatment of inflammatory bowel disease.* Curr Gastroenterol Rep. 2012; 14(4): 324-33.
http://dx.doi.org/10.1007/s11894-012-0265-5

OmniaScience

Capítulo 25

Diseño científico de un producto lácteo para celíacos

Daniel Ramón

Biopolis SL; Parc Científic Universitat de València; C/ Agustín Escardino Benlloch 9; 46980-Paterna; Valencia, España.

daniel.ramon@biopolis.es

Doi: http://dx.doi.org/10.3926/oms.170

Referenciar este capítulo

Ramón, D. *Diseño científico de un producto lácteo para celíacos.* En Rodrigo L y Peña AS, editores. *Enfermedad celíaca y sensibilidad al gluten no celíaca.* Barcelona, España: OmniaScience; 2013. p. 497-506.

Resumen

Los enfermos celíacos deben seguir de forma estricta una dieta libre de gluten. La base tecnológica de esta oferta se centra exclusivamente en la generación de productos libres de dicha proteína o sus trazas, sin aportar ningún otro beneficio. Muy recientemente se ha desarrollado un suplemento lácteo denominado Proceliac que pretende cambiar esta tendencia en el diseño de productos para celíacos. La base de este producto es un probiótico denominado ES1 que tiene un fuerte efecto antiinflamatorio demostrado tanto en experimentos con células humanas en cultivo como en animales de experimentación. Se ha evaluado la seguridad alimentaria de la bacteria ES1 siguiendo las reglas de la Organización Mundial de la Salud. Además se ha secuenciado su genoma para asegurar la ausencia de genes que codifiquen proteínas conflictivas. Finalmente se han llevado a cabo dos ensayos clínicos con adultos sanos y con niños celíacos al comienzo de dieta libre de gluten con excelentes resultados que han revelado la capacidad de esta cepa probiótica para rebalancear la microbiota del tracto digestivo de los enfermos celíacos.

Abstract

After receiving a celiac disease diagnosis, patients need to be on a gluten-free diet. The technological bases of the gluten-free products are focused on generating free products of gliadins, without providing any other nutritional benefit. Very recently we have developed a milk supplement called Proceliac that aims to change this trend in the design of products for celiac patients. The basis of this product is a probiotic called ES1 that has shown strong anti-inflammatory effect in both experiments with human cell cultures and in preclinical animal experimentation. The food safety of the ES1 probiotic has been evaluated following the guidelines of World Health Organization. Moreover, its genome has been fully sequenced to ensure the absence of conflictive genes. Finally, two clinical trials on healthy adults and children with celiac disease at the beginning of gluten-free diet have been performed with excellent results that indicate the ability of this strain to equilibrate the gut microbiota of celiac patients.

1. Introducción

1.1. La enfermedad celíaca

La enfermedad celíaca (abreviadamente EC) es una patología autoinmune que se produce cuando individuos genéticamente predispuestos ingieren péptidos provenientes de las α-gliadinas del trigo o de otros cereales.[1,2] Sus manifestaciones clínicas incluyen síntomas de inflamación intestinal y malabsorción de nutrientes, junto con daño severo en la mucosa.[3] Esta inflamación se produce porque tras la ingesta, las α-gliadinas son degradan parcialmente por las proteasas digestivas rindiendo oligopéptidos que son resistentes a la proteolisis debido a su alto contenido en glutamina y prolina.[4,5] Estos péptidos disparan la respuesta inmune inflamatoria dando lugar a los síntomas de la enfermedad.[6-11] Ligado a estos efectos inflamatorios hay que destacar que los individuos celíacos sufren cambios importantes en su microbiota intestinal, ya que en la misma hay una mayor presencia de cepas pertenecientes al género *Bacteroides* y *Clostridium* y una menor proporción de bifidobacterias.[12-17]

La incidencia de la EC se cifra en un 1% de la población, aunque se estima que por cada caso diagnosticado hay entre 7 y 11 casos no diagnosticados.[18] No existe un tratamiento terapéutico para la enfermedad celíaca. Por ello, el individuo celíaco debe seguir una dieta libre de gluten durante toda su vida.[19] El mercado mundial de la alimentación libre de gluten está muy extendido y crece por arriba de lo que se pensó en los estudios de mercado de comienzos del decenio actual. Se calcula que en el año 2012 sólo en Estados Unidos se generaron ventas por más de 4200 millones de dólares, y se espera que esta cifra aumente hasta más de 6500 millones a finales del año 2017. La tasa anual compuesta de crecimiento se situó en el 2012 en el 28% y, lo que es más importante, la proporción de consumidores de este tipo de productos aumentó del 15 al 18% en tan sólo dos años.[20] Aun así hay que recordar que la base de esta oferta dietética es la "ausencia de gluten" y que en ningún caso se han ofertado productos que, teniendo una ausencia del mismo, presenten alguna característica nutricional o funcional adicional que sea de interés para el enfermo celíaco. Por ello, unos años atrás, Central Lechera Asturiana, el Consejo Superior de Investigaciones Científicas (CSIC) y la compañía biotecnológica Biopolis SL se interesaron por esta problemática y decidieron abordar un proyecto de investigación y desarrollo que rindiera un nuevo producto capaz de ayudar a la nutrición del celíaco. Era una apuesta a largo plazo, repleta de incógnitas, pero merecía la pena (Figura 1). Este producto debería cumplir el estar libre de gluten y, además, presentar un perfil nutricional que ayudara a mantener la salud del enfermo celíaco. En las siguientes páginas se describe el desarrollo del mismo que se denomina Proceliac.

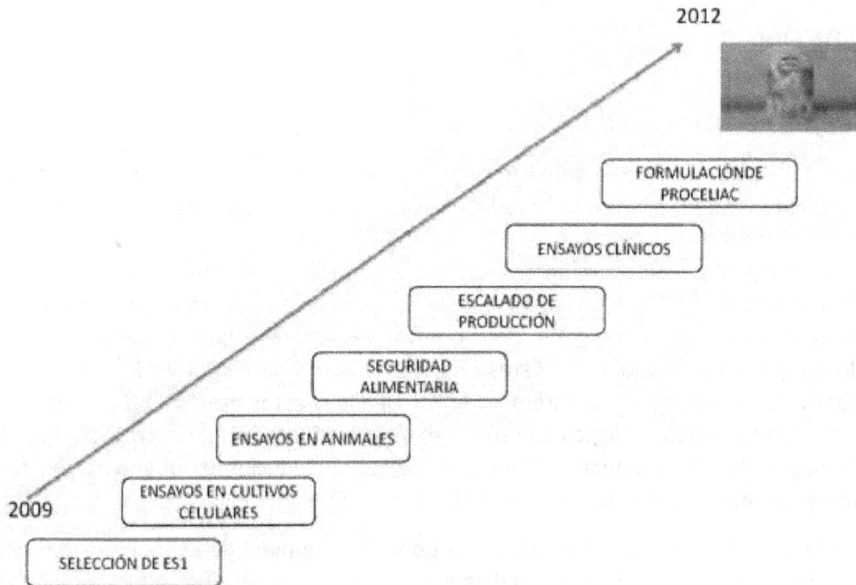

Figura 1. Pasos en el desarrollo de Proceliac.

2. Selección del probiótico ES1

La base de Proceliac es una bacteria perteneciente al género *Bifidobacterium longum*. Esta bifidobacteria fue aislada en el Instituto de Agroquímica y Tecnología de Alimentos del CSIC (IATA-CSIC) por el grupo de la Dra. Yolanda Sanz.[21] Tras escrutar centenares de aislados de bifidobacterias provenientes de heces de niños de menos de tres meses de edad, sanos y sometidos a lactancia materna, encontraron una cepa a la que denominaron ES1 que poseía las propiedades generales de un probiótico. Por un lado, esta cepa resistía valores extremos de acidez y altas concentraciones de sales biliares, por otro sobrevivía al paso por el tracto digestivo, tal y como se comprobó en voluntarios humanos que la ingirieron. También era capaz de adherirse parcialmente a la superficie de células intestinales humanas. Además, inhibía parcialmente el crecimiento de varios patógenos bacterianos presentes en exceso en la microbiota intestinal de los celíacos.

Todas estas propiedades eran importantes, ya que conferían a la cepa ES1 un carácter probiótico. Pero era aun más importante el hecho de que esta cepa degradaba parcialmente muchos de los péptidos de las gliadinas que son responsables del disparo de la inflamación celíaca, como se demostró en un experimento con cultivos en suspensión de células de epitelio intestinal humano Caco-2 a las que se les añadieron muestras de gliadinas previamente sometidas a una digestión gastrointestinal *in vitro*. El conjunto se coincubó con células de la cepa ES1 o de otras bifidobacterias y las mezclas de péptidos generadas en cada caso se sometieron a un análisis por RP-HPLC-ESI-MS/MS. Con ello se determinaron los péptidos de degradación generados que se evaluaron en cuanto a su toxicidad. Los resultados indicaron que cada cepa de bifidobacteria producía un conjunto distinto de péptidos de degradación de las gliadinas y que ES1 era la única que no producía los péptidos α-β-Gld (122-141) o α-β-Gld (158-164) que provocan inflamación al interaccionar con el receptor CXCR3. Como consecuencia se detectó ausencia de citotoxicidad exclusivamente en la muestra que contenía esta cepa probiótica.[22]

3. Capacidad antiinflamatoria de la cepa ES1

En los laboratorios del IATA-CSIC se ha demostrado que esta cepa es capaz de inducir una respuesta antiinflamatoria hasta en tres modelos celulares distintos. El primer estudio se realizó en colaboración con los hospitales universitarios La Fé y General de la Universitat de València. Se tomaron heces de niños celíacos, con sintomatología y sin sintomatología, y también de niños sanos, que se incubaron el probiótico ES1 o un placebo. A su vez el conjunto se coincubó con células mononucleares de sangre periférica de adultos sanos. Los resultados indicaron que las heces de niños celíacos expuestas al placebo daban lugar a un incremento significativo de la síntesis de la citoquina estimuladora de la inflamación TNF-α También se detectó un incremento en la producción de CD86 y una disminución de la síntesis de la interleuquina antiinflamatoria IL-10 y la expresión de CD4. En el caso de las heces provenientes de niños con sintomatología se detectó una expresión elevada de IFN-γ indicativa de un disparo de la inflamación. Por el contrario, las heces incubadas con el probiótico ES1 no tenían incrementada la síntesis de todos estos marcadores inflamatorios y, por el contrario, sintetizaban más citoquina antiinflamatoria IL-10.[23]

Posteriormente el grupo del IATA-CSIC utilizó otro modelo celular, las células Caco-2 de epitelio intestinal humano, que se trataron con un hidrolizado de gliadinas en presencia o ausencia de la cepa probiótica. Mediante transcriptómica se cuantificó la expresión de varios genes que codifican proteínas relacionadas con la respuesta inflamatoria como el receptor CXCR3, NF-κβ y TNF-α y se analizó la producción de marcadores proinflamatorios como IL-1β, p50, y los propios NF-κβ y TNF-α. Los resultados fueron muy similares a los del estudio anterior, ya que las células epiteliales coincubadas con el probiótico ES1 mostraron un descenso de la transcripción de los genes marcadores de inflamación y, consecuentemente, una bajada en la detección de los mismos.[22]

Finalmente se estudió el efecto de la adición de la cepa ES1 a cocultivos de células dendríticas humanas, células de epitelio intestinal humano Caco-2 y un hidrolizado de gliadinas. En este caso se utilizaron como controles dos enterobacterias aisladas a partir de heces de enfermos celíacos (*Escherichia coli* CBL2 y *Shigella* CBD8). Este trabajo se realizó en el marco de una colaboración entre el IATA-CSIC y el Departamento de Inmunología de la Academia de Ciencias de la República Checa. Los microorganismos patógenos indujeron alteraciones citológicas en las células dendríticas, como la disolución del podosoma, la activación de la adhesión y la propagación, y también un disparo de la expresión de varios marcadores de inflamación como IFN-γ, IL-12 y TNF-α. Estos cambios no se detectaron al añadir la cepa probiótica ES1 que además no activó la adhesión, redujo la expresión de CD40 y CD86 y de IFN-γ e incrementó la secreción de la citoquina antiinflamatoria IL-10.[24]

Finalmente se realizó un estudio proteómico para analizar el secretoma de células de epitelio intestinal humano Caco-2 cultivadas con un hidrolizado de gliadinas en presencia del probiótico ES1 o de un placebo. Utilizando 2DE y MALDI-TOF se detectó un mayor número de proteínas secretadas en el caso del placebo que en el de la cepa ES1. La mayoría de estas proteínas estaban relacionadas con la desorganización del citoesqueleto, la inflamación y la apoptosis. En el caso del grupo tratado con el probiótico ES1 estas proteínas no se detectaron. Por el contrario se comprobó la presencia de proteínas relacionadas con la supervivencia y la función celular y la homeostasis del calcio. Todo ello era indicativo de una disminución de la toxicidad de las gliadinas.[25]

4. Ensayos en animales de experimentación

A pesar de los múltiples esfuerzos, desgraciadamente no existe un modelo animal de enfermedad celíaca.[26] Tras estos ensayos en modelos celulares, los investigadores del IATA-CSIC decidieron pasar a un estudio en ratas recién nacidas a las que se indujo una enteropatía intestinal por tratamiento con IFN-γ. Estas ratas se alimentaron con gliadinas y con un placebo o con el probiótico ES1. Tras el ensayo los animales se sacrificaron y se realizó un estudio histológico del yeyuno, analizando la expresión del gen que codifica NFκβ y la producción de diversas citoquinas. También se estudió la producción de poblaciones de leucocitos y de células T. El análisis de los resultados indicó que el grupo de ratas que recibió el placebo presentaba cambios en la estructura del epitelio intestinal, fundamentalmente una mayor infiltración celular, una anchura reducida de los villi y una reducción en la altura de los enterocitos. Por el contrario, el grupo de ratas que había ingerido el probiótico ES1 tenía mejorada la arquitectura de dicho epitelio. Además, las ratas que comieron placebo tenían incrementado el número de células T CD4+, CD4+/Foxp3+ y CD8+. Además, se comprobó que la ingesta del probiótico ES1 reducía la producción de TNFα e incrementaba la de citoquinas antiinflamatorias como IL-10.[27] En un trabajo posterior utilizando el mismo modelo animal se analizó el proteoma de secciones de yeyuno provenientes de animales sensibilizados o no con IFN-γ y alimentados con gliadinas, en presencia o ausencia del probiótico ES1, encontrándose sólo diferencias significativas en los animales no sensibilizados que habían ingerido ES1 en comparación con los que no lo habían hecho.[28]

5. Seguridad alimentaria de la cepa probiótica ES1

Todos estos resultados esperanzadores, decidieron el inicio del estudio de seguridad alimentaria de la cepa ES1 que se llevó a cabo en Biopolis SL, siguiendo las recomendaciones de FAO y la Organización Mundial de la Salud.[29] En una primera fase se evaluó la producción por la cepa ES1 de compuestos tóxicos como aminas biógenas o sales biliares desconjugadas. También se cuantificó la productividad de D y L-láctico y su relación, así como los niveles de resistencia a muchos antibióticos de uso hospitalario. No se detectaron valores problemáticos.

En una segunda fase, y en colaboración con el Instituto Pasteur de Montevideo, se realizó un estudio de toxicidad aguda usando ratones normales e inmunodeprimidos mediante tratamiento farmacológico. Ambos grupos se alimentaron con un placebo o con el probiótico ES1. Tras una ingesta de 9 días no se detectaron problemas fisiológicos. Pasado este tiempo los animales se sacrificaron y se realizó un estudio anatomopatológico de todos los órganos, no detectándose alteraciones. Finalmente se analizó la presencia de la cepa ES1 en todos los órganos aislados para detectar su posible translocación. Dicha búsqueda resultó infructuosa, incluso en el caso de los animales inmunodeprimidos.[30]

Además, en Biopolis SL se secuenció el genoma de la cepa ES1 utilizando tecnología de pirosecuenciación masiva, confirmándose a nivel molecular la ausencia de genes relacionados con resistencia a antibióticos, virulencia o factores de patogenicidad. Este estudio permite disponer en estos momentos de la anotación completa del genoma de la cepa probiótica ES1. Sin duda este hecho ayudará a entender las bases moleculares de su comportamiento antiinflamatorio.

6. Ensayos clínicos

Tras todo lo expuesto se llevaron a cabo dos ensayos clínicos con el probiótico ES1 en voluntarios humanos. Ambos fueron coordinados por el grupo del IATA-CSIC. En el primero de ellos, a adultos sanos se les suministró el probiótico o un placebo en forma de pastilla durante quince días. Posteriormente se realizó un lavado de dos semanas y se cruzaron los grupos. Ninguno de los participantes en el ensayo manifestó problemas o molestias intestinales o de cualquier otro tipo. Además se analizaron las heces de dichos individuos, determinándose la presencia mayoritaria de la cepa ES1.

En el segundo ensayo clínico se trabajó con niños celíacos que comenzaban una dieta libre de gluten. Se les suministró el probiótico o un placebo durante tres meses. El estudio se realizó en el Hospital Sant Joan de Reus y en el Hospital Sant Joan de Déu de Barcelona. Los resultados indicaron que algunos productos celulares que están implicados en la respuesta inflamatoria están reducidos de una forma estadísticamente significativa en el grupo que recibió el probiótico ES1. Además, la flora intestinal de los niños que recibieron el probiótico tenía cambios positivos significativos con respecto al grupo que recibió el placebo, reduciéndose los conteos de *Bacteroides* y *Clostridium* y aumentando los de bifidobacterias. En estos momentos se está redactando un artículo científico conteniendo todos estos resultados.

7. Desarrollo tecnológico del producto Proceliac

Animados por estos resultados, los investigadores del Departamento de I+D de Central Lechera Asturiana desarrollaron Proceliac. Para ello combinaron el uso del probiótico ES1 con la adición de una serie de nutrientes importantes en el desarrollo (calcio, hierro y vitaminas B_1 y B_5) o en la respuesta inmune (selenio, zinc y vitaminas A, B_6 y B_{12}) del individuo normal o del individuo celíaco.[31] Conviene destacar que en el caso del calcio Proceliac cubre el 50% de la dosis diaria recomendada y en el resto de nutrientes tan sólo el 15% (Tabla 1).

El producto es una leche deshidratada baja en grasa que se presenta en dos formatos distintos: un bote familiar con un dosificador que cubre 14 raciones o una caja que contiene 14 sobre unidosis (Figura 2). En la actualidad se están desarrollando nuevos conceptos de producto que, basándose en estos desarrollos previos, mejoren la oferta. Por ejemplo, se está finalizando el desarrollo del mismo tipo de productos pero libres de lactosa y adicionados de cacao o vainilla.

Todo lo expuesto en las páginas anteriores permite concluir que Proceliac es un producto lácteo pensado y diseñado pensando específicamente en los celíacos. Es un desarrollo novedoso en el mundo de la dieta libre de gluten al combinar la presencia de un probiótico y venir avalado por una experimentación científica sólida que ya ha dado lugar a publicaciones científicas en revistas de reconocido prestigio. Conviene destacar que mediante su uso se pretende mejorar el estado de bienestar del colectivo celíaco, pero por supuesto, este producto no sustituye la dieta libre de gluten ni permite transgresiones voluntarias. Su papel es otro: paliar la inflamación intestinal y restablecer la microbiota del enfermo celíaco.

D. Ramón

Dato de interés	Valor por 30g/vaso de 250 ml	% CDR
Valor energético (Kcal/Kj)	105,9 / 449,6	
Proteína (g)	8,2	
Hidratos de carbono (g)[1]	17,7	
Lactosa(g)	< 0,01	
Glucosa+ Galactosa(g)	12,8	
Dextrosa (g)	4,9	
Grasas (g)[2]	0,25	
de las cuales saturadas (g)	0,16	
Sodio (g)	0,13	
Calcio (mg)	400	50,0
Potasio (mg)	400	20,0
Hierro (mg)	2,1	15,0
Zinc (mg)	1,5	15,0
Selenio (ug)	8,3	15,0
Vitamina A	120	15,0
Vitamina D	1,0	20,0
Vitamina E	1,8	15,0
Vitamina B1	0,17	15,0
Vitamina B5	0,9	15,0
Vitamina B6	0,21	15,0
Vitamina B12	0,38	15,0

Tabla 1. Composición nutricional de Proceliac ([1] Todos azúcares; [2] Saturadas 0.16 g).

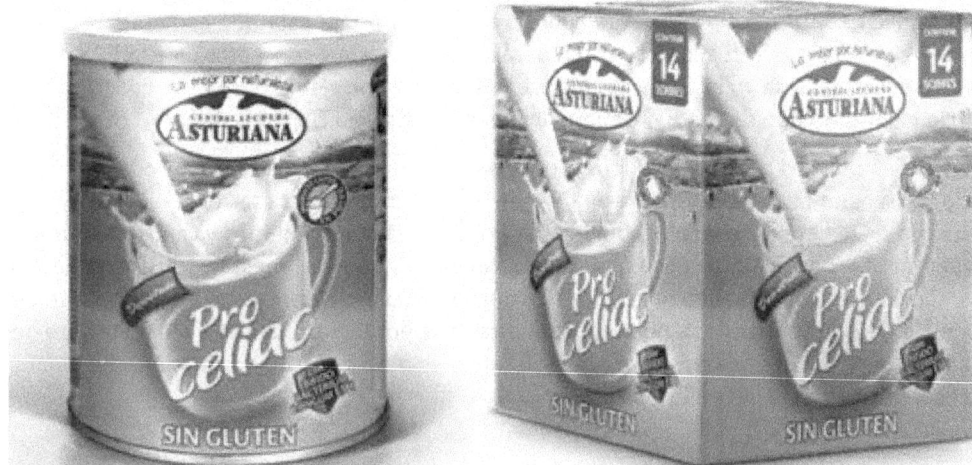

Figura 2. Formatos de Proceliac.

Referencias

1. Kagnoff MF. *Overview and pathogenesis of celiac disease.* Gastroenterology. 2005; 128: S10-8. http://dx.doi.org/10.1053/j.gastro.2005.02.008
2. Di Sabatino A, Corazza GR. *Coeliac disease.* Lancet. 2009; 373: 1480-93. http://dx.doi.org/10.1016/S0140-6736(09)60254-3
3. Wieser H, Koehler P. *The biochemical basis of celiac disease.* Cereal Chemistry. 2008; 85: 1-13. http://dx.doi.org/10.1094/CCHEM-85-1-0001
4. Wieser H. *Chemistry of gluten proteins.* Food Microbiology. 2007; 24: 115-9. http://dx.doi.org/10.1016/j.fm.2006.07.004
5. Shan L, Molberg O, Parrot I, Hausch F, Filiz F, Gray GM et al. *Structural basis for gluten intolerance in celiac sprue.* Science. 2002; 297: 2275-9. http://dx.doi.org/10.1126/science.1074129
6. Castellanos-Rubio A, Santin I, Irastorza I, Castano L, Carlos Vitoria J, Ramón Bilbao J. *TH17 (and TH1) signatures of intestinal biopsies of CD patients in response to gliadin.* Autoimmunity. 2009; 42: 69-73. http://dx.doi.org/10.1080/08916930802350789
7. Kleinschek MA, Boniface K, Sadekova S, Grein J, Murphy EE, Turner SP et al. *Circulating and gut-resident human Th17 cells express CD161 and promote intestinal inflammation.* Journal of Experimental Medicine. 2009; 206: 525-34. http://dx.doi.org/10.1084/jem.20081712
8. Skovbjerg H, Anthonsen D, Knudsen E, Sjöström H. *Deamidation of gliadin peptides in lamina propria: implications for celiac disease.* Digestive Diseases and Science. 2008; 53: 2917-24. http://dx.doi.org/10.1007/s10620-008-0450-4
9. Meresse B, Chen Z, Ciszewski C, Tretiakova M, Bhagat G, Krausz TN et al. *Coordinated induction by IL15 of a TCR-independent NKG2D signalling pathway converts CTL into lymphokine-activated killer cells in celiac disease.* Immunity. 2011; 21: 357-66. ttp://dx.doi.org/10.1016/j.immuni.2004.06.020
10. González S, Rodrigo L, López-Vázquez A, Fuentes D, Agudo-Ibáñez L, Rodríguez-Rodero S et al. *Association of MHC class I related gene B (MICB) to celiac disease.* American Journal of Gastroenterology. 2004; 99: 676-80. http://dx.doi.org/10.1111/j.1572-0241.2004.04109.x
11. Parrish-Novak J, Dillon SR, Nelson A, Hammond A, Sprecher C, Gross JA et al. *Interleukin 21 and its receptor are involved in NK cell expansion and regulation of lymphocyte function.* Nature. 2000; 408: 57-63. http://dx.doi.org/10.1038/35040504
12. Sanz Y, Sánchez E, Marzotto M, Calabuig M, Torriani S, Dellaglio F. *Differences in faecal bacterial communities in coeliac and healthy children as detected by PCR and denaturin gradient gel electrophoresis.* FEMS Immunology and Medical Microbiology. 2007; 51: 562-8. http://dx.doi.org/10.1111/j.1574-695X.2007.00337.x
13. Nadal I, Donat E, Ribes-Koninckx C, Calabuig M, Sanz Y. *Imbalance in the composition of the duodenal microbiota of children with coeliac disease.* Journal of Medical Microbiology. 2007; 56: 1669-74. http://dx.doi.org/10.1099/jmm.0.47410-0
14. Collado MC, Donat E, Ribes-Koninckx C, Calabuig M, Sanz Y. *Imbalances in faecal and duodenal Bifidobacterium species composition in active and non-active coeliac disease.* BMC Microbiology. 2008; 22: 232. http://dx.doi.org/10.1186/1471-2180-8-232
15. Collado MC, Donat E, Ribes-Koninckx C, Calabuig M, Sanz Y. *Specific duodenal and fecal bacteria are associated with pediatric celiac disease.* Journal of Clinical Pathology. 2009; 62: 264-9. http://dx.doi.org/10.1136/jcp.2008.061366

16. De Palma G, Nadal I, Collado MC, Sanz Y. *Effects of a gluten-free diet on gut microbiota and immune function in healthy adult human subjects.* British Journal of Nutrition. 2009; 102: 1154-60. http://dx.doi.org/10.1017/S0007114509371767

17. Pozo-Rubio T, Olivares M, Nova E, De Palma G, Mujico JR, Ferrer MD et al. *Immune development and intestinal microbiota in celiac disease.* Clinical and Developmental Immunology. 2012; ID 654143. http://dx.doi.org/10.1155/2012/654143

18. Schuppan D, Junker Y, Barisani D. *Celiac disease: from pathogenesis to novel therapies.* Gastroenterology. 2009; 137: 1912-33. http://dx.doi.org/10.1053/j.gastro.2009.09.008

19. Stoven S, Murray JA, Marietta E. *Celiac disease: advances in treatment via gluten modification.* Clinical Gastroenterology Hepatology. 2012; 10: 859-62. http://dx.doi.org/10.1016/j.cgh.2012.06.005

20. Celiac.com. http://www.celiac.com/articles/23103/1/Gluten-free-Market-to-Top-66-Billion-by-2017/Page1.html

21. Sanz Y, Sánchez E, Medina M, De Palma G, Nadal I. *Microorganisms for improving the health of individuals with disorders related to gluten ingestion.* 2009; WO 2009/080862 A1.

22. Laparra JM, Sanz Y. *Bifidobacteria inhibit the inflammatory response induced by gliadins in intestinal epithelial cells via modifications of toxic peptide generation during digestion.* Journal of Cell Biochemistry. 2010; 109: 801-7.

23. Medina M, de Palma G, Ribes-Koninckx C, Calabuig M, Sanz Y. Bifidobacterium *strains suppress* in vitro *the pro-inflammatory milieu triggered by the large intestinal microbiota of coeliac patients. Journal of Inflammation.* 2008; 3: 5-19. http://dx.doi.org/10.1186/1476-9255-5-19

24. De Palma G, Kamanova J, Cinova J, Olivares M, Drasarova H, Tuckova L et al. *Modulation of phenotypic and functional maturation of dendritic cells by intestinal bacteria and gliadin: relevance for celiac disease.* Journal of Leukocyte Biology. 2012; 92: 1043-52. http://dx.doi.org/10.1189/jlb.1111581

25. Olivares M, Laparra M, Sanz Y. *Influence of* Bifidobacterium longum *CECT 7347 and gliadin peptides on intestinal epithelial cell proteome.* Journal of Agricultural and Food Chemistry. 2011; 59: 7666-71. http://dx.doi.org/10.1021/jf201212m

26. D'Arienzo R, Maurano F, Lavermicocca P, Ricca E, Rossi M. *Modulation of the immune response by probiotic strains in a mouse model of gluten sensitivity.* Cytokine. 2009; 48: 254-9. http://dx.doi.org/10.1016/j.cyto.2009.08.003

27. Laparra JM, Olivares M, Gallina O, Sanz Y. Bifidobacterium longum *CECT7347 modulates immune responses in a gliadin-induced enteropathy animal model.* PLoS ONE 7. 2012; e30744 http://dx.doi.org/10.1371/journal.pone.0030744

28. Olivares M, Laparra M, Sanz Y. *Oral administration of* Bifidobacterium longum *CECT7347 modulates jejunal proteome in an* in vivo *gliadin-induced enteropathy animal model.* Journal of Proteomics. 2012; 77: 310-20. http://dx.doi.org/10.1016/j.jprot.2012.09.005

29. FAO/WHO. *Guidelines for the evaluation of probiotis in foods.* Joint FAO/WHO Working Group Report. 2002.

30. Chenoll E, Codoñer FM, Silva A, Martínez-Blanch JF, Bollati-Fogolín M, Crispo M et al. *Genomic sequence and safety assessment of* Bifidobacterium longum *CECT 7347, a probiotic able to reduce* in vitro *and* in vivo *toxicity and inflammatory potential of gliadin-derived peptides.* Enviado para su publicación.

31. Malterre T. *Digestive and nutritional considerations in celiac disease: could supplementation help?* Alternative Medicine Review. 2009; 14: 247-57.

www.ingramcontent.com/pod-product-compliance
Lightning Source LLC
Chambersburg PA
CBHW080119220326
41598CB00032B/4895